U0189739

HEALTH PSYCHOLOGY
AN INTRODUCTION TO BEHAVIOR AND HEALTH
(8TH EDITION)

健康心理学

（第八版）

［美］ Linda Brannon，Jess Feist，John A. Updegraff　著

郑晓辰　张磊　蒋雯　译

中国轻工业出版社

图书在版编目（CIP）数据

健康心理学：第8版／（美）琳达·布兰农（Linda Brannon）等著；郑晓辰，张磊，蒋雯译. —北京：中国轻工业出版社，2016.12（2023.11重印）

ISBN 978-7-5184-1121-4

Ⅰ.①健… Ⅱ.①琳… ②郑… ③张… ④蒋…
Ⅲ.①健康心理学－教材 Ⅳ.①R395.1

中国版本图书馆CIP数据核字（2016）第229183号

版权声明

责任编辑：孙蔚雯
策划编辑：孙蔚雯　高小菁　　责任终审：杜文勇
责任校对：刘志颖　　　　　　责任监印：吴维斌

出版发行：中国轻工业出版社（北京东长安街6号，邮编：100740）
印　　刷：三河市鑫金马印装有限公司
经　　销：各地新华书店
版　　次：2023年11月第1版第6次印刷
开　　本：850×1092　1/16　印张：30.5
字　　数：500千字
书　　号：ISBN 978-7-5184-1121-4　　定价：88.00元
著作权合同登记　图字：01-2015-2998
读者热线：010-65181109，65262933
发行电话：010-85119832　传真：010-85113293
网　　址：http://www.chlip.com.cn　http://www.wqedu.com
电子信箱：1012305542@qq.com
如发现图书残缺请拨打读者热线联系调换
231908Y2C106ZYW

你对健康知多少？

请判断以下说法的正误。对的请在方框内打钩，错的请打叉。

☐　1．不生病就是健康。

☐　2．美国人的平均寿命在全球排前十。

☐　3．美国人的平均寿命自 20 世纪以来增加了 30 年，这主要是由于医疗护理技术的提高。

☐　4．压力是导致疾病的一个主要原因。

☐　5．那些把体重维持在健康范围内的人比那些过胖或者过瘦的人死亡率低。

☐　6．大多数有关健康的知识都来自为数不多的几个主要的突破性研究。

☐　7．吸烟在美国是主要的致死因素之一。

☐　8．比起一个人在生活中所面对的压力大小，更重要的是这个人应对压力的方法。

☐　9．烟民更有可能死于心脏疾病，而不是癌症。

☐　10．如果两个因素密切相关的话，那么肯定是其中一个导致了另一个。

☐　11．随着人们年龄的增长，高胆固醇水平就会变得越来越危险。

☐　12．经常运动的人往往比久坐不动的人更健康。

☐　13．乳腺癌是女性所面临的头号癌症杀手。

☐　14．腰间的脂肪比臀部或者大腿的脂肪更有害健康。

☐　15．处于压力下的人群更容易患上传染病。

☐ 16．大学男生和大学女生在坐车时会系好座椅安全带的可能性是相同的。

☐ 17．无论是故意伤害还是意外伤害，酒精都是一个重要的原因。

☐ 18．想要通过体育锻炼来获得健康，就要知道"没有付出，就没有收获"。

☐ 19．一个人的胆固醇含量越低，所面临的死亡风险也就越低。

☐ 20．高蛋白的饮食结构是健康的选择。

☐ 21．在生活中拒绝酒精是健康的选择。

☐ 22．那些有慢性疼痛的人，其问题的真正原因都在于心理疾病。

☐ 23．只有病毒和细菌才能够激活免疫系统。

☐ 24．比起欧裔美国人，非裔美国人更容易患上心脏疾病，也更容易死于心脏疾病。

☐ 25．积极事件和消极事件都可能造成压力。

☐ 26．心理学家发现，缺乏意志力是人们无法戒烟的主要原因。

☐ 27．小糖丸（安慰剂）能够同时增强心理治疗和药物治疗的效用。

☐ 28．那些身体有小毛病的人和患有重症的人一样会去寻求治疗。

☐ 29．和烟民一起生活的人所面临的癌症和心脏疾病的风险和烟民一样高。

☐ 30．有很多朋友的病人比没朋友的病人活得更久。

上述答案见本书末尾。

序 言

健康这个概念在今天已经与一百年前有了很大的不同。如今，大多数的严重疾病都是由生活和行为方式导致的。当代人吸烟、酗酒、缺乏锻炼，并且难以适应压力。从这本书中你将学到，心理学这门关于行为的科学对于帮助我们理解生理健康变得越来越重要。健康心理学以科学方法来研究与提升健康水平、预防疾病、安全及康复有关的行为。

本书的第一版于20世纪80年代面世，当时是第一本有关健康心理学的本科生教材，而健康心理学在那时也才刚刚发展起来。如今这本书已经更新到了第八版，依然在本科生教材中占有举足轻重的地位。

关于第八版

第八版继承了本书几十年来的优良传统：既提供了健康心理学领域的科学知识，也对相关的应用做了讨论；既包含了有关行为与健康的经典理论，也对最前沿的研究进行了清晰的讨论。

第八版的健康心理学包含了五个部分。第一部分由前四章组成，讨论了寻求医疗帮助以及遵循医嘱等全局性的问题，为读者理解之后章节和深入了解这一领域提供了坚实的理论和研究基础。第二部分讨论了压力和疼痛，以及如何通过传统医疗和替代性医疗方法来管理这些问题。第三部分对心脏疾病、癌症以及其他慢性疾病进行了讨论。第四部分包括烟草使用、饮酒、饮食与体重以及体育锻炼这几个章节。第五部分展望了健康心理学在不久的将来会遇到的挑战，并讨论了如何应用心理学知识使自己变得更健康。

本版有哪些更新

在这一版的写作过程中，我们迎来了一位新的队友：John A. Updegraff。John 在美国最顶尖的健康心理学项目中获得了他的博士学位。他是健康心理学领域颇有影响力的一位研究者，是著名的心理学教师，也是健康行为和压力领域的专家。John 为这一版的写作注入了他的热情、博学以及（时不时的）幽默感，从而使本教材对于广大师生而言更加与时俱进、准确并且易读。

在这一版中，我们重新组织了一些章节，更为强调健康心理学的理论基础。比如说，第4章着重讨论了如何坚持健康行为以及关于健康行为的传统理论和前沿理论，其中还包括"意图－行为差距"的最新研究。这些对于健康行为理论及应用的最新综述将会使本版的读者获益匪浅。

第八版还涵盖了一些时下的热点问题，比如：

1. 如何评估那些发布在互联网上的健康信息的质量？
2. 对于营养标签的重新设计如何帮助我们提高对健康信息的获取能力？
3. 如何通过短信来加强体育锻炼？
4. 为什么你的医生可以向你提供"无效"的治疗方案而不违背伦理？
5. 为什么旅行可能会对你的压力水平带来意想不到的影响？
6. 为什么社会排斥真的会造成生理上的疼痛？
7. 为什么宠物可以成为提供社会支持的最佳"人"选？
8. 为什么你需要多用牙线清理口腔？（提示：这跟蛀牙没什么关系。）

9. 为什么关于枪支的图片能刺激你的免疫系统？

其他的一些修改包括：

1. 增加了一些新的真实生活记录案例，包括史蒂夫·乔布斯，巴拉克·奥巴马，塔拉·科斯塔，查理·希恩，柯斯迪·艾黎以及兰斯·阿姆斯特朗。

2. 在第 1 章中，更深入地讨论了面向健康心理学从业人士的培训和工作机会。

3. 在第 2 章中，讨论了出版偏见的问题以及如何报告临床试验的指南，以教会学生们更好地评估健康心理学研究。

4. 在第 3 章中，增加了如何在网络等非医学的资源库中查找医学信息的部分。

5. 在第 4 章中，提供了关于如何评估坚持力的技术性建议。

6. 在第 4 章中，提供了一些关于健康行为的当代模型，包括健康行为过程理论和"意图－行为差距"理论。

7. 在第 5 章中，呈现了生活事件量表并关注使用最广泛的测量方法。

8. 在第 6 章中，对于压力会如何削弱人们在疫苗接种后的反应作了全新的讨论。

9. 在第 7 章中，对于接受与实现疗法如何作为心理干预疗法被应用于疼痛管理进行了新的讨论。

10. 重新组织了第 8 章，强调了人们最为常用的补充与替代性医疗方法，以及关于这些方法的疗效的最新发现。

11. 在第 9 章中，提供了来自 52 国的"心脏之间"研究，以及有关于心脏病发作风险因素的最新发现。

12. 在第 10 章中，提供了有关人乳头状瘤病毒在癌症中的作用的最新发现。

13. 在第 11 章中，呈现了艾滋病流行的历史进程。

14. 在第 12 章中，介绍了呼吸系统的生理机制。

15. 在第 13 章中，着重讨论了酒精滥用和其他药物滥用的相似之处，包括所有这些药物都会激活的大脑神经通路，以及在治疗方法上的相似之处。

16. 更新了第 14 章中关于暴食的知识信息，暴食已经被列入第五版的《精神疾病诊断及统计手册》（DSM-V）。

17. 在第 15 章中，增加了关于体育锻炼和认知功能之间关系的讨论。

18. 重新组织了体育锻炼干预方法的部分，更好地区分了不同的干预方法以及它们的作用。

19. 在第 16 章中，增加了关于科学技术和医学的进步如何为健康心理学从业者带来更多机会的讨论。

本版保留了什么

在这一版中，我们依然保留了本书最受欢迎的几个特色，而正是这些特色使本书 20 年来经久不衰。这些特色包括：每章的"真实生活记录"；每章开头的"关键问题"；大部分章节中的"测一测你的……"；每章中的"信不信由你"；大部分章节中的"健康笔记"。这些设计使读者能够深入地思考这些问题，并提供了有用的建议，使我们的生活能够变得更好。

真实生活记录

成千上万的人，名人也好，普通人也好，都会面对本书中所讨论的问题。为了更好地呈现健康心理学以人为本的这一面，我们用人们真实的生活案例开启每一章的讨论。虽然案例大部分都来自于名人，但人们可能并不熟悉他们所面对的健康问题。他们的故事往往发人深省，例如，巴拉克·奥巴马戒烟的努力，兰斯·阿姆斯特朗在癌症治疗上的耽搁，史蒂夫·乔布斯与癌症的抗争，哈莉·贝瑞的糖尿病，查理·希恩的物质滥用问题，柯斯迪·艾黎与体重的斗争，以及"最大的输家"塔拉·科斯塔增强体育锻炼的努力。在第八版中，我们还添加了一位健康心理学领域的名人，安吉拉·布莱恩博士的故事，以帮助读者更好地了解健康心理学从业者的个人动机和行动。

关键问题

本书采用"先思考，再阅读，后回顾"的方法来帮助同学们学习和记忆知识要点。每章都以一组问题开篇，这些问题架起整个章节、提示知识要点，从而帮助读者更主动地在阅读过程中学习。随着章节的展开，我们通过对相关研究发现的讨论来回答这些问题。在每一个主题结束时，都会有一个"小结"来对这一话题进行归纳。而在每一章结束时，我们会提供每章开头关键问题的答案。通过这一方法，同学们可以更好地消化吸收每章的内容。

测一测你的……

大部分章节的开始都会有"测一测你的……"版块。在读者阅读这一章的内容之前，可以通过这一版块来测一测自己与健康相关的行为和态度。做完这些测试之后，读者可以对这一章的内容有一个初步的了解，并且对于自己所面对的健康风险有更科学的理解。在全书开始之前，我们提供了特别设计的"你对健康知多少？"。请同学们先完成这项练习，并在阅读全书的过程中逐步找到它们的答案。

信不信由你

我们保留并更新了之前的"信不信由你"版块，且增加了9个新的部分。每一个部分都讨论一类健康心理学领域的研究。这些内容往往发人深省，或者颠覆了我们已有的观念，或者提供了不同寻常的发现，或者能够促使同学们客观地审视他们之前可能并不怎么注意的问题。

健康笔记

在大部分章节中，我们都提供了"健康笔记"这一版块，帮助你学会如何将在每章中学到的内容应用于生活，从而变得更健康。其中一些内容和建议可能并没有得到所有人的认同，但它们都是基于最新的研究发现得出的。我们相信，如果你能够遵循这些建议，那么至少你有可能活得更健康。

其他增改的内容

此外，我们还在本版中做出了一些细微的增改。我们相信这些增改会使本版变得更好。这些增改包括：

1. 删除几百条过时的参考文献，并增加600多条最新的引用。

2. 重新组织一些章节和部分，使得整本书的行文更为流畅。

3. 增改一些图表，以帮助同学们更好地理解一些复杂的概念。

4. 着重强调健康心理学的生物－心理－社会研究取向，从生物学、心理学以及社会学的角度讨论问题。

5. 加入更多来自其他国家的研究发现，使得本书的讨论能够更好地与国际接轨。

6. 重新组织并强调与性别因素有关的话题。

7. 重点突出那些能够解释和预测健康相关行

为的理论和模型。

写作风格

在每一版的写作中，我们都努力与读者建立良好的关系。尽管这本书涉及很多艰涩难懂的话题，我们仍然努力使用简明易懂、生动活泼的方法来阐述这些知识要点。本书面向的是高年级本科生，因此所有对于心理学和生物学有所了解的学生都应该能够轻松阅读本书。学习健康心理学的人群可能来自于不同的专业背景，因此本书中的一些基础性的内容可能已经被一些读者所熟知。而对于另一些读者，这些内容可以帮助他们更好地理解健康心理学的知识。

最后，感谢教师和学生们选择本书。希望这本书可以帮助更多人迈向健康生活之路。

目 录

第一部分

健康心理学导论

第 1 章

走进健康心理学

本 章 概 要

- 不断变化的健康
- 健康与心理学
- 健康心理学专业

关 键 问 题

1. 人们对于健康的观念发生了怎样的变化？

2. 心理学是如何涉足健康护理领域的？

3. 健康心理学家需要接受什么样的训练？又从事什么样的工作？

安吉拉·布莱恩的真实生活记录

健康心理学是心理学中一个相对较新而又迷人的领域。健康心理学家研究的是人们的生活方式如何影响他们的生理健康。通过这本书，你将了解健康心理学下各式的研究主题、研究发现以及该领域的研究者。

首先，请让我介绍一下安吉拉·布莱恩（Angela Bryan）。她是一位来自美国科罗拉多大学波德分校的健康心理学家。安吉拉致力于研究有关促进健康行为（比如安全性行为和体育运动）的干预方式。安吉拉在她的工作上赢得了不少奖项，而她关于减少风险性行为的干预研究更是获得了一致的好评（"Safe on the Outs"; CDC, 2011c）。

安吉拉用"叛逆者"一词来评价青春期时的自己（Aiken, 2006），相较于她现在规劝大家保持健康生活方式的形象而言，这似乎让人有点儿难以想象。直到上了大学，安吉拉才在健康心理学中找到了她的奋斗目标。那时候她选修了一门社会心理学的课程，那门课讨论了人们是怎样对他人进行评价的。而安吉拉很快地将这一问题与对于安全性行为的理解联系起来。那时候艾滋病疫情正在美国迅速蔓延，而安全套的使用是防止艾滋病毒传染的一个有效手段。然而人们往往不会要求他们的性伴侣使用安全套，只是因为"如果我要求用安全套，他/她会对我有看法"等的顾虑。安吉拉找了一位教授作为她的导师，开始研究人们在初次性接触中对于安全套使用的看法。

安吉拉之后去了美国亚利桑那州立大学继续攻读博士学位，并主持了一项关于促进大学女生安全套使用的项目。在这个项目中，安吉拉教授大学女生关于"如何要求并使用安全套"的技巧。这项工作并没有想象中那么简单。正如安吉拉所回忆的那样："那时候我在学生宿舍里跑来跑去推广

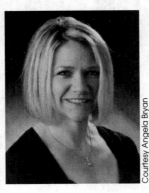

Courtesy Angela Bryan

我的干预方案，一只手提着一筐安全套，一只手提着一筐西葫芦。天知道别人会觉得我在干什么！"

随后，安吉拉将研究工作拓展到了艾滋病高危人群，包括失足青少年、静脉注射吸毒者、HIV 阳性个体以及印度的卡车司机。与此同时，她开始对推动人们参与体育运动产生了兴趣。

安吉拉在她的工作中使用了一套生物心理模型，这一模型我们将在本章中进行讨论。她具体区别了影响人们健康行为（比如安全套的使用）的生物因素、心理因素以及社会因素，并分别针对这些因素实施干预。

安吉拉的工作既富有挑战，又影响深远。她每天和各种社区工作者、临床心理学家、神经科学家以及运动生理学家一起工作。她使用严格的研究手段对干预的成效进行评估。而最近，她开始着手研究遗传因素怎样影响个体对于体育运动干预的反应。

那么这些工作带给她最大的回报是什么呢？"当这些干预起效的时候！"安吉拉如是说，"如果我们的工作能让一个青少年（在性行为中）开始使用安全套，或者让一个慢性病患者开始进行体育锻炼，那我就会觉得自己的工作充满了意义。"

在本书中，你将会学到像安吉拉这样的健康心理学家所提出的研究理论、所使用的研究方法以及他们的研究发现。在阅读过程中，记住安吉拉的如下建议可能会使你获益匪浅："让我们从更为开阔、更为积极的视角看待健康。健康心理学家的工作充满挑战，但意义非凡。"

不断变化的健康

"现在的我们活得足够好，也足够长，以至于开始慢慢走下坡路"（Sapolsky，1998）。

健康心理学是一个相当年轻的领域，准确地说它诞生于20世纪70年代，以应对健康领域和卫生护理领域产生的变化所带来的挑战。1个世纪以前，美国人的**平均寿命**（life expectancy）大约是50岁，远远短于现在。那时候，大部分的美国人都是死于肺炎、肺结核、痢疾及肠炎这样的传染病（详见图1.1），而这些又是由受污染的水、食物，或者与其他病人的接触所引起的。人们只有在生病以后才会寻求医治，而药物的作用却收效甚微。大部分像伤寒、肺炎、白喉这样的疾病病程并不长，病人要么就死去，要么就在几周内痊愈。正因为这样的传染病很难控制，当时的人们并不觉得自己能做些什么。

较之于1个世纪前，人们的生活——生，与死——都发生了戏剧性的变化。美国人现在的平均寿命可以达到将近80岁，而在有些国家甚至更长。对于工业化国家来说，公共卫生条件得到了显著的改善。对于大多的传染性疾病，人们也都找到了疫苗和治疗方法。然而，在传染病预防和医治问题上的有效提高却带来了另一个"新世纪杀手"——**慢性病**（chronic disease）。心脏病、癌症及脑卒中（中风），这些慢性病在美国已经成为死亡的首要原因，所占的比例甚至超过了当年的传染病。慢性疾病从产生到持续再到复发，在相当长的一段时间里影响着人们的健康。在美国，每年都有超过200万人死于慢性疾病，而患有至少一种慢性病的人数更是高达1亿3000万，这意味着每两个成年人中，就有一个生活在慢性病的阴影之下。

如今这些致死的疾病大多都与人们的个体行为和生活方式有关。心脏病、癌症、脑卒中、慢性下呼吸道疾病（包括肺气肿和慢性支气管炎）、意外伤害及糖尿病……这些多多少少都与吸烟、酗酒、不健康饮食、压力、缺乏运动等不健康生活方式有关。正因为这个"头号杀手"与生活方式如此相关，今天的人们对自己的健康可以有更多的掌控。然而很多人没有好好运用这种掌控，从而使不健康行为逐渐成为重要的公共卫生问题。事实上，卫生保健领域对于改变不健康行为的投入正在逐年上升。

在本章中，我们将讨论疾病和身心障碍不断变化的模式，以及对卫生保健加大的投入。我们还将讨论这些变化趋势如何改变人们对于健康的定义，从而使我们以一种更广阔的视角来看待健康，也就是安吉拉·布莱恩等健康心理学家们所采用的生物心理社会模式。

疾病和死亡的模式

20世纪以来，美国人的疾病和死亡模式发生了巨大的变化，其中包括死亡的主要原因。在20世纪初，传染病还是威胁人类生命的主要原因，而在之后的几十年间，心脏病、癌症及脑卒中等慢性疾病开始逐渐成为头号杀手。

在20世纪的最后几年中，这些与不健康生活方式和行为息息相关的慢性疾病所导致的死亡数量却开始下降。包括心脏疾病、癌症及脑卒中，这些疾病在2005年所导致的死亡率都低于1990年。为什么最近的几十年间，这些疾病所导致的死亡率会下降呢？在第9章我们会具体讨论这一问题，但是目前我们可以知道的是，一个主要原因就是美国现在的烟民越来越少了。这一行为改变使得由于心脏疾病导致的死亡率出现了下降；此外，医疗保健的改善也是原因之一。

由意外伤害、自杀、他杀所导致的死亡率在近年来有所上升（Kung，Hoyert，Xu，& Murphy，

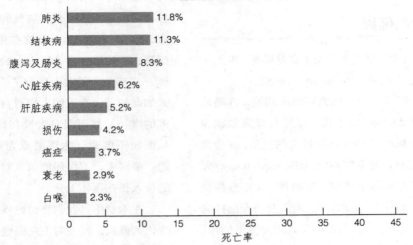

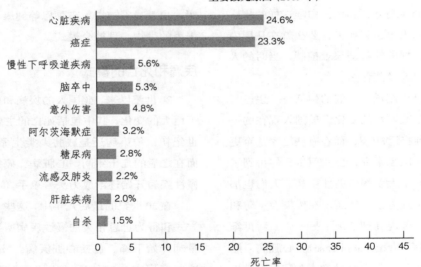

图 1.1 主要致死原因（美国，1900 年，2009 年）

Source: Healthy people, 2010, 2000, by U.S. Department of Health and Human Services, Washington, DC: U.S. Government Printing Office; "Deaths: Final Data for 2009," 2011, by Kochanek, K.D., Xu, J., Murphy, S.L., Miniño, A.M., & Kung, H-C., *National Vital Statistics Reports, 60*(3), Table B.

2008）。阿尔茨海默症、流行性感冒、肺炎、肾脏疾病、败血症（血液感染）以及帕金森症所导致的比例也有显著上升。对于最近这些有所上升的死亡原因来说，生活方式的影响就显得不是那么重要了。然而，由阿尔茨海默症和帕金森症所

导致的死亡率上升这一现象恰恰反映了健康和医疗保健中的一个重要趋势——人口老龄化。

年龄

事实上，年龄是死亡的一个重要因素。较之

于年轻人，老年人显然更容易死亡；但是对于各个年龄段而言，死亡的原因都是不同的。因此，对于全年龄段的致死原因排序可能并不能很好地反映出特定年龄的特点，从而使得人们对于特定年龄段所面对的风险产生误解。举例来说，心血管疾病（包括心脏疾病和中风）以及癌症所导致的死亡占了美国人死亡总数的60%，但是对于年轻人来说，它们并不是致死的主要原因。意外伤害是1～44岁人群的主要致死原因，而且由于自杀和他杀造成的暴力死亡排名甚高（National Center for Health Statistics，NCHS，2011）。对于这一年龄段，意外伤害致死约占28%，自杀约占10%，他杀约占8%。如图1.2所示，相比于意外伤害、自杀

和他杀，其他原因在年轻人中占了相当少的比例。

而对于45～64岁年龄段，这一切又完全不同了。心血管疾病和癌症成为主要致死原因，意外伤害仅仅占据第三。当人们逐渐老去，自然变得更容易死亡，因此老年人的主要致死原因也就成了所有人群的主要致死原因。而事实上，年轻人的死亡率呈现了完全不同的模式。

种族、收入和疾病

本书前的小测验中的第2题曾经问过，美国人的人均寿命是否能挤进世界前十？答案是否定的，而且还差得很远：在工业化国家中仅排第24名（NCHS，2011），而在所有国家中仅仅排到第

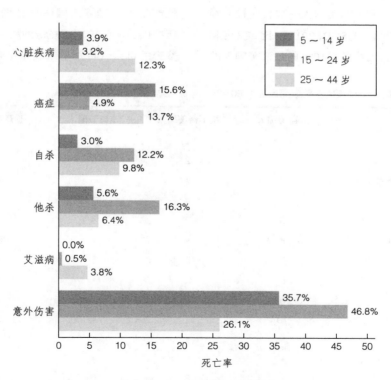

图 1.2 5～14岁、15～24岁及25～44岁各年龄段的主要致死原因（美国，2007年）
Source: Health, United States, 2010, 2010, by National Center for Health Statistics, Hyattsville, MD. Table 27.

50名（Central Intelligence Agency，CIA，2012）。对于美国自身而言，种族也是人均寿命的一个影响因素。主要致死原因在不同种族间差异很大。表1.1显示了美国4个种族的十大致死原因。每个种族致死原因的模式都各有不同，这印证了种族对于死亡率的影响。

如果非裔美国人和欧裔美国人可以被当作不同国家的人民，那么"欧裔美国"在人均寿命上的排名将高于"非裔美国"，前者排名第47，而后者则排名第113（CIA，2012；U.S. Census Bureau，USCB，2011）。欧裔美国人的人均寿命比非裔美国人要长，但他们还是无法和日本、加拿大、冰岛、澳大利亚、英国、意大利、法国、中国香港及以色列等国家和地区的人相提并论。

拉丁裔美国人和非裔美国人一样，在社会经济方面存在很多问题（USCB，2011），比如贫穷和受教育水平较低。大约只有10%的欧裔美国人的生活水平处于贫困线以下，而非裔和拉丁裔的比例分别占到了32%和26%（USCB，2011）。欧裔美国人在受教育水平上也占据了优势：86%的欧裔美国人具有高中学历，而同样的数据对于非裔和拉丁裔美国人来说只占到了81%和59%。这些社会经济因素上的劣势最终演变成了健康状态上的劣势（Crimmins，Ki Kim，Alley，Karlamangla，& Seeman，2007；Smith & Bradshaw，2006）。 也就是说，贫穷和低教育水平都与健康问题以及较短的人均寿命相关。因此，这些健康问题上的种族差异其实是由于社会经济上的差异所导致的。

贫穷之所以带来健康上的风险，并不只是因为穷人没有办法购买健康保险和寻求医疗护理。事实上，贫穷所带来的健康风险早在婴儿出生前就产生了。尽管美国医疗补助计划（Medicaid）所提供的产前护理正在帮助越来越多的人，但是贫穷的母亲（特别是未成年母亲）还是更容易生

表 1.1　美国 4 个种族的主要致死原因（2007 年）

	欧裔美国人	拉丁裔美国人	非裔美国人	亚裔美国人
心脏疾病	1	1	1	2
癌症	2	2	2	1
慢性下呼吸道疾病	3	7	8	7
脑卒中	4	4	3	3
意外伤害	5	3	4	4
阿尔茨海默症	6	*	*	10
糖尿病	7	5	5	5
肺炎及流感	8	10	*	6
肾脏疾病	9	*	7	9
自杀	10	*	*	8
败血症	*	*	10	*
慢性肝脏疾病	*	6	*	*
他杀	*	8	6	*
艾滋病	*	*	9	*
围产期引发的症状	*	9	*	*

＊表示对应项目未进入该种族的十大致死原因。

Source: "Deaths: Leading causes for 2007," 2011, by M. Heron, *National Vital Statistics Reports, 59*(8), Tables E and F.

出低体重新生儿，而这些新生儿比正常体重的新生儿更容易死亡（NCHS，2011）。此外，挣扎在贫困线以下的孕妇更容易受到身体上的虐待，而她们刚出生的孩子也因此受到产前虐待的影响（Zelenko，Lock，Kraemer，& Steiner，2000）。

收入水平和健康之间的关系不仅仅体现在贫困线水平，甚至还影响到高收入人群。也就是说，"非常有钱"的人会比那些"还算有钱"的人更健康。为什么会这样呢？一种解释认为收入与教育水平有关，而后者又与职业、社会阶层、种族有关。一个人的受教育水平越高，那么他就越不可能有吸烟、高热量饮食、久坐不动等不健康行为（参见"信不信由你"）。另一种解释则是从对于社会地位的感知出发的。人们对于自己社会地位的感知可能并不仅仅局限于教育水平、职业、收入水平这些客观指标，而可能更多地与他们的健康状况相关联（Operario，Adler，& Williams，2004）。因此，健康与种族之间的关系又可以与健康、收入、教育水平、社会阶级之间错综复杂的关系联系起来。

？信不信由你　上大学有益健康

上大学有益健康，你信吗？听着好像是不太靠谱。大学嘛，就是用来平添压力、减少健康饮食、锻炼和睡眠时间的。上大学怎么可能让人变得更健康呢？

在大学里，学生们可能并不会遵从那些"健康指导"，但是这些能够上大学的人的死亡率本身就比那些上不了大学的人更低。在这一点上，男女通用，传染病、慢性病及意外伤害也都通用（NCHS，2011）。比起低教育水平人群，那些受到更好的教育的人更少地报告日常的症状和压力（Grzywacz，Almeida，Neupert，& Ettner，2004）。

顺利从高中毕业的人本来就比那些没能上完高中的人拥有更低的死亡率，而上大学则为他们提供了更多的保护。举例来说，对于那些没上完高中的人，每10万人中就有575人死亡；对于持有高中文凭的人来说，这一数值下降到了509人；而上了大学以后，

在10万人中仅有214人（Miniño，Murphy，Xu，& Kochanek，2011）。也就是说，大学毕业生的死亡率不到高中毕业生的一半。教育给健康和长寿带来的这种好处在全球通用。再举个例子，一项对于日本老年人开展的研究（Fujino et al.，2005）表明，低教育水平提高死亡风险。而另一项针对荷兰人的大范围研究（Hoeymans，van Lindert，& Westert，2005）同样表明，教育与大量的健康指标和健康行为有关。

那么又是什么给高教育水平人群带来了这种健康上的优势呢？一定程度上可能是因为智力差异，智力可以有效预测健康和长寿水平（Gottfredson & Deary，2004）。此外，接受高等教育的人们倾向于跟自己的同类人居住在一起，从而也为自己提供了一个拥有更好的健康知识和健康态度的环境（Øystein，2008）。收

入和职业也是一个因素（Batty et al.，2008）。能够上大学的人，特别是那些从大学毕了业、找了好工作、收入还不错的人，跟那些上不了大学的人比起来，享有更好的健康护理条件。另外，受过高等教育的人也能够从健康护理方面获取有效的信息，从而对自己的疾病和潜在问题有所了解。受教育程度还和一系列能够带来健康长寿的习惯有关。比如说，受过大学教育的人比其他人更少抽烟或者使用非法药物（Johnston，O'Malley，Bachman，& Schulenberg，2007），而且更多食用低脂食物并且进行锻炼。

这样看来，上了大学的人可以获取更多的资源，从而降低这一人群的死亡率。这些资源包括潜在的收入、有关健康的知识、更重视健康的伴侣和朋友、有关健康重要性的态度以及积极健康的习惯。

人均寿命的改变

20世纪以来，美国和其他工业化国家的人均寿命出现了戏剧化的延长。1900年时的人均寿命是47.3岁，而现在这个数值已经超过了77岁（NCHS，2011）。换句话说，现在出生的婴儿可以比他们在20世纪初出生的先辈平均多活上整整一代人的时间。

那么，又是什么使得人均寿命从20世纪以来整整延长了30岁呢？本书开头的"你对健康知多少？"中第3题已涉及此事，而答案是否定的。比起对于病人的健康护理来说，其他因素有着更为重要的影响。其中最重要的一个因素就是婴儿死亡率降低了。婴儿在出生一年内的死亡比起中年人和老年人的死亡，更大程度地缩短了平均寿命。如图1.3所示，从1900年到1990年，新生儿的死亡率显著降低，而从那以后再没有太大的变化。

疾病预防也对人均寿命的延长做出了一定的贡献。疫苗接种、健康饮用水、牛奶供应，这些的普及都降低了传染性疾病的发病率，从而延长了人均寿命。其他因素还有更健康的生活方式、污水的有效处理以及更好的营养。相比之下，抗生素的发明、新型的外科技术、高效的护理团队、技术密集型的护理人员，这些医疗保健上的提升对于延长人均寿命而言，只起了比较次要的作用。

医疗护理开销上升

健康领域的第二大变化就是日益上升的医疗护理开销。在美国，医疗护理上的花费上升得和通货膨胀一样快。从1960年到2005年，这一开销在美国国内生产总值（GDP）里所占的比例越来越大。自1995年以来，这一上升趋势有所减缓，但是医疗护理在GDP中所占的比例依然达到了15%（Organization for Economic Co-operation and Development, OECD, 2008）。尽管一些欧洲国家在医疗护理上的花销也已经占到了GDP的10%，但美国的这一数据已经超过了其他任何国

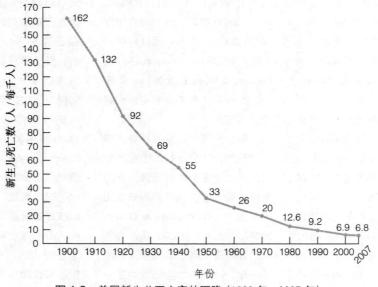

图 1.3 美国新生儿死亡率的下降（1900 年 −2007 年）

Source: Data from *Historical statistics of the United States: Colonial times to 1970,* 1975 by U.S. Bureau of the Census, Washington, DC: U.S. Government Printing Office, p.60; *Statistical abstract of the United States: 2012* (131st edition), 2011, by U.S. Census Bureau, Washington, DC: U.S. Government Printing Office, Table 116.

家（OECD，2008）。美国在医疗护理上每年的花销总额也从1970年的人均1067美元增加到2007年的人均7290美元（NCHS，2011）。这一飞跃达到了600%，年均涨幅甚至超过了1960年到1980年的数据。

这一开销的增加当然与人均寿命的延长有关：当人们步入中年和老年以后，他们自然而然地更容易患上慢性疾病，而这需要更长期（通常也更昂贵）的医治。在美国约有45%的人患有慢性疾病，在这些人身上的开销占了所有医疗护理开销的78%（Rice & Fineman，2004）。慢性疾病治疗约占医疗处方的88%，门诊的72%以及住院治疗的76%。尽管现在的老年人与先辈相比拥有更好的身体状况，但老年人口的增长仍将加大医疗开销。

抑制医疗开销大幅增加的一个策略是限制性地提供医疗服务，而另一个策略是更注重对疾病的早期检测，以及向健康生活方式和行为方式的转变。举例来说，对于高血压、高胆固醇以及心脏病的其他先兆的早期检测，有利于及时对这些情况进行控制，从而降低严重疾病和致死的风险。要对高风险人群提前进行筛查，而不是在之后进行补救，是因为慢性疾病很难彻底治愈，同时也会大大降低生活质量。而较之于提前检测，更好的选择当然是即刻改善生活方式。健康地生活当

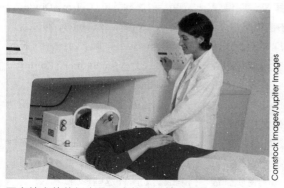

医疗技术的革新也是医疗护理开销上涨的原因之一。

然比生病后治病更节约开销。因此，用健康的生活方式取代疾病、对于症状进行早期检测以及降低健康风险，都是健康护理领域正在发生的变化。

健康是什么？

"我再说一次，病人也是人。他们也有担忧，有恐惧，有希望，有绝望；将病人作为一个完整的个体，而不是一堆有问题的心肝脾肺肾的组合来对待，这才是我们医学研究的正确方向"（Alexander，1950）。

"健康"意味着什么？是否"不生病"就意味着"健康"？答案是否应该比这更复杂一些呢？比起仅仅"不生病"，"健康"是否应该包含更积极的层面呢？

生物医学模型（biomedical model）是西方医学的一种传统观点，它将健康定义为"不生病"（Papas，Belar，& Rozensky，2004）。这一观点将疾病简单地概括为一种生物过程，即某一特定**病原体**（pathogen）（某种致病的微生物）所引发的几乎纯粹机械化的结果。这一观点激励了以消除病原体和治愈疾病为目标的药物和医疗技术研发。这一观点着眼于疾病本身，目标明确；消除了疾病，也就获得了健康。

100年前，当传染病还是人类健康的头号杀手时，这一生物医学观点还是相当站得住脚的。纵观20世纪，对于生物医学模型的坚守使医疗手段得以最终战胜和控制威胁到人类存亡的大部分疾病。然而，当慢性疾病逐渐取代了传染病并成为人类健康的最大威胁时，生物医疗模型也遭到了严峻的挑战（Stone，1987）。

现在，另一种健康模型开始出现，它提倡一种对于医学更为整体化的视角。这一整体模型将社会因素、心理因素、生理因素甚至精神因素都纳入了个体健康的范畴。一个成功的新模型不仅要解决旧模型所能解决的问题，更要解决

旧模型所不能解决的问题。**生物心理社会模型**（biopsychosocial model）就是这样的一个模型，它整合了生理、心理和社会因素对于健康的影响。该模型认为，很多疾病都是基因、生理、社会支持、个人控制、压力、顺从性、人格特质、贫穷、种族背景和文化信仰等多种因素共同作用的结果。接下来的各个章节中，我们将对这些因素逐一进行讨论。目前看来，生物心理社会模型至少在两个方面优于之前的生物医学模型：第一，它在生物因素之外纳入了心理和社会因素；第二，它将健康视为一种积极的状态。此外，生物心理社会模型还能够解释一些令人惊讶的研究发现，比如哪些人会生活，哪些人活得很健康（参见"信不信由你"）。

根据生物心理社会模型的观点，健康不仅仅是"不生病"。一个人没有生病并不意味着他很健康。因为健康是多维的，生活的所有方面，比如生物、心理、社会等，都需要被纳入考虑。这一观点和传统的西方概念大有不同，不过正如表1.2所示，其他文化所持的观点各有千秋。

1946年，联合国成立了世界卫生组织（WHO），并将这样一个现代的、西方的定义写进了章程的序言："健康是在生理上、心理上和社会上都达到良好的状态，而不仅仅是没有疾病。"这一定义清楚地表明，健康是一种积极的状态，而不仅是没有病原体的骚扰。"感觉良好"和"感觉并不糟糕"是两种不同的状态，而神经科学的研究也证实了这一点（Zautra，2003）。人类的大脑会对积

？信不信由你　　并非一个小病毒就能让你感冒

在位于卡耐基梅隆大学的谢尔顿·科恩（Sheldon Cohen）的实验室里当研究助手，估计是一个有理想有抱负的健康心理学研究者能碰上的最脏最恶心的工作了。科恩的助手们需要翻找他们的被试们留下的垃圾，搜集那些用过的、沾满了黏液的纸巾。他们小心翼翼地展开这些纸巾，挪动那些胶状的宝贝，并煞费苦心地称量他们伟大的发现。这些"鼻涕猎人"们有一个光明正大的理由：他们需要对被试们感冒的严重程度进行客观的测量。

谢尔顿·科恩和他的团队致力于研究能对人们易受感染的程度进行预测的心理因素和社会因素。在科恩的研究中，健康的实验被试通过鼻喷手段接触感冒

或流感病毒，然后在所谓的"感冒实验室"接受为期一周的隔离——好吧，其实就是个宾馆的房间。被试们还需要回答一系列有关心理和社会因素的问题，包括最近的压力水平如何、平时感知到的积极情绪和消极情绪，以及对他们的社交网络的规模和质量进行评估。科恩和他的团队用这些问卷调查的结果来预测谁更容易感冒，而谁更不容易感冒。

科恩的研究发现表明，只通过生物医学角度研究和理解感染问题，是远远不够的。在他的研究中，所有被试都以同样的方式接触了同样的病原体，但只有一部分人受到了感染。而重点在于，这些没有感染的人在心理和社会因素上表现出了相似的特质。跟

那些生了病的人比，这些得以保持健康的被试更少在参加实验的近期遭遇过压力事件（Cohen，Tyrrell，& Smith，1991），拥有更好的睡眠习惯（Cohen，Doyle，Alper，Janicki-Deverts，& Turner，2009），在平时表现出更多的积极情绪（Cohen，Alper，Doyle，Treanor，& Turner，2006），更喜欢参与社交活动（Cohen，Doyle，Turner，Alper，& Skoner，2003），并且拥有更广阔的社交网络（Cohen，Doyle，Skoner，Rabin，& Gwaltney，1997）。

这么看来，想要感冒并不仅仅是把自己暴露在病毒中就可以的，还得考虑到各种心理和社会因素。只有生理心理社会模型才能成功地解释这些影响。

表 1.2　不同文明对于健康的定义

文明	时期	健康是什么
史前	公元前 10000 年	来自外部的灵魂进入身体,会使健康受到威胁
巴比伦及亚述	公元前 1800–700 年	神灵能够操控健康,疾病是来自于神灵的惩罚
古希伯来	公元前 1000–300 年	健康是上帝恩赐的礼物,而疾病是来自上帝的惩罚
古希腊	公元前 500 年	健康是躯体和灵魂的统一
古中国	公元前 800–200 年	健康是躯体和精神与自然调和的状态
美洲原住民	公元前 1000– 今	健康是与自然和谐相处的状态,以及在艰苦条件下生存的能力
伽林[1],古罗马	130–200 年	健康就是不受污浊的空气或者体液等致病原的干扰
早期基督教	300–600 年	健康并没有疾病重要,疾病是被上帝所选择的一个征兆
笛卡尔,法国	1596–1650 年	健康是躯体的一种状态,与精神无关
西部非洲	1600–1800 年	健康是通过与世界中其他人和其他物的互动所达到的和谐状态
菲尔绍[2],德国	19 世纪晚期	健康受到那些能够入侵细胞的微生物所威胁,从而致病
弗洛伊德,奥地利	19 世纪晚期	健康受到情绪和精神状态的影响
世界卫生组织	1946 年	健康是"一种在生理上、心理上和社会上都达到良好的状态"

极情感和消极情感表现出完全不同的反应模式。此外,对于健康的这一更为宽泛的定义也说明了对生理健康的预防性行为的重要性。举例来说,一个健康的人并不只是在当下没有疾病和残障,而是还能在将来继续保持这种健康的状态。

小结

　　过去几个世纪,医疗护理领域主要发生了四大变化。第一,在像美国这样的工业化国家中,人们生存与死亡的模式发生了改变。慢性疾病取代了传染性疾病,成为了致残和致死的首要因素。这些慢性疾病包括心脏疾病、脑卒中、癌症、肺气肿以及成年型糖尿病,而所有这些疾病的病因中都包含了个体的行为因素。

　　慢性疾病的"崛起"导致了第二个变化:医疗护理逐渐上涨的开销。从 1970 年到 2005 年,医疗护理开销出现了戏剧性的上涨,但在近年看来,这一开销在国民生产总值中所占的比例上升有所缓和。开销上涨的主要原因包括人口老龄化、更新但更昂贵的医疗技术以及通货膨胀。

　　第三个趋势表现在对于健康的定义正在发生变化。对于很多人来说,健康依然等同于不生病,但是也有越来越多的健康护理专家开始指出,健康是一种更为积极良好的状态。想要后一种定义得到推广和接受,那么在健康护理领域备受推崇的生物医学模型就必须被重新评估。

　　由于对健康定义的改变,生物心理社会模型的出现自然而然地成为了第四大变化。不同于传统观点中"健康等于不生病"的看法,生物心理社会模型强调更为积极的健康,并将疾病,特别是慢性疾病,视作生物、心理、社会因素交互作用的结果。

---

[1] 伽林(Galen),古希腊名医及有关医术的作家。——译者注
[2] 菲尔绍(Virchow),德国医学家。——译者注

健康与心理学

慢性疾病的产生自然有其生理原因，但个体行为和生活方式也助长了它们的发展。行为因素对于慢性疾病来说至关重要，因此，心理学作为研究行为的学科，与健康护理的关系也变得前所未有的紧密。

然而，心理学被医疗领域所接受经历了很长时间。早在1911年，美国心理学会（American Psychological Association, APA）就提出医疗院校应当把心理学列入专业课程，然而执行的学校却寥寥无几。20世纪40年代，医学专业中的精神病学将有关疾病的心理因素研究纳入了他们的培训，然而致力于这些健康研究的心理学研究者依然少之又少（Matarazzo，1994）。20世纪60年代，随着新医学院校的建立，心理学在医学领域中的角色开始变得越来越重要；从1969年到1993年，在医学院校任教的心理学研究者的数量更是翻了3倍（Matarazzo，1994）。到了21世纪初，心理学在医学专业领域的地位实现了前所未有的飞跃（Pingitore, Scheffler, Haley, Seniell, & Schwalm, 2001）。

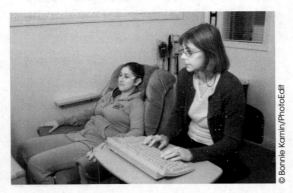

心理学家在医疗领域中的角色发生了巨大的变化，从传统的解决心理健康问题，到现在的运用各种程序，如生物反馈等。

2002年，美国医学会（American Medical Association，AMA）通过了几项与健康和行为相关的分类，并允许心理学工作者向患有身体疾病的病人服务和收取医疗费用。此外，美国国家老年人医疗保险计划（Medicare）下的研究生医疗教育项目也开始接受心理学领域的实习，美国心理学会更是与世界卫生组织共同建立了一个针对生理心理社会障碍的诊断系统，即针对功能、障碍及健康的国际分类（International Classification of Functioning, Disability, and Health）（Reed & Scheldeman，2004）。从而，心理学家在医疗领域中的角色发生了巨大的变化，从传统的心理健康问题，发展到现在的各种程序和项目，包括帮助人们戒烟、健康饮食、锻炼身体，帮助人们听取医疗建议、减压、控制疼痛感，以及如何学会在慢性疾病下生活和避免意外伤害。

心身医学所做的贡献

生理心理社会模型认为心理和情绪因素能够引发生理上的健康问题。这一见解其实听上去并不新鲜，因为苏格拉底和希波克拉底早就提出过类似的观点。此外，这一认识还与弗洛伊德的理论有异曲同工之妙，而后者强调无意识的心理因素在生理症状发展中的重要性。不同的是，弗洛伊德的判断主要依赖于临床经验和直觉性的语感，而不是科学研究。

自从1932年，沃尔特·坎农（Walter Cannon）发现生理变化伴随着情绪变化以后，研究者们便开始致力于探究情绪对于疾病的影响（Kimball，1981）。坎农的研究表明，情绪引发的生理变化足以致病。根据这一发现，海伦·弗莱德·邓巴（Helen Flanders Dunbar, 1943）指出，习惯性反应作为人们人格特质的一部分，与特定的疾病有关。换句话说，邓巴提出了一个关于人格类型和疾病的关系假说。之后不久，弗兰茨·亚历山大

（Franz Alexander，1950），曾经的弗洛伊德追随者，开始将情绪冲突视作特定疾病的先兆。

这一观点使人们开始将一系列的特定疾病视作"心身疾病"，包括消化性溃疡、风湿性关节炎、高血压、哮喘、甲状腺功能亢进以及溃疡性结肠炎。这一观点与传统的生物医学观点产生了分歧，后者只关注于躯体，忽略精神活动。然而，当时被广为接受的身心二元论——这一观点起源于笛卡尔（Papas et al.，2004）——使得很多的非专业人员将这些心身疾病视作"不真实的"、"仅仅存在于大脑中的"。因而，心身医学在医疗领域对心理学的接受过程中扮演了一个复杂的角色：一方面，它将情绪与生理状态联系起来；而另一方面，它又削弱了心理因素在疾病中的重要性。但无论如何，心身医学都为健康与疾病领域向生理心理社会模型的转向奠定了基础（Novack et al，2007）。

行为医学的产生

在心身医学运动中，两门全新并且互相联系的学科产生了——行为医学和健康心理学。

行为医学（behavioral medicine）这一领域的兴起源于1977年在耶鲁大学召开的一次会议。行为医学被定义为"一门有关行为科学领域和医学领域在知识和技术上的发展与整合的交叉学科，该学科研究健康与疾病以及这些知识和技术在预防、诊断、治疗和康复上的应用"（Schwartz & Weiss，1978）。这一定义的关键之处在于生物医学与行为科学，尤其是与心理科学的整合。行为医学的目标与健康护理的其他领域一样，在于提升与改善预防、诊断、治疗与康复。然而，行为医学致力于将心理学、行为科学与医学联合起来，达到这一目标。第3章到第11章讨论了行为医学的相关话题。

健康心理学的产生

正当行为医学兴起时，美国心理学会的一个特别小组报告称，几乎鲜有心理学家致力于健康研究（American Psychological Association Task Force，1976）。该报告也对未来进行了展望，认为心理学家将对提升健康水平和预防疾病产生重大影响。

1978年，随着美国心理学会第38分会的建立，**健康心理学**（health psychology）正式确立。健康心理学是心理学的一个分支，关注个体行为和生活方式如何影响个人的生理健康。健康心理学研究心理学对于改善健康状况、预防及诊断疾病、识别健康风险因素、提升健康护理系统以及塑造大众对于健康的认识这些方面的影响。具体来说，包括将各种心理学原理应用于生理健康领域，比如降低胆固醇水平、压力管理、缓解疼痛、戒烟、减少其他风险行为以及提倡定期运动、进行体检和更安全的行为。此外，健康心理学还有助于识别影响健康的条件、诊断及治疗特定的慢性疾病、改善会影响心理和生理康复的行为因素。同样的，健康心理学与生物学和社会学互相作用，从而对健康和疾病产生影响（见图1.4）。要注意的是，无论是心理学还是社会学都无法直接作用于最终的结果，而只有生物学因素才能直接对生理健康和疾病产生影响。因此，心理学和社会学因素必须通过对生物过程的影响才能发生深层次的作用。健康心理学的一个目标就是识别这些深层次的作用过程。

随着生理心理社会模型的发展，健康心理学也在不断地成长。在提供健康护理方面，临床健康心理学也作为多学科的研究中不可或缺的一部分，得到越来越多的认可。健康心理学研究者们也正致力于建立一个知识库，从而为与健康有关的心理学、社会、生物因素之间的项目联系提供信息支持。

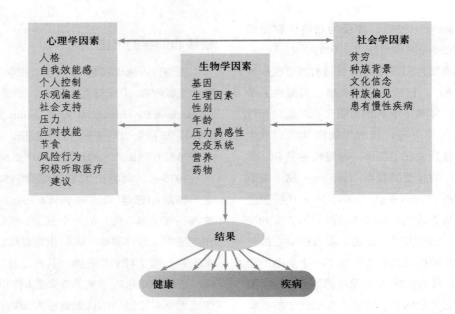

图 1.4 生物心理社会模型：生物、心理、社会因素的相互作用以及对于健康和疾病的影响。

小结

早在20世纪初，心理学就已经涉足健康领域，但在那时还没有多少心理学家从事医学相关的工作。心身医学旨在引入心理学因素，以更好地理解疾病，但这一观点最终被生物心理社会的研究取向所取代。20世纪70年代，心理学家开始致力于以治疗慢性疾病和促进健康为目标的研究，这些研究和治疗方法又开辟了两个新的领域：行为医学和健康心理学。

行为医学将有关行为研究的知识和方法应用于生理健康领域，包括预防、诊断、治疗和康复。健康心理学与行为医学在一定程度上有所重合，同时也共享很多目标。不同的是，行为医学是一门交叉学科，而健康心理学是心理学的一门子学科。健康心理学致力于提升健康、预防和治疗疾病、识别风险因素、提升健康护理系统以及修正公众对于健康问题的观点。

健康心理学专业

健康心理学如今已经成为一门独立的专业和领域。健康心理学家有自己的协会，在自己的健康心理学期刊上发表研究报告（其中包括《健康心理学》和《行为医学年鉴》），并通过专有的博士和博士后项目接受培训。此外，健康心理学也已经受到医学院校、公共健康学校、高校以及医院的认可，同时健康心理学家也在上述的所有机构中从事工作。但是，他们所接受的培训仍属于心理学。

健康心理学培训

健康心理学家首先是心理学家，然后才属于健康领域，不过他们在健康方面所接受的训练来自于更广泛的领域。想要从事健康心理学领域的研究，必须先学习健康心理学的各种专题、理论和研究方法。那些提供临床护理的健康心理学者也被称为临床健康心理学家，他们必须学习相关的临床技能，以及如何作为健康护理团队的一部分进行实践。

要想成为一名健康心理学者，通常需要先修读心理学领域的核心课程，然后还要学习健康心理学领域的专属课程。健康心理学的核心训练通常包括以下几个领域：①行为、健康与疾病的生物学基础；②行为、健康与疾病的认知与情感基础；③健康与疾病的社会学基础，包括有关健康组织和健康政策的知识；④健康与疾病的心理学基础，重点强调个体差异；⑤高级研究方法及统计方法；⑥心理及健康测量；⑦跨学科合作；⑧伦理及专业问题（Belar，2008）。一些健康心理学者也接受相关的医学子专业的训练，比如神经病学、内分泌学、免疫学以及流行病学。这些训练通常在博士阶段提供（Baum，Perry，& Tarbell，2004），但很多健康心理学者也会选择先修读一个心理学博士，再接受至少两年的健康心理学博士后训练（Belar，1997；Matarazzo，1987）。在医院或相关机构接受健康护理实习是临床健康心理学训练常见的一部分（Nicassio，Meyerowitz，& Kerns，2004）。

在健康护理领域，没有任何一门单独的学科可以解决健康促进和疾病预防的所有问题，而健康心理学通过交叉学科的训练使得他们能够对此做出宝贵的贡献（Travis，2001）。这一跨学科合作要求健康心理学者必须具备合作的能力，而他们所接受的训练也为之后进入多学科团队打下基础。一些专家呼吁，需要提供必要的训练和一系列的资格认证，使得健康心理学者能够在常规医疗背景下提供初级的健康护理（McDaniel，Belar，Schroeder，Hargrove，& Freeman，2002；Tovian，2004）。正如此，健康心理学的训练正变得越来越复杂，而健康心理学家的工作也正变得越来越多样化。

健康心理学家的工作

健康心理学家在不同的场合工作，而这些工作场合因他们的专业性而异。像安吉拉·布莱恩这样的健康心理学家主要从事研究工作，他们通常在高校或者政府的研究机构工作，比如美国疾病预防及控制中心和美国健康研究院。健康心理学的研究包括很多方面，比如与疾病发生有关的行为研究，或者对于新干预和治疗手段的有效性评估。临床健康心理学家通常在医院、疼痛诊疗所或者社区诊所工作。其他的一些临床心理学工作场合包括健康维护组织（health maintenance organizations，HMOs）和私人诊所。

正如安吉拉·布莱恩的工作所展示的，健康心理学家的工作包括教学、研究以及在公共机构和私人诊所提供一系列的服务。他们的大部分工作都需要与别人合作，无论是研究工作还是实践操作，他们都需要一个由健康专业人士组成的团队，包括内科医生、护士、理疗师以及咨询师。

在诊所和医院中，健康心理学家所提供的服务包括不同的类别。其中一种可以作为药物治疗的替代品，比如对于有头疼问题的患者，生物反馈技术就可以作为镇痛药物的一个替代选择。另一种服务则为治疗慢性疼痛和一些胃肠问题等生理障碍提供了行为干预方法，或者帮助病人遵从治疗方案。另一些临床健康心理学家通过心理学和神经心理学测试，提供测量和评估，或者为病人应对疾病提供心理治疗。而那些关注于预防和行为改变的研究者们则更多地在健康维护组织、基于学校的预防项目或者身心健康项目中工作。在这些组织中，受过训练的健康心理学家得以提供所需的服务。

和安吉拉·布莱恩一样，大部分健康心理学家都同时从事多项工作。在学校环境下，健康心理学家们通常要同时进行教学和研究工作。而那些在更为服务导向的工作环境下的健康心理学家们较少涉及教学和研究，而主要为有健康问题的病人提供诊断和治疗。一些健康心理学的学生也会参与到这样的联合领域中，比如社会工作、职业治疗、营养学和公共健康。那些进入公共健康领域的工作者们通常在学术环境下或者政府机构中工作，他们能对健康问题的发展进行监控、研发并评估教学干预和健康意识活动。健康心理学家的工作也包括提出和评估一些公共健康决策，包括对于健康相关产品（比如香烟）征税和安置警示标志，以及在食品和菜单上添加营养信息。

小结

要想在健康护理领域做出一番成就，健康心理学家们必须在具备心理学一般知识和技能的同时，接受神经病学、内分泌学、免疫学、流行病学等其他医疗专业的训练。这些在普通心理学领域具有坚实的背景，并在医学领域接受了专业训练的健康心理学家们能够胜任不同场所的工作，包括高校、医院、诊所、私人诊所和健康维护组织。他们通常会与其他健康护理的专业人士合作，从而为生理障碍问题提供服务，而不仅仅局限于传统的心理健康领域。同样，健康心理学的研究也需要与医学、流行病学、护理、药理学、营养学、运动生理学等专业共同合作。

关键问题答案

1. 人们对于健康的观念发生了怎样的变化？

无论是专业的研究者还是一般民众，人们对健康的观点都一直在发生改变。这些改变主要来源于几方面的变化趋势，包括：①在美国，疾病和死亡的模式发生了改变，主要的致死因素从传染性疾病变成了慢性疾病；②医疗花销正在不断上涨；③越来越多的人倾向于认为，健康不仅是"不生病"，更是一种积极的心身状态；④关于健康的生物心理社会模型逐渐取代了传统的生物医学模型和心身模型，在生化因素之外更纳入了心理和社会的因素。

2. 心理学是如何涉足健康护理领域的？

早在20世纪初，心理学就已经涉足健康领域。然而早年间，只有为数不多的心理学家在医疗场所工作，而且他们中的大部分并没有与专业医生建立稳定的合作关系。心身医学指出了对于特定躯体疾病的心理学解释，并强调情绪在疾病发展中的作用。20世纪70年代初，心理学和其他行为科学开始在慢性疾病的预防和治疗以及健康的积极促进上占有一席之地，从而推动了两个新领域的发展：行为医学和健康心理学。

行为医学是一门交叉学科，致力于将行为科学的知识和技能应用到生理健康领域，应用于预防、诊断、治疗和康复。行为医学和健康心理学在一定程度上有所重合，后者是心理学的一个分支，而前者不是。健康心理学运用心理科学来提升健康水平、预防和治疗疾病、识别风险因素、改善健康护理系统以及修正公众对于健康的看法。

3. 健康心理学家需要接受什么样的训练？又从事什么样的工作？

健康心理学家需要在心理学的基础核心内容上接受博士生水平的训练，包括：①行为、健康和疾病的生物、认知、心理和社会基础；②高级研究方法及统计方法；③心理及健康测量；④跨学科合作；⑤伦理及专业问题。此外，他们通常需要在健康心理学的某一专业方向上接受至少两年的博士后训练。

健康心理学家在不同的场所从事工作，包括高校、医院、诊所、私人诊所以及健康维护组织。临床健康心理学家通常作为健康护理团队的一员，为大众提供所需的服务。那些从事研究工作的健康心理学家们通常都会与其他人合作，有时候也作为跨学科研究团队的一员，致力于疾病相关行为的研究，或者对新治疗手段的有效性进行评估。

阅读建议

Baum, A., Perry, N. W., Jr., & Tarbell, S. (2004). The development of psychology as a health science. In R. G. Frank, A. Baum, & J. L. Wallander (Eds.), *Handbook of clinical health psychology* (Vol. 3, pp. 9–28). Washington, DC: American Psychological Association.

一篇关于健康心理学发展的综述，介绍了该领域的历史背景与现状。

Belar, C. D. (2008). Clinical health psychology: A health care specialty in professional psychology. *Professional Psychology: Research and Practice*, 39, 229–233.

临床健康心理学是健康心理学的一个分支。作者梳理了该领域的发展历程，展现了健康心理学在临床实践中越来越广泛的影响。

Leventhal, H., Weinman, J., Leventhal, E. A., & Phillips, L. A. (2008). Health psychology: The search for pathways between behavior and health. *Annual Review of Psychology*, 59, 477–505.

本文详细介绍了心理学理论与研究如何改善针对慢性疾病的干预效果。

第 2 章

开展健康研究

本 章 概 要

- 治疗与研究中的安慰剂
- 心理学的研究方法
- 流行病学的研究方法
- 确定因果关系
- 研究工具

关 键 问 题

1. 什么是安慰剂？安慰剂如何影响临床治疗与科学研究？

2. 健康知识如何得益于心理学？

3. 健康知识如何得益于流行病学？

4. 科学家如何确定行为与疾病之间的因果联系？

5. 理论与测评是如何对健康心理学产生影响的？

☑ 测一测你的观念

关于健康研究

请勾选以下符合你的观念的陈述。

☐ 1. 安慰剂会对生理以及心理问题产生作用。

☐ 2. 即使吃的只是"糖药丸"，期望通过治疗缓解疼痛的病人仍然可以体验到疼痛程度的减弱。

☐ 3. 用户满意度反馈是一种帮助确定治疗效果的好方法。

☐ 4. 报纸和电视可以对研究的重要性做出准确描述。

☐ 5. 纵向研究通常能比个案研究提供更多的信息。

☐ 6. 所有的研究方法都能产生具有同样价值的结果，因此在确定研究结果有效性时选择什么研究方法并不重要。

☐ 7. 在面临重大健康问题时，动物研究与人类研究同等重要。

☐ 8. 从实验研究中获得的结果比从观察中得到的结果更能揭示疾病背后的原因。

☐ 9. 学术圈以外的人同样在从事有价值的健康研究，但是科学家们往往低估这类研究的重要性。

☐ 10. 科学突破每天都在发生。

☐ 11. 新的健康研究成果总是与以往的发现相悖，所以在进行健康决策时那些旧有结论毫无用处。

以上条目中，第1、2、5、8条是合理的科学陈述。其余的则描述了对科学研究或朴素或不实际的观念，这些观念通常会使你对健康研究的理解产生偏差。本章内容将帮助你对健康研究做更为理智的预测与评估。

西尔维斯特·科林的真实生活记录

西尔维斯特·科林（Sylvester Colligan）是一位76岁的老人，在过去5年中他始终承受着右侧膝盖的疼痛折磨（Talbot，2000）。他的医生将其确诊为关节炎，但未能给出有效的治疗方法。不过他的医生向他介绍了一项正在由布鲁斯·莫斯莱医生开展的实验研究，这让他们两人建立了联系。在谈到莫斯莱医生时，科林曾说："他给我的印象非常深刻，尤其当我听说他还同时担任着NBA休斯顿火箭队的队医时……我感觉这就是我要找的人，我毫不犹豫地前往他那里，成为他新研究的一部分。"（Talbot，2000，p.36）

在那里，治疗真的奏效了。术后两年，科林报告说自从手术以来他的膝盖再也没给他造成任何麻烦。"它现在和我的另一个好膝盖一样了。我在我的生活中也尽最大努力支持莫斯莱医生的工作。每次我在电视上看休斯敦火箭队篮球比赛时，我都会叫上我的妻子然后跟她说：'看，这就是治好我膝盖的那个医生！'"（Talbot，2000，p.36）

科林的治愈故事本没有太多惊人之处，但有一件事值得注意：莫斯莱医生根本没有对科林实施手术。相反，他只是用了麻醉剂，在科林的膝盖附近开了几个小口子，看上去像做过手术一样，之后就打发科林回家了。

那究竟为什么科林的病情得到改善了呢？是不是莫斯莱疏忽大意而导致了一场虚假的手术？有意思的是，很多人并不会视莫斯莱的治疗为疏忽大意。事实上，莫斯莱和他的同事们（2002）曾经进行过一项膝盖关节镜（arthroscopic）手术治疗效果的研究。膝盖关节镜手术被广泛应用于

临床然而价格不菲，并且莫斯莱有些怀疑这种手术的有效性（Talbot，2000）。于是他决定开展一项真实关节镜手术和安慰剂手术的对比研究。**安慰剂**（placebo）通常是某种惰性物质或实验条件。它们看上去像真实的治疗，并且由于病人相信安慰剂的功效，它们往往真的能使病人的病情得到好转或改变。

莫斯莱相信，正是这种对安慰剂的信念，而非手术本身，使得病情好转。于是在他的研究中，他设计一半受试者接受假装的膝盖手术，另一半受试者则接受标准的关节镜膝盖手术。在安慰剂条件下的受试者先被麻醉，接着在膝盖上被施以一些形似手术的外伤，除此之外并无他物。此外，所有受试者在事前都已经知晓自己会被分在这两种实验条件中的一个，换言之，他们知道自己可能接受的只是假装的手术。而事实上，包括科林在内的很多受试者即使在多年之后也不知道自己到底接受的是真手术还是假手术。通过这个研究，莫斯莱发现真实的关节镜膝盖手术竟然不比假装手术的效果好到哪去，这与人们对手术固有疗效的直觉反应大相径庭。假装手术实验条件下的受试者报告出的膝盖活动能力和疼痛水平竟与真实手术条件下的受试者毫无差别。

就这样，莫斯莱的研究和其他上百个类似的研究一样，都揭示出：对某种治疗方法效果的信念在实际上增强了这种治疗的效果。但紧接着，这种安慰剂效应把一个巨大的问题摆在了诸如莫斯莱这样的研究者面前，即研究者们需要判断到底哪些效果是由对治疗的信念引起的，而哪些效果又是由真实的治疗带来的。

在本章中，我们将一起去看科学家们的工作方式，重点关注心理学与行为科学的差异，以及流行病学与生物医学的差异。心理学和流行病学在研究与健康相关的行为问题上使用某些类似的研究方法，同时它们在方法学上也都有各自的独特之处。在正式进入心理学家和流行病学家的研究之前，让我们先审读西尔维斯特·科林的案例，再看看由安慰剂效应产生的康复现象。

治疗与研究中的安慰剂

正如我们在第1章中所讲述的，健康心理学涉及运用心理学的一些准则去理解和改善身体健康。关于人们的信念以及他们身体健康之间关系最为清晰的例子之一，便是安慰剂效应。就像接受真实治疗的人们一样，科林也因为他对治疗持有的积极信念而使病情得到了改善，即使他接受的仅仅是在技术环节上根本不会带来任何益处的假装手术。

许多医疗工作者都意识到安慰剂效应的存在，并且他们中的很多人甚至在找不到其他有效治疗手段的时候会诉诸安慰剂。尽管如此，强烈的安慰剂效应会给科学家们在判断一种新治疗方法的效果时造成巨大干扰（Tilburt，Emanuel，Kaptchuk，Curlin，& Miller，2008）。因而，安慰剂效应或许会对正在接受治疗的病人有益，但是却会给研究者们带来麻烦：安慰剂有助于治疗，却带来研究上的盲区。

治疗与安慰剂

由于"糖药丸"广为人知的作用，安慰剂的威力对莫斯莱来说并不新奇。**Henry Beecher**（1955）早前发现了安慰剂效应的广泛性，从头疼到感冒等。同时他推论：安慰剂的治疗效果十分显著——35%病人的病情都有所好转！自此，成百上千的研究开始关注安慰剂效应。最近的一篇研究综述表明，安慰剂确实可以产生显而易见的疗效，对于疼痛与恶心的治疗效果尤为明显（Hróbjartsson & Gøtzsche，2010）。安慰剂对疼痛和恶心的疗效有很多实例，比如一项关于周期性偏头痛（migraine headache）预防的元分析（Macedo，Baños，& Farré，2008）显示，安慰剂的治疗效果达到21%；一项更近的综述（Cepeda，Berlin，Gao，Wiegand，& Wada，2012）则指出，约7%～43%疼痛患者的病情都在接受安慰剂治疗之后得到了改善，病情改善的可能性则取决于他们的疼痛类型。

当然，除了疼痛和恶心，安慰剂效应还存在于许多其他与健康相关的议题上。一些研究者（Fournier et al.，2010）称安慰剂效应是绝大多数抗抑郁药物奏效的主因，其疗效在伴有轻度至中度抑郁症状的患者中尤其明显。不过，像骨折这样的疾病，安慰剂则并不适用（Kaptchuk，Eisenberg，& Komaroff，2002）。

安慰剂越是与有效的治疗手段接近，其效果就越明显：大药丸比小药丸有效，有颜色的药丸比白色的药丸有效；胶囊效果好于药丸，印有商标名字的安慰剂效果好于没有任何标志的药片；两片药胜于一片药，输液胜于吃药，而手术则胜于输液；甚至花费也会影响安慰剂的作用，价格昂贵的安慰剂会比价格低廉的安慰剂更为有效（Waber，Shiv，Carmon，& Ariely，2008）！

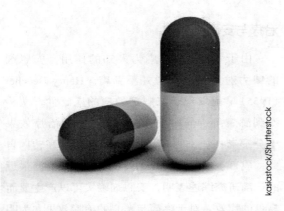

安慰剂越是与有效的治疗手段接近，其效果就越明显。图中这些形似药物胶囊的糖胶囊，可以产生非常强的安慰剂效应。

此外，医生与患者的期望也会影响安慰剂效应。对治疗持有乐观态度的医生会对他们的病人产生强烈的影响（Moerman，2003）。安慰剂的作用也和医生的个人特质密切相关，例如医生的声望，对病人的注意力水平、兴趣、关心程度以及对治疗的信心，都会对治疗产生影响（Moerman & Jonas，2002）。有意思的是，当研究人员告诉病人／受试者他们可能接受真实治疗或安慰剂治疗两者之一的时候——正如莫斯莱告诉科林的——安慰剂的效果则会减弱；原因是在这种情况下，患者们对于自己能否接受有效的治疗并没有足够的信心（Price，Finniss，& Benedetti，2008）。此外，在实验室研究中，受试者通常并没有权力选择自己接受哪种治疗，这同样会削弱安慰剂的作用。而当受试者能够自主选择接受哪种治疗的时候，安慰剂的效果则会加强（Rose，Geers，Rasinski，& Fowler，2011）。

安慰剂效应是如何又是因何而产生的呢？尽管很多人假定安慰剂效应是建立在心理作用基础上的——"它存在于人们脑子里"——但实证研究表明，安慰剂效应既有心理基础，又有生理基础（Benedetti，2006；Scott et al.，2008）。例如，一种目标是止痛的安慰剂可以改变大脑活动水平，而这种大脑活动与接受真实止痛剂并使疼痛缓解时的大脑活动相一致（Wager et al.，2004）。

安慰剂可以起作用的疾病或症状的范围非常广泛，包括失眠、腰痛、烧伤、头痛、哮喘、高血压以及焦虑，不一而足（Hróbjartsson & Gøtzsche，2001，2004）。这些发现表明，安慰剂效应的潜在生理机制与药物治疗相同（Finniss & Benedetti，2005）。安慰剂可以改变神经递质、激素以及内啡肽（endorphins）的水平，产生一系列知觉、行为以及生理上的反应。除此以外，对止痛剂有阻抗作用的药物同时也会对导致对止痛安慰剂的阻抗。

安慰剂也会有不良效果，这被称作**反安慰剂效应**（nocebo effect）（Scott et al., 2008；Turner et al., 1994）。在一项双盲研究中，由于反安慰剂效应的作用，将近20%的受试者在服用了安慰剂之后报告了不良反应。有时候，这些不良反应就如同副作用一样：和药物副作用类似，出现头疼、恶心、消化不良、口干以及睡眠障碍等（Amanzio, Corazzini, Vase, & Benedetti, 2009）。这些不良反应的存在证明了安慰剂不仅有治疗的功能，还具备无效治疗所包含的其他可能。一项近期研究（Scott et al., 2008）指出，反安慰剂效应也会造成特定脑区的激活、神经递质水平的变化，这都进一步佐证了反安慰剂效应在生理反应上是真实存在的。

如前所言，期望是安慰剂效应的一个主要成分（Finniss & Benedetti, 2005；Stewart-Williams, 2004）。人们总是按照他们想要的方式去做事。因而，比起那些对治疗有所期望的病人，那些对治疗没什么概念的病人并不能从治疗中获益太多（Colloca, Lopiano, Lanotte, & Benedetti, 2004）。另外，文化因素也会影响安慰剂的效果。例如，对医疗干预强烈信任的文化对安慰剂有很明显的反应，甚至与对真实医疗干预的反应相同（Moerman, 2011）。学习（learning）和条件作用（conditioning）也都是安慰剂作用的影响因素。通过经典性条件作用和操作性条件作用，人们把治疗与康复联系在一起，进而产生只要接受治疗病情就会得到改善的信念。

总的来说，当患者积极乐观的期望提高了他们被治愈的可能性时，安慰剂才会在治疗中起到重要的辅助作用。事实上在绝大多数涉及治疗的情形下，使病人病情改善的既包括真实的治疗，也包括安慰剂的作用（Finniss & Benedetti, 2005）。从某种程度上说，安慰剂效应是人类为了自愈而与生俱来的一种能力，在治疗中医生则通过自己的努力在最大程度上调用患者的这种能力来帮助他们进行康复（Ezekiel & Miller, 2001；Walach & Jonas, 2004）。

就像在科林膝盖痊愈的例子中所展现的那样，安慰剂效应确实在药物治疗与行为干预中扮演了积极的角色。

研究与安慰剂

安慰剂的治愈属性尽管对治疗有益，但对于科研，它却是一个混淆变量，尤其体现在安慰剂对评估治疗方法有效性的干扰上。对于研究者来说，如果想要做出某种治疗手段确实有效的结论，这种治疗手段的效果一定要显著地高于安慰剂效应。否则，病情上的任何好转都可能仅仅源自病人对于治疗所持有的信念。这就需要研究者们在进行实验的时候使用至少两组受试者：一组接受真正的治疗，一组则接受安慰剂的治疗。两组受试者必须对治疗的效果持有程度相当的期望。为了达到这个目的，不仅受试者们不能被告知他们接受的是治疗或是安慰剂，就连实验人员也应该对这两组分类情况保持"无知"。这种受试者和研究者都不知道实验目的和治疗条件的操作方式被称为**双盲设计**（double-blind design）。不过正如"信不信由你"栏目中写到的，这种实验设计也会带来道德两难(ethical dilemma)问题。

除了医学意义上的治疗，心理治疗——诸如咨询、催眠、生物反馈、放松训练、按摩以及其他一系列的压力与疼痛管理技术——也会带来期望效应（expectancy effect）。亦即，安慰剂效应也同样适用于心理学研究，但是在心理学研究中进行严格意义上的双盲实验并不容易。医疗上，安慰剂药片可以很容易地在外表上与含有药剂的真实药片达到一致，如果不告诉实施研究的实验者，他们根本不会知道他们提供给患者的究竟是药物还是安慰剂。可是进行心理干预或行为矫正毕竟不是简单的药片，心理学家往往已经知道他们要给出的干预手段并不是真实的治疗。这样的研究方法被称为**单盲设计**（single-blind design）。其中，只有受试者不知道自己将接受的是哪种干预方法，而研究者则知晓实验条件或干预手段。在单盲设计中，尽管对期望的控制不如双盲设计中的那样完整及全面，但是控制患者（而非研究者）期望值通常更为关键。

❓ 信不信由你　开安慰剂或许也是合乎伦理的

万灵药（Cebocap）是一种只可能在处方上才能看见名字的胶囊，但它实在是一种神奇的药。万灵药的制药成分对缓解一系列的健康问题非常有用，并且很少有严重的副作用。然而万灵药并没有被广泛使用；事实上当患者知道医生给自己开的是万灵药时，他们很可能非常失望。

万灵药是由森林制药公司（Forest Pharmaceuticals）生产的一种安慰剂药丸，森林制药公司在过去曾生产过两种治疗抑郁的药物，Celexa® 以及 Lexapro®。既然它是一种安慰剂，那为什么医生会给患者开这样的处方呢？以及为什么医生开安慰剂是合乎伦理的呢？

虽然医生们在处方中使用万灵药的频率并不清楚，但是很多医生的确承认在治疗病毒性感染时他们会考虑使用维生素或抗生素这样的安慰剂（Tilburt et al.，2008）。可是医生们并不会告诉病人，近3/4的医生承认在开安慰剂时，他们只会将其简单描述为"一种通常不用于你这种病，但可能对你有帮助的药物"（Tilburt et al.，2008，p. 3）。这些是真实发生的，这也确保了安慰剂的效果：对

药物或治疗持有积极期望。尽管如此，批评者们指出这种不告知患者安慰剂并没有治疗效果的行为实际上是一种对患者的欺骗。

那么如果医生原原本本地将安慰剂的实质告诉患者，安慰剂还会有效吗？近期一项安慰剂研究（Kaptchuk et al.，2010）对这个问题给出了回答。过敏性肠道综合征（irritable bowel syndrome，IBS）是一种慢性胃肠疾病，伴有腹部的周期性阵痛。这项研究发现，在几乎没有其他有效治疗方法可以使 IBS 患者病情好转的情形下，很多医生都在伦理上默许了对 IBS 使用安慰剂。

在上述研究的一个实验条件下，研究者让受试者服用安慰剂，一天两次，同时告诉他们说"这主要是由惰性成分制成的，就像糖丸一样，很多研究已经表明通过服用它们，并结合患者在身心方面的自我调整，IBS 的症状可以被显著改善"（Kaptchuk et al.，2010，p. e15591）。在控制实验条件下，患者则并未接受任何方式的治疗。研究结果表明安慰剂治疗——即使已经清楚透明地传达给患者——与控制组中的患者相比，实验组中患者的症状仍然得

到减轻，或明显改善，乃至生活质量得到了明显提高。于是我们可以得到结论：安慰剂既可以合乎伦理地被作为处方使用，也的确会在治疗中起到明显效果。

在研究中的情况又是如何呢，安慰剂可以被合乎伦理地应用在研究中吗？通常来说，临床研究者们并不期望安慰剂能起到多大作用，而是期望与安慰剂条件相比某种治疗手段能更为有效。据此，为了构成完整的两个实验组的研究，研究者们不得不把一部分患者安排到安慰剂这一控制条件中去，而不让他们接受真实的治疗。那研究者们又是如何处理这一伦理上的难题的呢？

使用人类被试的研究条例（APA，2002；World Medical Association，2004）部分回答了上述问题。提供一项无用的治疗——或其他任何治疗——只在特定条件下合乎伦理，即受试者需要完全了解潜在危害并仍然同意参与实验时才是合乎伦理的。在研究程序上，这被称作知情同意（informed consent），这保证了受试者在同意参与实验前对那些可能影响他们意愿的实验因素的知情权。

当受试者们同意参加实验后，他们会被告知有可能接受的只是安慰剂的治疗，而非真实的治疗。正如前面科林膝盖关节镜手术的例子，他知晓自己可能接受的是虚假的手术，但依旧同意了参与研究（Talbot, 2000）。另外一些不愿意接受安慰剂治疗的病人则会拒绝参与研究。在科林参与的膝盖手术研究中，有44%的受试者选择了拒绝参与实验

（Moseley et al., 2002）。

尽管在临床研究中使用安慰剂作为控制条件非常有意义，但由于控制组中受试者的权益没有得到保障，一些医生和医学伦理学家依旧觉得提供一项无用的治疗是有违伦理的。如果患者/受试者接受的是安慰剂而非标准化的治疗，上述批评的确有其道理（Kottow, 2007）。因为批评者们的争论点在于控制组的被试也应该

接受标准流程的治疗而非安慰剂，他们的病情也需要得到有效医治，而安慰剂则只有在没有其他治疗手段起作用时才可以被使用。综上所述，我们可以了解到关于安慰剂治疗是否合乎伦理的主要有两种观点：一部分人认为安慰剂是可以接受的和满足研究需要的，另一部分人则认为安慰剂并没有给患者提供足够的治疗。

小结

安慰剂是一种惰性的物质或条件，表面上看与真实的治疗毫无差别。由于对安慰剂有效性的信念及以往经验的作用，安慰剂可以给实验中的受试者带来病情改善或行为改变。尽管对患者来说安慰剂的作用是积极的，对研究人员来说，安慰剂始终是一个大问题。安慰剂可以影响多种疾病或障碍，通常来说，其治愈率达到35%；因疾病种类的不同，安慰剂的效果也略有差异：比如它在疼痛上的治愈率可能高一些，而对其他疾病的治愈率则可能低一些。

考察某种药物或治疗手段时，其实验设计通常使用安慰剂作为对照物，这样使得对照组（使用安慰剂）中的受试者对治疗的期望与实验组（使用真实治疗）中的受试者相同。药物研究通常使用双盲设计，即受试者和研究者都不知道哪组是实验组，哪组是对照组。心理治疗的研究则通常使用单盲设计，即研究者知道实验条件而受试者并不知情。

心理学的研究方法

也就是在几年之前，关于健康研究的报道还只能出现在学术期刊之上，医生们是主要的读者群；人们都是从医生那里获悉和了解到这些研究的。现如今，多种大众传媒渠道——包括电视、报纸、互联网——都在传播"最新的、最伟大的"健康研究。然而随着信息的逐渐公众化，人们不禁会面临这样一个问题：并不是所有这些大众媒体所传达的信息都是可信的。新闻媒体的任务是吸引大众的注意力，于是他们在阐述这些健康研究的时候只会关注那些最明显的发现而忽略很多细节，但这往往会产生误导。比如一些商业广告——减肥产品或戒烟产品的促销广告，很可能为了达到增进销售的目的而忽视甚至曲解研究中的科学事实。

幸运的是，很多与健康相关的信息是客观的，并不为个人目的服务。这些信息是由经过良好训练的，通常任职于大学、研究所或政府机构中的行为科学家们或生物医学家们提供的。正是因为这些研究者们在工作中使用科学的研究方法，科学的实验证据才得以随着时间的延长而

逐渐积累。不过也因如此，巨大的、突然的研究突破很少发生。研究者们逐渐熟悉彼此之间的研究工作，使用恰当的方法收集数据，没有个人偏好地解释研究结果，谨慎地得出结论，并重复他人的实验；经过这样的一系列过程，研究证据更像是逐渐地演化（evolution），而非突然地变革（revolution）。事实上所谓具有"革命意义"的结论通常是由经济利益或其他个人利益驱动而得出的。

你又如何能够识别出哪些研究发现是有意义并且重要的呢？为此，你需要了解从事健康相关的研究者们收集和评估信息的主要方法。许多关乎健康的信息是从行为科学家和生物医学家通过综合使用多种研究方法所做的研究中得来的。研究方法很大程度上取决于想要回答的问题是什么——当然你也要知道，回答某一研究问题的研究方法可以多种多样。

在本章中，我们将使用肥胖症研究的例子来阐述通常使用的研究方法。肥胖症（obesity）无论在美国还是其他国家，都是一个日益严重的健康问题（Flegal，Carroll，Kit，& Ogden，2012；Swinburn et al.，2011）。正如你将看到的，通过不同研究方法得到的结论都在一定程度上增进了人们对肥胖本身以及肥胖和其他行为关系的理解。

当研究者们想要探究可以预测健康或疾病的因素，或与健康或疾病相关的因素时，他们通常使用相关研究。当他们想要对不同年龄组的人群进行比较时，依靠的是横向研究。当他们想要知道与健康有关的因素是如何随时间变化时，使用纵向研究。而当他们想要比较一组受试者和另一组受试者的差异时，使用的则是实验设计或事后回溯设计。所有这些源自于心理学的研究方法均适用于健康研究领域。

相关研究

相关研究（correlation studies）提供的是关于两个变量间关联程度的信息，比如脂肪含量与心脏病之间的关系。相关研究描述了这种相关关系，因此是一种描述性研究设计（descriptive research design）。尽管研究者们并不能从一个描述性的研究中得到因果结论，但是两个因素之间的相关程度依旧是研究者们所关心的。

评估两个变量的相关程度，例如身体质量指数（测量超重的一个指标）和血压，研究者们逐一测量一组受试者中每个人的这两个变量值，然后计算这两者之间的**相关系数**（correlation coefficient）。计算产生的相关系数介于-1.00和+1.00之间。当两个变量的值同时上升或下降时，称之为正相关（positive correlation）。例如，锻炼身体和寿命之间通常是正相关的。另一种关系是两个变量的值一个上升而另一个下降，就比如吸烟和寿命之间的关系，这时两者之间的关系被称作负相关（negative correlation）。越是接近1.00（无论正负）的相关，表明两个变量之间的关系越强；反之，相关则越是接近0.00。小的相关值——小于0.10的相关——在样本量非常大的时候也可能在统计上是显著的（statistically significant）相关关系。尽管这样的相关不是由随机误差造成的，但相关值实在太小，因此并不能帮助研究者们通过一个变量预测另一个变量。

在一项研究（Heinrich et al.，2008）中，相关研究的方法使得研究者们可以探讨锻炼身体和肥胖之间的关系。在研究中，研究者们测量了一个居民区中超过400名住户锻炼身体的程度和他们的肥胖指标；研究发现了这两者之间存在一个显著的负相关（-0.35左右，一个中等大小的相关）。换言之，在这个小区中经常锻炼身体的人较不可能患有肥胖症。

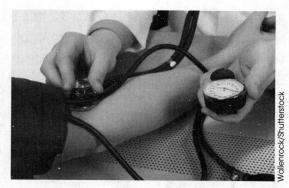

Wallenrock/Shutterstock

血压是心血管疾病的一个危险因子。换言之，有高血压的人有很大风险患有心血管疾病，但这并不意味着高血压导致了心血管疾病。

横向研究与纵向研究

一些研究者致力于研究健康问题与时间的关系。为此，研究者们使用两种方法来研究变化发展的问题。**横向研究**（cross-sectional studies）关注的是单一时间点上的不同受试群体，而**纵向研究**（longitudinal studies）侧重的是同一受试群体随时间的变化。

在横向研究中，研究者通常对至少两个年龄组的受试者使用同样的研究手段进行测量，借此来比较他们之间的可能差异，比如食物偏好、运动频率、热量消耗、脂肪消耗等。与之相对，纵向研究往往比横向研究提供更为丰富的信息，因为纵向研究追踪的是同一个受试者群体如何随时间变化，正是这一属性可以让研究者考察发展趋势。不过纵向研究也有它显而易见的缺陷：太耗时间。通常纵向研究会比横向研究占用和花费更多的人力、物力和财力。

虽然横向研究实施起来花费较短的时间，不过它也有它的问题。因为横向研究比较的只是同一时间点上两个以上组别之间的差异，所以不能知晓这些受试者随时间会如何变化。举例来说，一项有关儿童肥胖症的横向研究（Reich et al.,

2003）发现，与标准的体重指标相比，二、五和九年级学生的体重超标较多；并且这三个年级学生的体重值越来越大，超标趋势越来越明显。这一明显的趋势可能也预示着另一些负面的信息，因为体重超标学生的胆固醇水平和血压水平也严重超标，而这两个指标都与心脏病紧密相关。不过只有通过纵向研究的方法，考察同一受试群体的肥胖水平和健康状态，才能确定体重超标是否真的和心脏病或其他疾病有所联系。

一项关于肥胖和心脏病风险关系的纵向研究（Freedman, Khan, Dietz, Srinivasan, & Berenson, 2001）确认了肥胖儿童不仅在儿童期患心脏病的风险较高，即使到了成人期，患心脏病的风险依然很高。具体说来，研究者们将儿童期的测量值与17年后通过相同测量手段得到的测量值进行比较，发现77%体重超标的儿童在成年以后体重依旧超标；对于心脏病的相关指标，诸如高血压值和高胆固醇值，也与儿童期时的测量一样，都处在较高的风险范围内。不过有意思的是，儿童期体重正常而在成年之后体重发福的人，患心脏病的风险也很高；所以心脏病的预测指标是肥胖，儿童期的肥胖并不是心脏病的充分条件。

实验设计

尽管相关研究、横向研究和纵向研究都是心理学中重要的研究手段，但是它们都不能确定变量之间的因果关系。很多时候，心理学家们想要知道一个变量能否导致另一个变量或者能否直接影响另一个变量。这时需要的是经过精心设计的实验研究。

一个**实验设计**（experiment design）需要至少两个受试组，通常作为**实验组**（experimental group）和**控制组**（control group）。实验组中的受试者与控制组中的受试者在实验中除了所接受的**自变量**（independent variable）的水平（level）不同之外，其他方面完全相同：实验组接受自变量的一个水平，控制组接受自变量的另一个水平。在实验中研究者关心的是自变量，他们通过对自变量进行系统的操纵（manipulation）来观察自变量如何影响受试者的反应或行为，即如何影响**因变量**（dependent variable）。对自变量的操纵是实验中最为关键的环节，因为只有通过选择或创造恰当的自变量水平才能对实验进行更好的控制。此外，一个好的实验设计需要实验者将受试者随机地分配到实验组和控制组中去，以确保在实验开始时两个组的同质性。

在健康研究领域，实验组通常会使用某种治疗手段，控制组不使用治疗，或者很多时候会使用安慰剂。在分析实验结果时，如果因变量在实验组上的测量值与在控制组上的测量值显著不同，则说明自变量与因变量之间构成了因果关系（cause-and-effect relationship）。

我们来看下面一个例子。某一实验研究考察了行为干预能否鼓励肥胖者多参加体育锻炼（Bolognesi，Nigg，Massarini，& Lippke，2006）。研究者把一群肥胖症患者随机分配到了实验组和控制组。实验组中，医生对48名肥胖者进行了简单的心理行为干预，让他们更多地投入体育锻炼中。而控制组中的48名肥胖者接受的只是关于肥胖的常规治疗，医生并未给出任何让他们增加体育锻炼的建议。此外，研究者对所有这96名患者都进行了身体质量指数（BMI）和腰围的测量。6个月后，研究者们再次测量了这些受试者的身体质量指数和腰围。结果发现，实验组受试者的上述两项指标均低于控制组。这些研究结果表明医生的建议的确能够让肥胖者更多地投入体育锻炼中，进而减掉了部分体重。

上述研究设计中，因为除了医生建议这一环节外两个组别中的其他因素都完全一致，所以研究者们可以确定医生建议与体重这两者之间的因

果关系，或至少是可能的因果关系推论。图2.1展示了比较实验组和控制组的最为典型的实验设计，其中医生建议是自变量，BMI 是因变量。

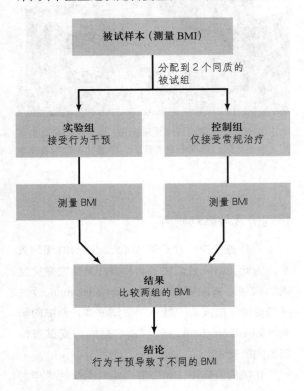

图 2.1 实验设计示例

事后回溯设计

许多对自变量的操纵都因为实验伦理或实施可行性的限制而不能付诸实践，比如性别、社会经济地位、爱人去世、吸烟或性行为等。这意味着在探讨这些因素的时候实验设计并不能发挥作用，因为你无法去操纵这些变量。不过研究者们并未放弃对这些因素的考察。当不能对某些变量进行系统操纵的时候，他们通常会使用事后回溯设计这一研究方法。

事后回溯设计（ex post facto design），是一种准实验研究（quasi-experimental studies），与标

准的实验设计在某些方面相同，但又有自己的不同。实验设计和事后回溯设计都使用不同的被试组来比较他们之间的差异，都会对因变量进行测量。但事后回溯设计并不对自变量进行操作。相反，研究者们先确定他们感兴趣的变量，然后选取那些在这些变量上天然有差异的被试进行研究。这类变量被称为**被试变量**（subject variable）或受试者变量（participant variable）。例如，研究者们可能对肥胖程度（被试变量）和食物偏好（因变量）之间的关系感兴趣，于是选取一组体重超标的被试和一组体重正常的被试作为对照组，来考察他们如何对食物进行选择。

需要注意的是，事后回溯设计在被试选取上与实验研究并不等价，比如研究者们选择被试的标准仅仅是体重是否超标，而非像实验研究中那样经过系统的随机分配。没有随机分配，受试者们可能在除了体重的许多其他变量上都有不同，例如锻炼、节食、胆固醇水平或吸烟状况等。这些变量间的差异让研究者们不能判断到底是不是肥胖导致了不同的食物偏好。不过被试组之间不同食物偏好的差异也依旧是有用的信息，因此很多研究者在他们的工作中仍要使用事后回溯设计。

实际上，事后回溯研究在健康心理学中相当常见。比如，一项研究表明肥胖者和体重正常者在吃中式自助餐时的用餐行为迥异（Wansink & Payne, 2008）。与体重正常者相比，肥胖者更多地使用大盘子，座位更愿意面向取餐区，并且更愿意用叉子而不是筷子。另外，体重正常者在决定拿食物前会先浏览所有的食物，而肥胖者会立即开始往盘子里装食物。体重正常者在结束用餐时会在盘子里留一点食物，而肥胖者往往将盘子里的食物一扫而光。尽管研究者们并不能说肥胖就是导致这一差异的原因，但这样的事后回溯设计的确给出了肥胖者与体重正常者用餐行为之间差异的有用信息。

小结

健康心理学家在研究中使用多种研究手段，包括相关研究、横向和纵向研究、实验设计以及事后回溯设计。相关研究描述的是两个变量之间的关联程度，但它从来不能描述因果。横向研究考察同一时间点，纵向研究则关注随时间的变化。虽然纵向研究比横向研究能给出更多的有用信息，但是它花费更多、耗时更长。使用实验设计，研究者们对自变量进行操纵，使得因变量在实验组和控制组上的任何差异均只来自自变量水平的不同。实验设计中的控制组通常使用安慰剂，以使控制组中的受试者对治疗的期望与实验组相同。事后回溯设计选取不同的被试组并比较因变量在不同被试组之间的差异。在这两方面上这种设计与实验设计相同，不同的是它使用的是被试变量而不是对自变量进行操纵。

流行病学的研究方法

除了心理学的研究方法，健康心理学也同样得益于医学研究，尤其是流行病学研究的研究方法。**流行病学**（epidemiology）是研究影响特定人群健康或疾病因素的医学分支（Beaglehole, Bonita, & Kjellström, 1993；Tucker, Phillips, Murphy, & Raczynski, 2004）。

在20世纪，由于慢性疾病的日益严重，流行病学家在健康领域做出了极大的贡献，他们使用科学的研究方法弄清了许多疾病的风险因素。**风险因素**（risk factor）可以是任何的事件或条件，比起健康人群，这些风险因素总在患有某种疾病的人群中出现的频率更高。换言之，流行病学家的工作就是研究这些与心脏病、癌症或其他慢性疾病相关的人口统计学因素或行为因素（Tucker et al., 2004）。正是流行病学家的工作率先揭示了吸烟行为与心脏病之间的联系。

流行病学中有两个重要概念：现患病率和新发病率。**现患病率**（prevalence）指的是特定时间内人群总体中已经患有疾病的人群比例；**新发病率**（incidence）描述的则是在特定时间段内，比如一年内，新被确诊为某种疾病的人群比例（Tucker et al., 2004）。有了这两个概念，人群中风险群体的人数便可被分为两个部分：一个是已经患有疾病的人群（现患病例）的数量；另一个是在近段时间内刚刚得病的人群（新发病例）的数量。某种疾病的现患病例可能与该种疾病的新发病例完全不同。例如，高血压的现患病例通常显著多于高血压的新发病例。这是因为高血压是一种慢性病，在诊断之后即使很多年，患者依然可以没有太大问题地生活。在一个特定群体中，高血压的年新发病率大概是25‰，这意味着每年每1000个人中，不论他们的性别、年龄、宗教信仰，会有25个人被诊断出患有高血压。但由于高血压慢性病的特性，现患病例会随着时间逐渐累加，乃至远远高于1000人中只有25人患病这一数字。与之相反的，对于在较短时间内就会经历得病和治愈过程的流感（可能得益于病人快速的自愈或医生迅速的治疗），其每年的新发病例数则会高于一年中任何时间段内的现患病例数。

流行病学研究一般使用三种研究手段：观察研究（observational studies）、随机对照试验（randomized, controlled trials）以及自然实验（natural experiments）。每种研究方法都有自己的使用条件，也都能提供非常具体的信息。尽管流行病学家也会使用心理学家使用的方法或技术，但是它们的名称不尽相同。图2.2罗列出了流行病学的研究方法和它们在心理学中所对应的名称。

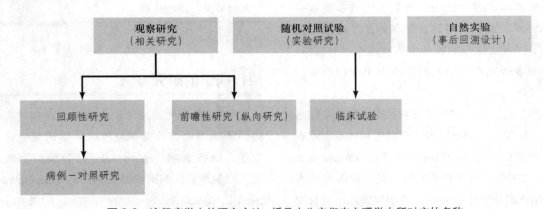

图2.2　流行病学中的研究方法，括号内为它们在心理学中所对应的名称。

观察法

流行病学家使用观察法来考察某种疾病在特定人群中的出现情况。观察法并不能描绘疾病的发病原因，但研究者们可以通过适当推论来得出与疾病有关的可能因素。观察法与心理学中的相关研究较为相似；两者都能刻画两个或以上条件之间的关系，但又都不能得出因果的结论。

观察研究的两个重要子方法分别是**前瞻性研究**（prospective studies）和**回顾性研究**

（retrospective studies）。前瞻性研究始于一组健康的人群，并对他们进行一段时间的追踪，以此来确定某些特定因素（如吸烟、高血压、肥胖）是否与之后的健康问题（如心脏病或死亡）有所关联。例如，日本公共健康研究中心（Japan Public Health Center）的一项研究（Chei，Iso，Yamagishi，Inoue，& Tsugane，2008）对40～69岁的日本成年人追踪了11年，期间测量了他们的身体质量指数、体重增加水平和心脏健康状况。他们发现，较高的身体质量指数和成人期的体重增加都会提高心脏病的患病风险，而且这一情况只在男性中出现。像这样的前瞻性研究通常都是追踪性的，这使得它们与心理学中的纵向研究非常类似：它们都能够提供关于一组被试随时间变化的信息，都需要花费很长的时间。

回顾性研究则使用与前瞻性研究相反的研究手段：回顾性研究由一组已经患有某种疾病或障碍的人群开始，通过回顾的方式探究是何条件或因素致使他们与健康人群产生了不同。与前瞻性研究相比回顾性研究有一个明显优势，即它只花费较少的时间和金钱。我们来看一个回顾性研究的例子。一项回顾性研究（Nori Janosz et al.，2008）对一组被诊断为Ⅱ型糖尿病的被试群体进行了考察。这些被试之前都参与了一项基于行为的体重管理计划。研究结果显示，患者中一部分人的血糖调节能力得到改善，而另一部分人的血糖调节依旧有障碍。健康心理学家也经常将类似这样的回顾性研究称为**病例－对照研究**（case-control studies），因为在这类研究中研究者通常将他们关心的病例（糖尿病症状减轻的患者）与一组对照人群（依旧有糖尿病症状的患者）进行比较。在上面的研究中，通过比较这两组患者，研究者们发现了他们之间的不同：在参加体重管理计划期间，糖尿病症状减轻者减掉的体重是那些依旧受血糖调节紊乱困扰的患者减掉体重的2倍还多。

随机对照试验

第二种流行病学的研究方法是随机对照试验，它对应心理学中的实验法。在随机对照试验中，研究者们将受试者随机分配到研究组和对照组，并让两个组除了在所关心变量（心理学中的自变量）上有差异之外其他方面完全相同。除了感兴趣的变量之外，研究者们也需要控制其他一些变量，以免它们对研究结果造成不必要的干扰。与心理学研究设计一样，随机对照试验也应避免**自我选择**（self-selection），即不能让受试者自己选择被分到研究组还是对照组，而应该由研究者将他们随机分配。

一项对青春期肥胖女孩生活方式干预有效性的研究（DeBar et al.，2012）将受试者们随机分配到两个组，其中一组接受为期5个月的膳食营养和体育锻炼干预，另一个组只接受常规医学护理。该研究是随机对照试验一个非常典型的例子，因为它很好地将被试随机分配到了研究组或对照组中。研究结果显示，接受行为干预的受试者的身体质量指数比对照组低。这表明这种干预手段对减轻青春期肥胖女孩的体重有一定作用。

临床上使用的随机对照试验被称为**临床试验**（clinical trial），具有随机分配和控制干扰变量的特性，它被用来考察新药或新治疗方法的效果。上述考察对青春期肥胖女孩生活方式干预有效性的研究（DeBar et al.，2012）也同时满足了临床试验的属性：研究中被试被随机分配到不同的研究条件中，在对照组中使用安慰剂来控制被试对治疗的期望，研究的目的是考察这种干预手段的有效性。

流行病学家们经常将随机分配、安慰剂控制、双盲设计作为其研究设计的"黄金法则"（Kertesz，2003）。这样的设计常被用来评估新药、新的心理或教育干预手段的效果。例如，所有经由美国食品药品监督管理局（Food and Drug Administration，FDA）批准的药物必须经过大量临床试验的测试，用以证明它们的疗效，并且证明它们不会导致不可接受的副作用或其他风险。

当临床对照试验证明了某种新药或新治疗手段的疗效之后，研究者们会把研究结果发表在学术期刊上，以便让人们了解和认可该种药物的效果。不过在另一些情况下，临床试验也有不能证明药物或治疗有效性的时候。当临床试验没能起到证明疗效的作用时，研究者们通常很少将这样的结果发表。估计，发表的没能证明药物有效性的研究可能仅仅是成功研究的1/3。于是，研究者、医疗工作者和公众在日常生活中了解到的更多的是证明药物或治疗有效的研究，却很少听到证明药物或治疗没那么有效的研究。

不过，近来一些举措已经开始保障研究者和医疗工作者获取所有研究信息而不仅是那些成功研究的信息的权利。很多主流的医学期刊都要求研究者们在报告自己的临床试验研究时遵从清晰透明的原则。这些原则便是随机对照试验报告的统一标准（Consolidated Standards of Reporting Trials，CONSORT）。它要求研究者们在开展自己的研究之前就先把该研究在系统中登记挂号，由此建立庞大的数据库，这一数据库允许研究者查找关于某种药物的所有临床试验，而不仅搜索到那些支持药物疗效的研究。

自然实验

流行病学中的第三种研究方法是自然实验。在自然实验中，研究者只能选取自变量而不能操纵自变量。自然实验与心理学中的事后回溯设计类似，它们包含的都是自然状态下的条件，通过这些条件的划分，研究者可以进行可能的比较。

例如，是否接触病菌可以将两组相似的人群划分开来：一组暴露在病菌的风险之中；另一组则没有。这时可以进行的研究正是自然实验。我们再来看一个更为实际的例子。2008年，纽约市通过了一项法令，要求所有的餐厅（包括麦当劳、汉堡王等快餐店）都必须在菜单上标注出食物所含的热量值（Elbel，Gyamfi，& Kersh，2011）。而在距纽约10公里之外的新泽西州纽瓦克市则没有通过类似的法令。研究者们借助这种自然状态下形成的不同研究条件，可以考察有无热量值标注如何影响儿童青少年的食品选择，研究者们进一步假设在没有标注热量值时儿童青少年更可能去选择那些不健康的食品。不过有趣的是，无论在纽约的法令实施之前还是之后，纽约和纽瓦克的用餐者在食品选择上都没有明显差异。因此，这项自然研究表明，食物上的热量信息并不能引导儿童青少年去选择更为健康的食品。

我们再用这个例子来区分一下自然实验和另外两种研究方法。与病例-对照研究相比，这项自然实验在一开始并不对用餐者的食品选择行为或者是否肥胖进行区分，而是直接对所有用餐者进行考察。而与随机对照试验相比，这项自然实验只是从自然状态中挑选出了研究条件，即他们依据城市的不同划分了两组被试，而不是对能否看到食物热量值进行操纵控制。如果这是一项随机对照试验的话，研究者应该随机将受试者分配到上述的研究条件中，可实际上，在如此繁忙的大都市快餐店里，进行这样的操纵是相当困难的。

元分析

如前所述，我们已经看到了研究者们在研究工作中使用各种各样的研究方法和手段来探讨与行为和健康相关的问题。但坏消息是，不同研究在同一个问题上的结果并不总是一致的，这让包括研究者在内的所有人都会对究竟哪些研究是有意义的产生困惑。研究的规模有大有小，通常大型研究提供的信息更为有效。不过有些时候即使是大型研究也会得出与既往研究不那么一致的结论。好在研究者们可以应用**元分析**（meta-analysis）这一统计技术对同一问题上的多个研究进行分析和评估，而不论这些研究所使用的研究方法是否相同。通过元分析，研究者们可以在总体上得出在某个变量的效应大小。这种能够估计变量效应大小的能力在实际中十分有用。如果某个效应在统计上虽然显著但是很微小，研究者们通常就不会继续花时间精力在类似的研究上了，因为可能获得的收益很小。而如果某个变量的效应很大，则继续在这上面进行深入研究可能会收获更多更好的结果，哪怕实现它的过程异常艰难。

我们来看一个元分析研究的例子。着眼于儿童期肥胖症和患 I 型糖尿病风险这二者之间的关系，研究人员使用了元分析的方法对近 20 年来的研究进行了分析和评估（Verbeeten, Elks, Daneman, & Ong, 2011）。这些研究中包括案例对照研究、前瞻性研究等。研究结果显示儿童期的肥胖症会使患 I 型糖尿病的风险加倍。所以在这项元分析研究中，研究者通过综合大量研究的结果揭示了体重与 I 型糖尿病之间的关系。

流行病学研究示例：阿拉米达研究

在美国加利福尼亚州阿拉米达县进行的一项研究是流行病学中一个非常著名的例子。它通常被称为阿拉米达研究（Alameda County Study）。这项至今仍在继续的前瞻性研究的目的是考察人们的健康习惯能否对抗疾病和死亡。如前面所介绍的，流行病学家的工作之一是考察风险因素，为此，他们对大样本的人群在一定时间范围内进行追踪，并通过与疾病或死亡有关联的人口统计学或生理学指标对行为进行筛查和划分。

1965 年，美国加利福尼亚州公共卫生委员会

下设人口学实验室的 Lester Breslow 和他的同事们对阿拉米达县的部分居民进行了一项调查。在掌握了当地成年人口数量之后，他们给 20 岁及以上的所有居民都分发了内容详尽的调查问卷。共有接近 7000 名居民将调查问卷返回给他们。在问卷的所有问题中，有 7 个关于健康习惯的基本问题：①每天睡七八个小时；②几乎每天都会吃早点；③在正餐之间很少吃别的东西；④适度饮酒或不饮酒；⑤不吸烟；⑥定期锻炼；⑦保持较为理想的体重。

在这项调查实施的年代（1965 年），仅吸烟 1 项被认为是风险因素。其他 6 项因素对无论是健康或是疾病都不能提供良好预测；因为保持这 6 种习惯的人通常本身就比较健康，因此本来就很健康的状态对预测之后的疾病或死亡构成了干扰因素，所以研究者需要将这些干扰因素也纳入分析中。为了控制这些干扰因素的作用，研究者们进一步询问了参与调查的居民是否有残疾、急性或慢性病、不良躯体症状、当下精力状态等有关当前健康状态的问题。

在 5 年半之后的后续研究（Belloc，1973）中，研究者们发现在生活中保持 6 ～ 7 项上述健康习惯的人死亡的可能远远低于那些只保持 0 ～ 3 项健康习惯的人。并且这样的低死亡率与他们 1965 年时本来的健康状态并无关系（比如即使本来有慢性病，但在生活中持续保持良好的健康习惯，之后的死亡率依旧很低），因此排除了干扰因素的影响。研究者们据此得出结论：健康的习惯会带来更低的死亡率。

1974 年，研究者们进行了另一项重要的后续研究。这一次，他们研究了之前被试群体中仍旧健在的人，并增加了一组新的被试群体用以考察在 1965 年和 1973 年之间人们有没有更多地认可并践行这些健康的生活方式（Berkman & Breslow，1983；Wingard，Berkman, & Brand,

1982）。9年之后的这项研究依旧着眼于7种健康习惯中单一习惯或多种习惯和死亡之间的联系。研究发现，除吸烟之外，酗酒、缺乏锻炼与死亡明显相关，而肥胖、过早或过晚上床休息与死亡之间并没有明显联系。研究还表明不吃早餐或在正餐之间吃零食这两种行为也和死亡之间没有明显联系。

除上述因素外，亲密社会关系的数量也和死亡之间有所关联：几乎没有社会关系的人的死亡率是有较多社会关系的人的死亡率的2.5倍左右（Berkman & Syme，1979）。这使得阿拉米达研究成为第一个揭示社会关系和死亡之间联系的研究。也如你将在本书剩余章节中看到的，社会关系和社会支持对健康起着非常重要的作用。

假如生活习惯不健康可以预测死亡率，那么紧接着的一个问题便是，这些习惯是否和患病有所联系。通常来说，某种条件能预测死亡并不意味着它也能预测患病。许多慢性病、生理障碍或者临床症状并不必然导致死亡。因此，了解健康习惯、社会关系与日后健康或患病之间的联系十分重要。比如，研究者们经常关心这样的问题：保持健康的生活习惯只能维持生命，还是它们能显著改善人们的健康水平？

为了回答这一问题，研究者们（Camacho & Wiley，1983；Wiley & Camacho，1980）在一项研究中应用了阿拉米达研究的一个变式。除了包括与死亡有关的5项指标之外，研究者们还使用了社交网络指数（social network index）这一指标。借助社交网络指数，研究者们可以了解被试群体的婚姻状态、亲友关系以及他们是否参与了社会团体。研究发现，5项健康习惯指标和社交网络指数均与健康状态有明显联系。具体而言，被

试人群中最健康的人往往具有以下特征：①不吸烟；②只适度饮酒；③每天睡七八个小时；④保持一定强度的体育锻炼；⑤体重正常；⑥在社交网络指数上得分很高。

小结

流行病学家研究健康问题时所使用的方法和术语与心理学家所使用的不尽相同。比如，流行病学家在研究中使用风险因素、现患病率和新发病率这样的概念。风险因素是指那些与健康人群相比在患病人群中出现频率较高的因素或条件。现患病率是指在特定时间点上人群中已经患有某种疾病的人群比例。新发病率则是指在特定时期内新被发现患有某种疾病的人群比例。

为了研究健康或疾病的影响因素，流行病学家与心理学家使用类似的研究方法，只是在叫法上有所不同。观察研究，对应心理学中的相关研究，可以使用回顾法和前瞻法。回顾性研究关心已经患有某种疾病的群体，通过回顾的方法探究使他们患病的因素。前瞻性研究则使用纵向研究的思路，追踪一组人群健康状况的发展变化。随机对照试验对应于心理学中的实验研究。随机对照试验在临床上被称作临床试验，通常被用于考察某种新药的疗效，但也用在其他对照研究中。自然实验则对应于心理学中的事后回溯设计，用于比较被某种自然条件区分开的被试群体。最后，元分析的统计技术能够帮助研究者们分析和评估在同一研究问题上的众多研究，进而对某种变量效应的大小进行有效估计。

健康笔记

互联网上充斥着大量与健康有关的信息。80%的互联网用户都倾向于依旧诉诸互联网来获取这些信息（Pew Internet，2012）。信息这么多，你如何甄别听到或看到的信息是否有价值呢？这里，我们来看几个问题，每当你在互联网上看到与健康相关的信息时，你都应该问自己这些问题来评估这些信息。

1. 谁在运营这个网站？所有口碑好的网站都应该清楚地注明谁对网站上发布的信息负责。你通常会在网站上"关于我们"版块找到有用的信息。一般说来，网址本身也能够提供有用的信息。比如，".gov"".edu"或".org"这三个域名分别代表政府、教育机构或者非营利组织。在这些网站上你通常能找到不带有偏见或感情色彩的信息。与之相比，以".com"结尾的网站通常由带有商业性质的企业运营，这些网站存在的目的往往是为了更好地推销他们的产品。

2. 这个网站的目的是什么？以营销为目的的网站通常不会提供客观的信息。当网站宣称他们有"突破性"的产品，或者在临床上有快速、简单、神奇的疗效时，你尤其需要当心。在科学世界里，突然性重大突破是很少发生的。

3. 对于一个结论，它的支持性证据是什么？理想状态下，网站上呈现的信息应该是建立在科学家所开展的研究基础之上的，这些科学家通常经过良好的科学训练，在政府、研究机构或者高校中工作。并且，网站上也应该提供这些研究的出处以供参考。相反，来自"满意用户感言"或者商业企业的证据通常都与科学研究毫无关系。

4. 对于一项科学实验的研究设计，有没有充分的信息来对它进行评估？使用大量样本的研究得出的结论通常更为可信。如果某项研究声称某某因素能够导致健康或者疾病，它是否使用了实验设计的方法？有没有对实验对象进行随机分配？研究有没有控制安慰剂效应？如果是前瞻性或回顾性的观察研究，研究者有没有对诸如吸烟、节食、锻炼这样的干扰变量进行控制？最后，研究有没有清楚地界定所使用的被试群体？如果某项研究只是用了一组特定人群，那么研究结论只适用于与他们类似的人群而不能进行一般性推广。

5. 信息在被放到网站上之前经过了怎样的审查？一个口碑良好的网站上挂放的信息通常是由有医学或研究背景的人——比如医生或博士——撰写或审校的。

6. 信息有多新？信息被放在网上的日期以及上一次被访问的日期都应该明确地标注在网站上。科学研究是一个日渐积累的过程，通常来说越新的信息越有价值。

如果你觉得上述方法不能满足你，你还可以访问美国国立卫生研究院（National Institutes of Health，www.nih.gov）或美国疾病控制与预防中心（Centers for Disease Control and Prevention，www.cdc.gov）这两个权威网站来获取更多信息。在这上面你能找到关于人类健康几乎任何议题的科学信息。

确定因果关系

如前所述，前瞻性研究和回顾性研究虽然都能探究某种疾病的风险因素，但都不能确认其中的因果关系。比如，肥胖是高血压、心脏病、肾功能障碍的风险因素。与体重正常的人相比，肥胖的人患有上述疾病的可能性更高。然而那些体重正常的人或体重严重超标的人也可能会得心脏病或高血压。在接下来的这一部分里，我们将会看到风险因素法如何提供因果关系的信息，并探讨吸烟如何导致疾病。

风险因素法

风险因素法（the risk factor approach）之所以广为人知，得益于弗雷明汉心脏研究（Framingham Heart Study；Levy & Brink，2005），一项始于1948年，囊括了美国马萨诸塞州弗雷明汉镇超过5000名受试者的大规模流行病学研究。从那时起到现在，这项研究已经帮助研究者探明了心血管疾病（cardiovascular disease）的许多风险因素，其中包括血清胆固醇含量、性别、高血压、吸烟和肥胖。这些风险因素并不必然地导致心血管疾病，但是它们都在一定程度上与心血管疾病密切相关。比如，肥胖并不直接导致心脏病，但它与高血压高度相关，而高血压又和心血管疾病有紧密联系。因此，肥胖也是心血管疾病的一个风险因素。

表达风险有两个关键术语：绝对风险和相对风险。**绝对风险**（absolute risk）指的是对一个人自身而言患有某种疾病或障碍的可能性有多大，而不论其他人患有相同疾病或障碍的可能性如何。绝对风险值通常比较小。比如，在某一年内，一个吸烟者死于肺癌的概率是1/1000。当吸烟者听到这个数字时他们可能根本意识不到他们吸烟行为的危害有多大（Kertesz，2003）。如果换一种方式表达的话可能更有威慑效果。比如，一个男性吸烟者在一生中得肺癌的概率高达15/100。

相对风险（relative risk）是一个比值，指的是某种疾病在暴露人群中的新发病率（或现患病率）与这种疾病在未暴露人群中的新发病率（或现患病率）的比值。（相对风险可以通俗地理解为人们做了某事对于不做某事来说风险的变化，比如

服用感冒药对不服用。——译者注）一种疾病在未暴露人群中的相对风险值永远是1.00。相对风险1.50表示的是暴露人群比非暴露人群患病的概率高50%；相对风险0.70表示暴露人群的患病比例是非暴露人群患病比例的70%。如果用相对风险来描述吸烟的风险，吸烟者面临的危险更大。男性吸烟者死于肺癌和死于喉癌的相对风险分别是23.3和14.6（U.S. Department of Health and Human Services，USDHHS，2004）。这意味着吸烟者死于肺癌的概率是非吸烟者的23.3倍，死于喉癌的概率是非吸烟者的14.6倍。

烟龄较长的吸烟者死于肺癌的相对风险通常很高，这说明他们中的很多人都可能死于肺癌。不过事实并不如此。事实是多数吸烟者不会因肺癌而死。39%的男性吸烟者和40%的女性吸烟者死于非肺癌的其他癌症（Armour，Woollery，Malarcher，Pechacek，& Husten，2005）。并且，因为人们死于心脏病的绝对风险是20%，这使得吸烟者很可能因心脏病而死，这与吸烟者死于肺癌的概率（28%）相差无几。虽然吸烟者死于癌症的相对风险高于死于心血管疾病的相对风险，但它们的绝对风险却差不多。

吸烟与疾病：是因果关系吗？

1994年，世界上主要烟草公司的代表们纷纷来到美国国会下属的健康委员会。他们此行的目的是为了说服议员们相信吸烟并不能导致心脏病或肺癌等健康问题。他们争辩的核心观点是：现存的科学研究从未证明吸烟可以导致心脏病或肺癌。严格来说，他们的说法完全正确；因为只有实验研究才能完全证明因果关系，并且从没有过（将来也不会有）这样的实验研究证明吸烟与疾病之间的因果关系。

不过在过去的50年里，研究者们使用了很多非实验研究的研究手段建立了吸烟与众多疾病之

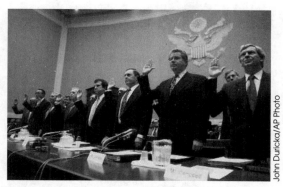

John Duricka/AP Photo

美国大型烟草公司的代表们在议会前辩论。他们宣称没有任何实验证据证明吸烟可以导致癌症。

间的联系，尤其是与心血管疾病和肺癌之间的联系。从这些研究中日渐积累的发现或结论恰恰展示了研究者们如何使用非实验研究来探讨因果关系的过程。换言之，研究者们并不一定需要实验设计、随机化、安慰剂控制、双盲设计来确定自变量（吸烟）与因变量（心脏病和肺癌）之间的因果关系。在满足特定标准的情况下，流行病学家就可以确定变量之间存在因果联系（Susser，1991；USDHHS，2004）。那么满足流行病学家的这些标准，真的就有足够的证据证明吸烟与心脏病肺癌之间的因果联系了吗？我们先来看这些标准。

标准一，可能的原因和某种疾病的现患或新发病例的变化之间必须存在**剂量－反应关系**（dose-response relationship）。剂量－反应关系是自变量（如某种行为）和因变量（如某种疾病）之间直接、一贯的联系；换言之，"剂量"越大，死亡的可能越高。已有大量研究（Bhat et al.，2008；Papadopoulos et al.，2011；USDHHS，1990，2004）证明日均吸烟数量、烟龄和心脏病、肺癌、脑卒中的新发病率之间确实存在着这种剂量－反应关系。

标准二，如果致病的可能原因被移除，疾病的现患或新发病率应该减少。几项研究（USDHHS，1990，2004）都证明了戒烟可以降低患心血管疾病

和肺癌的风险。而对于持续吸烟行为的吸烟者，他们患这些疾病的风险则持续增加。

标准三，原因必须先于疾病。例如，吸烟行为确实总是发生在疾病的新发病例出现之前（研究者很少发现有人会为了治疗心脏病或肺癌而开始吸烟）。

标准四，行为与疾病之间的因果关系必须是合理可信的。换言之，这种因果关系必须和从其他研究中得出的结论一致，并且在生物学意义上是合乎情理的。尽管研究者们对吸烟行为和心血管疾病或肺癌之间因果机制的研究才刚刚开始（USDHHS，2004），但是从生理学角度来看，这两者之间的关系的确是合乎逻辑的。行为与疾病背后的联系一定要是合理可信的，即使这种联系在当前还是个未知数。

标准五，研究发现必须一致。50多年来，很多事后回溯研究、相关研究还有流行病学研究都证明了吸烟和疾病之间稳固且一致的联系。早在1956年，英国学者 Richard Doll 和 A. B. Hill 就已经发现日均吸烟数量和肺癌死亡率之间存在线性关系。仅凭一个这样的正相关关系并不足以证明它们之间的因果关系，但后续成百上千的相关研究、事后回溯研究都为吸烟导致疾病提供了大量依据。

标准六，行为与疾病之间必须有相对稳固的联系。研究已经发现，吸烟者患心血管疾病的概率是非吸烟者的两倍，患肺癌的概率是非吸烟者的18倍（USDHHS，2004）。此外，另有很多研究也发现吸烟与这些疾病之间的相关值很大，据此流行病学家们接受了吸烟导致心血管疾病或肺癌这一命题。

最后，标准七，行为和疾病因果关系的推论必须建立在现存的经过合理设计的研究之上。尽管并未有以人类作为被试的实验研究表明吸烟和疾病之间有因果联系，但一些经过精心设计的观

察实验提供了与实验研究相当的研究发现，并且很多观察实验都一致表明吸烟与心血管疾病和肺癌之间存在密切的联系。

在吸烟和疾病这一问题上，现存研究明确满足了上述每一条标准，因此流行病学家们否决了烟草公司代表们认为吸烟不会导致疾病的申诉。像这个例子所展示的那样，如果研究证据充分可靠，研究者们就可以推论吸烟和包括心脏病和肺癌在内的某些疾病之间的因果关系。表2.1再次总结了推断因果关系的7条标准。

表2.1　推断行为和疾病之间因果关系的标准

1. 行为和疾病之间必须存在剂量－反应关系。
2. 如果这种行为或条件被移除，那么疾病的现患或新发病率应该减少。
3. 行为或条件必须先于疾病发生。
4. 行为与疾病之间的因果关系必须在生理上是合情合理的。
5. 现存研究必须一致地揭示行为与疾病之间的关系。
6. 行为与疾病之间必须有相对稳固的联系。
7. 揭示行为与疾病之间因果关系的研究必须经过良好设计。

小结

风险因素，指在患病人群中出现频率较高的任何条件或事件。风险通常有两种表达方式，绝对风险和相对风险。绝对风险表示对个人而言独立与他人的患病概率；相对风险是暴露人群患病概率与非暴露人群患病概率的比值。

尽管使用风险因素法并不能得出关于因果关系的结论，但是流行病学家可以依据七条标准来推断行为或条件与疾病之间的因果关系：①行为和疾病之间必须存在剂量－反应关系；②如果这种行为或条件被移除，那么疾病的现患或新发病率应该减少；③行为或条件必须先

于疾病发生；④行为与疾病之间的因果关系必须在生理上是合情合理的；⑤现存研究必须一致地揭示行为与疾病之间的关系；⑥行为与疾病之间必须有相对稳固的联系；⑦揭示行为与疾病之间因果关系的研究必须经过良好设计。当研究发现满足上述标准时，研究者们就可以对自变量（如吸烟）与因变量（如心脏病或肺癌）之间的联系做因果关系的推论。

研究工具

心理学家们在研究中会频繁使用两种重要的研究工具：理论模型（theoretical models）和心理测评工具（psychometric instruments）。许多心理学研究都依托于某个理论模型，并在研究中检验由该理论模型引申的研究假设。同时，很多心理学研究也同样依靠心理测评的手段和技术来测量行为、心理功能、态度、能力、个人特质等因素。我们将在这一部分中对这两种工具进行简要的讨论。

理论在研究中的作用

作为一项研究人类行为的学科，心理学也和其他学科一样在研究中使用很多科学的研究方法。但科学的任务并不仅仅是发展和使用研究方法，还包括对理论进行构建，用以解释研究中得到的发现。其中，健康心理学家发展出了大量的研究手段和理论模型来解释与健康相关的行为，如压力、疼痛、吸烟、酗酒以及暴饮暴食。对于刚刚进入科研领域的所谓菜鸟来说，理论或许不那么重要或者不那么实用，然而科学家却始终依托于理论来寻找研究问题并给出合理的解释。

所谓科学的**理论**（theory），是指"一系列内在相关的假设性命题，科学家们依托这些命题通过逻辑演绎的方式可以提出可供检验的研究假

设"（Feist & Feist, 2006, p. 4）。理论与科学发现之间的关系是相互的。一方面，理论能够给研究发现赋予意义；另一方面，研究发现能够支持理论或弥补理论的不足。由此两者形成一种动态的关系：研究发现不断补充理论，理论因为得到不断的完善因而可以解释更多的研究发现。

不过理论在这一动态循环的起始阶段往往只是初具雏形，并不足以解释很多研究发现，科学家们往往用**模型**（model）这一更为合适的称呼来替代尚处在这一阶段的理论。不过在现实世界中研究者们往往混用理论和模型这两个概念，并不做过多区分。

理论在健康心理学中的作用与在其他科学领域中的作用一样。

首先，一个有用的理论可以产生好的研究问题——既包括描述性研究，也包括假设检验性研究。描述性研究的作用是补充和扩展现存理论。这类研究通常对观察结果进行测量、命名和分类。例如，研究肥胖的心理社会因素时，一项有用的理论应该能够引申出一系列与肥胖相关的心理、社会因素的研究。假设检验类的研究虽然不能扩展理论，但是却能为现存的知识提供丰富有效的数据支持。还是研究肥胖的心理社会因素的这一问题，一项有用的理论可以形成一系列的研究假设，这些假设在经过检验之后可以对理解肥胖症的相关心理、社会因素产生巨大帮助。当然假设检验类研究或许可以支持现存理论，或许与现存理论相悖；但它们通常不会扩大或改变理论所包含的范围。

其次，一项有用的理论应该帮助研究者更好地组织和解释从研究中得来的数据，并赋予他们意义。研究中获得的数据只有通过某种方式经过有机的组织和整理时，研究者们才能借由这些数据将研究继续推进。在肥胖的心理社会因素这个问题上，一项好的理论应该能让研究者们将研究

发现和现存知识进行良好的整合，并且由此产生更进一步的研究问题。

最后，一项有用的理论应该能够指导行为：让实践者们有能力预测行为并能通过使用某些特定的方法实现行为的改变，即预测行为和控制行为。有关行为改变的理论能给想要帮助别人改变行为的医生或研究者提供很大程度的支持。例如，一个认知取向的治疗师在工作中总会借助认知疗法的理论来决定如何帮助自己的来访者，并将工作的重点放在如何通过改变来访者的想法来改变他们的行为上。与之类似的，心理学家也在科研实践中借助理论的指导来帮助他们解决遇到的问题。

简而言之，理论对于任何科学领域来说都是有用的且必要的。理论，可以引发研究问题从而产生更多的知识，可以帮助组织和解释研究中得来的数据，还可以引导实践者（在临床以及科研上）选择恰当的方法解决问题。在后续章节中我们将会讨论到健康心理学家常用的几个理论模型。

心理测评在研究中的作用

健康心理学家在工作中研究许多与健康有关的行为和现象，但这些行为和现象并不像身高、体重这样的物理指标那般易于测量。这些行为和现象通常包括压力、疼痛、应对方式、敌对行为、饮食习惯和个性等。研究这些行为和现象，健康心理学家必须发展出一套既有信度又有效度，并且可以测量不同人群之间差异的测评方法。实际上，心理学对行为科学和医学最重要的一个贡献就是创造性地发展出很多可以测量心理因素的工具。

一个好的测评工具必须具备信度（一致性）和效度（准确性）。建构信度和效度对于所有测量工具来说都至关重要。

建立信度

一项测评工具的**信度**（reliability）描述的是这种测评工具能在多大程度上产生稳定的测评结果。一把信度高的尺子总能在不同情况下都给出一样的长度值。在健康心理学中，通常通过某一测评方法两次或多次测评结果之间的相关关系（重测信度，test–retest reliability），或者通过两个以上不同观测者对同一次测评打分之间的相关关系（评分者信度，interrater reliability）来确定这一测评方法的信度。

测量心理现象不如测量物理现象那般精确，因此在实践中任何测评工具都不可能有完美的信度。研究者们通常用相关系数或百分数两种表达来描述一种测评工具的信度。相关系数（correlation coefficients）描述的是两组数据之间的一致程度，与前面提到的相关研究所使用的统计方法相同。高信度系数（0.80 ~ 0.90）表明被试在不同次的测量中有相同表现。百分数（percentages）则描述了不同评分者的评分之间的一致程度。如果两个或多个评分者之间的一致程度很高（85% ~ 95%），则说明研究工具在两个或多个被试身上有相同表现。

在健康心理学中，建立众多测评工具的信度着实是一项艰巨的任务，但无论如何，这都是发展有效测评工具最为坚实的第一步。

建立效度

建构测评工具的第二步是建立效度。**效度**（validity）描述的是一种测评工具能够准确测出所要测量的事物的程度。一把效度高的尺子只有在测量一个2cm 长的物体时才会告诉你它是2cm。在心理测量中（如压力测量），一种效度高的测评工具只会在被试真的压力很大时才会得到压力大的测评结果。

心理学家通过比较某种测评工具的测评值和一个独立的或外部的标准之间的关系来确定这种测评工具的信度。这个独立于测评之外的标准被称为效标（criterion）。在健康心理学中，效标可以是生理指标，如血压值；也可以是未来事件，如被诊断出患有心脏病或糖尿病。能够预测是否患病的测评工具所具有的效度被称为预测效度（predictive validity）。例如，对体形态度的测量可能预测日后的进食障碍。具有预测效度的测评工具通常只在当前健康的人群中使用。如果人群中的一部分人在这类测评上得分较高并且在日后确实表现出了很高的患病率，那么我们可以说这种测评工具有很高的预测效度，即这种测评工具对谁将在日后患病、谁又依然健康做出了有效预测。

小结

科学家在研究中借助两种主要的研究工具：有用的理论和精确的测量。有用的理论可以产生研究问题、预测并解释研究数据以及帮助实践者解决日常问题。精确的心理测量具备信度和效度。信度指的是测量之间的一致性程度，效度指的是能够准确测出所要测量的事物的程度。

关键问题答案

1. 什么是安慰剂？安慰剂如何影响临床治疗与科学研究？

安慰剂是那些看上去与真实治疗完全一样的惰性条件或物质。因为患者对治疗所持有的信念，安慰剂往往能够给他们的病情带来改善。换言之，安慰剂之所以有效，是因为患者过往有治疗－康复的经历，于是对治疗持有积极的期望，即使这种治疗仅仅是安慰剂。

安慰剂的有效治疗率在35%左右。有效治疗率同时受很多因素的影响，比如治疗手段以及文化因素。安慰剂可以对很多疾病产生作用，如减缓疼痛、降低哮喘频率、消除焦虑以及减弱帕金森病的症状。反安慰剂是指那些产生相反作用的安慰剂。

安慰剂积极的一面通常是对患者来说的，不过对想要评估一种药物或治疗手段疗效的科学家来说却是一大难题。通过有效的实验设计可以解决这一问题。在实验中，控制组的受试者接受安慰剂，实验组中的受试者接受真实的药物或治疗，这样就保证了控制组和实验组中的受试者都对治疗有同等程度的期望。实验研究中通常不让受试者知道他们究竟被分到哪个实验条件（单盲设计），或者连实验工作人员本人也不知道实验的条件和目的（双盲设计）。

2. 健康知识如何得益于心理学？

心理学通过至少5种方式对健康知识做出了贡献。第一，心理学长久以来通过各种技术改变行为。第二，比起疾病，心理学更关心健康。第三，心理学发展出了很多既有信度又有效度的测评工具。第四，心理学构建了很多能解释健康行为的理论模型。第五，心理学贡献了很多研究方法。本章对第五点着墨更多。

心理学中使用的多种研究方法包括：①相关研究；②横向研究和纵向研究；③实验设计；④事后回溯设计。每种研究方法都对理解行为与健康做出了自己的贡献。相关研究描述两个变量间关联的程度，但它本身并不能确定因果关系。横向研究关心同一时间点上的被试群体，而纵向研究关心一组被试随时间如何变化。纵向研究通常可以提供更为具体和有用的信息，但是它却会花费更多的时间和金钱。使用实验设计，研究者们通过操纵自变量使得实验组与被试组之间的任何差别都只能源于自变量水平的不同。事后回溯设计与实验设计在很多方面类似，比如它们都对两组或以上的被试群体进行比较，并考察因变量在不同被试组之间的差异；不过在事后回溯设计中研究者并不操纵或创造某种自变量条件，而仅仅使用那些天然存在的被试变量对被试人群进行划分。

3. 健康知识如何得益于流行病学？

风险因素、现患病率和新发病率这几个流行病学概念对健康知识至关重要。风险因素是指那些与健康人群相比在患病人群中出现频率较高的因素或条件。现患病率指在特定时间点上人群中已经患有某种疾病的人群比例。新发病率指在特定时期内新被发现患有某种疾病的人群比例。

流行病学研究中使用的研究方法与心理学的研究方法非常类似。流行病学中通常使用至少三种基本的研究方法：①观察研究；②随机对照试验；③自然实验。观察研究对应于心理学中的相关研究，有两个子方法：回顾性研究和前瞻性研究。回顾性研究通常都是病例－对照研究，它们关心一组已经患病（病例）的群体，然后通过回溯的方法寻找致使他们与健康人群（对照）产生不同的因素。前瞻性研究使用纵向研究的方法追踪一组被试随时间发展变化的趋势。随机对照试验对应于心理学中的实验设计。在随机试验中，研究者通过对自变量的操纵考察它对因变量的作用；随机对照试验通常可以确定变量之间的因果关系。一种最常见的随机对照试验是临床试验，这种方法被广泛使用在评估治疗手段的疗效上。自然实验对应心理学中的事后回溯设计，只选择自变量而不去操纵自变量。最后，元分析这种统计技术可以让心理学家和流行病学家集合大量研究，借以考察某种效应的大小如何。

4. 科学家如何确定行为与疾病之间的因果联系？

科学家使用七条标准来确定行为与疾病之间的因果联系：①行为和疾病之间必须存在剂量-反应关系；②如果这种行为或条件被移除，那么疾病的现患或新发病率应该减少；③行为或条件必须先于疾病发生；④行为与疾病之间的因果关系必须在生理上是合情合理的；⑤现存研究必须一致地揭示行为与疾病之间的关系；⑥行为与疾病之间必须有相对稳固的联系；⑦揭示行为与疾病之间因果关系的研究必须经过良好设计。当研究发现满足上述标准时，研究者们就可以对自变量（如吸烟）与因变量（如心脏病或肺癌）之间的联系做因果关系的推论。

5. 理论与测评是如何对健康心理学产生影响的？

科学家借助理论这一重要的研究工具来：①产生研究问题；②预测并解释研究数据；③帮助实践者解决日常问题。健康心理学家用一系列测评工具来测量行为和理论概念。一个好的测评工具必须具备信度和效度。信度指的是测量之间的一致性程度，效度指的是能够准确测出所要测量的事物的程度。

阅读建议

Kertesz, L. (2003). The numbers behind the news. *Healthplan, 44* (5), 10–14, 16, 18.

作者就健康研究的发表问题进行了深入的分析，并就如何理解健康研究的结果提供了一些建议。

Price, D. D., Finniss, D. G., & Benedetti, F. (2008). A comprehensive review of the placebo effect: Recent advances and current thought. *Annual Review of Psychology, 59*, 565–590.

本文由安慰剂效应研究的领军者之一撰写，介绍了安慰剂如何发挥治疗作用的有关研究。

Russo, E. (2004, August 2). New views on mind–body connection. *The Scientist, 18* (15), 28.

本文介绍了安慰剂方面的研究进展以及高新技术手段如何揭示出脑对安慰剂的反应情况。

第 3 章

寻求与接受医疗服务

本章概要

- 寻求医治
- 从非医疗渠道获取医疗信息
- 接受医治

关键问题

1. 与寻求医治相关的因素是什么?

2. 人们在哪里能找到医疗信息?

3. 当接受医治时人们会遇到什么问题?

☑ 测一测你的健康风险

关于寻求与接受医疗服务

☐ 1. 如果感觉不错，我就认为自己很健康。

☐ 2. 我每年去看两次牙医，做一做常规检查。

☐ 3. 我的上一次求医经历发生在急诊室。

☐ 4. 如果我得了一种特别麻烦的病，除非病情非常严重，我宁可假装不知。

☐ 5. 我努力不生病，以免浪费太多时间。

☐ 6. 如果我不理解家庭医生所做的推荐，我会尽量问清楚应该做什么。

☐ 7. 我觉得在医院最好"谨遵医嘱"，而不是问这问那的。

☐ 8. 我觉得面对那些令人棘手的治疗时，最好的策略就是不要去想它，祈祷这事儿赶快过去。

☐ 9. 当我出现严重的症状时，我会尽可能地弄清楚我的身体状况。

☐ 10. 我相信一个人得不得病的都看命，对于"远离疾病"这种事情，我们什么都做不了。

☐ 11. 当进行一些带有风险的医疗程序时，为了避免吓到病人，最好不要把这种风险告知他们。

　　题目2、6、9反映了你对健康的态度和行为，而其他条目可能体现了你正处于低效的医疗服务状况或者健康风险中。在本章中，你将会看到对待健康正确的态度和行为如何能帮助你有效地利用医疗服务系统。

兰斯·阿姆斯特朗的真实生活记录

　　兰斯·阿姆斯特朗（Lance Armstrong）的词典里从来就没有"不健康"或者"身材走样"这些词。从青春期一直到25岁，兰斯在不计其数的铁人三项赛和职业自行车赛中获得了胜利，其中也包括1996年的那场杜邦公路赛。

　　然而，杜邦公路赛的那次胜利却让他的粉丝们开始担忧起来。一改以往挥舞双拳冲过终点线的作风，这一次的兰斯竟显得格外疲倦。他的双眼布满血丝，面颊通红。之后不久，他在同年的环法自行车赛中仅仅坚持了5天就退出了比赛。

　　兰斯承认，他在那一年确实感觉挺糟糕的。他觉得浑身无力，不停地咳嗽，而且腰疼。这些症状刚开始出现时，他觉得自己只是得了流感，要不就是因为训练季太长太累所导致的。他不停地告诉自己："振作起来！你永远都不应该觉得累的……"（Jenkins & Armstrong, 2001，"癌症前后"，第27段）。

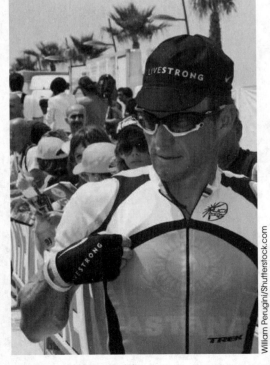

William Perugini/Shutterstock.com

然而他的症状却一点儿都没有改善，甚至在停训以后也没有什么起色。某天晚上他突然感觉到严重的头疼，却认为只是因为自己喝了太多的玛格丽特酒。他的视线开始变得模糊，而他把这都归咎于自己正在变老。

最终出现的症状让他再也无法逃避这个问题：他开始大口大口地咳出带有金属味道的血块。头一次出现这种症状的时候，兰斯打电话咨询了他的一位医生好友。朋友说可能只是鼻窦开裂（cracked sinus）导致的。"太好了，也就是说没什么大不了的。"兰斯说道，他因此而明显松了一口气（Jenkins & Armstrong，2001，"癌症前后"，第42段）。

第二天醒来的时候，兰斯发现自己的睾丸肿得跟橙子一样大。这一次他没有马上给自己的医生朋友打电话，而是跳上自行车打算去晨训。可是他根本就没法儿坐到车座上。最后，当这些症状让他完全不能够从事自己所热爱的运动时，他不得不去看了医生。

那一天，1996年10月初的某一天，兰斯·阿姆斯特朗得知自己患上了晚期睾丸癌。因为没有及时寻求治疗，他体内的癌细胞早已扩散到了他的肺部、腹部，甚至脑部。医生说他只有四成的概率能活下来，而他也终于选择了立刻进行治疗。

为什么直到这么久以后，兰斯的症状才引起了他的重视？身体健康对于他的职业生涯来说非常重要。他也很有钱，并不存在付不起医药费，请不起私人医生或者队医的问题。可是兰斯对寻求医治总是非常抗拒。他在很久以后写道："我当然应该知道自己出了问题。可是作为一名运动员，尤其是一名自行车手，我必须否认这一切，否认所有的伤病，因为我得继续比赛……你不能屈服于伤病"（Jenkins & Armstrong，2001，"癌症前后"，第21段）。

从1996年到1998年，兰斯·阿姆斯特朗的睾丸和大脑都接受了化疗和手术，最终他的癌症得到治愈。他在1998年再次开始骑行，并继续参加了九届环法自行车赛。最重要的是，兰斯的"癌症之旅"引起了世界人民的关注，并激励了数以万计的人们。

兰斯算得上是晚期癌症患者中的幸运儿。当然如果他能够早点儿寻求治疗的话，一定能更早康复。为什么总有一些像兰斯这样的人，往往在个人健康问题上表现得并不怎么明智呢？为什么又有一些人，明明没有生病，却总忙着求医问药呢？心理学家就此提出了一些理论及模型，试图理解并预测这些关于健康的行为。本章将简单地介绍其中一些与寻求医疗服务相关的理论；第4章则将重点关注一些由理论驱动的研究，考察"谨遵医嘱"的行为。

寻求医治

我们怎么才能知道什么时候应该去看医生？我们怎么才能知道自己是不是真的病了？当那些晚期癌症所引发的症状出现在兰斯身上时，他试图无视这一切，把这些归咎于其他原因而非癌症；宁可只是寻求朋友的建议，也没有去看医生。在不愿意看医生这一点上，兰斯是个特例，还是个常例？寻求正式的医治必然是一个非常复杂的问题，取决于一系列的个人、社会、经济因素。

在考虑这些因素之前，我们需要对三个术语进行定义：健康（health）、病痛（disease）、疾病（illness）。这几个概念所传达的意思似乎显而易见，但它们的定义却实在不好把握。是不是说健康就是没有疾病？还是说得达到某种更为积极的状态？在第1章中，我们讨论了世界卫生组织（World Health Organization，WHO）对于"健康"的定义：健康是一种在身体上，心理上和社会上的完满状态，而不仅仅是没有病痛或感到虚弱（infirmity）。不幸的是，对于像兰斯那样需要决定自己是不是该去看医生的人们来说，这一定义并没有什么实践价值。

难以决定是否去求医的第二个原因是多数人很难区分病痛（disease）和疾病（illness）这两个概念。尽管人们在日常生活中时常混用这两个词，多数医生还是对它们二者进行明确区分。病痛是指躯体上的生理异常这一疾病实体，即使在没有诊断或命名的情况下它也能存在。而疾病更多侧重的是生病的体验，并同时被确诊为患病。有时，人可能有明显的病痛，但却不一定被查出是什么疾病。比如，那些患有未经诊断的高血压、HIV 感染或癌症的人都肯定有"病痛"，但他们都可能看上去很健康，并且压根儿没意识到自己身上的疾病。尽管疾病和病痛分别有不同的内涵，可是二者之间经常交叠：当人们感觉自己生病了，并且被诊断为的确患有某种疾病时，疾病和病痛这两个概念使用上的划分就不那么明确了。

人们几乎总在经受各种躯体上的前兆性症状（symptoms），不过这些症状却不一定能够预测疾病。像头疼、鼻塞、肩膀酸痛、打喷嚏这样的轻微症状可能并不会促使一个人决定去看医生；然而强烈并持久的胃痛或许可以做到这一点。那么人们在何种情况下才会决定去看医生呢？看病，抑或不看病，可能哪种选择都不是明智之举。人们会觉得如果自己没有什么病而去看医生的话很愚蠢，加之又得为此花钱，还可能让身边的人、包括医生本人，都觉得自己生性多疑、没病找病。如果不去看医生呢，病可能自己就好，但也有可

能更加严重了。任何对疾病症状的忽视都有可能增加治疗的难度，重则危及健康乃至生命。所以一个较为妥当的做法是：避免不必要的求医。不过事实上人们总是（以各种原因）要么不去看医生，要么不情愿地去看医生。

在美国以及其他一些西方国家，人们在收到医生的确诊以前都不认为自己是"正式"生病，于是在人们眼中，医生扮演了健康守卫者的角色。因为医生不仅通过诊断的方式来确定疾病，还经由给出诊断来对抗疾病。所以是医生，而不是那些有头疼脑热的患者自己，才能"正式"决定当前的健康状况。

按照 Stanislav Kasl 和 Sidney Cobb（1966a，1966b）两位研究者的说法，对待疾病症状分为两个阶段，分别是**疾病行为**（illness behavior）和**病人角色行为**（sick role behavior）。疾病行为指的是人们已经觉察到自己的症状但是尚未接受任何诊断时所表现出的行为。换言之，疾病行为发生在确诊之前。人们通过疾病行为来判断自己所处的健康状况并尝试可能的治疗措施。在兰斯·阿姆斯特朗的例子里，他的疾病行为便是向朋友征询意见以及最终决定去看医生。相反，病人角色行为指的是诊断后的行为。其中，诊断可以来自医生，也可以是自行诊断。人们通过病人角色行为来使自己康复。还是兰斯·阿姆斯特朗的例子——他的病人角色行为是接受手术和化疗，不断与医生探讨病情，暂缓自己的自行车训练，并最终从中康复。由此可见，"诊断"扮演了区分疾病行为和病人角色行为的关键角色。

疾病行为

如上所述，疾病行为发生在正式的诊断之前，其目的是用来决定症状出现时的健康状态。人们时常会遭受那些预兆着疾病的症状的困扰，比如胸闷、嗓子疼或者头疼。因此这些症状是决

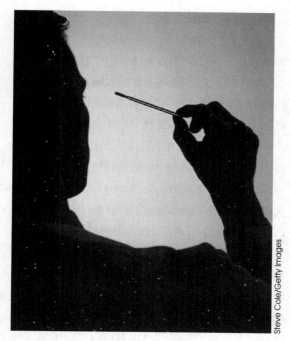

疾病行为是为了确定健康状况。

定是否寻求医治的关键要素。然而仅仅是出现症状并不能使人们下定决心去看医生，因为即使是相同的症状，不同人之间的反应却不相同：有人积极主动地去看病，有人则被拉着才去看病，而还有人根本不去看病。那么到底是什么决定了人们是否去寻求医治呢？

至少6个因素影响了人们对这些症状的反应：个人因素、性别、年龄、社会经济、种族及文化因素、症状的特征以及对疾病的观念。

个人因素

个人因素包括人们看待自己身体、生活压力水平以及人格特质的方式。以过敏性肠综合征（irritable bowel syndrome）——一种与胃肠功能改变有关，以腹痛、痉挛、便秘和腹泻为主要症状的综合征——为例，过大的工作生活压力会使当前病情恶化。在这种情况下，一些患有过敏性

肠综合征的人会去求医，而另一些人则不会。有趣的是，症状的严重水平并不是一个人求医看病的最重要原因（Ringström，Abrahamsson，Strid，& Simrén，2007）。取而代之地，人们通常会根据自己对疾病条件的焦虑水平、应对资源（coping resources）和躯体状况水平来决定是否求医。据此，那些有充足应对资源并且觉得他们的生存质量并没有显著降低的人通常并不会去求医问药。在决定是否求医上，这些个人因素远比那些很明显的症状更为关键。

如前所言，压力是另一个重要的个人因素。即使症状相同，压力过大的人往往比那些没遭受什么压力的人更容易去寻求医生的帮助。而当症状并不明显的时候，那些承受着很大压力的人才更可能会去看医生（Cameron，Leventhal，& Leventhal，1995；Martin & Brantley，2004）。讽刺的是，如果一个人除了抱怨病症还抱怨压力，那在旁人看来他只是无病呻吟罢了。在旁人眼里，伴行压力的病症很可能只是假象。不过，这种对症状的低估也是有选择性的：处于高压力下的女性相较于处在同等压力下的男性更可能没有躯体病痛（Martin & Lemos，2002）。因此在临床上，当医生听到女性病人对自己症状的陈述时，意识到这种对女性症状的低估或忽视的倾向至关重要。

人格特质是病症行为的第三个影响因素。在Sheldon Cohen 和他的同事主持的一项独特且有趣的研究（Feldman，Cohen，Gwaltney，Doyle，& Skoner，1999）中，研究人员为一组健康被试注射了一种常见的感冒病毒，用以观察不同人格特质的被试对症状的反应差异如何。结果表明，在**神经质**（Neuroticism）这一维度上得分较高的被试——即那些经常有强烈负性情绪反应的人——总会更严重地描述自己的疾病，而不管实际证据是否真的验证了自己的描述。此外，这些被试

也比其他被试更多地报告了自己的症状。这些结果表明，具有"神经质"这种人格特质的人更可能对生病发牢骚。进一步的研究也确认了神经质这一人格特质在描述生理（或心理）症状或寻求医治上的重要作用（Charles，Gatz，Kato，& Petersen，2008；Goodwin & Friedman，2006）。

性别

除个人因素外，性别差异也在决定是否求医中扮演着重要角色。尽管产生性别差异的原因比较复杂，但一般来说，女性比男性更可能去求医问药（Galdas，Cheater，& Marshall，2005）。女性也比男性更倾向于报告自己身体上的病症和压力（Koopmans & Lamers，2007）。当被问及躯体症状的时候，男性通常只会陈述诸如心脏病之类危及生命的状况（Benyamini，Leventhal，& Leventhal，2000）；反之，女性则不仅会陈述这类严重的症状，还会额外陈述那些并非性命攸关的症状，比如关节疼痛等。一个可能的解释是，在相同程度的症状水平下，女性的性别角色促使女性去寻求尽可能多的帮助，而男性的性别角色则告诫男性应当坚强并拒绝不适与疾病。对男性前列腺炎患者的研究（Hale，Gorgan，& Willott，2007）确证了男性固守性别角色要求的这种无形力量，具体表现便是男性通常碍于性别角色的影响通常被拉拽着才肯去看病；他们当然也会对自己的健康感到焦虑与担忧，但仍旧不情愿去求医问药。

年龄

年龄是影响人们寻求医治的另一个因素。通常来说，年轻人是最不愿意去医院的，这大概是因为他们觉得自己无坚不摧、百毒不侵。

随着年龄的增长，人们越来越需要对症状的来源进行区分：这些症状到底是因为年纪大造成的，还是由于疾病导致的。对这两者进行区分并不容易，好比兰斯·阿姆斯特朗就把自己双眼布满血丝这一症状归因为自己不再年轻，可事实上当时癌细胞已经扩散到了他的大脑。一般地，人们倾向于把慢性的、程度轻的症状归因于年龄，把急性的、程度重的症状归咎于疾病。如果老年人将自己严重的心肌梗死症状归因为年龄的话，他们就会错过接受治疗的最佳时机。这同时也被一项研究（Ryan & Zerwic，2003）所证实。这一研究考察了那些未能及时意识到疾病才是症状主因的病人；因为这一延误，病人的病情趋于恶化，甚至死亡。与青年或中年人相比，研究中的老年人更可能：①把年龄的增长视为症状的主因；②经受更多严重且持续时间长的症状的折磨；③把症状归咎于其他障碍而非疾病；④之前就饱受心脏问题的困扰。借助这四点因素同时可以推断这些心脏病患者的年龄，即他们到底有多老。

社会经济、种族以及文化因素

不同文化、不同种族的人对待疾病以及寻求医治的方式都有很大不同。在美国，处在较高社会经济地位的人比起处于较低社会经济地位的人更少经历疾病的困扰，并且更多地报告处于身体健康的状态（Matthews & Gallo，2011；Stone，Krueger，Steptoe，& Harter，2010）。不仅如此，当这些高收入人群生病时，他们还十分愿意去寻求医治。但出人意料的是，医院的住院人群中大部分人是低收入的人，这可能表明与中高收入的人群相比，他们的疾病更为严重。此外，低收入人群往往拖较长时间才去就医，这让治疗更为困难，他们也更可能住院。同时，低收入人群能够接触到的医疗服务也很少，他们不得不经历长途跋涉才能去到能提供良好医疗服务的医院；可即使到了医院，他们也还得等待很长时间。因此对于低收入的人群来说，他们可以利用的医疗资源远远少于中高收入的人群，并且当真正可以使用这些医疗资源的时候，他们往往已经病入膏肓了。

种族是这里需要提及的另一个影响求医的因素，欧裔美国人比其他人种报告了更多的求医经历。国家健康与营养调查（National Health and Nutrition Examination Survey；Harris，2001）通过比较患有Ⅱ型糖尿病的欧裔美国人、非裔美国人和墨西哥裔美国人可以接触并使用的医疗资源，探讨和揭示了在求医问题上种族差异的原因。通过对比发现，不同种族人群医疗保险的覆盖范围和糖尿病心脏病的一般风险因素明显不同。与之类似，在牙科问题上，不同种族人群求医之间的差异也可归因为他们医疗保险覆盖范围的不同（Doty & Weech-Maldonado，2003）。

另外一项在英国开展的研究进一步证实了文化和种族背景——而非缺乏健康知识——才是导致求医行为差异的最主要原因。这项研究（Adamson，Ben-Shlomo，Chaturvedi，& Donovan，2003）选取了大量来自不同背景的被试，并向他们发放了调查问卷。每份问卷都描述了两个临床问题：面临胸部疼痛的困扰和发现腋窝长有肿块。研究人员接着询问每名被试，让他们对胸痛和腋下肿块是否需要立即治疗进行回答。研究结果表明，相较于被试中那些中高收入阶层的白人男性，处于较低社会经济地位的黑人女性很少对这上述两种潜在的健康问题做出正确判断。即，她们已经通过问卷中的描述了解到了胸痛和腋下肿块的危害，所以并不缺乏相关的信息，可是她们却缺少能让她们迅速做出正确判断的资源，也就是社会经济的差异造成的资源稀缺。此外，这些少数族裔在日常生活中还会受到或多或少的种族歧视，遭到种族歧视的人群通常所能接触和使用到的医疗资源更为稀缺（Burgess，Ding，Hargreaves，van Ryn，& Phelan，2008）。

症状的特征

症状的特征同样可以影响人们求医的时间和方式。症状的出现并不意味着人们必然去求医，但是一些特定的症状特征对人们的求医态度着实非常重要。David Mechanic（1978）罗列了四项可以决定人们对疾病反应的症状特征。

第一，症状的可见程度——即症状对自己或对他人有多明显。在前文的例子中，兰斯·阿姆斯特朗的症状对很多人来说并不明显，即使他的睾丸已经肿得像橙子那么大了。一项研究关注了一些有乳腺癌疑似症状的墨西哥妇女，发现其中症状更为明显的人更可能去寻求医生的帮助（Unger-Saldaña & Infante-Castañeda，2011）。可残酷的事实是，很多像乳腺癌和睾丸癌这样的疾病，当症状变得显而易见可被察觉时，疾病就已经很严重了；这会给治疗造成极大的困难。

第二，感知到的症状的严重程度。根据Mechanic的观点，视症状非常严重的患者比起那些轻视症状的患者更可能采取正确的应对行动。兰斯没有在第一时间寻求医治很大程度上是因为他觉得自己的这些症状毫不严重——他仅仅觉得这可能是感冒或者训练疲劳造成的。这种主观感知到的症状严重程度强调了病人感知能力的重要性，并且可以对病人感知到的症状严重性和医生诊断出的症状严重性这两者进行有效区分。事实上，病人和医生对很多症状严重程度的感知都有很大不同（Peay & Peay，1998）。病人对他们觉得更为严重的症状更为关心，并且觉得在这种情况下他们需要立即寻求医治。也正如一项考察心脏病发作症状出现后女性患者求医行为的研究（Quinn，2005）所证明的那样，认为这些症状直接预示着心脏病的女性患者采取了更为直接迅速的求医行动。因此，不是症状的出现，而是对出现的症状严重程度的感知，才是决定采取求医行动的关键因素。

第三，症状影响生活质量的程度。症状对生活质量的影响越大，患者越可能去寻求医治。对过敏性肠综合征和膀胱过度活动症（overactive bladder）的研究（Irwin，Milsom，Kopp，Abrams，& EPIC Study Group，2008）印证了这一点：与没有寻求医治的人相比，求医问药的患者报告的生活质量水平更糟。兰斯·阿姆斯特朗也是在他的癌症症状确实影响了他身体机能后才去寻求医治的。

第四，症状的频率和顽固程度。当人们觉得需要就医时，症状通常是严重和顽固的；时有时无的症状则很少引发疾病行为。严重的症状，如咯血——兰斯所经历的——能够促使人们去寻求医治；当症状顽固持续时，即使中等严重程度的症状也能让人们采取求医的举措。

在 Mechanic 的最初描述和后续研究中，仅仅具备这些症状特征并不能直接引发疾病行为。不过如果症状持续时间很长，或者被患者感知得很严重，那么患者就更可能觉得自己需要接受治疗了。因此人们求医的行为建立在他们对症状的解读之上，而这与人们对疾病的看法密切相关。

对疾病的观念

普通大众很少是生理学或医学专家；绝大多数人并不知晓身体工作的机制和疾病的原因；人们对疾病的一般了解通常也和正确的医学解释相去千里。举例来说，当被要求描述自己的疾病和解释自己因何患病时，儿童（Veldtman et al.，2001）和大学生（Nemeroff，1995）都不能给出准确和完整的答案。也就是说，人们寻求医治（或不去求医）实际上依靠的仅仅是他们对健康和疾病不完整和不准确的认识。

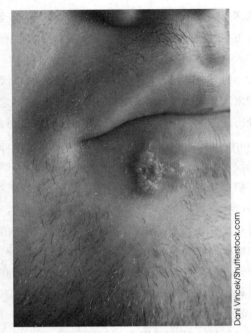

当症状对他人明显可见时，人们更可能去寻求医治。

人们通过哪些重要方式形成对疾病的观念呢？Howard Leventhal 和他的同事们（Leventhal，Breland，Mora，& Leventhal，2010；Leventhal，Leventhal，& Cameron，2001；Martin & Leventhal，2004）通过研究得出了形成疾病观念的五个重要组成要素：①对疾病的识别；②疾病的时间进程（患病和治疗两者的时间进程）；③疾病的原因；④疾病带来的影响；⑤对疾病的可控程度。当然即使这五项要素全部具备，人们也并不一定能形成正确的疾病观念。不过研究表明这些对疾病的认识依旧对人们如何求医、如何与疾病相处有着重要的作用。

疾病的识别，是 Leventhal 和他的同事指出的第一个组成要素，对疾病行为至关重要。将同一症状识别为"心脏病发作"的人和识别为"胃痛"[1]的人对症状的反应应该不同（Martin

---

[1] 原词为 heartburn，即胃痛，一种由胃酸引起的胃部或胸部疼痛。——译者注

& Leventhal，2004），而事实上也的确非常不同（Quinn，2005）。诚如我们之前看到的，症状本身并不足以促使人们去求医；但若是症状出现，又被赋予了某种标签，它对人们的疾病行为就十分重要了。

　　这里提到的标签实际上提供了一个框架，在这个框架内，人们可以对症状进行识别并给出他们的解释。在一项研究中，Leventhal和他的团队对一群青少年进行了血压测量，接着随机地给出两种结果中的一种：血压偏高和血压正常（Baumann，Cameron，Zimmerman，& Leventhal，1989）。相比于被给出血压正常标签的年轻人，被给出血压偏高标签的年轻人报告出了更多的与高血压相关的其他症状。换言之，是这个标签让他们报告了更多的症状并且将自己诊断为高血压。

　　当给症状贴上的标签不怎么严重时（胃痛而非心脏病发作），人们仅仅有较低程度的情绪唤起。在一开始，人们很可能只挑一个与他们症状相对应的最不严重的标签。比如，兰斯·阿姆斯特朗在一开始只认为自己头疼是因为宿醉，看不清东西是因为自己年龄增大。即使是他当医生的朋友也和兰斯一样认为咯血只是由鼻窦开裂而不是别的什么严重疾病造成的。在很大程度上，标签可以对症状、对疾病随时间的发展进行预测；因而当预测的症状和时间进程不相匹配时，人们不得不重新赋予它们一个更为合适的标签。当肿胀的睾丸成为下一个明显症状时，兰斯终于明白鼻窦上的问题对此并不适用。因此很多像兰斯这样对疾病乐观的自我诊断都源自人们对症状估计不足的倾向，他们往往认为自己的症状只是由小毛病造成的，因而忽略了可能的大问题。

　　疾病观念中的第二个组成要素是时间进程。尽管医生的诊断结果通常已经能让患者对疾病的时间走向有大致的了解，可实际上患者对疾病时间进程的这种理解并不一定很准确。有慢性病（chronic disorder）的人往往将他们身上的慢性病当成急性病（acute diseases）。比如，有心脏病（慢性病）的病人可能会把它当成胃痛这种急性病（(Martin & Leventhal，2004）。当病人们把疾病视为急性病时，他们所预期的疾病时间进程通常较短：突然得病、立即治疗、很快恢复、随即痊愈。事实上，把疾病当成急性病的病人往往也能更好地应对其所引发的症状（Horne et al.，2004）。不过这仅仅是冰山一角，因为它们仅仅适用于极小部分的疾病，而对其他的大部分疾病，比如像心脏病、糖尿病这样慢性且会持续一生的病，并不奏效。在一项针对糖尿病病人的研究中，那些视糖尿病为急性病的病人比起视之为慢性病的病人的健康状况更为糟糕（Mann，Ponieman，Leventhal，& Halm，2009）。然而另一个事实同样不能忽视，即将疾病当作急性病通常会给病人们提供一种心理上的宽慰；在一项研究中，将癌症视为慢性病的病人和将其视为急性病的人相比，前者自我报告的抑郁沮丧程度更大（Rabin，Leventhal，& Goodin，2004）。

　　疾病观念的第三个组成要素是对疾病的归因。在很大程度上说，确定病因更应属于病人角色行为而非疾病行为中，因为确定病因往往发生在诊断之后。但是对疾病或症状的归因影响更多的却是疾病行为。比如说，如果一个人将他手臂上的疼痛归因为前一天的磕碰，他便断然不会认为自己是得了骨癌才导致手臂疼的。

　　然而事实的另一面是，人们对疾病的归因往往并不准确，甚至是与实情相去千里的。比如人们经常会将感冒归因为吃了脏东西或坏天气，又比如人们会将癌症归因为接触了过多的微波或者干脆归因为天命。这样形成的疾病观念会给疾病行为造成很大影响。如果人们认为自己的症状只是情绪不佳或精神状态不良造成的，他们很可能就不会去寻求医治。文化因素也在疾病归因中扮演了重要角色。在一项对比了美国波士顿和中国台湾两地的居民心脏病观念的研究中，前者更倾向于把心脏病的成因归为生活习惯不健康，而后者则更愿意将心脏病归因于压力和焦虑（Lin,Furze, Spilsbury, & Lewin, 2009）。这些观念反过来又会影响人们看待疾病和寻求医治的方式。所以，人们对疾病成因的观念可以反过来影响他们的行为。

疾病观念的第四个组成要素是疾病的后续影响。虽然医生的诊断经常会说明疾病的影响，但是对这些影响理解上的偏差可能会给后续的疾病行为带来不可忽视的影响。很多人将癌症确诊看作死亡的信号；一部分人因为觉得他们早晚一死而选择直接放弃治疗。此外，很多女性在发现自己乳房长有肿块时往往推迟就医，倒不是她们没发现这可能是乳腺癌的症状，她们只是对确诊后可能带来的后续影响——胸部切术手术、化疗、放射疗法等——十分恐惧。

疾病观念的最后一个组成要素是对疾病的可控程度。这种可控程度指的是人们觉得能够通过治疗来控制病情发展的一种信念。觉得自己的行为不能对病情发展带来改变的病人往往十分苦恼，并且因为认为治疗起不到丝毫作用而很少求医（Evans & Norman, 2009；Hagger & Orbell, 2003）。不过从另一方面讲，一些没有求医就能够有效控制自己病情的病人也很少求医（Ringström et al., 2007）。

上述由 Leventhal 提出的五个要素也可以用来预测一些重要的行为，比如疾病带来的痛苦感、求医行为和应对疾病的方式。改变这样五个信念能够改善健康水平吗？近期一项研究考察了一组哮喘患者，研究表明干预上述五个信念的确能带来积极影响（Petrie, Perry, Broadbent, & Weinman, 2011）。在这项研究中，研究者通过定期给一半患者发送提醒他们正确对待疾病的"亲情提示"来进行干预，这些提示包括的正是关于如何正确识别哮喘、哮喘进程、哮喘成因、哮喘影响和哮喘可控性的有效指导。结果表明，与控制组相比，接收正确提示的哮喘患者报告了对哮喘更为准确的疾病观念，他们同时也更好地应对了疾病并调整了自己的身体状态。

病人角色行为

Kasl and Cobb（1966b）将病人角色行为定义为：那些认为自己得了病的人所从事的以康复为目的的任何活动。正如前面提到的，病人角色行为发生在接受诊断之后。Alexander Segall（1997）对这一概念又进行了一定程度的扩展，指出病人角色这一概念中还应包含三项权利以及三项义务。三项权利指的是：对健康问题做决策的权利；免除社会责任的权利；可以依赖他人的权利。三项义务指的是：积极恢复并尽量保持健康的义务；定期接受治疗的义务；尝试多种治疗手段的义务。

在美国社会，Segall 提出的权利义务框架是对病人角色行为的一种理想化的、不太实际的概念构想。第一项权利——对健康问题做决策的权利——对儿童和很多处于贫困状态的人并不适用（Bailis, Segall, Mahon, Chipperfield, & Dunn, 2001）。第二项权利说的是病人可以免除社会责任。病人们因为患病的原因可以不去上班、上学、开会、做饭、完成作业、收拾房间、照看孩子、修剪草坪。可现实世界中他们很难这样做。很多生病的人既没有在家休息也没有去医院看病，而是依旧径直去上班。有下岗失业风险的人在生病时可能选择继续工作（Bloor, 2005），那些在工作单位与同事关系融洽、平时认真工作的人在生病时也会照常上班（Biron, Brun, Ivers, & Cooper, 2006）。第三项权利，可以依赖他人的权利，也只是个理想情况，实际生活中很难实现。比如，一个生病的母亲仍然需要自己拉扯孩子而没法依赖旁人。

　　Segall 提出的三项病人角色义务的确都是为了改善病情所需要履行的。不过，改善病情这一目的适用得更多的是急性病而不适用于慢性病。慢性病患者很难说什么时候能够完全康复。这就造成了很多慢性病患者都有的一种矛盾心理，他们往往很难接受疾病将在很长一段时间内折磨自己这一事实；于是便错误地觉得生病其实只是一种暂时的状态。

小结

　　健康与疾病之间并没有显而易见的界限。按照 WHO 的定义，健康不单是不生病，更代表了一种身体上、心理上和社会上的完满状态。不过病痛和疾病之间的界限就清晰很多。病痛是指躯体上的生理损伤，而不论人们是否已经意识到这一损伤的存在。疾病指的是人们生病时的体验和感受。

　　至少六个因素决定了人们对症状的反应：①个人因素，如人们看待自己身体的方式；②性别——生病时女性比男性去寻求医治的可能性更高；③年龄——老年人时常将身上出现的种种不适归因为年龄的增长；④社会经济、种族以及文化因素——较为贫困因而无力支付医疗费用的人生病的可能性更高且很少去寻求医治；⑤症状的特征——那些影响日常生活的、显而易见的、严重的、频繁出现的症状更能引起人们注意并促使人们去寻求医治；⑥对疾病的观念。

　　五个组成要素构成了人们的疾病观念：①对疾病的识别；②疾病的时间进程；③疾病的原因；④疾病带来的影响；⑤对疾病的可控程度。病人在接受医生对疾病的诊断时，通常也会被告知疾病的时间发展和它所会带来的影响。不过知道某种疾病的名字并不意味着就能很准确地理解这种病的时间进程和会带来的影响，比如很可能将某种慢性病错误地当成了急性病。此外，人们愿意去了解疾病产生的原因和如何控制及应对疾病。

　　在接受诊断之后，人们通过一系列病人角色行为来使自己的病情得到改善。生病的人可以享受免除部分社会职责的权利，但必须承担使自己尽快康复的义务。不过在现实生活中这些权利和义务都很难变为现实。

从非医疗渠道获取医疗信息

　　当意识到症状出现，并且因此觉得自己身体可能出了问题的时候，人们必须决定是否寻求帮助以及怎样寻求帮助。诚然，很多人首先想到的是去看医生，不过对很多人来说去看医生并不是他们的首选。取而代之地，他们倾向于从另外两个渠道获取帮助，即亲友转介网络和互联网。

亲友转介网络

　　当兰斯最终决定对日渐严重的症状做些什么时，他并没有立即去找专业的医生；相反他只是咨询了自己的一个朋友，虽然这位朋友也是一名医生。兰斯的朋友正是亲友转介网络的一部分，**亲友转介网络**（或外行转诊网络，lay referral network）是指病人在正式寻求专业的医疗帮助之前，能够从中获取治疗信息或建议的家人朋友等社会关系网络（Friedson，1961；Suls，Martin，& Leventhal，1997）。像兰斯一样，很多人都是在和亲戚朋友探讨过自己的病情之后再选择去看医生的（Cornford & Cornford，1999）。在一项对过敏性肠综合征病人的研究中，接近半数的病人没有去看医生，而只是寻求了其他途径的帮助或是咨询了与自己症状一样的所谓病友。简言之，当生病时绝大多数人都会寻求帮助，但未必首选去看医生。

亲友转介网络可以在一定程度上帮助人们了解症状可能的特征、起因以及治疗方法。亲友转介网络还可以引起人们对症状的重视。比如胸部疼痛这一症状，有心脏病家族病史的人和有胃痛家族病史的人对它的反应可能截然不同。不过在另一些情况下，来自亲友转介网络的建议却可能是不让患者去寻求医治；当这些亲友们能给出补充或替代疗法（详见第8章关于补充和替代疗法的评述）时，情况尤其如此。综上，人们的社会关系网络的确是很多人在有健康问题时寻求帮助的建议的首选，不过这些来自亲友的建议并不总能对人们正式求医起到积极作用。

互联网

近些年来，互联网日益成为人们寻求医疗信息和建议是的另一个主流渠道。事实也的确如此，美国绝大多数的互联网用户都报告说他们曾经或正在使用互联网来搜索与自己健康有关的信息（Atkinson, Saperstein, & Pleis, 2009）。这其中，女性和受教育水平较高的人使用互联网搜索健康信息的比例更高（Powell, Inglis, Ronnie, & Large, 2011）。更为实际的是，如果网络上将某一疾病症状作为关键词的搜索量短期内激增，公共健康领域的研究者们便可以通过这一激增有效地预测这一疾病在现实中的爆发情况（Ginsberg et al., 2009）！

时至今日，互联网已经是人们在搜索健康信息时非常常见的一个渠道，这得益于互联网满足了人们的很多需求，如人们想要更深入地了解健康问题，想要了解疾病的多个方面而不是只听一家之言，想要核查来自其他途径的医疗信息是否准确，等等（Powell et al., 2011）。不过互联网上除了大量有用的信息之外同时还充斥着大量的无效信息（Wald, Dube, & Anthony, 2007）。人们面临的首要问题就是如何从多如牛毛的信息中准确区分出哪些网站的确在提供有价值的信息，而哪些网站仅仅是在推销保健品。很多人将维基百科（Wikipedia）作为搜索健康信息的主要渠道（Laurent & Vickers, 2009），不论维基百科上的信息是否准确。通常更为可靠的网站包括高等健康研究中心网站（Center for Advancing Health, www.cfah.org）以及美国国立卫生研究院网站（National Institutes of Health, health.nih.gov）。第2章中我们也曾提到过甄别互联网上信息有效性的一些原则和建议。

在互联网上搜索相关健康信息的人在寻求医治的时候也更为主动，不过这些从网络上获取的知识可能有损医生的权威并因此对医患关系造成不同的影响。当医生认为患者所陈述的信息准确有用时，医患关系会得到改善（Murray et al., 2003）；相反，如果医生认为患者提供的信息存有偏差且与治疗关系不大时，他便会觉得自己的医生权威受到了挑战，医患关系也可能因此恶化。很多病人因为不愿挑战医生的权威，所以即使已经在互联网上搜索了相关信息也不愿意将它们告诉医生。综上所述，互联网是人们搜索健康信息的重要途径，不过那些没能获取准确健康信息的病人所接受的治疗可能也是大打折扣的。

接受医治

很多人都有求医看病并接受治疗的体验。多数情况下，人们在接受治疗时的总体体验是满意的，但是在一些情形下也会遇到这样或那样的困难。这些情形包括：缺少医疗服务，选择医护人员，以及住院治疗。

缺少医疗服务

医疗服务高昂的成本让很多人难以接受诊断和治疗。与其他工业国家相比，因此造成的医疗资源相对"稀缺"的情况在美国尤为严重（Weitz，2010）。很多国家都建立起了覆盖全民的医疗保险制度或者其他医疗保障体系，但是美国至少到目前为止对此的态度并不积极。很多人根本无法承担高额的住院费用以及治疗开销。这一情况日趋严重，从而在一定程度上促进了医疗保险制度的完善。但这种保险带有私营的性质：多数人仅仅是以个人的形式参保，或者是以员工的身份参与公司或企业的员工保险。

个人保险的性价比通常不高：花费很多但是所涵盖的医保项目却很少；这对有健康问题的人群来说尤为糟糕。好在他们还可以参加员工保险，公司整体参保的话可以保证员工享有范围更大的医保。因此在美国，有一份固定的工作是获取医疗服务的重要因素。与之相对的，失业的人或者工作单位不提供员工保险的人便无法享受医保。根据最近的一份调查，这类人群大概占美国人口的15%（NCHS，2011）。不过即使是享有医保的人在寻求以及接受治疗的时候也会遇到一些障碍。比如，他们的保险通常并不覆盖看牙医、精神科医生以及配眼镜的费用，这让很多人不得不自掏腰包或者干脆放弃这些服务。另外，当这些人健康状况异常糟糕的时候，他们的保险又显得捉襟见肘，并不足以支付昂贵医疗设备的使用，于是他们不得不再次自掏腰包。事实上，超支的医疗支出是60%美国人个人财务危机的主因（Himmelstein，Thorne，Warren，& Woolhandler，2009）。

为无法承担医疗服务费用的人群提供医疗保障是贯穿整个20世纪的一个重要议题（Weitz，2010）。作为对这一议题的回应，美国国会在1965年建立了两项制度——老年人医疗保险制度（Medicare）和医疗补助制度（Medicaid）。老年人医疗保险制度旨在为大部分65岁以上的美国人提供医疗费和住院费的减免，使得这一年龄段的人免去了购买住院保险的费用。其他人群也有参与这一保险制度的可能，为此他们需要每月支付一笔费用，不过这项保险依旧不涵盖诸如牙齿检查这样的医疗服务。医疗补助制度则旨在为低收入人群或身体行动不便的人群（例如孕妇和残障人士）提供医疗补助。根据低收入或残障这两项略显严格的标准，很多没有收入的贫困人群并不具有享受这一保障制度的资格；据统计，仅半数左右的贫困人群能够享受医疗补助制度带来的资助（NCHS，2011）。不过，不论父母双方在或不在这一保险计划里，他们的孩子都可以享受这一保险，这则得益于美国的另一项保险制度——国家儿童健康保险制度（State Children's Health Insurance Program）。

低收入人群始终在争取获得医疗保险，享有医保的人也会在寻求和接受医治时面临诸如当医保无法覆盖时找不到能够支付额外费用的资助人的困境（Carrilloet al.，2011；DeVoe et al.，2007）。不过相较而言，无法享有医保的人在接受治疗时的限制更多。这些人几乎没有固定的医生，更可能患有慢性病，同时因为开销上的原因很少有机会能享受医疗服务（Finkelstein et al.，2011；Pauly & Pagán，2007）。对他们来说，这些都是情非得已的，而这也给他们对疾病的处理带来了不少负面作用。比如，患有慢性疾病同时又没有医疗保险的病人与享有医保的病人相比，健康状况往往更糟，寻求医治与获取药物更难，健康危机更大，死亡率更高（McWilliams，2009）。此外，高比例的无保人群也会给受保人群带来某种溢出效应，即受保人群需要支出的花费更多，但享受的医疗服务质量更差。综上，医疗保险是接受治疗的关键因素，同时也会在选择医护人员时起到重要作用。

选择医护人员

生病的人为了使自己尽快康复会做出多种尝试，其中之一便是求助于医护人员。从19世纪开始，内科医生逐渐成为提供医疗服务的主力军（Weitz，2010），工业化国家中绝大多数中产阶级以及富人们都向内科医生寻求医疗帮助。不过到了20世纪末期，医生的主导地位逐渐下降，而其他形式的医疗卫生提供者逐渐成为后起之秀。这其中包括助产师、护士、药剂师、理疗师、心理学医师、整骨治疗师、脊柱治疗师、牙医、营养医师以及药草治疗师，他们共同提供着多种多样的医疗帮助。

上述这些渠道通常也被认为是在一定程度上可以替代常规医学治疗的"备选"方案。近1/3首选常规医学的美国人会考虑这些备选渠道，而几乎所有（96%）首选备选渠道的那些美国人也同样会寻求常规医学的帮助（Weitz，2010）。一些去咨询如药草治疗师的病人这么做很大程度上是因为文化习俗，比如广泛存在于南美诸国的祭祀巫术传统等。不过近年来这类替代医学需求的增长并不仅依靠看重文化传统的人，而且更依靠那些在现代社会中受过良好教育的人。这些受过良好教育的人往往对常规的医疗技术和手段并不满意，并且他们对于替代医学持包容和开放的态度（Weitz，2010）。此外，受过良好教育的人寻求替代医学帮助的可能性更大，因为这些替代医学的花费通常不被医疗保险所覆盖，而受过良好教育的人往往拥有更为充足的资金进行支付。

如上一小节提到的，医疗保险在选择医护人员时会起到重要作用。对于诉诸常规医学治疗来说，没有医疗保险的人群能够获得医疗服务的可能明显低于有医疗保险的人群（Pauly & Pagán，2007）。没有医保的人往往只能选择小规模的医疗诊所或医院的急诊室。医疗诊所一般只提供最为基本的医疗服务，那里的工作人员也主要由医生助手和护士组成（Hanson-Turton, Ryan, Miller, Counts, & Nash, 2007）。诉诸急诊治疗

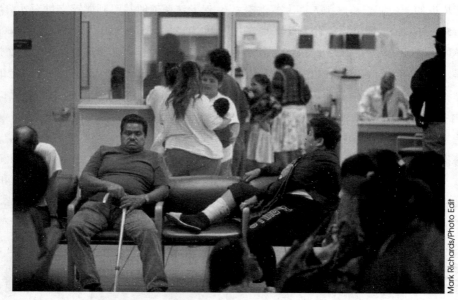

医疗服务的成本和普及程度是接受医治的两大关键。

Mark Richards/Photo Edit

的话，急诊医生通常要确定患者的确满足了"急诊"的定义，这些患者因为无法接受立即治疗而使得原本并不棘手的病情变得更为严重。另外，急诊治疗的成本更高，医疗设备运转的负荷也更大，于是当需要这些设施对真正需要立即治疗的重症患者来说，治疗的效果可能会大打折扣。

医患关系

医护工作人员和病人之间的互动是影响接受治疗的过程的一个重要因素。善于与病人建立良好"工作同盟"的医护人员所治疗的病人的满意程度更高（Fuertes et al., 2007）。令人满意的医患关系可以在实际中带来很多益处：感到满意的病人更愿意听从医护人员的建议（Fuertes et al., 2007），更能持续接受治疗和检查，更少与医护人员发生冲突（Stelfox, Gandhi, Orav, & Gustafson, 2005）。建立积极的医患关系取决于两个主要因素——言语沟通和医护人员的人格特质。

言语沟通

不顺畅的言语沟通可能是医患互动中最为致命的一个影响因素（Cutting Edge Information, 2004）。在实际中，如果医护工作与病人之间沟通不畅，病人便很少会遵从医护人员给出的治疗建议（Zolnierek & DiMatteo, 2009）。医患之间沟通上的障碍在如下情况中较易发生：医生让病人描述自己的症状，但是医生在听取病人对自己症状的考虑和担忧之前就草草做出诊断（Galland, 2006）。尽管病人自己的考虑和担忧未必会给诊断带来实际帮助，不过医生依旧应该坚持听完病人的描述并借助自己的专业知识从中提取对判断病情有用的信息。而对病人来说，医生忽略自己的顾虑这种行事方法会让病人感到重要的信息没有得到足够的重视。在医生做出诊断之后，他们通常简要地将自己的诊断描述给病人。如果诊断出的病情无关紧要，病人首先会感到释然，但同时也意味着他们并不会动机很强地遵照（甚至完全不听从）医生接下来给出的建议。如果诊断出的病情十分严重的话，病人则会感到焦虑乃至恐慌，这些负性的情绪体验会在一定程度上干扰他们对医生接下来将给出的建议的理解和加工。在这一时间点上，医患之间的互动显得尤为关键：如果病人没有得到医生对他们问题的明确反馈，他们对医生的满意感就会降低，于是他们遵从医生建议的可能性也随之下降（Bell, Kravitz, Thom, Krupat, & Azari, 2002）。不过当病人感觉到医生能够充分了解他们来求医的原因，并且他们与医生在治疗方案上达成一致的时候，他们更愿意听取并遵从医生给出的治疗建议（Kerse et al., 2004）。

出于种种原因，医生和病人在沟通时似乎说着"不同的语言"——他们的交流完全不对等。对医生来说，他们工作在自己熟悉的领域里，并对此几乎了若指掌，同时他们对周遭的环境熟悉且适应，对于几乎每天发生在他们周边的事情持有足够的冷静和放松。而对病人来说则完全相反。病人对医学的名词术语云里雾里（Castro, Wilson, Wang, & Schillinger, 2007），对周遭环境极为陌生，且时常伴有焦虑、害怕或是躯体疼痛（Charlee, Goldsmith, Chambers, & Haynes, 1996）。在另一些情况下，医生和病人操着不同的语言。如果医生和病人的母语各不相同，他们之间的沟通便会产生更大的困难（Blanchard & Lurie, 2004；Flores, 2006）。即使有翻译在场，信息传递的偏差也可能存在（Rosenberg, Leanza, & Seller, 2007）。于是对于医生给出的信息和建议，这些病人们只能接收到一小部分，或者完全没听懂。

医护人员的人格特质

医患互动中的第二个影响因素是病人感受到的医生人格特质。通常来说当人们有权利去选择为他们服务的医护人员时，他们首先会考察的是医护人员的业务能力（Bendapudi, Berry, Frey, Parish, & Rayburn, 2006）。可事实上病人并不能有效地判断医生的业务水平。取而代之地，病人会通过评估医生的人格特质来判断他们的医疗从业水平。病人评价较高的医疗工作者通常具备以下人格特质：信心十足、心思细密、风度翩翩、待人温和、直截了当、尊敬有礼，并能设身处地地为病人着想。一般来说女性医护工作人员比男性医护工作人员会更多地表现出这些特质。两项总共横跨35年研究的元分析（Hall, Blanch-Hartigan, & Roter, 2011；Roter & Hall, 2004）表明，女性医护工作者与她们的男性同事相比：更以病人为中心，多花10%的时间在病人身上，表现出更多的合作行为，更积极地与病人沟通，对病人做更多的心理辅导，问病人更

多的问题，与病人交谈时更关注病人情绪上的体验，获得病人更为积极的评价。此外，女性医护工作者的病人愿意更多地袒露自己躯体上的症状以及心理上的担忧。这些研究从一个侧面表明了当病人选择医生时，他们会有较大可能地考虑医生的性别。

这些不仅是主观上的考量，当病人觉得他们的医生热情、友善、乐于关怀，并且对他们的病情很在意时，病人的确会更多地遵照医生给出的建议（DiNicola & DiMatteo, 1984）。反之如果病人觉得医生瞧不起他们或不尊重他们时，他们会更少地遵医嘱，乃至爽约与医生的会面（Blanchard & Lurie, 2004）。

住院治疗

在病情严重的情况下，病人可能会住院接受治疗。近30年来，医院本身和住院的体验都发生了不小的变化。第一，过去只能住院进行的许多种检测和手术在如今已经能够在门诊阶段完成。第二，住院的时长与过往相比大幅缩短。第三，

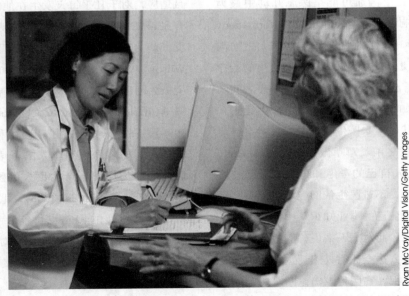

Ryan McVay/Digital Vision/Getty Images

有效沟通是保障病人能够遵医嘱的重要因素，通常女性医护工作者与病人之间的沟通与互动更为积极。

诊断与治疗的技术手段日益丰富。第四，病人可以更自由地向医生表达自己对病情的担忧（Bell, Kravitz, Thom, Krupat, & Azari, 2001）。这些变化带来的结果便是，病情并不严重的病人一般没有必要住院，同时住院病人的病情与30年前的状况相比要严重得多。

不过具有讽刺意味的是，尽管治疗手段更先进、住院时间更短、花费更低，但这似乎并不是病人最关心的。在当代，依靠仪器技术的治疗手段已经成为主流，于是医护人员亲自对病人进行照顾或治疗的比例越发减少。这两个因素共同起作用，导致病人的住院体验并不轻松（Weitz, 2010）。此外对于医院来说，人手不足以及操作复杂仪器所带来的困难导致了一系列不可低估的医疗事故（参见"信不信由你"）。

? 信不信由你　住院也可能是排名靠前的死亡原因

你是否相信接受医治，尤其是在美国的医院接受医治，可能会是一个灾难？在一系列研究支持的基础上，很多报纸杂志的头条都描绘了一幅诸如"接受医治有风险"这样的具有警示性的画面。美国国家医学研究院1999年的研究指出，每年有至少44000人，最多可达98000人因为医疗错误或事故丧命于美国的医院（Kohn, Corrigan, & Donaldson, 1999）。后续研究甚至报告了更高的医疗事故发生数（HealthGrades, 2011；Zhan & Miller, 2003）。尽管美国政府并没有将医疗事故列为死亡原因之一，但《华盛顿邮报》经过计算发现医疗事故竟然是美国排名第五死亡原因（Weiss, 1999）。

不过故事还没有结束，医疗事故并不是美国医院中非正常死亡的唯一原因。药物治疗也会致命。美国国家医学研究院曾进行了一项调查（Aspden, Wolcott, Bootman, & Cronenwett, 2007），结果表明在住院的病人里，平均

每人每天都会遇到一次错误用药，而这会增加发病率、死亡率并增加医疗开销。一项关于药物不良反应的元分析（Lazarou, Pomeranz, & Corey, 1998）发现，即使开药和用药过程完全没有问题，处方药还是会导致每年76000～137000例死亡病例。这些研究中的病人既包括自愿参加药物不良反应研究的病人，也包括遭受药物不良反应折磨的病人。这项元分析研究还估计了有毒药物反应的数字：遭受有毒药物反应的住院病人高达200万。尽管现在信息更为公开，人们也更关心错误用药的情况，但是在过去15年里错误用药的难题并未得到显著改善。医院的工作人员们仅为解决这一问题做了可忽略不计的贡献（Leape & Berwick, 2005），且新近的一项研究（HealthGrades, 2011）表明医院中错误用药的发生数字并未下降。

纠正这一现状的一大障碍来自于出错方的沉默和害怕责难——即医院的工作人员因为担心受到责难因而不愿意承认错

误或是报告同事在工作中出现的失误。Lucian Leape（Leape & Berwick, 2005）指出，医院不应该选择沉默和担心责难的态度，而应当积极地寻找导致这些错误的原因，并且着眼于并认真分析允许这些错误存在的办事系统是怎样的，而不是把目光投向犯了错的人是谁。

行政介入、整改或许可以减少医疗事故。这其中包括让医生们更加以病人为中心（Woodward et al., 2010）。比如，鼓励病人告诉医生自己的名字并在医生进行治疗前问他们洗没洗手。此外，医院层面的整改也可能会收到成效。比如，减少医生或护士的常规工作时间以避免疲劳，借助计算机系统来帮助更好地排查可能存在的医疗错误。

医疗实践永远不可能没有错误，但是建立逐步完善的、更少发生错误的系统有助于更大程度地保障病人的安全并减少不必要的医疗开销。

住院病人角色

病人角色的一个重要组成部分是住院病人角色，这指的是病人要遵守医院管理的规章制度，并遵从医生给出的治疗建议。当人们住进医院，便意味着他们成了医院这一庞杂机构的一员，并在其中承担一定的角色。这一角色包括了很多对病人来说困难的方面，比如，会遭受一些"非人"待遇、忍受信息不对等、日常活动受限等。而日常的一些突发琐事，比如等医生、治疗推迟、与医生沟通有障碍等，都会成为病人眼里的"事故"，从而降低他们的住院满意度（Weingart et al.，2006）。

当病人住进医院时，医生关心的可能只是疾病本身，病人的其他状态都会被视为"非人"的存在。被忽略的不仅有病人的身份，还有病人对于病情的考虑或疑问。如今的治疗流程更侧重于技术手段环节，医院方面并不太关心病人的情感需要，于是导致病人的满意程度降低；与之相对的，那些被医生视为独立的个体、愿意花时间倾听并主动告知治疗进展的病人，他们的住院满意度更高（Boudreaux & O'Hea，2004；Clever, Jin, Levinson, & Meltzer，2008）。

当病人住进医院时，他们往往无法掌握完整的信息。这更多源自医院的固定行事模式而非医院有意不让病人获得更多的信息。多数医生都相信病人能够了解到有关他们病情的全面信息。可事实并不尽然，医生和病人之间开放的信息交换渠道在医院里并不通畅。通常医生只能花很少的时间来与病人交谈；此外由于病人可能尚处在接受检查阶段，因此医生无法告知病人明确的信息。实际上，医生通常也不会把检查的目的和结果完全透露给病人，但这其实徒增了病人的焦虑感。

当病人住进医院时，他们还被期望能够完全遵从医院的规章和医生的指令，这让他们的活动受限并且对自己的生活丧失完全的控制感。与能够掌控自己活动的情形相比，丧失控制感的病人会有更多的生理反应乃至躯体行为。丧失控制感会使病人的注意力下降，同时他们会倾向于报告更多的躯体症状。

然而为了维持医院这一组织机构的管理效率，医院仍需坚持统一化的治疗手段、坚持让病人遵守医院的制度，尽管这么做在一定程度上会剥夺病人的知情权和控制感。医院并不图谋剥夺患者的自由，不过在实际上当医院将自己的规章制度施加到患者身上时，这种剥夺的确会发生。通过任何明显的方式将自由归还给患者的努力在实际上都会使本就棘手的状况更加复杂。然而好消息是，通过一些细微的

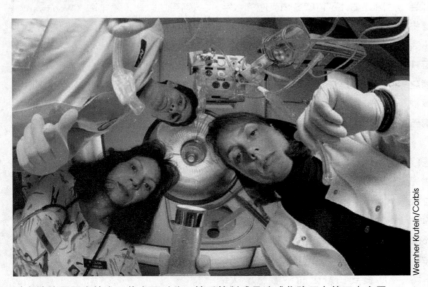

Wernher Krufein/Corbis

过多地使用医疗技术、信息不对称、缺乏控制感是造成住院压力的三大主因。

改变让患者们觉得更加自由的做法却可能起到作用。比如，很多医院都给患者提供可供选择的菜单，提供遥控器让患者可以自行选择想要观看的电视节目等。这些选择看似微小但收效甚佳，我们将在第5章中对这一问题进行进一步讨论（Langer & Rodin，1976；Rodin & Langer，1977）。

儿童与住院

很少有儿童没住过院，他们住院可能是因为受伤、疾病或是其他不良的身体状况。住院的经验往往也会带来除父母之外的另一些压力或焦虑——儿童要面对陌生的环境、未知的检查，还要经历麻醉针、疫苗、手术、术后疼痛等带来的考验。儿童医院经常会为儿童提供一些帮助以便让他们对住院有心理和生理上的准备。对于健康心理学家来说，如何训练孩子们学会应对治疗焦虑是一项巨大考验。一般说来，向孩子和家长提供更多有关治疗流程和治疗设备的信息有助于降低他们的紧张和焦虑。

多数家长也认可上述这一安抚的做法，可与之相对的，安抚儿童和家长对于降低住院焦虑并不行之有效。在一项针对4～6岁学前儿童接种疫苗的干预手段研究中，研究者们（Manimala，Blount，& Cohen，2000）首先把这些儿童被试和他们的父母配对，即一个孩子和他（她）的父亲或母亲结成一组，然后将每组被试随机分配至两种不同的干预方法，即分神技术（distraction）和安抚技术（reassurance）。对于分神技术，研究者让父母分散孩子的注意力从而不让他们关注注射疫苗的事；对于安抚技术，研究者则让父母安抚自己的孩子，告诉他们打疫苗是一件很简单的事情，没有什么可焦虑的。研究结果表明，分神技术的效果更为明显：安抚技术中需要被护士暂时束缚身体以防乱动的儿童的数量是分神技术中的

3倍之多。此外，安抚技术中的儿童比分神技术中的儿童更多地报告了焦虑感。实验中还有另一个值得注意的地方：一部分家长在接种疫苗前接受了如何安抚他们孩子的训练，并且训练结束之后这些家长纷纷表示自己有信心能够安抚孩子。可在接种疫苗之后，这些家长不仅没能有效地安抚孩子，并且与其他家长相比，他们自己反而被搞得焦头烂额；更糟糕的是，家长们的这些负性情绪又直接作用在孩子身上，导致孩子们的焦虑感进一步上升（Wolff et al.，2009）。所以不论是对家长还是对孩子，安抚都不是一个缓解焦虑的好方法。

帮助儿童缓解住院焦虑的另一种策略是建立榜样，即寻找并模仿身边那些能够有效应对类似焦虑的儿童。研究表明，将建立榜样、认知行为干预、自我安慰这几种手段综合起来一起使用时，能够非常有效地减缓儿童接受白血病化疗时的压力和焦虑（Jay，Elliott，Woody，& Siegel，1991）。并且在实践中，这些行为上的干预手段比镇静剂之类的药物干预更为有效。另一篇关于干预手段的研究综述（Mitchell，Johnston，& Keppel，2004）表明，综合使用多种技术往往比使用某种单一技术效果更佳。这项综述也同时表明，对于儿童和家长来说，向他们提供充分的信息以及训练他们掌握一些应对负性情绪的技术都对减缓住院时的压力和焦虑至关重要。

最后，降低儿童住院负性情绪的干预策略面临的最大问题并不是它的有效性，而是它的成本。现今的趋势是削减总体成本，但可以把干预的成本加到其他治疗手段的成本上去。儿童经由这些干预技术受益而不用接受后续更多的治疗，从而能够在总体上节省一大笔开销。那些花在干预上的钱，虽然价格不菲，但就变得物超所值了。

小结

　　医疗服务高额的费用是多数美国人求医的最大阻碍。享有医疗保险的人能够接受更好的治疗，并且在挑选治疗手段时有更多选择。高额费用这一难题促生了美国两项重要的医疗保险法案：老年人医疗保险制度——旨在覆盖65岁以上老年人住院的开销；医疗补助制度——旨在帮助满足特定条件的低收入人群，如老年人、盲人、残疾人、孕妇，以及幼儿的家长。

　　医生是提供医疗服务的主力军，但是另外一些替代性的治疗手段在过去的20年中也逐渐发展起来。没有医疗保险的病人通常无法按时去看医生。病人对医疗服务提供者的满意度是寻求医疗服务以及是否遵医嘱的重要因素。

病人通常对能够倾听他们顾虑、信心十足、风度翩翩并能设身处地理解他们当前处境的医生评价更高。此外，女性医护工作者通常会比男性医护工作者更多地表现出这些特质。

　　住院病人一般会因为住院而承受一定的压力和焦虑。他们往往会遭受"非人"的待遇、面临信息不对称的困境以及丧失一定的对自己行为的控制感。他们通常也被要求遵从医院的规章制度并且遵照医生的指令。

　　住院的儿童和他们的家长会面临一些更为特殊的问题，他们同时也会接受一定的训练来更好地应对住院带来的问题。建立榜样、认知行为疗法等干预技术都可以帮助儿童和他们的家长克服住院所带来的负面情绪。

关键问题答案

1. 与寻求医治相关的因素是什么？

　　当某种症状出现时，人们如何做出对自己身体状况的准确判断并不仅仅依赖于社会经济因素、种族因素和人口统计学指标，症状的特征、人们对疾病的观念等也会在其中起到作用。当判断自己是否生病时，人们会考虑至少4项疾病特征：①症状的可见程度；②感知到的症状的严重程度；③症状影响生活质量的程度；④症状出现的频率以及它的顽固程度。一旦人们被诊断为患有某种疾病，他们会执行病人角色行为——通常使他们自己免除一定的社会职责以及工作职责——借以尽快康复。

2. 人们在哪里能找到医疗信息？

　　在寻求医治或者搜索与治疗有关的信息时，人们往往会先向自己身边的人或者互联网求助。亲友转介网络指的是病人的家人及朋友，他们通常会帮

助病人解读症状并对如何治疗给出建议。近年来，在人们搜索与健康有关的信息时，运用互联网变得日益普及，尽管有的时候来自网络的信息可能良莠不齐。当病人们向医生提供有效且准确的信息时，医患关系会因此受益。然而并不是所有人都有机会在网上搜索相关的信息，即使所有人都有机会上网，一些人也会由于忌惮医生的权威而不敢把自己搜索到的内容告诉医生。

3. 当接受医治时人们会遇到什么问题？

　　由于医疗服务花销不菲，一些人会面临支付医疗服务费的困难，没有医疗保险的人能够享有的医疗服务资源则更少。美国政府因此推行了两项医疗保险制度，老年人医疗保险制度和医疗补助制度，这两项医保制度已经帮助了一部分65岁以上的老年人和一部分低收入群体；尽管如此，他们依旧很难享受定期的体检或是最大限度地享受医疗服务。

　　医生通常不会在病人身上花太多时间，这在一

定程度上会导致医患之间的沟通障碍并降低病人的满意程度。产生沟通障碍的原因包括：医生使用过多病人不熟悉的医学术语，以及医生急于做出判断并给出诊断因而无法充分听取病人对病情的担忧或顾虑。

尽管与30年前相比，住院到出院所用的时间大幅缩短，但住院对大人和儿童来说依旧是个不大不小的难题。住院的病人需要遵从医院的规章制度和办事程序，这会让他们遭受"非人"待遇，面临信息不对称，以及丧失行为的控制感。住院的儿童通常被置身于没有父母在身边的陌生环境，接受手术或其他会带来疼痛的治疗，这会增加儿童的压力感。一些干预手段会帮助儿童及家长缓解这种压力，但其依旧不菲的开销让很多人无法享受这一服务。

阅读建议

Leventhal, H., Breland, J. Y., Mora, P. A., & Leventhal, E. A. (2010). Lay representations of illness and treatment: A framework for action. In A. Steptoe(Ed.), *Handbook of behavioral medicine: Methods and applications* (pp. 137–154). New York: Springer.

本文探讨了人们对疾病的观念在管理健康和病痛两方面的作用，并描述了这些观念的形成过程，有助于我们对其进行干预。

Martin, R., & Leventhal, H. (2004). Symptom perception and health care–seeking behavior. In J. M. Raczynski & L. C. Leviton (Eds.), *Handbook of clinical health psychology* (Vol. 2, pp. 299–328). Washington, DC: American Psychological Association.

本文探讨了人们寻求医疗服务时所处的情境和感知情况，包括在理解症状方面的困难，以及解释这种行为的理论模型。

Weitz, R. (2010). *The sociology of health, illness, and health care: A critical approach* (5th ed.). Belmont, CA: Cengage.

作者在这本医学社会学专著中批判性地审视了美国的医疗服务情境。其中第10章、第11章和第12章提供了对整个医疗服务和专业人士的详细描述，包括许多替代传统医学的内容。

第 4 章

坚持健康的行为方式

本章概要

- 有关坚持度的问题
- 哪些因素可以预测坚持度？
- 人们为什么坚持健康行为？怎样坚持？
- 意图－行为差距
- 更好地坚持

关键问题

1. 什么是坚持度？如何进行测量？频率如何？

2. 哪些因素可以预测坚持度？

3. 关于健康行为的连续体理论是什么？这些理论是如何对坚持行为进行预测的？

4. 关于健康行为的阶段性理论是什么？这些理论是如何对坚持行为进行预测的？

5. 什么是"意图－行为差距"？什么因素能够预测意图是否成功转换为行为？

6. 我们如何才能更好地坚持？

✔ 测一测你的健康风险

关于对健康行为的坚持

☐ 1. 我认为坚持体育锻炼很重要，但我每次尝试锻炼都不能坚持很久。

☐ 2. 即使处方药看着没有什么效果，我还是会继续服用。

☐ 3. 我总是把好的意愿付诸实践，所以我并不需要通过计划来实现健康的行为方式。

☐ 4. 如果处方药太贵，我就不会去配药。

☐ 5. 不管牙齿有没有毛病，我每年都会看两次牙医。

☐ 6. 我抽烟，也知道吸烟会导致心脏疾病和肺癌，不过我觉得其他烟民比我更容易患上这些疾病。

☐ 7. 我是女性，但我并不担心自己会得乳腺癌，因为我身上并没有什么症状。

☐ 8. 我是男性，但我并不担心自己会得睾丸癌，因为我身上并没有什么症状。

☐ 9. 大家都劝我戒烟，但我总也戒不掉。

☐ 10. 我经常忘了吃药。

☐ 11. 当我做健康计划时，我会仔细考虑每一个细节和每一种情况，以便我能把计划付诸实践。

☐ 12. 在我上一次生病的时候，医生给出的建议我并没有听懂，但我没好意思问。

第2、5、11条反映了良好的坚持信念和习惯，而余下的条目都说明了你在坚持遵循医嘱上存在风险。虽然遵循所有的医疗建议听着不太现实（比如戒烟、健康饮食、多锻炼、定期体检），但是你依然可以通过遵循其中的一些合理建议来改善自己的健康水平。当你阅读本章时，你会了解到更多坚持带给健康的好处，也能让你学到更好地坚持的信念和方法。

内森·雷伊的真实生活记录

内森·雷伊（Nathan Rey）是一名24岁的大学生，他在完成学业的同时还有一份每周20小时的兼职。内森喜欢在周末打篮球和踢足球，而沉重的学业和工作压力留给他的锻炼时间也只有这些了。他每天吃最简单的饭食，无外乎三明治、快餐和比萨。内森是一个多年的烟民，通常一周两包烟，周末再加两包。虽然已经比自己能承受的状态超重了10公斤，他还是觉得自己挺健康的。

那个周四早上，内森的爸爸突发心脏病，需要进行搭桥手术。他爸爸一直患有冠心病，这也是其心脏病突发的原因。他的心脏疾病源于长期的不健康饮食和吸烟，而这些风险因素因为家族的心脏病史变得更为严重。

在经历了爸爸心脏病发的事件后，内森决定戒烟了。他一直知道吸烟有害健康，而这一次，他知道了这一风险对于有心脏病家族史的人来说尤为严重。

内森决定从周一开始戒烟。远离香烟在工作日看起来并不是一件难事，但是到了周末就变得特别困难，因为他周围的朋友都在抽烟。改变和朋友之间的这种固定相处模式简直太难了。

有时候在周末"破戒"抽上一支烟会带来些许负罪感，而这让内森更为坚持在接下来的几个星期里戒烟；可有时候又让他很想放弃。在接下来的几个月里，他不停地尝试戒烟。当他重新点燃一支烟的时候，他告诉自己其实抽烟没有那么糟糕。

像内森一样，当尝试健康的生活方式，比如戒烟的时候，人们总是会遇到种种困难。为什么爸爸的心脏病突发会让内森吓了一大跳，以至于打算戒烟呢？哪些因素促使他戒烟？为什么他的戒烟之旅没有想象的那么顺利呢？

有关坚持度的问题

像内森一样，世界上大多数的人都希望能有一个健康的身体。然而，大部分人的行为方式并不那么健康。我们已经在第1章中讨论过，心理学因素影响生理健康的一个主要途径就是通过健康相关行为。为什么像内森那样的人会在个人健康问题上做出不太明智的行为呢？为什么人们往往宁愿相信风险行为会给他人的健康带来问题，也不愿意相信当同样的行为发生在自己身上时就不会产生危害呢？

医疗建议需要满足两个条件才能真正有利于病人的健康。其一，这一建议必须是有效的；其二，病人必须能够遵循这一建议。两者缺一不可。一方面，遵循不当的建议可能会给病人带来额外的健康问题，甚至是灾难性的后果。而另一方面，再棒的建议如果没有人去贯彻落实，也只是一句空话。在美国，每年大概有125000人死于不遵医嘱，尤其是没有按处方服药（Cutting Edge Information, 2004）。两项元分析研究显示，遵从医生建议确实能给身体健康带来很大的改观（DiMatteo, Giordani, Lepper, & Croghan, 2002；Simpson et al., 2006）。

在这一部分，我们将会讨论有关坚持度的四个问题：什么是坚持度？研究者如何对"坚持度"进行测量？人们放弃坚持的行为有多频繁？阻碍坚持的常见因素有哪些？

什么是坚持度？

什么是坚持度？我们将**坚持度**（adherence）定义为一个人遵循健康建议的能力和意愿。R. Brian Haynes（1979）提出了一个更为宽泛的定义，即"一个人（在服药、饮食、改变生活方式等方面）的行为与医疗或健康建议相一致的程度"。这个定义拓展了对于"坚持度"的认识，不再仅仅关注于遵循医嘱，而把维持健康的生活方式也纳入了定义，比如合理膳食、充分运动、减少压力、戒烟以及不酗酒。此外，"坚持"行为还包括了定期进行体检、乘车时使用安全带以及其他与健康建议有关的行为。"坚持度"是一个复杂的概念，人们对某种行为坚持与否往往需要视情况而定（Ogedegbe, Schoenthaler, & Fernandez, 2007）。

如何测量坚持度？

研究者们怎样才能知道有多大比例的病人没有遵循医嘱呢？他们用什么方法来找出这些没有遵循医嘱的人呢？前一个问题的答案是，坚持的比例并不是一个确定值。但是研究者们可以通过各种技术得到关于无法坚持遵循医嘱的大量信息。至少有六种基本方法可以对病人是否遵循医嘱进行测量：①询问医生；②询问病人；③询问其他人；④对用药情况进行监控；⑤对生化指标进行检测；⑥综合以上5种方式。

第一种方法，询问医生，通常并不有效。医生往往会高估他们的病人对于医嘱的遵循程度，就算他们的猜测不是过于乐观，基本上也总是错的（Miller et al., 2002）。一般来说，医生评估的准确程度比随机猜测好不到哪儿去（Parker et al., 2007）。

询问病人自己相比而言更为有效，但也更困难。至少两个原因致使自我报告法并不准确。第一，病人会倾向于报告一些行为，使自己看上去比实际坚持度更高。第二，他们可能根本不知道自己能在多大程度上遵循医嘱，因为人们通常不会特别去关注自己的健康行为。比起让病人每天记录下自己的相关行为，访谈方法更容易犯这样的错误（Garber, 2004）。因为自我报告法在有效性上存在这样的问题，所以研究者们经常会以其他研究方法作为补充（Parker et al., 2007）。

第三种方法是请医院的工作人员和家庭成员对病人进行监测。不过这种方法也存在至少两个问题。第一，持续的观察本身就是很难实现的，特别是对于节食、抽烟和饮酒等行为的观察（更不用说观测风险性的性行为会带来的伦理问题了……）。第二，这种持续的监控会使病人所处的环境变得非常不自然，从而与常态下的坚持度相比病人在受观测状态下的坚持度往往更高。这一结果当然是我们想看到的，但是作为一种评估手段，这种方法自带的偏差会导致观测结果不准确。

第四种对于坚持力的评估方法是对行为进行客观的监测。这可以通过对病人的用药情况进行监测来实现，比如计算药片的使用量，或者对病人是否开药和再次开药进行评估（Balkrishnan & Jayawant, 2007）。这一方法看起来更加客观，因为在计算瓶子里消失的药片，或者计算开药的病人数量这些事情上，好像是不会出什么差错的。然而就算药配了，也没了，仍不能说明病人就真的服药了，或者说，真的照医生嘱咐的方式服药了。

电子技术的发展使得人们可以用更为精细的方法对坚持行为进行监控。如果想要对病人的身体活动进行评估，研究者可以使用记录身体运动的仪器，或者给患者的手机上发个问卷，询问他们在之前半个小时的活动情况（Dunton, Liao, Intille, Spruijt-Metz, & Pentz, 2011）。研究者们也可以让患者通过手机发送药片胶囊的照片，以此来记录他们服药的时间（Galloway, Coyle, Guillén, Flower, & Mendelson, 2011）。其他方法，比如医疗事件监测系统（Medication Event Monitoring System, MEMS），通过在药品的瓶盖上安装一个微处理器，从而对每次瓶子被打开和盖上的时间和日期进行记录，以此作为用药情况的记录（假设每次打开瓶子一次就意味着一次服药）。此外，这一系统还包括了一个

能够上传所有记录的网上链接，以便研究者每天或者每周定期对此进行监测。不出所料，MEMS所得到的评估结果和病人的自我报告一致性并不高（Balkrishnan & Jayawant, 2007；Shi et al., 2010）。在一项研究中，心脏衰竭患者需要通过服药来控制他们的病情，MEMS所测量的坚持度有效地预测了患者在6个月之后的存活情况，而自我报告得到的结果却并没什么用（Wu, Moser, Chung, & Lennie, 2008）

对生物化学指标进行检测是第五种方法。这一方法对血样或者尿样等进行分析，通过能够反映坚持程度的生化指标来判断病人是否遵循了医嘱。举例来说，研究者可以通过对病毒负荷量（一种对于血液中艾滋病病毒量的生化测量）的评估来测量艾滋病病毒感染的进程；研究者们也可以通过测试一段时间内（几个月）血样中葡萄糖的含量，对糖尿病的控制过程进行评估。然而，使用生化指标作为坚持度的评估手段同样存在问题，因为每个个体对于药品的生化反应都不尽相同。此外，这一方法需要频繁地进行医学监测，不仅干扰性很强，而且很昂贵。

最后，临床研究者也可以综合以上所有的方法来对坚持度进行评估。一些研究（Liu et al., 2001；Velligan et al., 2007）使用了多种方法对坚持行为进行评估，包括对病人进行访谈、计算药片的数量、进行电子检测、测量生化指标以及以上所有方法的综合。研究结果显示，药片计量、电子检测以及生化指标都具有很高的一致性，然而这些客观指标与病人或医生报告的一致性却很低。使用综合方法的一个缺点就是花费高，然而当研究者需要有关坚持行为的精确指标时，这依然是一个很重要的方法。

无法坚持有多常见？

无法坚持有多常见？这个问题的答案取决于

我们如何定义坚持度，所需要坚持医治的疾病有什么特点，所评估人群的人口统计学特征，以及用于评估坚持行为的方法。20世纪70年代，这个问题开始受到越来越多的关注。David Sackett 和 John C. Snow（1979）对500多项针对坚持与放弃坚持的比例的研究进行了评估。Sackett 和 Snow 发现，当病人主动要求去看医生，而不是被安排去看医生时，能坚持下来的比例更高（75%对50%）。而正如我们所料，当治疗是为了"治愈"疾病，而不是"预防"疾病时，病人也更容易坚持下来。然而在长期的慢性疾病下，病人能够坚持用药的比例很低，无论是为了"治愈"还是为了"预防"这一比例大概都是50%。

近期的综述在放弃坚持这一问题上得到了类似的答案，无法坚持药物治疗方案的比例大概为25%（DiMatteo，2004b）。较之于以往研究，近期研究所发现的坚持比例似乎更高，不过 Sackett 和 Snow（1979）在当时提出的许多预测因素在今天依然适用。比起对于健身、食疗或者其他健康行为改变的建议，药物治疗更容易得到实施和坚持。然而，DiMatteo 的分析表明，并不是所有慢性疾病下的坚持比例都很低。在像艾滋病、关节炎、肠胃疾病、癌症等一些慢性疾病中，病人遵循医嘱的比例很高，而对于糖尿病和肺部疾病的治疗则不太容易坚持下来。尽管如此，无法坚持医疗建议是一个非常普遍的问题，正如一篇著名的综述所指出的，"比起治疗本身，能够帮助病人坚持治疗的方法可能对健康更为重要"（Haynes et al.，2008）。

是什么妨碍我们坚持？

导致病人无法遵循医嘱的原因有很多。病人可能存在经济上或者操作上的问题，以至于不能定期进行诊断和治疗。他们有各式理由拒绝听从医生的建议：难度太大，耗时太长，费用太高，

收效太低。他们也可能仅仅是因为忘了。病人倾向于从医生提供的疗法中挑选一些去做，对他们而言，医生所提供的这些信息更像是建议，而不是命令（Vermeire，Hearnshaw，Van Royen，& Denekens，2001）。这些病人可能会因为坚持治疗对他们来说太难或者与他们的生活格格不入而停止服药。这样的病人无法坚持医疗建议，因而他们的坚持度很低。

当病状消失时，一些病人很有可能开始停止服药。而另一些病人却因为完全相反的理由停止服药：他们没有感觉更好，甚至有的时候感觉更糟，这让他们觉得药物是没有用的。更有一些病人会像松鼠一样，把药物屯起来，以便下次发病时可以用到。

一些病人会在遵循医嘱这件事情上做出不理智的选择，因为他们抱有一种**乐观偏见**（optimistic bias）——他们认为不遵医嘱所造成的恶果只会发生在别人身上（Weinstein，1980，2001）。一些病人不遵循医嘱是因为医生写的处方实在太难认了；对一些年长的病人来说，视觉上的障碍是他们没能遵循医嘱的一个原因。然而就算对于大学生而言，这些处方也不怎么好懂；一项研究从药剂师的记录中随机选择了一些处方，而只有不到一半的大学生能够正确地理解这些处方的内容（Mustard & Harris，1989）。

很多人无法坚持的另一个原因则是在当前的定义中，遵循医嘱意味着你需要坚持所选择的健康生活方式。在20世纪初，造成疾病和死亡的主要原因还是传染性疾病，那个时候遵循医嘱并不难，只需要听从医生的指导吃药和休息等。而现在所谓的遵循医嘱不再仅仅是吃药和听从短期建议那么简单。心血管疾病、癌症、慢性阻塞性肺病——当下美国的三大致死疾病——都受到不健康生活方式的影响。因此广义来说，遵循医嘱也意味着要将健康、安全的行为带入当下的生活方

式。坚持医疗建议意味着人们必须戒烟，合理饮酒或者干脆不喝酒，健康饮食，以及定期运动。当然，除此之外他们还需要定期进行体检，听取健康护理专业人士所提供的建议。这些都对遵循医嘱这一行为提出了一系列的要求，遵循所有这些要求对任何人来说都不是件容易的事情。表4.1列出了一些人们无法遵循医疗建议的理由。

表4.1　病人所给出的无法坚持医嘱的理由

"太麻烦了。"

"药店里没有处方上的药。"

"这些药实在是太贵了，我只好少吃一些，这样才能吃久一点。"

"这些药没啥用，我还是没见好，所以干脆不吃了。"

"我吃了一礼拜就见效了，所以就把药停了。"

"我要吃的药太多了啊。"

"我不会生病，上帝会保佑我的。"

"忘了……"

"我可不想吃这药上瘾。"

"我分了点药给我丈夫，这样他就不会生病了。"

"这个医生什么都不懂。"

"这些药让我不舒服。"

"我不喜欢那个医生对我的态度，我不会再去了。"

"我挺好的，我觉得没必要吃药来预防。"

"我不喜欢这个医生，他看不起我们这些没有医保的人。"

"我听不懂医生在说些什么，可又不好意思问她。"

"我不喜欢尼古丁口香糖的味道。"

"我看不懂说明书写的是什么。"

小结

坚持度指的是一个人能够并且愿意在多大程度上遵从医疗和健康建议。要想从遵循医嘱的过程中获益，首先这些医疗和健康建议必须是有效的；其次，病人必须能够坚持遵从这些建议。如果不能够或者不愿意遵循这些建议，就很有可能导致严重的疾病，甚至死亡。

研究者们可以从至少6个方面对遵循医嘱的行为进行评估：①询问医生；②询问病人；③询问其他人；④对用药情况进行监测；⑤对生物化学指标进行监测；⑥综合使用以上几种方法。以上的任何一种方法都无法提供绝对可信且有效的信息。然而，除了医生对患者坚持度的评估外，大部分的方法还是能够提供一些信息的。当需要强调评估的精确性时，同时使用两种及两种以上方法会比只使用一种方法更好。

放弃坚持的频繁程度取决于所患疾病本身的特点。较之于坚持健康饮食和锻炼这样旨在改变生活方式、促进健康行为的事情，人们更容易坚持药物治疗。无法坚持治疗的比例大概是25%。为了更好地理解遵循医嘱的行为，从而促进人们坚持治疗，健康心理学家正试图找出是什么阻碍了人们的坚持行为，这些障碍包括改变长期生活方式所带来的困难、医患之间沟通的缺乏以及对于哪些行为应该坚持的错误信念。

哪些因素可以预测坚持度？

谁能遵循医嘱？谁不能？能够预测遵循医嘱行为的因素包括了个人特质和环境因素，其中一些因素很难改变，甚至根本无法改变，比如年龄和社会经济因素。还有一些因素相对容易改变，比如一些对于健康问题的信念。在这一节中，我们将主要讨论第一类因素，包括：疾病的严重程度，治疗方案的特点（包括副作用和复杂程度）；个人特质，比如年龄、性别、人格特质；以及环境因素，比如社会支持、收入和文化规范。我们将在本章稍后的部分讨论有关坚持遵循医嘱的主要理论，这些理论指出了那些更容易通过干预方案改变的信念和行为方式。

疾病的严重程度

疾病越严重，人们就越愿意遵循医生的建议，从而保护自己远离生命威胁。这一观点众所周知，却很少有实证支持。一般来说，那些患了严重疾病的人并不比那些普通的病人更容易听从医生的嘱咐（DiMatteo，2004b）。能够对病人遵循医嘱的行为做出有效预测的并不是疾病的客观严重程度，而是病人对于这一严重程度的主观感知（DiMatteo，Haskard，& Williams，2007）。也就是说，比起疾病的客观严重程度，人们从疾病中所感知到的威胁与他们对于治疗和预防的坚持水平更为相关。

治疗方案的特点

治疗方案本身的特点，包括药物治疗的副作用和治疗的复杂程度，同样会对遵循医嘱的程度造成影响。

药物的副作用

早期的研究（Masur，1981）并不支持药物副作用是停止服药或者治疗的主要原因。然而，最近对于糖尿病治疗（Mann，Ponieman，Leventhal，& Halm，2009）和艾滋病治疗（Applebaum，Richardson，Brady，Brief，& Keane，2009；Herrmann et al.，2008）的研究则表明，如果患者对于药物副作用有不良体验或者存在顾虑，他们就更有可能停止服药。

治疗的复杂程度

是不是治疗越复杂，患者就越容易中途放弃呢？一般来说，需要服用的药物剂量越大，种类越多，患者就越有可能不遵循处方服药（Piette，Heisler，Horne，& Caleb Alexander，2006）。研究者们在一系列慢性疾病的治疗中都发现了这种

药物剂量和坚持水平的相关，包括糖尿病、高血压和艾滋病（Ingersoll & Cohen，2008；Pollack，Chastek，Williams，& Moran，2010）。举例来说，如果患者每天只需要吃一次药，那他们通常都表现得不错（基本上可以达到90%）；而一旦将每天的剂量增加到两次，那么坚持水平就会有所下降（Claxton，Cramer，& Pierce，2001）。而当他们被要求每天服药四次时，遵循医嘱的比例则大幅下跌到40%。这可能是由于患者没有办法适当地将服药这件事情安排进日常生活。比如说，一天吃一次药的话，就可以安排在早上起来时吃；一天吃两次药，就可以早一次晚一次；一天吃三次药，就每顿饭一次。而每天吃四次药，或者更多，则会给患者的日常安排带来困难，从而降低他们定时定量服药的比例。也有其他一些因素会导致治疗方案更为复杂，比如吃药前需要先把药切成两半之类的要求。在一项对于10万名 II 型糖尿病患者进行的研究中，药方最复杂（既需要在服用前把药切开，又需要每天多次服用）的病人，遵循医嘱的比例也最低（Pollack et al.，2010）。

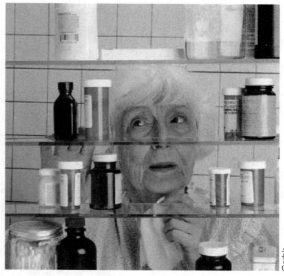

治疗越复杂，坚持的概率就越低。

个人因素

在遵循医嘱这件事情上，谁更容易坚持下来？男人还是女人？年轻人还是老年人？有没有特定的人格特质能够有效地预测坚持行为？一般来说，像年龄和性别这样的人口统计学因素确实与坚持行为存在一定的关联，但是任何一个单一的因素都不足以对谁能坚持谁不能坚持做出有效的预测（DiMatteo, 2004b）。人格特质被认为是与坚持行为有关的首要因素，然而其他的一些个人因素，包括情绪因素和个人信念，都能在很大程度上帮助我们理解这种行为。

年龄

年龄和坚持行为之间并不存在单一的关系。对于儿童的坚持行为进行评估并不简单，因为实际上遵循医嘱的是他们的父母，而并不是孩子自己（De Civita & Dobkin, 2005）。当儿童逐渐成长为青少年时，他们开始需要为自己遵循医嘱的行为负起责任，一直到成年更是如此。然而，当他们进入老年期，则需要面对另一些让他们无法继续坚持遵循医嘱的问题，比如记忆问题，健康状况欠佳，以及处方中涉及的药物过多（Gans & McPhillips, 2003）。这些个体发展中的问题促成了年龄和坚持行为之间的复杂关系。一项研究（Thomas et al., 1995）发现年龄与坚持进行结肠癌筛查之间存在曲线关系：70岁左右的人在定期进行检查上表现最好，而年龄越大或者越小时，患者的表现更差。我们并不是说70岁左右的人群对于任何药物治疗建议都能够最有效地遵循，但这项研究结果确实表明了年龄越大或者年龄越小的成年人，包括儿童和青少年，就越不容易坚持遵循医疗建议。其他一些研究结果也支持了这一观点。

尽管有监护人的帮助，儿童在患有哮喘（Penza-Clyve et al., 2004）、糖尿病（Cramer, 2004）

和感染艾滋病（Farley et al., 2004）时还是很难有效地遵循治疗方案。而当他们进入青春期，对自己的健康护理有了更多的控制力时，在遵循医嘱上存在的问题却变得愈发严重（DiMatteo, 2004b）。一系列研究（Miller & Drotar, 2003；Olsen & Sutton, 1998）显示，当患有糖尿病的儿童进入青春期以后，他们更不愿意坚持锻炼，不愿意接受胰岛素治疗，和家长之间由于坚持治疗而引发的冲突也会增加。刚进入成年的这些患者也会经历相同的问题（Ellis et al., 2007；Herrmann et al., 2008）。因此，年龄和坚持行为之间的关联虽然很小，却很复杂。

性别

总的来说，研究表明男性和女性在坚持遵循医嘱这一行为上并不存在显著差异，但是针对不同疾病的治疗方案，不同性别之间确实存在一些差别。一般来说，男性和女性在坚持服药（Andersson, Melander, Svensson, Lind, & Nilsson, 2005；Chapman, Petrilla, Benner, Schwartz, & Tang, 2008）、控制糖尿病（Hartz et al., 2006）以及定期进行药物检测（Sola-Vera et al., 2008）这些行为上的表现并没有差别。不过在坚持服用降胆固醇药物这一点上，女性确实做得比男性差，但这也可能是因为男性比女性更容易患上心脏疾病（Mann, Woodward, Muntner, Falzon & Kronish, 2010）。而女性在坚持健康饮食方便做得更好，比如坚持低钠饮食（Chung et al., 2006）和多食蔬菜等饮食习惯（Thompson, Yaroch, et al., 2011）。除此之外，男性和女性在坚持行为上的表现并没有什么区别（DiMatteo, 2004b）。

人格模式

当人们无法坚持遵循医嘱明显成为一个问题时，研究者们开始考虑是否存在这样一种"低坚持力"的人格特质。也就是说，具有这样人格特质的人更不容易坚持遵循医嘱。如果这个观点正确的话，那么这样的人格特质应该具有跨情境一致性。然而，大部分的研究结果并不支持这一猜测，人们往往只在特定情境下不能有效遵循医嘱（Lutz, Silbret, & Olshan, 1983），无法坚持某一种方案，并不意味着不能遵循其他的治疗方案（Ogedegbe, Schoenthaler, & Fernandez, 2007）。尽管确实有一些证据表明，吸烟者较之于不吸烟者，更不容易坚持健康行为（Prochaska, Spring, & Nigg, 2008），但还是不能简单地根据这些行为表现把人们划分为"高坚持力"群体和"低坚持力"群体。因此，我们可以说"低坚持力"的表现是基于情境的，而并不是一种普遍意义上的人格特质（Haynes, 2001）。

情绪因素

容易感觉到压力和情绪问题的人也更不容易坚持遵循医嘱。一项关于生活压力事件如何影响之后坚持锻炼的行为的研究（Oman & King, 2000）表明，在经历了多项压力事件之后，人们更容易放弃锻炼活动。另一项研究则发现，在服用针对艾滋病感染的抗逆转录药物的病人中，那些报告了较高压力体验的人更容易停止服药（Bottonari, Roberts, Ciesla, & Hewitt, 2005；Leserman, Ironson, O'Cleirigh, Fordiani, & Balbin, 2008）。

焦虑和抑郁也会降低人们的坚持水平吗？尽管焦虑和坚持水平的关系不大，但是抑郁确实在很大程度上影响了人们对于健康建议的坚持（DiMatteo, Lepper, & Croghan, 2000）。比起普通患者，伴随有抑郁症状的病人中途放弃治疗的可能性高达3倍。一项近期的研究显示，抑郁症与慢性病病人（比如糖尿病人）的低坚持力表现有关（Gonzalez et al., 2008；Katon et al., 2010）。考虑到应对慢性病这一事件本身就会增加患上抑郁症的风险（Nouwen et al., 2010），抑郁症、慢

性病和低坚持力这三者之间的关系迫切需要得到公共健康的关注（Moussavi et al., 2007）。

确实存在一些对坚持行为有消极作用的情绪因素，但是否存在某些能够促进坚持行为，有益健康的人格特质呢？能够感到乐观和积极的情绪状态的病人具有更良好的身体健康状态（Chida & Steptoe, 2008；Pressman & Cohen, 2005；Rasmussen, Scheier & Greenhouse, 2009），并且更容易遵循医生的处方建议（Gonzalez et al., 2004）。除此之外，**责任心**（conscientiousness）这一"大五"人格特质（McCrae & Costa, 2003）表现出了与提升坚持行为和健康的可靠相关。举例来说，责任心水平能够有效预测人们在整体健康生活方式上的坚持水平（Bogg & Roberts, 2004；Goodwin & Friedman, 2006）。责任心还与艾滋病感染后较为缓慢的病变相关（O'Cleirigh, Ironson, Weiss, & Costa, 2007）；此外在老年人群体中，责任心与坚持服药的行为有关（Hill & Robert, 2011）。因此对于坚持行为来说，情绪因素和人格特质的影响可以是消极的，也可以是积极的。

环境因素

尽管一些个人因素会对坚持行为产生重要的影响，但是环境因素对此起着更大的作用。这些环境因素包括经济因素、社会支持以及文化规范。

经济因素

在 Robin DiMatteo 所考察的所有这些人口统计学因素中，社会经济因素（比如教育水平、收入）是与坚持行为最相关的一个。受教育水平高、收入高，一般来说坚持水平也更高。两项元分析研究结果显示，较之于受教育水平，收入与坚持行为更为相关（DiMatteo, 2004b；Falagas, Zarkadoulia, Pliatsika, & Panos, 2008）。收入水平的不同也可以在一定程度上解释种族差异对坚

持水平所产生的影响。举例来说，拉丁裔美国儿童通常在糖尿病问题上表现出更低的坚持水平；然而当控制了收入上的差别以后，在坚持水平上的差别也就不存在了（Gallegos-Macias，Macias，Kaufman，Skipper，& Kalishman，2003）。因此，经济因素与健康存在相关，一方面是因为高收入水平人群拥有更好的健康护理；另一方面则是因为他们能够负担得起更高的药物费用。

在美国，没有保险的人在寻求健康护理和之后的一系列服务（比如开药）上都会遇到麻烦（Gans & McPhillips，2003）。这之中大部分人在花销上遇到的问题都与慢性疾病有关，这些疾病需要长期地每日服药（Piette et al.，2006）。一项关于65岁以上医保受益人的研究（Gellad，Haas，& Safran，2007）显示，费用问题能够有效预测对于遵循医嘱的坚持行为，而这种对于花销的顾虑在非洲裔美国人和拉美裔美国人中比在欧裔美国人中更为常见。而另一项研究发现那些因为心脏疾病而入院治疗的病人，如果他们的医疗保险能够支付大部分的药品开销，则他们更容易在下一年中坚持服用降低胆固醇水平的药物（Ye，Gross，Schommer，Cline，& St. Peter，2007）。因此，人们在治疗上所需的支出不仅能够影响他们寻求医疗护理的过程，也会影响他们遵循医嘱的程度。这些在花销上的限制和顾虑更常见于老年人群和少数族裔人群。

社会支持

社会支持（social support）是一个非常宽泛的概念，指的是个体从家庭和朋友方面所获得的有形和无形的帮助。对于应对慢性疾病、坚持遵循医疗建议来说，一个社会支持网络非常重要（Kyngäs，2004）。对于青少年而言，社会支持网络包括父母、同伴（同样环境下的和不同环境下的）、学校里的人、健康护理人员，甚至宠物。

此外，青少年也会使用手机和电脑等技术工具与他人进行联系从而获取支持。

个体从朋友和家人处获取的社会支持水平能够有效地预测在遵循医疗建议上的坚持水平。一般来说，孤立的个体更容易在坚持上遇到困难；而和他人保持着良好密切关系的个体则容易遵循医疗建议。一项对于50年来研究的回顾（DiMatteo，2004a）确证了社会支持对于坚持行为的重要性。

研究者可以通过以下因素对社会支持进行评估：个体所拥有的社会关系的多样性和功能性，以及个体从社会关系中所获得的支持的类型（DiMatteo，2004a）。举例来说，与他人一起生活能够有效地促进坚持行为；与那些独居的人相比，已婚的人和与家人一起生活的人都更容易坚持医疗建议。然而，仅仅和他人一起生活并不够——家庭冲突和伴侣压力也会对坚持行为带来负面影响（Molloy，Perkins-Porras，Strike，& Steptoes，2008）。也就是说，生活环境本身并不是一个重要因素，重要的是个体从生活环境中所获得的支持（DiMatteo，2004a）。

社会支持包括实质上的有形支持和情感上的无形支持。实质上的支持包括对个体遵循医疗建议的提醒和实操帮助。情感支持则包括教养和共情。对心脏问题治疗康复期病人（Molloy，Perkins-Porras，Bhattacharyya，Strike，& Steptoe，2008）和青少年糖尿病患者（Ellis et al.，2007）的研究表明，实质上的支持比情感支持对坚持行为更为重要。因此，社会支持对于坚持行为非常重要，而缺乏社会支持网络的个体会在遵循医疗建议上存在更多的问题。

文化规范

文化规范和信仰对坚持行为起着重要的影响。如果一个人所在的家族或者部落传统中崇尚巫术，那么这个人就不太可能坚持遵循现代医学的健康建议。一项在津巴布韦进行的对于糖尿病和高血压患者的研究（Zyazema，1984）显示，其中大部分的人都没能遵从医疗建议。正如我们所想的，这些病人大都信奉巫医术士，而不相信现代医学。人们能在多大程度上遵循医疗建议，取决于他们在多大程度上相信这些医疗建议，因此这些不太相信现代医学的人，比如移民或者是其他文化背景下的民众，都会在坚持医嘱这件事上表现较差（Barron，Hunter，Mayo，& Willoughby，2004）。

患者不遵从高科技的现代医学建议，并不意味着他们也不会遵从其他的医疗方案。那些坚守某种文化传统的人，可能也继承了对于该传统下的术士的信奉。一项对印第安人的研究（Novins，Beals，Moore，Spicer，& Manson，2004）显示，大部分的病人都会向部落术士寻求帮助，有时候也会同时采纳一些生物医学方案。这种"合并"医疗方案的做法，其实对于两种医疗手段来说，都没有做到"遵循医嘱"。

那些遵循了另一种文化传统下的治疗理念，而自身的疾病却需要更为复杂的生物医学治疗的人，并不应该被认为没有坚持遵循医嘱。夏威夷土著人对于医学建议的坚持比例一直比较低（Ka'opua & Mueller，2004），这在一定程度上是因为他们持有一种更为整合性的、灵性的文化信仰，在他们的传统中更为强调来自家庭的支持和凝聚力。这些文化价值观无法与现代医学观念相兼容。因此，夏威夷土著人较之于其他民族，在坚持遵循用以控制糖尿病和心脏疾病的医学建议上就会遇到更大的问题。他们坚信心力衰竭等心脏问题都与信仰有关，所以更倾向于向部落术士而不是内科医生寻求帮助（Kaholokula，Saito，Mau，Latimer，& Seto，2008）。然而，在控制艾滋病感染的抗逆转录病毒治疗上，夏威夷土著人

对于医疗方案的坚持情况与其他民族并没有差异，反之他们关于家庭支持的文化价值观还起到了积极的作用（Ka'opua & Mueller，2004）。

文化信仰也可以对坚持行为起到促进作用。老年日本人比同年龄的欧美人更倾向于坚持遵循医疗建议（Chia，Schlenk，& Dunbar-Jacob，2006）。日本的医疗卫生体系为所有国民提供了多方面的服务，从而提升了民众对于医疗体系的信任程度。这种对体系的信任也会泛化为对医生的信任；日本的患者认为医生具有权威性，他们更愿意让医生替自己做决定。同样的，他们也会接受医生所给出的建议，并小心谨慎地遵循这些建议。

文化和种族还能从另一个方面来影响人们遵循医嘱的程度，即不同文化和种族群体在寻求医疗护理的时候会得到不同的治疗。医生和其他健康护理工作者也可能会受到病人的文化种族背景和社会经济状态的影响，从而反过来影响病人对医疗建议的遵从。存在这么一种倾向，即医生们会对非裔美国人以及中低收入人群的患者抱有刻板印象和消极态度（Dovidio et al.，2008；van Ryn & Burke，2000），包括对于他们遵医嘱程度的悲观信念。而病人所感受到的歧视也会影响他们对于医疗建议的遵从以及后续的会诊和治疗（Blanchard & Lurie，2004）。有14.1%的非裔美国人、20.2%的亚裔美国人、19.4%的拉美裔美国人报告说在过去的两年中，他们曾经在寻求医治的过程中遭到歧视。而与之形成对比的是，只有9%的欧裔美国人感觉到他们在接受治疗的过程中没有得到应有的尊重。在这项研究中，病人对自身遭到不尊重的感知能够有效预测他们对医疗建议的低坚持程度，以及缺席后续会面和治疗。

对于那些拥有广泛的、多文化受众的医生和健康护理人员来说，这些研究结果非常重要。此外，这些结果也指出了医患互动对于患者遵循医

嘱的重要性。

各因素之间的相互作用

研究者提出了能够影响坚持医疗建议的大量因素，然而，这些影响因素中的大部分都只扮演了一个小角色。一些因素在统计学水平上有着"显著"的影响，而在个体水平上却很难成功预测谁会遵循医嘱，而谁不会（Rietveld & Koomen，2002）。要想更好地理解坚持行为，研究者们必须对这些影响因素的协同作用进行研究。比如说，病人对于疾病的信念能够影响他们对于医疗建议的坚持程度，而这些信念又受到医患互动的影响，医患互动本身又是坚持度的一个影响因素。因此，之前我们所讨论的大部分影响因素都不是互相独立的。这些因素互相重叠，并以复杂的方式互相影响。所以说，无论是研究者还是医疗从业者，都需要对这些影响因素之间的相互作用有所理解。此外，我们目前为止所讨论的很多影响因素都是不可变的。健康心理学家不止对理解坚持行为本身感兴趣，更对如何提升坚持行为感兴趣。在下一节中，我们将会着重讨论有关坚持行为中可变的影响因素的理论。

小结

很多条件均能够对较差的坚持遵循医嘱行为进行预测：①药物的副作用；②漫长和复杂的治疗方案；③个体因素，比如年纪太大或太小；④情绪因素，比如责任心和焦虑、抑郁等情绪问题；⑤经济问题，难以负担医疗费用；⑥缺乏社会支持；⑦病人的文化信仰，比如认为医生的治疗方案是无效的。研究者和从业者都需要认识到，坚持行为的影响因素之间存在复杂的交互作用。

人们为什么坚持健康行为？怎样坚持？

只有找到那些能够预测坚持度的潜在的可变因素，我们才能够通过干预改善人们对医疗建议的坚持水平。为此，健康心理学家致力于研究为什么人们做出这些有关健康行为的决定，以及人们如何成功坚持遵循这些医疗建议。在第2章中，我们曾经说过有用的研究可以带来新的研究课题、组织并解释现有的发现以及帮助从业者预测相关行为。这些理论能够对人们是否遵循医嘱做出有效预测，同样也有助于从业者们有针对性地对患者进行干预，从而改善人们的坚持行为。这些有关健康行为的理论可以被划分为连续性理论和阶段性理论。

关于健康行为的连续性理论

连续性理论是研究者所提出的第一批用于理解健康行为的理论，包括健康信念模型（Becker & Rosenstock，1984）、自我效能感理论（Bandura，1986，1997，2001）、计划行为理论（Ajzen，1985，1991）以及行为理论。**连续性理论**（continuum theories）是对一系列理论的统称，这些理论旨在用一组单一的因素解释坚持度，而这些因素同样适用于所有人群，无论他们具有何种水平的坚持度，也无论他们有怎样的动机。换句话说，连续性理论采取了一种"一刀切"的方式。之后我们会提到的阶段性理论则采用了另一种方式：通过将人们划入行为改变的不同阶段，阶段性理论对处不同阶段的个体分别提出了独有的预测因素。

健康信念模型

在20世纪50年代，肺结核还是首要的健康问题。美国公共健康服务机构在那时候发起了一项免费的肺结核健康筛查项目。他们带着移动式设备进入社区，提供免费的 X 射线检查。然而，却只有极少数的人接受了这项检查。这是为什么呢？

为了回答这一问题，Geoffrey Hochbaum (1958) 和他的同事提出了所谓的健康信念模型（health belief model，HBM）。现有的健康信念模型有很多个版本，其中备受瞩目的来自 Marshall Becker 和 Irwin Rosenstock (Becker & Rosenstock，1984)。

和其他的健康信念模型一样，Becker 和 Rosenstock 所提出的模型认为信念是健康行为的一个重要影响因素。这一模型包含了 4 种信念，并通过综合这 4 种信念来对健康相关的行为进行预测：①所感知到的疾病和伤残的易感性（susceptibility）；②所感知到的疾病和伤残的严重程度（severity）；③所感知到的提升健康行为所带来的好处（benefits）；④所感知到的提升健康行为会面对的困难（barriers），包括经济上的开销。

现在让我们来回忆一下内森·雷伊。在这一章开始的时候我们谈到过他正在尝试戒烟。健康信念模型的每一个因素都在对内森戒烟的决定起作用。一开始，内森并不知道他有心脏疾病的家族史，也不知道吸烟会增加心脏疾病的概率，因此，他的疾病易感性很低。在他爸爸心脏病发之后，他了解到自己对心脏问题的易感性，也亲眼见识了心脏疾病的严重程度。这一事件让他明白戒烟能给健康带来好处。最开始，内森并没有意识到戒烟可能会遇到问题和困难，比如在戒烟过程中烟友们会产生影响。根据健康信念模型，内森很有可能坚持戒烟，因为他对于疾病的易感性高，了解疾病的严重程度，相信戒烟所能带来的好处，并且没有意识到戒烟过程中会遇到的困难。

虽然这个健康信念模型在很多方面所提出的都是常识性的知识，但是仅凭常识并不总能正确地预测健康相关行为的坚持度。内森在戒烟的道路上成功了一阵子，然而在坚持的过程中却遇到了更大的困难。

内森的例子反映了健康信念模型的局限性。尽管基于这一健康信念模型所提出的干预方法有效提升了人们在一些相对简单并且不太常见的健康行为（比如乳腺检查，Aiken et al.，1994）上的坚持度，但是健康信念模型本身并不能对坚持行为进行有效的预测。在健康信念模型的 4 个因素中，所感知到的好处和困难这两个因素能够有效地预测行为，而所感知到的疾病易感性和严重性通常并不能对行为做出有效的预测（Carpenter，2010）。同样的，健康信念模型中的这些因素可能对某些人群更为有效，而对另一些人群并不起作用。比如说，较之于拉美裔美国人，模型中的易感性和严重性更能够对非裔美国人和欧裔美国人接种疫苗的行为进行预测。对于拉美裔美国人来说，所感知到的困难这一因素能够更有效地预测他们的接种疫苗行为（Chen，Fox，Cantrell，Stockdale，& Kagawa-Singer，2007）。这些种族上的差异反映了一些被健康信念模型所忽略了的因素的重要性。

这项关于流感疫苗接种的研究是对于健康信念模型的一种典型的测试方法。模型中的一些因素表现出了与健康行为在一定程度上的相关，但这种关系较微弱，模型本身也并不完整。一些评论（Armitage & Conner，2000）指出，健康信念模型过于强调动机方面的因素，而低估了行为方面的因素，因此无法成为一个用于描述健康行为的完整且充分的模型。然而，健康行为模型所面对的最大的局限性，就是它忽略了个体关于自身如何掌控健康行为的信念。

自我效能感理论

阿尔伯特·班杜拉（1986，1997，2001）提出的社会认知理论认为，人们具有对生活进行有限的控制的能力。也就是说，人们通过认知过程进行自我调节。班杜拉认为人类的行为是行为、环境、个体因素，特别是认知因素共同作用的结果。班杜拉（1986，2001）将这个三元交互作用模型称为"**交互决定论**"（reciprocal determinism）。交互决定论这一概念可以通过一个三角形来阐释：行为、环境、个体因素各占三角形的一个角，每一个因素都对其他两个产生作用（图4.1）。

　　个体因素中的一个重要成分就是**自我效能感**（self-efficacy）。班杜拉（2001）将其定义为"人们对于自身掌控个体功能和周边环境的能力的一种信念"。与其说自我效能感是一个整体上的概念，不如说它具有情境特异性；换句话说，自我效能感指的是人们对于自己能否在任意特定情境下，成功做出所需行为、达到所需目标（比如与自己想吸烟的念头抗争）的自信程度。班杜拉（1986）认为，自我效能感能通过以下四种方式习

得、提升或者降低：①通过直接执行或体验一些行为，比如成功抗拒吸烟的渴望；②替代性经验，比如观察另一个具有相似技能的人成功执行某项行为；③口头劝说，比如受到所信任的人的鼓励；④生理唤起状态，比如感觉到焦虑或者有压力通常会降低自我效能感。

　　根据自我效能感理论，人们对于自己能够开始一项具有挑战性的行为（比如戒烟）的信念能够预测他们完成这些行为的可能性。那些认为自己可以做到某件事的人通常会去尝试并且坚持；而那些不相信自己能够完成某件事的人则不会去尝试，或者很快就放弃。**结果预期**（outcome expectation）是自我效能感理论中的另一个重要概念，指的是人们对于这些行为所带来的收益的一些信念，比如降低心脏疾病的风险。根据班杜拉的理论，自我效能感和结果预期共同作用，能够有效地预测行为。要想成功坚持某项健康行为，人们必须相信这些行为能够带来可观的收益，并且相信自己有能力成功完成这些行为。

　　自我效能感理论能够在一系列健康建议上预测坚持行为，包括戒烟计划中的复吸，坚持运动治疗，坚持糖尿病的护理，以及坚持艾滋病的药物治疗。举例来说，一项关于自我效能感和戒烟过程中的复吸的研究（Shiffman et al., 2000）发现，在最初的复吸以后，高自我效能感的个体能够有效地克制自己，而低自我效能感的个体则更容易再次复吸。自我效能感能够最为有效地预测人们是否能够成功完成或者中途退出一项康复运动方案（Guillot, Kilpatrick, Hebert, & Hollander, 2004），以及预测人们是否能够坚持一项心脏康复的运动方案（Schwarzer, Luszczynska, Ziegelmann, Scholz, & Lippke, 2008）。研究者们（Iannotti et al., 2006）对青少年的糖尿病护理情况进行了考察，他们发现自我效能感能够预测更好的自我管理以及更理想的血糖水平。一

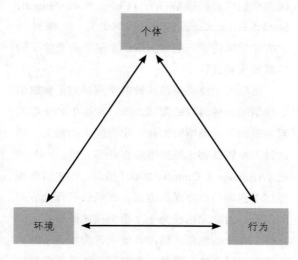

**图4.1　** 班杜拉的"交互决定论"。人类行为是行为、环境和个体因素（尤其是自我效能感和其他认知因素）交互作用的结果。

Source: Adapted from "The self system in reciprocal determinism," by A. Bandura, 1979, *American Psychologist, 33,* p.345. Adapted by permission of the American Psychological Association and Albert Bandura.

项对于患有艾滋病的女性的研究（Ironson et al.，2005）和另一项关于艾滋病患者的研究（Simoni，Frick，& Huang，2006）表明，自我效能感与坚持遵循医嘱服药相关，同时还与较缓和的病情的物理指标相关。自我效能感能够预测更好的坚持行为以及更好的医学结果。因此，自我效能感几乎被所有健康行为模型所采纳。然而自我效能感理论也具有局限性：对于影响行为的预测因素，它只关注自我效能感，而无视其他能够为个体提供坚持动力的因素，比如社会压力。

计划行为理论

和自我效能感理论一样，计划行为理论认为，人们的行为是为了帮助他们完成重要的目标。计划行为理论（Ajzen，1985，1991）假设，人们通常都是理性的，并且会系统性地利用信息来决定行为。在决定采取特定的行为之前，人们会考虑这些行为所带来的结果。如果他们相信某项行为会让他们远离既定目标，那么他们也会选择不作为。

根据计划行为理论，能够立即决定行为的因素是做与不做的意向。而意向本身又受到三个因素的影响。第一个因素是个体对行为的评估，也就是个体对行为的态度。个体对行为的态度来自于个体对该行为能够导向积极还是消极结果的信念。第二个因素是个体对于自身能够在多大程度上掌控该行为的感知（Ajzen，1985，1991）。对于行为的掌控感，指的是个体达成所需行为结果的简单程度或困难程度，这反映了过去的行为以及所感知到的克服困难的能力。这种行为掌控感和班杜拉所提出的自我效能感概念非常相似。一个人越相信自己拥有大量的资源和机会，也就越相信自己能够掌控其行为。

第三个因素是个体所感知到的关于做与不做的社会压力，也就是个体的主观社会规范

（subjective norm）。对于主观社会规范的关注是计划行为理论的一大特色。个体的主观社会规范受到两个因素的影响：个体关于他人是否鼓励该行为的信念，以及个体遵从他人信念的动机。在行为预测中，计划行为理论同样考虑了个体的态度和主观社会规范的重要性。

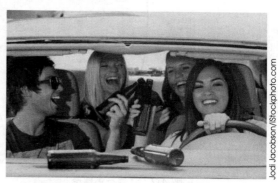

青少年对于社会规范的感知能够影响他们的行为。

从图4.2中可以看到，我们可以通过以下的因素来预测个体的行为：①个体对于行为的态度；②个体的行为掌控感；③主观社会规范。这三个因素相互作用，最终影响个体对于行为的意向。

计划行为理论可以通过以下这些信息来预测内森是否能够坚持戒烟。首先，内森是否相信通过戒烟能够让他达到保持健康的目的？其次，内森在多大程度上相信自己能够掌控戒烟的过程？最后，内森在多大程度上相信其他人也希望他戒烟，他又在多大程度上打算遵循他人的期望？第一个问题的答案会告诉我们内森对于戒烟的态度，第二个问题的答案告诉我们他对于自己掌控吸烟行为的信念，第三个问题的答案会告诉我们他在这样做的过程中受到的社会压力水平。在一开始，内森的态度与他所处的社会规范是背道而驰的。当内森在最初尝试戒烟的过程中遭到各种挫败的时候，他所感知到的掌控力也在下降。因此，计划行为理论认为内森戒烟的意图会是多方面的，而他的行为也会遭到重重阻碍。可见，在

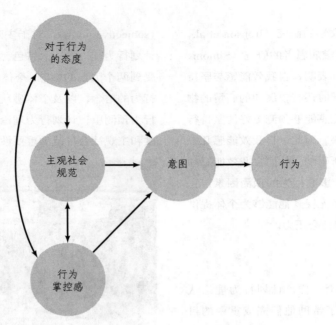

图 4.2 计划行为理论

Source: Reprinted from *Organizational Behavior and Human Decision Processes*, 50, I. Ajzen, "The Theory of Planned Behavior", p.182, Copyright 1991, with permission from Elsevier.

预测内森是否会在戒烟过程中遭遇困难的问题上，计划行为理论似乎做得不错。

　　计划行为理论的一大优势是它定义了能够影响行为的信念。比如说，美国女性比男性更多地购买蔬菜和水果。这一性别差异与计划行为理论中的因素直接相关：较之于女性，男性对多吃蔬菜和水果具有更为消极的态度，并且感知到较弱的掌控力（Emanuel，McCully，Gallagher，& Updegraff，2012）。一项对于韩国大学生婚前性行为的研究（Cha，Doswell，Kim，Charron-Prochownik，& Patrick，2007）同样反映了这一理论的优点和缺点。这一研究发现，主观社会规范能够同时对男生和女生的行为做出有效的预测。然而，行为掌控感这一因素只对预测男生的行为有效，因为韩国男性比女性更看重贞操（Cha et al.，2007）。而对于女性来说，态度是更为有效的预测因素。在这一研究中，计划行为理论可以对这一行为进行有效的预测，但更多的是对男

性的行为。同样的，一项关于蔬果购买的研究发现，主观社会规范可以有效地预测非裔美国被试的意图，但是无法成功预测欧裔美国被试的行为（Blanchard et al.，2009）。这表明个体在多大程度上受到密友和家人态度的影响，其中存在着文化差异。

　　计划行为理论被用于开发针对一系列健康行为的网络干预（Webb，Joseph，Yardley，& Michie，2010）。最近一项对于200项研究的元分析发现，在预测体育锻炼和膳食行为上，计划行为理论都是最有效的模型（McEachan，Conner，Taylor，& Lawton，2011）。而在对超速驾驶、吸烟、酗酒、吸毒等风险行为，以及疾病筛查、安全性行为、禁欲行为的预测上，计划行为理论的表现并不太好。为什么对于不同的行为会存在这样的区别呢？最重要的一点，体育锻炼和膳食行为都是持续性的、个体的选择，而计划行为理论正是针对这些行为所提出的。事实上，对于这些行为，意

图、行为掌控感和态度都能极为有效地预测行为。而另一方面，意图和行为掌控感不能有效地预测风险行为和性行为。对于几乎所有的行为来说，主观社会规范都是最差的预测因素，只有两例除外：与成年人相比，主观社会规范能够更有效地预测青少年的行为；较之于其他行为，主观社会规范能够更有效地预测风险行为。因此，主观社会规范可能在理解青少年风险行为上起着重要的作用。这一点我们在本章后面的部分会再提到。

因此，计划行为理论在预测对于健康行为的坚持意图上非常有效。然而，也有一部分研究者认为，如果将其他一些因素（比如过去的行为）纳入这一模型，将能更有效地提升模型的预测能力（Hagger, Chatzisarantis, & Biddle, 2002; McEachan et al., 2011）。此外，正如我们会在接下来的部分所提到的，意图和行为之间的关系可能并没有计划行为模型所认为的那么直接。

行为理论

当人们开始某项健康行为以后，行为原理能够对这些行为起到加强或者减弱的作用。关于坚持的行为模型采用了斯金纳（B.F.Skinner, 1953）所提出的操作性条件作用原理。操作性条件作用的关键在于，对能够促进个体趋近目标行为（在这里指遵循医嘱）的任意反应进行直接强化。斯金纳发现，无论是正强化还是负强化，都能够加强遵循医嘱的行为。特定的情景通过**正强化**（positive reinforcement）被赋予一个积极的刺激，从而增加了行为重复发生的可能性。比如，在坚持定期看医生这件事情上，正强化可以是在病人每次如约就医后给予病人一些金钱上的奖励。**负强化**（negative reinforcement）指的是通过移除一个讨厌的或者消极的刺激，从而加强特定的行为。负强化的一个例子可以是某人为了让妻子不再唠叨，而乖乖地去吃药。

惩罚（punishment）也可以改变行为，通常是降低行为再次发生的可能性。不过心理学家很少使用惩罚来改变坚持行为。正强化和负强化的效果都很容易预测：他们都能够加强行为。然而，惩罚的效果很有限，有些时候甚至难以预测。最好的一种情况是，惩罚有效地抑制了某一行为，并且通过条件作用将消极情绪和对应的人或物联系起来。像恐吓这样的惩罚措施很少应用于提升个体遵循医嘱的行为。

行为模型还认为想要坚持（健康行为）不是件容易的事情，因为习得的行为很快就变成习惯，并且难以改变。当一个人不得不改变习惯化的行为，要开始定期服药、合理膳食、进行体育锻炼，或者每天几次地测量自己的血糖水平时，他就不得不打破原有的作息，也会因此遇到一些困难。人们在进行这些改变的时候往往需要帮助，因此行为模型提议可以通过线索提示、奖励、契约等方法来加强坚持行为。线索提示包括关于定期就诊的备忘录、家庭医生的定期电话回访以及其他一些对于自身的备忘。针对坚持行为的奖励可以是外部的（金钱或者成就），也可以是内部的（感觉到更健康）。契约方法可以是口头的，但更多的是存在于医生和病人之间的纸上协议。大部分坚持行为模型都认为对于提升坚持行为来说，动机是一个重要的因素。

有关于哮喘病儿童和物质滥用治疗的病人的研究都为行为模型提供了实证支持。一项调查研究（Penza-Clyve, Mansell, & McQuaid, 2004）让儿童指出能够让他们坚持健康行为的方法。这些9岁到15岁的儿童提到了写备忘录和社会支持，不过他们认为更有用的还是因为坚持服药而获得奖励。行为原理也可以促进成年人的坚持行为。在一项由退伍军人管理局负责的物质滥用治疗中，当项目中包含了安置合同、出席提示和其他强化刺激时，参与者的表现最佳，也最有可能在一年之后仍坚持远离毒品（Lash et al., 2007）。

对于连续性理论的批评

在第2章中我们提到过，一个有用的理论应该能催生好的研究、总结和解释生活中的发现、帮助临床工作者预测和改变行为。针对这三条标准，连续性理论做得怎么样呢？

首先，相当一部分的研究都用连续性理论来理解坚持行为。健康信念模型是被引用最多的一个，其他的模型也催生了大量的研究。

其次，这些模型能够总结和解释健康相关的行为吗？总体来说，所有这些模型对于行为的解释和预测都高于概率水平。然而，健康信念模型和计划行为理论虽然考虑了动机、态度和意图，却没有将实际行为和行为改变纳入其中（Schwarzer, 2008）。因此，这些模型只能在一定程度上预测坚持行为。而在识别影响行为的社会和环境压力（即主观社会规范）方面，计划行为理论比健康信念模型和自我效能感理论都做得更好。

这些理论模型的另一个问题是它们在很大程度上依赖于相应的测量工具，而这些测量工具往往既不稳定也不准确。拿健康信念模型来说，如果对于它的每一个成分都有有效的测量工具，那么这个模型对于健康寻求行为的预测可能会更为准确。如果一个人觉得自己很容易生病，感觉自己的症状很严重，相信治疗很有效，并且不觉得治疗中会遇到困难，那么从逻辑上来说，这个人应该会去寻求医治。然而以上这四个方面都很难可信并且有效地进行测量。

研究者将这些模型应用于一系列的行为研究，包括小学生的吸烟行为（Swaim, Perrine, & Aloise-Young, 2007）、中国青少年的吸烟行为（Guo et al., 2007）、青年的蔬果购买行为（Blanchard et al., 2009）、膀胱癌幸存者的体育锻炼行为（Karvinen et al., 2009）、HIV 阴性的

吸毒人员的安全性行为（Mausbach, Semple, Strathdee, & Patterson, 2009）以及其他大量的健康相关行为。然而，某一个模型可能只能有效地预测针对某一些疾病的健康寻求行为，而对另一些并不起作用。同样的，某一理论可能对医疗寻求行为有效，但对于预防行为或者遵循医疗建议的行为无效，或者是对于预测男性行为有效，而对女性无效。目前为止，没有一个理论能够完整地覆盖以上所有的方面。

最后，连续性理论是否能够帮助临床工作者们预测和改变行为呢？连续性理论的一个优点在于它们指出了能够激励人们改变行为的一些信念，从而催生了针对这些信念的普适性干预方法。除这些优点之外，连续性理论也存在一些问题，比如忽略了能够预测行为的一些重要的心理因素，比如自我认同和预期情绪（Rise, Sheeran, & Hukkelberg, 2010；Rivis, Sheeran, & Armitage, 2009）。举例来说，只是让受试者想象一下如果自己不参加器官捐赠项目会感受到的后悔情绪，这些人就会比那些思考了计划行为理论中所有信念的受试者更倾向于参加器官捐赠项目（O'Carroll, Dryden, Hamilton-Barclay, & Ferguson, 2011）。

最后，这些健康上的习惯常常是根深蒂固的。事实上，个体过去的行为往往是将来行为最好的预测因素，这一因素比连续性理论中所提到的大部分信念都更为有效（Ogden, 2003；Sutton, McVey, & Glanz, 1999）。改变人们关于健康行为的信念可能能够为此提供动力，然而人们通常需要更为具体的步骤和技能，来将意图转化为行为改变（Bryan, Fisher, & Fisher, 2002）。

小结

健康信念模型中涉及以下几个概念：主观感知到的疾病的严重性、个体的易感性、主观感知到的提升健康的行为可能带来的好处以及

会遇到的困难。健康信念问题只能在一定程度上预测健康相关的行为。

　　自我效能感理论强调了人们关于自己是否具有控制自身健康行为的能力的信念。自我效能感能够有效地预测健康行为，尤其是那些难以坚持下来的健康行为。

　　计划行为理论主要关注意图中的行为。这一理论通过态度、行为掌控感和主观社会规范这三个因素来预测个体的意图。行为掌控感和意图这两个因素能够有效地预测坚持行为。主观社会规范也能够预测行为，但主要是对青少年以及风险性行为比较有效。

　　行为理论关注强化作用以及那些必须被改变的习惯。当个体试图改变行为，并因此得到奖励时，个体更容易坚持这些改变。奖励可以是外部的（比如金钱和成就），也可以是内部的（比如感觉更健康）。行为理论认为，在促进坚持行为的过程中，线索提示和契约方法也非常重要。

健康行为的阶段性理论

　　阶段性理论（stage theories）包括跨理论模型（transtheoretical model；Prochaska, DiClemente, & Norcross, 1992；Prochaska, Norcross, & DiClemente, 1994）、预防采纳过程模型（Precaution adoption process model, Weinstein, 1988）和健康行为过程理论（health action process approach, Schwarzer, 2008）。这些模型和连续性理论有几点主要的差别。最重要的一点是，阶段性模型认为，人们试图改变行为时，需要经历一系列不连续的阶段。从这一点来看，阶段性理论在描述人们改变行为的过程时做得比连续性理论更好。阶段性理论还认为，阶段不同，最重要的变量也不同。在这一点上阶段性理论再次区别于连续性理论，即阶段性理论认为，处于不同阶段

的个体需要通过接受不同类型的干预来获得提升。在本章的这一部分你将会学到，基于阶段性理论的干预方案会针对个体所处的不同阶段来解读信息，而不是使用一种"一刀切"的方法。

跨理论模型

　　跨理论模型是最为著名的阶段性模型，因为它借鉴并跨越了其他的理论模型；这一模型还有一个名字，即阶段改变模型（stage-of-change model）。跨理论模型由 James Prochaska、Carlo DiClemente 和 John Norcross（1992，1994）提出。这一模型认为人们改变行为的过程经以下阶段螺旋上升：意图前期（precontemplation）、意图期（contemplation）、准备期（preparation）、行动期（action）和维持期（maintenance）。图4.3阐述了一个吸烟者在戒烟过程中是如何经历这五个改变阶段的。

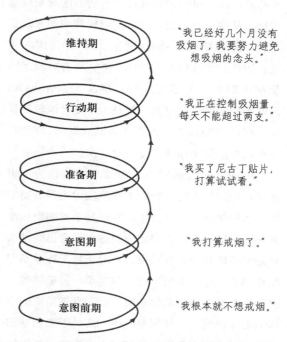

图4.3　跨理论模型以及吸烟者在戒烟过程中的各个改变阶段

在意图前期，吸烟者并没有戒烟的打算。内森在他爸爸突发心脏病以前就处于这一个阶段。在意图期，个体意识到了问题，想要戒烟，但是还没有开始努力改变。准备阶段包括思想上的准备（比如计划下个月开始戒烟）和行为上的准备（比如学习有效的戒烟手段，或者把自己的计划告诉别人）。在行动期，个体开始在行为上有所改变，比如停止吸烟，或者使用尼古丁替代物治疗。在维持期，个体努力维持之前的改变，并且要抗拒回复到旧习惯的冲动和诱惑。内森在他爸爸突发心脏病以后，依次经历了意图期、准备期和行动期。

Prochaska 及其同事认为，个体是以一种螺旋的方式从一个阶段进入另一个阶段的，而并不是在以直线前进。他们认为跨理论模型比其他模型更好地抓住了时间因素（Velicer & Prochaska，2008）。复发（relapses）使个体重新退回到前一个阶段，甚至是彻底回到最开始的意图前期或意图期。从这一点上看，个体要想成功地彻底改变行为，可能要在所有的阶段上经历好几次的往复。因此，复发可以被视作个体在所有阶段上回旋前进时的一种学习经验。事实上，Prochaska 最开始提出跨理论模型，就是为了更好地理解吸烟这样的成瘾行为。内森在尝试戒烟的过程中，也在这些阶段中循环往复了很多次。

Prochaska 及其同事（1992，1994）认为，想要成功地进行改变，处于不同阶段的人们需要不同类型的帮助。举个例子，对于处于意图期和准备期的个体，一种能够让他们意识到自己的健康问题的手段就会很有效。而对于处于行动期和维持期的个体，他们所需要的则是一种能够落实到行为上的方法。简单来说，处于意图前期的个体需要知道他们为什么要改变，而处于意图期和行动期的个体需要知道他们怎么去改变。处于维持期的个体则需要知道怎么保持这种改变。

他们的这些观点得到了实证研究的支持。比如，一项关于低脂膳食的追踪研究（Armitage，Sheeran，Conner，& Arden，2004）就证实了人们的态度和行为确实在很大程度上如跨理论模型所预测的，存在这样的五个阶段，并且会在阶段间前进和往复。此外，能够从一个阶段前进到另一个阶段的干预方法也因阶段的不同而不同。这些研究还发现在各个阶段的过渡中，个体从准备期进入行动期是最为困难的。因此，从各个阶段过渡到下个阶段这些过程，可能受影响的程度也各不相同。

那么跨理论模型是否同样适用于不同的问题行为呢？一个对于47项研究的元分析（Rosen，2000）试图通过将该模型应用于一些健康相关的问题行为来回答这一问题。这些健康相关的问题行为包括吸烟、物质滥用、锻炼、节食和心理治疗。结果显示，相对于其他行为，跨理论模型对于理解戒烟过程最为有用。举例来说，在戒烟的过程中，认知过程更多地被用于做出戒烟的决定，而行为方法则在保持戒断的过程中更有效。然而，也有一些研究发现，无论是使用针对各个阶段分别设计的干预方法，还是使用针对所有阶段"一刀切"的干预方法，最终戒烟的效果都差不多（Cahill，Lancaster，& Green，2010）。较之于跨理论模型在理解戒烟过程上的成功，这一理论模型在预测其他行为（比如特殊膳食、体育锻炼或者安全套使用）的坚持水平上并没有太大的优势（Bogart & Delahanty，2004）。

跨理论模型所设计的针对各阶段的干预方法收效不佳，可能是因为研究者在将人们划入不同阶段时存在问题。比如说，跨理论模型中的5个阶段可能并不是完全相互独立的（Herzog，2008）。因此，一些研究者提出，阶段较少的阶段模型可能会更准确并且更有用（Armitage，2009）。在本章稍后的部分我们会讲到健康行为过程理论，那时候我们会再回过头来讨论这一观点。

预防采纳过程模型

前面说过，健康信念模型关注个体的信念，即他们有关自己对健康问题的易感性的信念。而正如 Neil Weinstein（2000）所指出的，即便是关于个体易感性的信念，也是可以像阶段模型中那样随着时间变化而变化的。Weinstein（1988）所提出的预防采纳过程模型假定，当人们为了保护自己免受伤害而开始一些新的并且相对复杂的行为时，他们关于个体易感性的信念也会相应地经历不同的阶段。人们不总是从较低的阶段向较高的阶段发展，也可能会倒退，比如一个想要戒烟的个体后来放弃了戒烟的想法。

Weinstein 的预防采纳过程模型认为，个体在采纳一项健康相关行为的准备过程中，总共需要经历7个阶段（见图4.4）。在第1阶段，个体并没有听说过（已有行为存在的）风险，因此并没有意识到自身的风险。在第2阶段，他们对自己所处的风险水平持有一种乐观偏见（optimistic bias）；也就是说，他们知道了（已有行为存在的）风险，并且相信别人会有这种风险，但是他们并不相信自己也处于风险之中。在内森爸爸心脏病发以前，内森对于自己因为抽烟而遇到健康问题的风险就很有可能存在一种乐观偏见。在第3阶段，个体知道了自身的易感性，并且接受了这一观点，即预防措施可以对自身有效，但是他们还没有决定要采取行动。

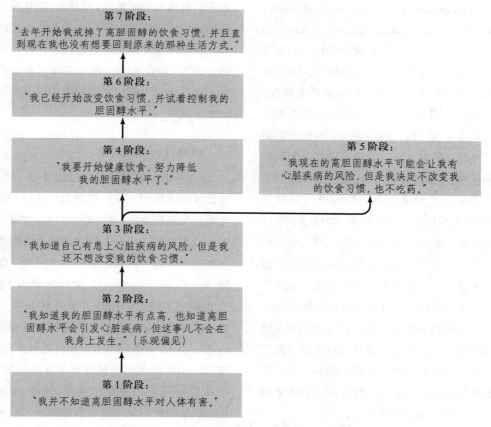

图 4.4　Weinstein 预防采纳过程模型的 7 个阶段

第4阶段和第5阶段是最为关键的。在第4阶段，个体决定要开始采取行动；而在第5阶段，个体做出决定，认为这一行为没有必要。已经进入了第5阶段的个体也有可能在之后回到第4阶段，决定采取合适的行动。在第6阶段，个体已经采取了相应的预防措施来规避风险。第7阶段指的是在需要的情况下保持这种预防行为。对于像小儿麻痹症疫苗注射（一剂管一辈子）这样的情况，维持对应的行为并不是必要的。而对于像戒烟或者节食这样的情况，维持这些行为则是必需的。

Weinstein 所提出的关于乐观偏见的理念激发了大量的研究，然而他更为重要的预防采纳过程模型却很少受到研究者的关注。Weinstein 和同事们（Weinstein, Lyon, Sandman, & Cuite, 2003；Weinstein, Sandman, & Blalock, 2008）提出了这样一个假说，即在保护健康的行为上会遇到的困难在每一个发展阶段都不尽相同。他们在研究中鼓励自有房屋的屋主检测家里的氡浓度。这些屋主被分为两类：还没有决定要不要做氡浓度检测的人（第3阶段），和已经决定要做检测的人（第4阶段）。研究者将这些屋主随机分配到两种干预条件中：风险意识干预和省力版本的"怎样检测"干预。正如预防采纳过程模型所预测的，较之于"怎样检测"干预方案，如果屋主本身还没有决定要不要进行氡浓度检测，那么他们在接受了风险意识干预之后就更有可能决定要进行检测。对于这些人，他们需要风险信息来促使自己向前进入下一个阶段。而对于那些已经决定了要进行氡浓度检测的屋主，他们在接受了省力版"怎样检测"的干预之后，比接受风险意识干预之后更有可能去购买氡检测工具箱。换句话说，他们很清楚知道自己对此的易感性，而他们所需要的只是关于如何去做的清晰指导。

更多近期的研究在不同的行为条件下进一步探讨了预防采纳过程模型，这些行为包括结直肠癌筛查（Sifri et al., 2010）、乳腺癌筛查（Costanza et al., 2009）、体育锻炼与骨质疏松症预防（Blalock, 2007；Elliott, Seals, & Jacobson, 2007）、水果购买（de Vet, de Nooijer, Oenema, de Vries, & Brug, 2008）以及家长们为了保护孩子而遵循安全建议（Gielen et al., 2007）。上述所有的行为都需要个体先意识到自身可能会面临的风险，从而决定采取适当的行动措施。相比于其他更简单的模型，预防采纳过程模型似乎在反映这些信念和行为的多样性方面做得更好。

然而，预防采纳过程模型也有一定的局限性。首先，它没有像其他模型那样经过充分的实证检验。其次，它主要关注对风险的感知是如何在不同阶段改变并影响行为的，而并没有像其他模型那样明确提出这些行为的重要预测因素。最后，正如跨理论模型存在的问题那样，我们并不知道这7个阶段究竟是否真实地反映了不同的分类。或者说，可能一个更简单的模型也能够有效地解释坚持行为。

健康行为过程理论

Schwarzer 的健康行为过程理论（2008）是一个比较新的模型。这一模型同时吸纳了连续性理论和阶段性理论的一些重要内容。健康行为过程理论也可以被视作一个简化了的阶段性理论，它一共有两个综合阶段。在第一个阶段，即**动机阶段**（motivational phase），个体的意图大致形成：要么采纳某种预防措施，要么改变某一风险行为。个体要在动机阶段形成意图，首先需要三种信念。第一，个体必须感知到自己所面对的风险。第二，个体必须对想要的结果有所预期。第三，个体需要有一种自我效能感。Schwarzer 认为，在动机阶段所谓的"行动自我效能"（action self-efficacy），或者说对于个体能够做出改变的信心，是最重要的一种信念。因此，健康行为过程理论的动机阶段在很多方面都和连续性模型有相似之处（见图4.5）。

然而，仅凭改变行为的意图远远不足以产生持续性的改变，就好像我们每年都会写"新年新计划"，但是大部分人到最后都完不成。在第二个阶段，也就是**意志阶段**（volitional phase），个体试图改变自己的行为，并且坚持这些改变。在意志阶段中，另一些信念和策略将会起到重要的作用。比方说，计划就是意志阶段中的一个重要成分。例如，要想减肥，个体就需要做出详尽的计划：吃什么，买什么，什么时候去锻炼，去哪儿锻炼。然而大部分想要改变自己行为的人可能直到失败，都没有意识到做计划的重要性。

一项对于德国成年人的网络研究（Parschau et al., 2012）揭示了计划在促进体育锻炼中的重要性。在那些想要健身但还没有开始行动的成年人中，更多地做了计划的人更有可能在3周以后开始积极健身。然而，在那些根本没有打算健身的成年人中，做计划也起不了什么作用。这一发现清楚地阐明了，在坚持行为中，做计划的作用是因阶段不同而不同的。做计划不仅包括"做什么，在哪里，什么时候"这些细节，还包括如

何应对挫折的计划。比如，如果个体在坚持健身的过程中错过了一次锻炼，或者感觉到疼痛，应该怎么办？如果个体对这些挫折有所预期并且有所计划，那么他们就更有可能成功达成健康目标（Craciun, Schüz, Lippke, & Schwarzer, 2012；Evers, Klusmann, Ziegelmann, Schwarzer, & Heuser, 2011；Reuter et al., 2010）。

在意志阶段，自我效能感一直是预测行为的一个重要因素。不过，不同形式的自我效能感可能会产生不同的决定作用。在意志阶段，个体必须对以下两个方面抱有信心：维持这一行为的能力（关于维持的自我效能感，maintenance self-efficacy），以及在出现倒退之后重新来过的能力（关于复发的自我效能感，relapse self-efficacy）。一些研究发现，确实存在这些不同形式的自我效能感（Rodgers, Hall, Blanchard, McAuley, & Munroe, 2002；Rodgers & Sullivan, 2001）。其他一些研究则发现，不同形式的自我效能感能够在不同的阶段起到重要的预测作用（Luszczynska & Schwarzer, 2003；Schwarzer & Renner, 2000；Sniehotta, Scholz, & Schwarzer, 2005）。比如说，在前列腺手术后复原的老年人中，关于复发的自我效能感作为一种特定的信念，能够有效地

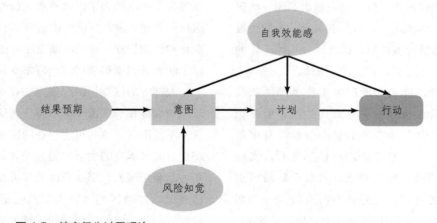

图4.5 健康行为过程理论
Source: Adapted by permission of Ralf Schwarzer.

预测哪些个体会在倒退出现之后再次开始锻炼（Burkert et al.，2012）。

尽管健康行为过程理论并没有像其他模型那样得到广泛的研究证实，但还是有很多研究支持它的主张。和健康信念模型以及计划行为理论相比，健康行为过程理论在预测青年抵制不健康饮食和进行乳房自我检查这两项行为的意图方面，表现得更好（Garcia & Mann，2003）。

对于阶段性理论的批评

在所有阶段性理论中，针对跨理论模型所展开的研究是最多的。预防采纳过程模型和健康行为过程理论因为比较新，所以相应的研究也比较少。

那么这些阶段性理论在组织和解释生活中的发现上做得怎么样呢？在阶段性理论中，跨理论模型是最复杂的。它提出了5个阶段以及10种人们如何在阶段之间前进发展的过程。预防采纳过程模型则提出了7个阶段。正如一些研究者（Armitage，2009；Herzog，2008）所提出的，这么复杂的设计可能有些多余，复杂的阶段性模型并不一定能比简单的阶段性模型更好地解释行为数据。此外，跨理论模型和预防采纳过程模型都认为人们会依次经过各个阶段的观点也受到一些研究者的质疑（Ogden，2003）。事实上，人们跳过一两个阶段的情况很常见，因此这些相当具体的阶段性模型是不是有效，还值得商榷。

阶段性理论能否帮助医务工作者预测和改变行为呢？阶段性理论的一大优势是它们意识到应该针对个体行为改变的各个阶段量身定制相应的干预方案。基于跨理论模型来看，实证数据并没有明确表现出究竟针对各个阶段区别设计的干预更有效，还是针对所有阶段一刀切的干预更有效。而基于健康行为过程理论来看，有越来越多的实证研究表明，根据健康行为过

程理论所设计的针对各个阶段的干预方案对于提升体育锻炼（Lippke，Schwarzer，Ziegelmann，Scholz，& Schüz，2010；Lippke，Ziegelmann，& Schwarzer，2004）和口腔健康（Schüz，Sniehotta，& Schwarzer，2007）更有效。至少从目前来看，大部分关于阶段性理论的研究都采用了横断设计，因此很难观察到个体是否随着时间发生改变。要想检测这些阶段性模型的有效性，我们需要更多的追踪研究（Ogden，2003）。

健康心理学家想要针对健康相关行为建立有效的模型，但是这一尝试面临着很多挑战。其中一个挑战就是，健康行为通常会由除了个体信念和感知之外的因素所决定。首先，所有这些模型都无法准确地解释诸多能够影响个体健康行为的社会、经济、人种以及人口学因素。这些因素可能比健康信念更难以改变，但它们对行为的影响毋庸置疑。例如，导致个体远离健康护理系统的糟糕的人际关系以及可以影响健康行为的公共政策（包括法律）都属于这类因素。此外，特定的健康相关行为（比如吸烟和牙齿护理）会发展为习惯，那个时候它们就会成为自发的行为，而不再受到个体决策所左右。寻求健康的其他行为（比如改变饮食习惯）可能是为了改变个人的外在形象，而不是为了健康本身。研究者想要开创这样的理论：一方面该理论能够解释所有的这些变化和区别；另一方面该理论尽可能的简洁。而以上的种种因素都使得这一诉求变得很困难。

大部分的这些模型都假定在寻求健康护理的过程中会存在一些困难和阻碍，而这些困难在数量上不受限制。这些可能存在的困难很多时候会超出研究者本身的生活经验。比如说，相对于富裕的欧裔美国人，那些穷困的拉美裔美国人、生活在撒哈拉地区的非洲人以及生活在加拿大的赫蒙族移民，他们所面对的困难可能是截然不同的。因此，健康信念模型和计划行为理论可能对

于所有的种族和社会经济群体难以同等地适用（Poss，2000）。关于寻求健康行为的模型倾向于强调直接的、个体对于行为选择的控制的重要性，而没有太多地考虑种族和贫穷所带来的问题。

小结

健康行为的阶段性模型将人们划入了坚持行为的不同阶段，这些模型认为，每一个阶段的发展都需要由不同组合的变量所预测。Prochaska 的跨理论模型假设，人们在改变行为的过程中会沿以下 5 个阶段回旋前进：意图前期、意图期、准备期、行动期和维持期。人们会出现复发，但是在复发以后，他们会继续沿着各个阶段向前发展。

Weinstein 的预防采纳过程模型关注有关个体易感性的信念。这一模型假设人们会经历 7 个不同的信念阶段。其中所必需的一步是要克服个体在面对健康威胁时，在关于自身易感性信念上的乐观偏见。

Schwarzer 的健康行为过程理论只提出了两个阶段：动机阶段和意志阶段。这一理论认为，在帮助个体将意图转化为持续性的行为改变的过程中，计划和特定形式的自我效能感起着非常重要的作用。

阶段性理论认为，干预方案应该针对各个阶段量身定制，应该只关注与当前阶段有关的变量。因此，阶段性的干预方案收效如何，部分取决于从业者们能否准确地将人们划入不同的阶段。关于跨理论模型的一种批评意见是，该模型所提出的 5 个阶段并不是互相独立的，而各个阶段中的个体可能在实际上比理论所描述的更为相似。这或许能够解释为什么基于跨理论模型提出的干预方案会在不同研究的收效上差别各异。

意图－行为差距

阶段性模型的一个观点其实早已被大家从日常生活中所熟知：即便是最好的意图，有时候也很难转化为行为。一些人希望健康地生活，却总是无法实现，这就是"意图－行为差距"（intention-behavior gap；Sheeran，2002）的最好例证。在本节中，我们将会讨论一些模型和策略。这些模型和策略能帮助我们理解为什么会有"意图－行为差距"，以及如何缩小和消除这种差距。

行为意愿

在一些情况下，强大的社会压力足以阻碍最好的意图。一个人可能在去约会的路上想着要用安全套，或者在夜店里一遍遍告诉自己不要喝太多；然而不久这些念头就被抛到九霄云外了。**行为意愿**（behavioral willingness）指的是个体在给定时刻进行风险行为的动机（Gibbons，Gerrard，Blanton，& Russell，1988）。行为意愿更多地反映了个体在特定情境下的反应，而不是一种深思熟虑之后的选择。行为意愿的概念能够帮助我们理解很多青少年的风险行为，比如吸烟、酗酒和危险性行为（Andrews，Hampson，Barckley，Gerrard，& Gibbons，2008；Gibbons et al.，1998）。在这些研究中，意图和意愿都是互相关联的：具有较强意图的个体，较少地报告"当下"的风险行为意愿。然而，风险行为意愿又是对于实际行为的一个独有的预测因素。如果你考察两个具有完全同等水平的健康意图的个体在规避风险行为上的表现，那么那个风险行为意愿较强的个体更有可能在最终功亏一篑。

是什么驱使人们有意愿进行风险行为的呢？很多情况下，人们有意愿进行风险行为都是为了顾及自己的"社会形象"。当人们对进行风险行

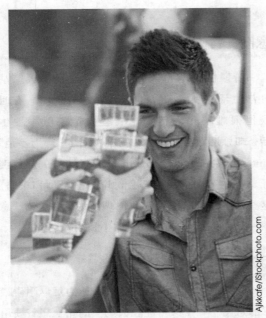

个体可能原本希望规避风险行为，但是强大的社会压力常常会使他们最终卷入这些行为。

为的其他个体抱有积极的印象时，他们就更有意愿卷入这些行为（Gibbons et al., 1998）。而这一意愿就可能会使得最好的健康意图前功尽弃。

执行性意图方案

正如健康行为过程理论所强调的，计划是将意图转化为行为的一个重要因素。越来越多的研究显示，简短的计划工作可以帮助个体更好地遵循医疗建议。**执行性意图方案**（implementational intentions）是一种特定的计划，人们不仅需要确定他们想要做什么，还要明确在哪里做、什么时候做、怎么做。在本质上，执行性意图方案就是将个体当前所处的情境和他们希望达到的目标联系起来。比如说，一个人想要更多地进行体育锻炼，他就可以制订这样一个执行性意图方案："每周二下班以后立刻跑步30分钟。"通过这样的方式，执行性意图就能够比"我想多进行体育锻炼"这样的一般性意图更好地实现目标。通过这样做

出执行性意图方案，久而久之，人们对于目标的追求就可以变得更为自动化。

事实上，简单的执行性意图方案在帮助人们坚持不同类型的健康行为上都非常有效（详见"信不信由你"）。这些健康行为包括一次性的行为，比如宫颈癌筛查（Sheeran & Orbell, 2000）和乳腺自我筛查（Orbell, Hodgkins, & Sheeran, 1997），也包括那些长期的健康行为，比如坚持服用维生素和药物（Brown, Sheeran, & Rueber, 2009；Sheeran & Orbell, 1999）、健康饮食（Armitage, 2004；Verplanken & Faes, 1999）和不酗酒（Murgraff, White, & Phillips, 1996）。一项对于20项体育锻炼研究的元分析结果证实了执行性意图方案在促进坚持行为上的有效性（Bélanger-Gravel, Godin, & Amireault, 2011）。

执行性意图方案为什么会有效呢？其中一个原因是它能提醒人们记住自己的意图。比如说，在一项关于宫颈癌筛查的研究中，74%的参与者在制订了包含特定日期的执行性意图方案之后如期赴约（Sheeran & Orbell, 2000）。这么看来，执行性意图方案可以促使人们将计划付诸行动。

小结

很多人不能坚持，是因为他们没能将意图付诸行为。对一些人来说，这可能受到他们的行为意愿的影响。行为意愿指的是个体在特定时间内进行风险行为的意愿。当存在较强的社会压力时，行为意愿就可能会使个体无法继续坚持原定的计划。当个体没有做好充分的准备时，他们也有可能无法坚持计划好的行为。执行性意图方案是一种特定的计划，它将行为的执行过程与情境联系起来，从而促使人们坚持各种健康行为。

？信不信由你　一条短信就能帮你将意图付诸实施

短信能帮助你和朋友、家人保持联系。不过你知不知道，短信也能够帮助你坚持实现健康目标呢？

有那么几个来自英国和意大利的心理学家就在思考这样的问题：对于那些天天窝在电脑前的年轻人来说，短信是否能够促进他们坚持锻炼的计划呢？（Prestwich, Perugini, & Hurling, 2009）

为了验证这一观点，他们请来了一组年轻人参加实验，所有这些年轻被试每周锻炼的频率都小于3次。一部分被试完成了执行性意图方案任务。在这一任务中，他们需要仔细地考虑这些问题：自己更希望加强哪种类型的锻炼，在什么情境下自己更愿意进行这些锻炼。之后，他们需要做出一个计划，通过以下的模板将这些情境和锻炼类型联系起来："在情境 X 下，我将进行锻炼 Y。"被试们需要详尽地列出这些计划，以保证能够达到每周锻炼3次，每次至少20分钟。

随后，研究者随机选出一些被试，在之后的4周内向他们发送所做计划的短信提醒。被试们可以选择什么时候收到短信，以及短信的内容。一些被试选择让短信提醒具体的计划内容（"下课后记得去健身房哦"），而另一些被试则选择让短信不要涉及具体的计划（"记得积极锻炼哦"）。

那么问题来了，谁会在坚持体育锻炼的目标上走得最远呢？收到短信提醒的被试在接下来的几个月中会更积极地进行锻炼，不过前提是他们之前完成了执行性意图方案。因此，将执行性意图方案和短信提醒结合起来，就能够有效地促进人们积极锻炼。此外，当被试收到有关具体计划内容的短信时，往往会比只收到普通提醒短信时更积极地进行锻炼。

因此，如果你想要坚持迈向健康的目标，做好计划很重要。而做完计划以后再给自己发条短信提醒，可能事半功倍哦！

更好地坚持

在这一章中，我们讨论了关于坚持行为的一些问题：能够解释或者预测行为的理论模型，能测量坚持行为、坚持水平以及与坚持行为有关的因素的技术方法。所有这些，包括对于为什么人们往往无法坚持计划的理解，能够帮助我们回答本章的一个重要问题：如何促进坚持行为？

促进坚持行为的方法大体上可以分为两种：教育方法和行为策略。教育方法通过传递一些信息，有时候也通过情绪唤起的方式"恐吓"那些不能够坚持计划的个体或病人，从而促进他们的坚持行为。教育方法包括提供健康教育信息，患者与不同的专业健康护理提供者之间的咨询，程序化的指导、讲座和演示，以及采用书面指导的个体咨询。Haynes（1976）报告称，这些依赖于教育手段或者依赖于有关不遵医嘱的恶性后果的"恐吓"策略实际上对于改变患者的行为收效甚微，而近期的一些研究综述（Harrington, Noble, & Newman, 2004；Schroeder, Fahey, & Ebrahim, 2007）也得出了相似的结论。教育方法可以帮助患者增长知识，但在促进坚持行为这件事情上，行为策略可能会做得更好。人们不能坚持计划似乎并不是因为缺乏相应的知识，而是因为种种因素使得坚持行为本身并没有那么吸引人。

行为策略更直接地关注承诺要改变的行为。这包括了各式各样的技术方法，比如通知患者下一次就诊的时间，简化医疗程序，提供定时服药的提醒，监控病人所承诺的行为并做出相应的奖励，鼓励人们进行自我监控和自我照顾。在促进坚持行为上，行为技术通常比教育策略更有效。

研究者 Robin DiMatteo 和 Dante DiNicola（1982）曾经推荐了四种能够促进坚持行为的行为策略，这些方法至今看起来还是相当有效的。首先，各种各样的"提示信息"（prompt）可以被用于提醒患者进行健康行为。这些提示信息可以和患者每天的日常时间关联起来，比如饭前吃药，也可以从诊所打来电话，以提醒患者再次就诊和配药，还可以在药品包装上呈现提示信息，例如，服药的日期和具体时间（Heneghan，Glasziou，& Perera，2007）。此外，现代电子技术也可以提供各式各样的提示信息。

DiMatteo 和 DiNicola 所提出的第二种行为策略被称为"定制方案"（tailoring the regimen）。"定制方案"指的是针对病人日常的生活作息和习惯量身定制治疗方案。比如说，药物研究者们正致力于使服药过程和患者的日常生活更好地衔接起来；药品生产厂商也正在制作这样的药品包装以便提供定制性的治疗方案（Gans & McPhillips，2003）。此一类行为策略下的另一种方法是简化服药过程；一篇关于坚持行为研究的综述（Schroeder et al.，2007）表明，这一方法在促进坚持行为上最为有效。

另一种量身定制治疗方案的方法是对患者的重要特质（比如人格特质，或者所处的改变阶段）进行评估，然后针对这些特质定制相关的改变信息（Gans & McPhillips，2003；Sherman，Updegraff，& Mann，2008）。比如说，处于意图期的个体清楚自己所存在的问题，但是还没有决定是否要改变现有的行为（参见图4.2）。对于这一个体来说，包括了相关信息和辅导建议的干预方案可能很有效，而同样的干预方案对处于维持期的个体可能就不会起很大的作用。反之对于处于维持期的个体，像监控设备或者关于服药或健身的提醒这样的方法就会很有用。研究者（Turpin et al.，2004）同样将这一方法应用到了预防心脏

疾病并发症的问题上。研究结果表明，根据患者先前遵循医嘱的表现来量身定制提升坚持行为的方案非常重要。那些谨遵医嘱的个体、不遵医嘱的个体或者摇摆不定的个体，都是各不相同的。在帮助个体坚持服用降脂药物的研究项目中，同样的方法也大获成功（Johnson et al.，2006）。这些研究上的成功表明，想要有效促进处于不同阶段的个体坚持改变行为，就需要不同类型的辅助方案。

一种和量身定制方案很相似的方法是帮助个体解决那些会阻碍他们改变行为的问题。**动机晤谈法**（Motivational interviewing）是一种行为治疗取向的方法，这一方法最初被用于治疗物质滥用（Miller & Rollnick，2002），如今则被大量应用于其他的健康相关行为上，包括遵循医嘱的行为、体育锻炼、合理膳食以及糖尿病管理（Martins & McNeil，2009）。这一技术致力于改变来访者的动机，从而帮助来访者着手于行为改变。在治疗面谈过程中，咨询师需要就来访者的处境进行共情；讨论并澄清来访者的目标，并与来访者现有的不可接受的行为进行对比，从而帮助来访者找到一种方式来改变行为。相关研究综述表示这一技术非常有效，在激发来访者戒烟的动机上表现尤佳（Lai，Cahill，Qin，& Tang，2010；Lundahl

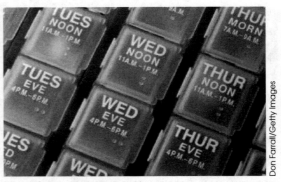

有效的提示信息能够帮助患者将服药和日常生活起居联系起来。

& Burke，2009；Martins & McNeil，2009）。

DiMatteo 和 DiNicola 所提出的第三种方案被称为"逐渐实现法"（graduated regimen implementation），这一方法通过逐步的强化，最终一步步趋近并达到目标行为。这一种行为塑造的方法对体育锻炼、合理膳食以及戒烟来说都很有效，但是不能应用于服药问题。

DiMatteo 和 DiNicola 列出的最后一项行为策略是后效契约法（contingency contract）（也称为行为契约法，behavioral contract）——通常是通过健康护理人员和患者之间签订书面协议，决定如果患者能够成功达到目标的话能够获得什么样的奖励。这些契约通常也包含违约条件下的惩罚措施（Gans & McPhillips，2003）。通常当契约在治疗之初提出，并通过患者和护理人员之间

的协商达成一致时，契约最为有效。不过即便是这样形成了条约，行为契约法似乎也没能在很大程度上改变坚持行为（Bosch-Capblanch，Abba，Prictor，& Garner，2007）。

尽管可以使用上述这些建议，但是大部分的健康护理人员在实际中都不怎么关注如何提升坚持行为，并且在过去50年中，遵循医嘱的比例也没有什么改善（DiMatteo，2004a）。有证据表明，对于短期的治疗，一个关于如何服药的明确指示是最为有效的（Haynes，McDonald，& Garg，2002）；如果能同时有口头和书面的指导则更为有效（Johnson，Sandford & Tyndall，2007）。而对于长期的治疗，很多策略都只在一定程度上有效，却没有一种能有令人惊艳的表现（Haynes et al.，2008）。此外，效果更好的干预方案一般都会

健康笔记

通过遵循一些合理的健康建议，你能够有效改善自己的健康。这里列出了一些能够让你的坚持得有所偿的事情。

1. 整体上采取健康的生活方式——包括不吸烟，适当饮酒或者不饮酒，健康膳食（高膳食纤维、低脂），积极锻炼身体，以及安全地生活。在第12章至第15章的"健康笔记"部分将详细讨论如何养成这些健康习惯。

2. 和你的医生建立一种合作关系，而不是服从关系。对于你的健康来说，你和你的医生是最重要的两个人，因此在决定如何变得更健康的问题上，你们应当合作。

3. 此外，你的配偶、家人、朋友、兄弟姐妹也会关心你的健康。列出生活中的重要他人所能提供的支持。高水平的社会支持能够帮助你坚持行为改变。

4. 在约见你的健康护理提供者前，记下你想问的问题；在面谈的时候记下这些问题的答案。医生给你开了处方时，问问医生这些药物会有什么副作用——你不会想要这些意料之外的恼人的副作用成为你不能定时服药的借口。同时，要弄清楚这些药你需要吃多久——有些慢性病意味着你一辈子都得接受治疗。

5. 如果医生给你的医疗信息太复杂以至于你完全不懂，就

请你的医生用你能明白的方式再解释一遍。你的药剂师也是另一个重要的健康护理提供者。

6. 要记住，一些健康建议（比如，开始一项定期的体育锻炼）是要慢慢来的（比如你要是在前一天锻炼过量了，可能第二天就完全不想再动了）。

7. 要找一个能够理解和尊重你的文化信念、种族背景、语言和宗教信仰的治疗师。

8. 要为坚持行为改变而奖励自己。如果你信心满满地坚持了一天或者一周的合理膳食，不妨做点什么犒赏自己一下。

更麻烦，而且花销更大。因此，遵循医嘱的问题还是一个相当耗时、耗力、耗钱的问题，不论是治疗本身和治疗的失败，还是这些时而有效、时而无效的干预方案，都会增加额外开销。

小结

能够有效提升遵循医嘱水平的方法包括通知服药时间的提醒、清楚的书面指导、简化的药物治疗方案、针对患者日常生活量身定制的治疗方案以及成功完成行为改变后的奖励。抛开这些略有成效的方案，如何促进患者遵循医嘱的问题依然是健康心理学家所需要面对的一大挑战。

关键问题答案

1. 什么是坚持度？如何进行测量？频率如何？

坚持度指的是个体行为与合理的医疗或健康建议相符的程度。人们要想从医疗建议中获益，首先建议本身需要是恰当的；其次患者必须能够遵循这些建议。当人们不能遵循合理的健康行为时，他们就有可能面临严重的健康风险，甚至死亡。在美国，每年有 12.5 万人因为没有遵循医嘱而死亡。

研究者至少可以通过 6 种方法对坚持度进行测量：①询问医生；②询问病人；③询问其他人；④对用药情况进行监控；⑤对生化指标进行检测；⑥综合以上 5 种方式。在这些方法中，询问医生的效果最差，但其他几种方法也都有它们各自的问题；综合使用两种以上方法进行的测量最为有效。

上述这些测量坚持度的方法给出的结果各异，这也使得对放弃坚持频繁程度的测量更为困难。不过一项综合了 500 项研究的元分析表明放弃坚持的平均比例是 25%，此外，需要改变健康行为的患者比仅需遵医嘱服药的患者更易放弃。

2. 哪些因素可以预测坚持度？

疾病的严重程度并不能够预测坚持度，然而，服药带来的不适感或疼痛感等副作用着实可以使人们的坚持行为降低。个人因素可以影响坚持行为，但并不存在所谓"低坚持力"的人格。年龄和坚持行为呈非线性相关，老年人和年轻人都不能很好地遵循医嘱，不过年龄对坚持度的影响很小。类似压力、焦虑和抑郁这样的情绪因素会使坚持行为减弱，而"大五"人格中的责任心这一项会增强坚持行为。个人信念是一个重要因素，相信治疗无用会削弱坚持行为，自我效能感则会增强坚持行为。

个体的生活环境也会影响坚持行为。低收入群体因为无力支付药物或治疗因而坚持度较低；相对较高的收入和相对较多的社会支持可以促进坚持行为。生活在与西方医疗体系不同的文化背景中的个体往往很难坚持遵循医嘱。种族也可能在医生对患者的态度上起重要影响，感到受歧视的患者的坚持行为更差。总体上，单一因素无法解释坚持行为，因此研究者必须在研究中综合考虑多种因素。

3. 关于健康行为的连续体理论是什么？这些理论是如何对坚持行为进行预测的？

健康行为的连续体理论关心那些可以对个体坚持健康行为的可能性进行预测的变量。依据这些理论，如果不同个体在这些变量上的表现类似，那么他们坚持健康行为的行为表现也不会有太大差别。

健康信念模型关注主观感知到的疾病的严重性、个体的易感性、坚持健康行为可能带来的好处以及坚持中可能遇到的困难。自我效能理论着眼于人们关于自己是否具有能够控制自身健康行为的能力的信念，以及坚持健康行为能带来积极结果的信念。计划行为理论则侧重于人们对行为的态度、对主观规范的信念和行为掌控感这三个因素对意图的预测。

连续性理论催生了后续大量有关人类行为的研究，且能够较好预测人们对健康行为的坚持程度。然而，连续性理论忽视了行为因素在其中的作用，所以这些理论虽然能很好地预测人们的动机和意图，却不能很好地预测行为。

4. 关于健康行为的阶段性理论是什么？这些理论是如何对坚持行为进行预测的？

健康行为的阶段性理论认为人们需要通过经历若干不同的阶段来改变自身的行为，在不同阶段中，起重要作用的变量也不尽相同。跨理论模型认为人们在以下5个行为改变的阶段中螺旋前进，即意图前期、意图期、准备期、行动期和维持期。在意图期的早期和准备期阶段，能够激发人们认识到问题严重性的行为技术（例如动机性晤谈）对个体的帮助最大。与之相对的，在行动期和维持期，能够直接引导行为的策略对个体的帮助最大。

预防采纳过程模型假设人们会经过7个不同的信念阶段。第2阶段中的一个重要概念是乐观偏见，这一概念也被研究者们广泛关注。

健康行为过程理论提出了一个两阶段过程：动机阶段和意志阶段。个体感知到的风险、自我效能感和结果预期在动机阶段中起作用，计划和自我效能感则是意志阶段中的重要因素。

阶段性理论在预测和改变行为的成功之处在于，它们有一系列可以准确且有效地考察个体在不同阶段中的行为改变的方法。无论是连续体理论还是阶段性理论都对理解坚持度有积极作用，不过它们也都欠缺对社会、经济、种族和其他人口统计学因素的考虑。

5. 什么是"意图-行为差距"？什么因素能够预测意图是否成功转换为行为？

意图-行为差距可以用来说明在坚持健康行为时良好的意愿并不总能100%地转化为行为。行为意愿是指个体在特定时间内进行风险行为的意愿，并且这种意愿深受特定情境中社会压力的影响。粗糙的计划也可能导致意愿无法转化为行为。执行性意图方案是一种有效的计划手段，人们在其中设置更为具体的任务从而更有效地完成任务。

行为理论在强化与习惯对行为改变的影响上对人们的坚持度进行解释。奖赏和强化可以促使人们做出改变，并且行为的改变能维持相对长的时间。行为理论也同时强调了线索和对比在提高坚持度中的重要性。

6. 我们如何才能更好地坚持？

改善坚持行为的手段可分为教育策略和行为策略。教育策略虽然可以给人们带来更多的健康知识，但却在实际改善行为使人们更好坚持上收效甚微。提高坚持度有四种具体方法：①提示信息；②定制方案；③逐步实施；④后效契约。有效的方法既需要清楚的书面协议，也需要明确的口头共识。此外易懂的医疗计划、爽约后的电话联系、根据患者个人需求所定制的服药计划、患者因配合治疗工作所获得的鼓励以及让患者定期复查的提醒信息也都是不可或缺的。

阅读建议

Bogart, L. M., & Delahanty, D. L. (2004). Psychosocial models. In T. J. Boll, R. G. Frank, A. Baum, & J. L. Wallander (Eds.), *Handbook of clinical health psychology: Vol.3: Models and perspectives in health psychology* (pp. 201–248). Washington, DC: American Psychological Association.

这篇针对健康相关行为模型的综述批判性地审视了健康信念模型和计划行为模型理论，评价了它们在预测重要健康行为（如安全套的使用、锻炼身体、吸烟以及节食等）方面的有效性。

DeCivita, M., & Dobkin, P. L. (2005). Pediatric adherence: Conceptual and methodological considerations. *Children's Health Care, 34,* 19–34.

本文旨在探讨儿童医疗坚持行为中的诸多问题，但文中有关坚持度的测量和坚持中的困难的内容适用于各个年龄阶段。

DiMatteo, M. R. (2004). Variations in patients' adherence to medical recommendations: A quantitative review of 50 years of research. *Medical Care, 42,* 200–209.

作者对发表时间跨越50年的500多项研究进行了分析，以找出导致坚持失败的因素。她的深刻总结揭示出，人口统计学因素与疾病特征因素同样重要。

Schwarzer, R. (2008). Modeling health behavior change: How to predict and modify the adoption and maintenance of health behaviors. *Applied Psychology: An International Review, 57,* 1–29.

这篇综述梳理了健康行为过程理论及其在采纳与坚持各种健康行为（如锻炼身体、乳房自检、乘车时使用安全带、改变膳食结构、饭后清洁牙齿等）中的应用。

第二部分

压力、疼痛与应对

第 5 章

压力的界定、测量与管理

本 章 概 要

- 神经系统与压力的生理学基础
- 压力的理论
- 压力的测量
- 压力的来源
- 压力的应对
- 压力管理与行为干预

关 键 问 题

1. 压力的生理学基础是什么？

2. 有哪些可以解释压力的理论？

3. 怎样测量压力？

4. 压力有哪些来源？

5. 应对压力有哪些影响因素？其中哪些是有效的？

6. 有哪些行为干预技术可以有效地帮助管理压力？

✔ 测一测你的健康风险

学生生活事件量表

请回答，在近4个月中，以下这些压力事件有没有在你身上发生过？有，则请在左边的方框中打钩；否，则打叉。

☐ 父母去世（100）
☐ 好友去世（91）
☐ 入狱（80）
☐ 你自己，或你的妻子怀孕（78）
☐ 严重交通事故（汽车失事、人员伤亡）（77）
☐ 严重伤病（75）
☐ 父母离异（70）
☐ 被学校开除（68）
☐ 严重的家庭成员健康状况改变（68）
☐ 与恋人分手（65）
☐ 严重且/或持续的财政困难（63）
☐ 父母失业（57）
☐ 失去好友（57）
☐ 多门课挂科（56）
☐ 寻求心理咨询或精神疾病咨询

（56）
☐ 确实有过退学的想法（55）
☐ 一门课挂科（53）
☐ 与恋人激烈争吵（53）
☐ 与父母激烈争吵（48）
☐ 与恋人性生活不和谐（48）
☐ 大学一年级入学（47）
☐ 离家独自生活（46）
☐ 随父母搬家（44）
☐ 换工作（43）
☐ 轻微车祸（42）
☐ 校内转专业（37）
☐ 在考试中获得并不公平的低分（36）
☐ 正在与恋人建立稳定的亲密关系（35）
☐ 轻微的财政问题（32）
☐ 失去一份兼职工作（31）
☐ 与父母一起度假（27）
☐ 寻找一份兼职工作（25）
☐ 家庭聚会（25）
☐ 轻微违反法律或法规（如超速罚

单）（24）
☐ 买新车（21）
☐ 独自或与朋友外出旅行（16）

请将所有你打钩项目后面括号中对应的数字相加。健康大学生的平均压力水平是190。这表明大学生在他们的生活中会经历压力事件是比较平常的事，但随着分数的增长，有压力问题的风险也在增加。例如，在此量表中得分超过300分的大学生在未来两年内有较大风险发生健康状况的恶化。本章正是要揭示为何诸如量表中的这些压力事件会有损身体健康。

量表来源：转印自 *Personality and Individual Differences*, Vol. 20, Issue 6. Clements, K., & Turpin, G., The life events scale for students: Validation for use with British Samples, 747–751, 1996, with permission from Elsevier.

林赛·罗韩的真实生活记录

林赛·罗韩（Lindsay Lohan）25岁的时候就已经成为一名知名影星并因此而收入百万美金（"Celebrity Central", 2011）。但与此同时，她屡次入院，三次因酒精和药物滥用就诊，且因酒后驾车和持有可卡因而被捕多次。她将此归咎于压力与家庭问题——比如她的父亲曾多次入狱——她曾说："我很久没见过我爸爸了；我总是在工作、工作，从未休息，我的压力太大了。"（Silverman, 2008）林赛自3岁起就开始工作了，

起初是儿童模特，后来成为一名童星，接着开启了演员与歌手的事业。她工作很勤勉，但她也热衷于各种聚会、酗酒、服药。这些行为或许也导致了她的巨大压力。

尽管人们通常表示无法相信名利双收的人也会遭受压力的困扰，但是大量研究表明这其实非常常见（Loftus, 1995）。身为名人本身就要遭受常人所体验不到的压力，但无论怎样的压力都毕竟是压力，与其他种类的压力并没有太大区别。举例来说，林赛所经历的那些"无情的"媒体曝光对她来说就无异于一种压力。一项有关名人的调

查研究表明，媒体曝光是名人们的最大压力来源（Loftus，1995）。林赛在那些压力下的所谓不端行为其实并不鲜见；实际上适当的酒精和药物确实可以在一定程度上帮助管理情绪。然而这样的方法绝不健康也并不有效，但许多人——无论名人还是大众——均乐此不疲。

压力（stress）是生活的一部分，压力的来源有很多，诸如丧偶、失业这样的重大生活事件，或者9·11恐怖袭击或是卡特里娜飓风这样的天灾人祸都可以导致人们的应激反应。即使是一些小麻烦，如人际关系破裂或交通事故等，也会因其持续时间很长而成为压力源。例如林赛·罗韩这样的公众名人也会在他们的生活中遭受压力的困扰。在本章中，我们会一起了解什么是压力，如何测量压力，应对压力的有效和无效的手段，以及一些确实可以帮助人们更好地管理压力的行为干预技术。我们在这里先会了解到压力的生理学基础；在第6章中，我们将更为深入地讨论压力是否会导致疾病甚至死亡。

神经系统与压力的生理学基础

压力对身体的作用从生理学上讲源自于人类神经系统对环境的反应。人类的神经系统由上亿神经细胞组成，这些神经细胞被称为**神经元**（neuron），通过电信号和化学信号互相交流。在单个神经元中，带电的离子使神经元细胞膜内外形成电位差，构成神经元放电的基础。放电的神经元会产生一个微小电流，流经整个神经元细胞。此外这一电生理过程还会使神经元细胞释放一些化学物质，被称为**神经递质**（neurotransmitters），神经递质在自身神经元中并不发挥作用，而是被储存在神经元末端的囊泡中。神经递质会穿过两个神经元的间隙，即**突触**（synapse），进行信息传递。由此，神经递质构成了神经元之间相互交流的主要工具。

神经系统由上亿的神经元以十分有层次的方式有机地组织在一起，形成功能不同的分支（division）和次分支（subdivision）。总体上，神经系统可分为两大分支，即**中枢神经系统**（central nervous system，CNS）和**周围神经系统**（peripheral nervous system，PNS）。中枢神经系统由脑（brain）和脊髓（spinal cord）组成。周围神经系统包括其余的所有神经元，从脊髓延伸至身体各处。图5.1展示了神经系统的各个组成部分。

周围神经系统

周围神经系统分布于脑和脊髓之外，由两个部分组成：**躯体神经系统**（somatic nervous system，SNS）和**自主神经系统**（autonomic nervous system，ANS）。躯体神经系统主要分布于皮肤和肌肉。自主神经系统则主要分布于体内各器官，因此了解神经系统对压力的反应颇为关键。

自主神经系统可对外界刺激产生多种反应方式，这些反应由它的两个组成部分来执行，即**交感神经系统**（sympathetic nervous system）和**副交感神经系统**（parasympathetic nervous system）。需要指出的是交感神经系统和副交感神经系统在生理结构上的差异导致了它们功能上的不同。图5.2列出了它们所相对应的靶器官。

自主神经系统可驱动躯体在紧急状况、压力或强烈情绪体验下做出反应。这些反应包括心率增加、呼吸频率增加、皮肤血管收缩、肠胃活动减缓、汗腺紧张、瞳孔扩大等。这些反应大多可以促使携氧的血液流向骨骼肌，从而使机体在面临潜在危险时能够以最快的速度做出反应。

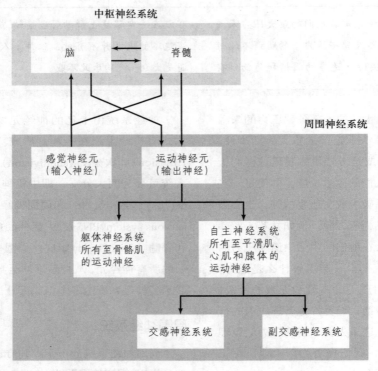

图 5.1　人类神经系统的划分

副交感系统的功能与交感神经系统相反，主要负责放松、消化和协助机体成长，并在常规、非压力的条件下发挥功能。尽管交感神经系统和副交感神经系统分布的靶器官大体相同，但它们的功能却恰恰相反，以此消彼长的方式运作。例如，交感神经系统抑制唾液分泌，从而造成一种口干舌燥的感觉，相反副交感神经系统则促进唾液的分泌。

自主神经系统的神经元由特定神经递质激活，主要为**乙酰胆碱**（acetylcholine）和**去甲肾上腺素**（norepinephrine）。这些神经递质有着复杂的作用方式，因为器官上存在的神经递质受体不同，所以每一种神经递质对相同器官都有不同的作用。此外，这两种主要神经递质的绝对数量和它们之间的相对平衡也十分重要。正是由于它们复杂且精密的作用使得自主神经系统可以产生多

种反应。如我们马上将要描述的，两种神经递质中的去甲肾上腺素在对压力的反应过程中起到一系列关键作用。

神经内分泌系统

内分泌系统（endocrine system）由分散在身体各处的腺体（见图5.3）组成。**神经内分泌系统**（neuroendocrine system）则由那些受神经系统控制且与神经系统有交互作用的内分泌腺组成。内分泌系统和神经内分泌系统中的腺体可以分泌化学物质，即**激素**（hormones）。这些激素可以进入血液循环系统从而被携带至身体各处。尽管激素随血液循环至身体各处，但是靶器官或靶组织上的特定受体可以使这些激素在相应部位发挥具体作用。在这些目标部位，激素或是直接发挥作用，或是促进其他激素的分泌。

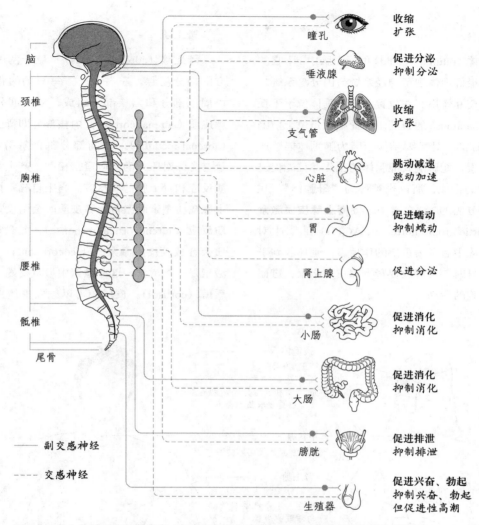

图5.2 自主神经系统与靶器官。实线表示副交感神经系统，虚线表示交感神经系统。

因为内分泌系统和神经系统有许多相似之处，所以它们在机体内紧密地联系在一起协同工作，然而内分泌系统和神经系统也在很多重要方面大有区别。内分泌系统与神经系统在机制上都使用、合成与释放化学物质。在神经系统中，这些化学物质即是神经递质；而在内分泌系统中，这些化学物质被称为激素。神经系统的活动通常是迅速的，影响也是短暂的；内分泌系统的反应则相对缓慢，不过影响的持续时间也相对较长。

在神经系统中，神经递质的释放是由神经冲动的刺激所引发的，神经递质穿过神经元细胞之间的突触间隙后立即被吸收引发兴奋或抑制。在内分泌系统中，激素是由内分泌细胞合成的，然后释放到血液，随血液循环经过若干分钟甚至若干小时抵达靶部位，才会发挥作用。内分泌系统与神经系统都有沟通与控制的机制，共同工作以产生行为水平上的整合和适应。两个系统在功能上相互关联，又在神经分泌反应上相互影响。

脑垂体

脑垂体（pituitary gland）位于大脑中部，它的工作机制最好地体现了神经系统与内分泌系统之间复杂的交互作用。在位置上，脑垂体位于下丘脑（hypothalamus）的腹侧。下丘脑则是位于前脑（forebrain）的一处重要结构。因为脑垂体能够产生大量激素，能影响其他腺体的工作并且能促进其他激素的合成，所以也被称为"母腺体"。在垂体前叶分泌的7种激素中，**促肾上腺皮质激素**（adrenocorticotropic hormone，ACTH）在身体对压力的反应中起至关重要的作用。当垂体收到下丘脑的信号时，会释放促肾上腺皮质激素，进而引发肾上腺的活动。

肾上腺

肾上腺（adrenal glands）是位于两侧肾脏上方的内分泌腺，左右各一。每一侧的肾上腺均由周围部分和内核部分组成，周围部分即**肾上腺皮质**（adrenal cortex），内核部分即**肾上腺髓质**（adrenal medulla）。这两部分都能够分泌激素，且与身体对压力的反应紧密相关，产生肾上腺皮质反应和肾上腺髓质反应。当来自脑垂体的促肾上腺皮质激素刺激肾上腺皮质时会引发**肾上腺皮质反应**（adrenocortical response），此时肾上腺皮质会释放糖皮质激素（glucocorticoids）。糖皮质激素是一类激素，这些激素中最重要的一种是**皮质醇**（cortisol）。皮质醇可以触发身体主要器官

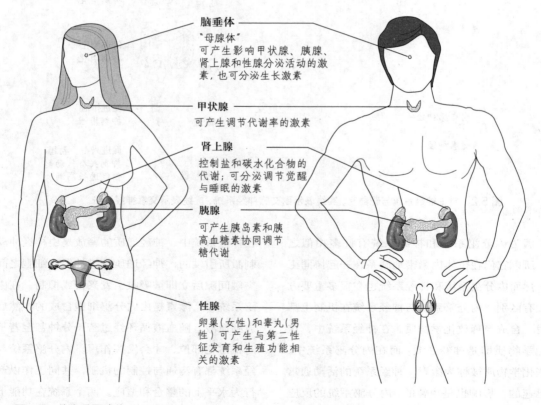

脑垂体————
"母腺体"
可产生影响甲状腺、胰腺、肾上腺和性腺分泌活动的激素，也可分泌生长激素

甲状腺————
可产生调节代谢率的激素

肾上腺————
控制盐和碳水化合物的代谢；可分泌调节觉醒与睡眠的激素

胰腺————
可产生胰岛素和胰高血糖素协同调节糖代谢

性腺————
卵巢(女性)和睾丸(男性)可产生与第二性征发育和生殖功能相关的激素

图 5.3　体内重要腺体

的多种反应（Kemeny，2003）。它与压力紧密相关，血液循环中的皮质醇含量是测量压力水平的重要指标。在压力源刺激之后20～40分钟，血液中的皮质醇含量达到峰值，借此可以得知压力水平。除了血液之外，唾液或尿液中的皮质醇也可作为压力指标。

当交感神经系统刺激肾上腺髓质时会引发**肾上腺髓质反应**（adrenomedullary response）。肾上腺髓质反应可以促进**儿茶酚胺**（catecholamines）的分泌。儿茶酚胺是一类化学物质，其中最重要的两种是**去甲肾上腺素**（norepinephrine）和**肾上**

腺素（epinephrine）。去甲肾上腺素既是激素又是神经递质，并且可以在除肾上腺髓质之外的身体多处合成。图5.4展示了肾上腺髓质反应的路径。

与去甲肾上腺素不同，肾上腺素只产生于肾上腺髓质。肾上腺素与肾上腺髓质压力反应之间的关系紧密且唯一，因而也可以被用于测量压力水平。通过尿检，可以得出一个人身体中的肾上腺素分泌量，借由其与压力的生理关系来测量压力水平。与其他激素一样，去甲肾上腺素和肾上腺素随血液循环而运动，所以较之神经递质，它们的作用延迟且长期。

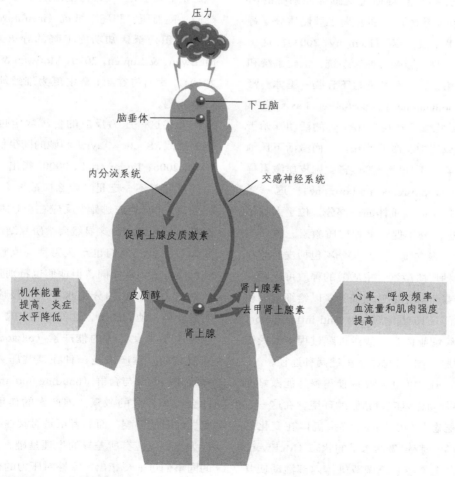

图5.4 压力的生理作用

压力反应的生理学

压力带来的每种生理反应都始于对压力的感知。对压力的感知会引发自主神经系统中交感神经分支的生理反应，进而调节躯体资源对强烈情绪、压力或紧急状况做出应对。Walter Cannon（1932）将这种反应定义为"应战或逃跑反应（fight or flight）"，因为交感神经系统的活动会提高机体活动水平，促使躯体做好应战、防御或是逃跑的准备。交感神经系统调动躯体资源有两种途径，并影响身体的所有部分。

第一种途径是直接通过交感神经系统的活动（肾上腺髓质系统），来促使肾上腺髓质分泌肾上腺素和去甲肾上腺素（Kemeny，2003）。这一活动作用于全身，影响心血管系统、消化系统和呼吸系统。第二种途径是通过**下丘脑－垂体－肾上腺轴**（hypothalamic-pituitary-adrenal axis，HPA轴）的三大结构发挥作用。HPA轴的活动开始于躯体对惊吓或压力刺激的感知，从而激活下丘脑的活动。接着，下丘脑分泌促肾上腺皮质激素释放素（corticotropin-releasing hormone），这一激素会促进垂体前叶（垂体的一部分，位于大脑基部）的活动进而分泌促肾上腺皮质激素。这一激素作用于肾上腺皮质，激起其分泌包括皮质醇在内的一系列糖皮质激素。皮质醇的释放可以调动躯体中的能量资源，提升血糖含量以给细胞活动供能。皮质醇还具有抗炎功能（anti-inflammatory effect），以缓解躯体在应战或逃跑过程中因受伤所造成的肿胀。图5.4总结了上述两种途径。

正是这些压力的生理反应使得身体能做好准备，采取多种动作以应对紧张的环境。在这一过程中，**"非稳态"**（allostasis）特指机体在变化的环境中维持某一特定激活水平的状态（McEwen，2005）。在自主神经系统调节机体内部活动使其达到最适宜非稳态的动态过程中，副交感神经系统平稳地使机体调整至正常状态，而交感神经系统则调动身体资源来应对应激环境。交感神经系统的活动会提高机体活动的机动性，看上去这会使机体的运行偏离正常状态，但并不是所有交感神经系统的活动都会给健康带来负面的影响，一些短效的交感神经系统活动甚至可能会给身体带来一些积极的作用。与之相对的，长效的交感神经系统活动会引发**"非稳态负荷"**（allostatic load），影响机体正常调节的功能。非稳态负荷指的是身体在一些持续时间较长的应激生理活动的作用下偏离稳态的程度。一些研究表明，非稳态负荷可能是一系列健康问题，如皮质醇分泌障碍、高血压、胰岛素抵抗（insulin resistance）、脂肪沉积乃至认知功能下降的导火索（Juster，McEwen，& Lupien，2010；McEwen & Gianaros，2010）。我们将在第6章中更为细致地讨论这些健康问题。

上述这一压力反应的传统界定也受到了一定的挑战，Shelley Taylor 和她的同事们（Taylor，2002，2006；Taylor et al.，2000）指出，人们对压力的反应并不一定是"要么应战要么逃跑"。他们发现，"应战或逃跑"反应在男性身上比在女性身上更为稳定，这显然会给研究结论带来一定的偏差。虽然他们也承认男性与女性的神经系统反应方式大致相同，但他们也特别强调了女性应对压力时神经内分泌水平上的反应与男性有明显差异。他们指出，这种反应方式上的不同可能是由于男女性体内催产素（oxytocin）含量不同造成的。催产素是一种在某些压力源作用下释放并和联结与合群（bonding and affiliation）等社会行为相关的激素。催产素的作用显著地受雌性激素的影响，而后者正是男女在压力情境下行为水平反应有所差异的生理基础。Taylor 和她的同事们进一步指出，女性对压力的行为反应较之"应战或逃跑"更接近于"照料和结盟"（tend and befriend），即女性在压力情形下更可能保护和养育她们的孩子（照料），并向其社会关系寻求或给予支持（结盟），而非男性那样所谓"应战或逃跑"。事实上，男女在应对压力上的性别差异也确实和寻求社会支持的程度有关：女性在面临压力时比男性更需要来自他人的陪伴和安慰（Taylor et al.，2000）。

Taylor 和她的同事们还指出，女性的这一行为模式是在人类进化历程中形成的，相较于略显生硬地将女性的应对方式纳入应战－逃跑的概念框架，照料－结盟这一模式更符合来自生理水平以及行为水平的证据。虽然也有部分研究者质疑 Taylor 等人的观点（Geary & Flinn，2002），但是近来的研究更多地支持照料－结盟的理论（Taylor，2006）。例如，在竞争行为中男性与女性的激素分泌模式有明显区别（Kivlinghan，Granger，& Booth，2005）。另外，女性面临亲密关系问题时，其血液中的催产素水平有明显升高（Taylor et al.，2006；Taylor，Saphire-Bernstein，& Seeman，2010），这进一步证明了男女在应对压力时的性别差异。

小结

人类的压力应对有复杂的生理基础。当人们感知到压力时，自主神经系统（ANS）中的交感神经系统分支通过两种途径将机体从静息状态唤起：直接刺激交感神经系统或腺体释放激素。ANS 的活动与体内其他神经传导一样，快速且时效短，神经内分泌系统的活动则缓慢且时间长。脑垂体可以释放促肾上腺皮质激素，进而影响肾上腺皮质的分泌行为。糖皮质激素的释放可以帮助机体抵抗压力，皮质醇的释放甚至可以使机体应对损伤或炎症。两种途径共同构成了"非稳态"的生理基础，在变化的环境中对行为进行调节。

然而，了解压力应激的生理学基础并不能清晰充分地刻画什么是压力。下面我们将讨论能更好界定和解释压力的几种理论模型。

压力的理论

假使你问一个人："你感觉压力大吗？"对方很可能反问你："你说的压力是什么意思？"通常来说人们都或多或少知道压力是什么且无须界定。然而对于研究者来说，压力从来没有一个简单的定义（McEwen，2005）。压力有三种不同的定义方式，即压力可以是一种刺激，一种反应，或者一种交互作用。有些人谈及压力的时候，他们更多指的是一种来自环境的刺激（stimulus），如"我从事一份压力很大的工作"。另一些人将压力特指为一种生理反应，如"当我感觉压力很大时我的心跳会加快"。还有一些人认为压力是环境与人之间的一种交互作用，如"当我需要在工作中做财务决策时我通常压力很大，但在做其他决定时我很少感到有压力"。

对压力的这三种界定方式也同样出现在压力的不同理论中。从事压力研究的研究者最早将压力作为外界刺激，在这些研究中 Hans Selye 的理论最具代表性。在此基础上，Selye 逐渐将自己的研究转向生理反应的观点。而在心理学家中最有影响力的则是来自 Richard Lazarus 的交互理论。下面我们就将分别阐述 Selye 和 Lazarus 的观点。

Selye 的基本观点

从20世纪30年代开始直至1982年 Selye 去世，他（1956，1976，1982）毕生致力于压力与疾病关系的研究，同时努力将他的观点普及给大众。Selye 起先将压力概念化为一种外界刺激，并着眼于引起压力的环境变量。20世纪50年代左右，他开始更多地认为压力是机体做出的生理反应。为了对二者进行区分，Selye 将作为外界刺激的压力界定为压力源（stressor），将作为生理反应的压力界定为压力（stress）。

Selye 对压力研究的一个重要贡献是他提出了一个阐述了身体如何抵御压力的压力模型。根据他的模型，压力是一种非特异性的反应，也就是说尽管有许多可以导致压力反应的压力源，但这些压力反应的本质始终相同。

一般适应综合征

Selye 提出了**一般适应综合征**（general adaptation syndrome，GAS）来指代身体对抗压力源的一般性应对行为。GAS 可分为三个阶段。第一阶段被称为**报警阶段**（alarm reaction），在这一阶段中身体通过交感神经系统的活动提高机动性。肾上腺素会在这一阶段释放，使心率增加、血压升高、呼吸频率加快、血液由内部器官更多地流向骨骼肌、汗腺激活、肠胃系统活动水平降低。

GAS 的第二阶段被称为**抵抗阶段**（resistance stage）。在这一阶段中，机体会逐渐适应压力源。抵抗阶段的持续时间取决于压力源的强度和机体的适应能力。在压力源强度水平相同的情况下，如果机体的适应能力强，抵抗阶段便会持续相对长的时间。在这一阶段中，人们表面上看来与正常情况下没有太大差别，然而机体内部的生理状态却与通常状态大相径庭。持续的压力还会导致神经活动水平和激素水平的变化。Selye 认为这种变化会带来负面效应，他将之称为适应性疾病（diseases of adaptation），即身体因适应持续时间长且持续强度大的压力而引发的疾病（见图 5.5 所示的各阶段以及可能引发的疾病）。

在这些疾病中，Selye 认为对压力的持续抵抗会导致消化性溃疡和溃疡性结肠炎、高血压和心血管疾病、甲状腺功能亢进以及支气管哮喘。此外，Selye 推断对压力的抵抗还会引发免疫系统功能的弱化，致使机体更易感染疾病。

机体对压力的抵抗是有限的，于是进入 GAS 的第三阶段，**耗竭阶段**（exhaustion stage）。在这一阶段，机体的抵抗能力被消磨殆尽甚至土崩瓦解。在这一阶段，发挥主要功能的是自主神经系统的副交感神经系统分支。副交感神经系统在正常情况下的作用是维持机体在平衡状态下各部分功能正常工作；而在耗竭阶段，副交感神经系统会以偏离常态的形式发挥作用，使机体产生消耗感和疲惫感。Selye 相信频繁的疲惫感和消耗感会引发抑郁甚至死亡。

对 Selye 观点的评价

无论是 Selye 早期将压力视为外界刺激的观点，还是后期更倾向于探讨压力生理反应的努力，都对压力研究这一领域有深远影响。外界刺激导向的观点触发了大量研究者去探讨可以引发压力感的外界环境因素，同时在此基础上研究者也将压力源的研究框架化、结构化，其成果之一就是本章开头用到的《学生生活事件量表》。

比较而言，Selye 将压力视为生理反应的观点影响就没有那么大；反之，一些研究者认为这样的观点将压力的生理反应机制过于简单化了（McEwen，2005）。在 Selye 的观点中，无论压力源怎样不同，机体对压力的反应都是大体接近的，然而后续研究很少证实这一结论。Selye 还认为机体对压力的生理反应只在一个很窄的所谓适宜范围内浮动以维持身体功能。不过这一观点在现今被非稳态－非稳态负荷这一概念体系所替代，后者强调的正是身体可以在较大范围内调节、改变和适应。当较多慢性压力源需要身体做出多处调整时，非稳态负荷出现；也因此，非稳态负荷有可能导致一种超载的状态，于是机体出

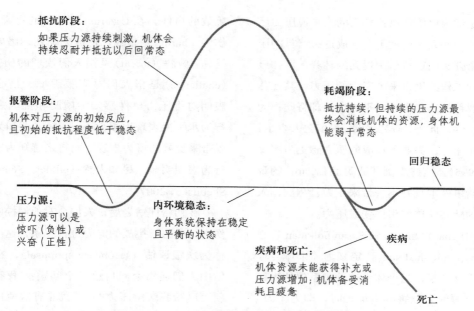

图 5.5 Selye 一般适应性综合征（GAS）的报警、抵抗和耗竭三阶段和对应的影响

Source: An invitation to health (7th ed., p.40) by D. Hales, 1997, Pacific Grove, CA: Brooks/Cole. From HALES, *Invitation to Health*, 7E. © 1997 Cengage Learning.

现损伤或疾病。非稳态的视角尽管与 Selye 的观点有相似之处，但它们在定义身体的调整幅度时有些许差异，这种差异的存在让非稳态的视角更符合现代压力研究的结论。

此外，对 Selye 理论的主要批评认为 Selye 的理论忽视了在压力反应中广泛存在的情境因素和心理因素，比如情绪成分，以及人们对压力事件的解读方式（Mason，1971，1975）。因此，在许多心理学家看来 Selye 的理论并不完善。诚然 Selye 的理论对现代的压力概念有重要影响，不过由心理学家 Richard Lazarus 所提出的另一个压力理论更为当今的心理学家所接受。

Lazarus 的基本观点

在 Lazarus 的观点中，人们对压力事件的解读（interpretation）比压力事件本身更为关键。在这一观点中，压力的定义既非环境刺激也非生理反应，而是个体对特定心理情境的感知。例如，

升职对一些人来说意味着机遇和挑战，而对另一些人来说可能意味着巨大的压力。

心理因素

Lazarus 与 Selye 最大的不同在于 Lazarus 将个体对压力的解读和感知纳入其理论框架。Lazarus 以往主要从事人类研究而非动物研究的经历使他更为关注人的心理因素。人类对未来事件的考虑和评估会影响他们的行为，而这在动物界中鲜有发生。此外，人类世界的一些特有压力事件根本不会对动物产生困扰，比如失业就业、规划未来、时间压力等。人类会遇到更多的压力事件正是因为人类具有其他物种所不具备的高级认知功能。

根据 Lazarus 的观点（1984，1993），压力给躯体带来的反应更多地依赖于个体对环境威胁的感知、个体的易感性和个体对压力的应对能力，而不是压力事件本身。比如，失业对那些没有什

么存款或是认为再就业堪比登天的人来说压力巨大，而对另一些人来说就不会造成这么严重的压力感。本章开头引言故事中提到的林赛·罗韩显然认为她的工作给她带来了巨大的压力。其他艺人可能和罗韩的工作压力水平相当但却将此视为更积极的事件。此外，研究表明，很多艺人表示，相比于工作压力，失业所造成的压力感更为严重（Loftus，1995）。这些事例都证明了 Lazarus 的观点，即生活事件本身并不会带来压力，相反，人们对情境的感知使这些事件变成压力。

随后，Richard Lazarus 和 Susan Folkman 将心理压力（psychological stress）定义为"个体与环境之间的交互关系，当个体将这种关系评估为超出其能力资源或会危害其幸福感时，即为压力"（1984，p.19）。此定义有以下几个重要方面。首先，Lazarus 和 Folkman 强调了压力是人与环境交互性和互动性的产物。其次，这一定义强调人们对人-环境关系进行评估的重要作用。最后，这一定义强调当人们对情境的评估有威胁、有挑战或有伤害时，压力才会产生。

评估

根据 Lazarus 和 Folkman 的理论，人们对情境的评估有三种类型：初级评估、次级评估和再评估。**初级评估**（primary appraisal）并不意味着在重要性上居首位，而是在事件发生的先后顺序上首当其冲。当人们遇到一个事件，比如升职，人们会就其幸福感（well-being）对升职可能带来的影响进行评估。人们的评估可能有三种结果，即事不关己、积极有利或是充满压力。事不关己的**无关**（irrelevant）事件并不会给人们的幸福感带来多大影响，比如远在另一个城市的暴风雪。**积极有利**（benign-positive）的事件是指那些被评估为可以带来正面效果的事件。**压力**（stressful）事件指的是那些被评估为有伤害、有威胁或有

挑战的事件。在 Lazarus（1993）的定义体系中，**伤害**（harm）是指业已造成的损伤，诸如疾病或受伤；**威胁**（threat）是指人们预期的伤害；**挑战**（challenge）是指人们对克服困境的信心。研究表明对将压力事件感知为威胁和挑战会在后续行为水平上表现出很大不同：将之感知为挑战可以带来更好的行为表现，而将之感知为威胁后的行为表现明显不尽如人意（Gildea，Schneider，& Shebilske，2007）。

在初始评估之后，人们会对他们控制或应对伤害、威胁或挑战的能力进行思索，这一过程被称为**次级评估**（secondary appraisal）。在次级评估中人们通常会问自己三个问题："我有哪些选项可以帮我缓解压力？""我能有效使用这些策略来帮我缓解压力的可能性有多大？""这些方法管用吗？真能帮我减缓压力吗？"

当人们相信他们能通过行动改变困境从而带来积极的收效时，压力感就会得到缓解。在前面罗韩的例子中，她显然缺乏这种信心。她始终没有找到能够有效平衡她的工作和生活的策略。许多名人在遇到压力时都会试着将生活的重心放在家庭上以缓解压力；可不幸的是罗韩的父亲因酒驾而入狱，缺少了这一支柱，罗韩应对压力的征途着实举步维艰。

第三种评估称为**再评估**（reappraisal）。随着更多信息的加入，人们持续不断地对身处的情境和自己的能力进行评估。再评估既可能使压力感加重，也可能使压力感减轻。

易感性

当人们缺少能够处理某些重要难题的资源时，他们便处在一种易损伤的状态，而此时他们更容易感到压力。这些资源既可以是生理的也可以是社会的，但这些资源的重要性却取决于心理因素，即人们如何感知和评估所处的环境。比如，

关节炎对运动员来说就是一个重要难题，会带来明显的生理易感性，而对坐办公室的白领来说就不会带来太多不便。Lazarus 和 Folkman（1984）坚称生理层面或社会层面上资源的稀缺本身并不一定会导致易感性，在其中真正起决定性作用的是这些困境或问题对个人的重要性。易感性和威胁的区别在于易感性描绘的是一种潜在威胁。例如，当人们的自尊受损时人们将之感知为一种威胁，当人们缺少某些资源由此可能导致潜在的威胁或伤害时即构成一种易感性。对于像罗韩这样的名流，他们总要通过取悦大众来保持自己的名望，然而持续的名望只能是一种不确定的将来时，因为他们很难保证自己能持续地取悦大众（Loftus，1995）。很多名人因此觉得自己算不上成功，所以非常害怕失败。不确定能否持续地保持名望就是一种易感性，而觉得自己算不上成功就是一种威胁。

应对

Lazarus 理论中的一个重要元素是应对压力情景的能力。Lazarus 和 Folkman 将应对定义为"当个体将与环境的交互作用评估为超出其能力资源时，个体为了处理这种交互作用的内、外需求而持续采取的认知上和行为上的努力"（1984，p.141）。这一定义同时刻画了应对行为的三个特征。第一，应对行为是一个过程，随着个体努力的成功或失败应对行为不断改变。第二，应对行为不是自动化的，而是一种为应对压力情境而习得的处理方式。第三，应对行为需要个体付出努力。人们并没有必要完全意识到自己的应对行为，并且应对的结果可能有效，也可能无效，但无论怎样都需要人们付出努力。第四，应对行为是一种为了处理（manage）压力情境而付出的努力，控制（control）或征服（mastery）并不是必要的。举例来说，很多人都通过努力影响物理环境来获得

更适宜的室内温度（如使用空调或暖气），因此可以说尽管完全掌控气候是不可能的，但是人们依旧可以应对其变化。人们应对压力情境的有效性取决于人们所掌握的资源以及可以使用的策略。我们将在本章的后续部分探讨有效的应对策略。

小结

压力研究中有两大主流理论，即 Hans Selye 的理论和 Richard Lazarus 的理论。Selye 是研究压力的先驱者，他最先将压力定义为一种外界刺激，随后将其视为人体的生理反应。当动物（包括人类）遭遇压力刺激时，他们会调动资源使机体做好适应压力的准备，且这种反应是一般化的，因此也被称为一般适应性综合征（GAS）。GAS 有三个阶段，报警阶段、抵抗阶段和耗竭阶段，潜在的疾病或损伤存在于每一个阶段。

Lazarus 的理论更强调认知能力的作用，强调人与环境在压力与应对中的交互作用。压力的应对是动态且复杂的，伴随着持续的调整和改变，从而使上一压力事件的结果可以影响对下一压力事件的评估。压力应对策略和对压力事件评估中的个体差异对个体的压力感至关重要，因此，压力导致疾病的可能性也因个体差异而有所区别。压力事件与健康的关系错综复杂，任何测量压力的手段和人们应对压力的方式都难以一语蔽之。

压力的测量

测量压力是健康心理学家日常工作中的重要部分。研究者们首先要能够测量压力，其次才能够了解压力对健康或疾病的关系。这一部分将主要探讨一些广泛使用的测量压力的技术手段，同

时也会着眼于考察这些技术手段的信效度时可能存在的问题。

压力的测量方法

测量压力的方法众多，但大体可分为两类：生理测量和自陈式测量（Monroe，2008）。生理测量（physiological measures）直接考察身体的压力反应。自陈式测量（self-reports）考察的是人们体验到的**生活事件**（life events）或**日常困扰**（daily hassles）。这两类方法均可以用来研究压力对健康和疾病的影响。

生理测量

压力的生理测量包括测量人的血压、心率、皮肤电反应、呼吸频率以及诸如皮质醇和肾上腺素等压力反应激素的分泌增量。这些测量可以让研究者们直观地了解到在压力条件下人体交感神经系统和下丘脑－垂体－肾上腺轴（HPA轴）的活动情况。

压力的生理测量中较为常用的方法是考察与压力相关的激素的分泌活动。例如，血样或尿样中的肾上腺素和去甲肾上腺素可以作为机体压力水平的指标（Eller, Netterstrøm, & Hansen, 2006；Krantz, Forsman, & Lundberg, 2004）。需要注意的是，血液中这两种激素的含量在压力刺激结束后的几分钟内就会下降，所以要迅速测量才能得到准确的结果。相反，尿液中这两种激素的含量能保持相对长的时间，但是除了压力外很多其他因素也会致使尿液中这些激素的含量提高。此外，唾液中的皮质醇含量也可以作为压力水平的指标，且皮质醇的含量水平可维持至少20分钟。随着新技术的使用，研究者们还可以测量头发中的皮质醇含量，且研究表明头发中的皮质醇含量可以用来指示身体在过去6个月内的皮质醇分泌活动（Kirschbaum, Tietze, Skoluda, & Dettenborn, 2009）。

生理测量的优点是直接、可信、易于评估；缺点是用来进行生理测量的仪器本身就会给人们带来一定的压力。因此，压力的生理测量尽管有效但并没有被广泛使用，使用得更为广泛的是压力的自陈式测量。

生活事件量表

研究者自20世纪50年代末期和60年代初期开始就致力于设计和编制压力的自陈式量表。Thomas H. Holmes 和 Richard Rahe 于1967年编制的《社会再调适评定量表》（Social Readjustment Rating Scale，SRRS）是其中最早的且最广为人知的。量表包含43项生活事件，依据压力感由高至低的顺序排列。每一项生活事件均有对应的压力分数，最高100分（配偶死亡），最低11分（轻微触犯法规条例）。量表的回答者依据最近一段时间（通常是6 ~ 24个月）的自身情况进行回答，勾选相符合的生活事件。将回答者勾选的生活事件对应的分数累加即是对应的压力分数。这一压力分数接下来可与该回答者的未来事件（如是否生病）做相关，以此来推断这一压力测量与疾病之间的关系。

本章开头所使用的《学生生活事件量表》（Clements & Turpin, 1996）是另一种自陈式测量工具。勾选更多压力事件的学生比起勾选更少压力事件的学生更可能寻求心理健康服务。

此外，《知觉压力量表》（Perceived Stress Scale, PSS；Cohen, Kamarck, & Mermelstein, 1983）更多侧重的是对生活事件的知觉。《知觉压力量表》共有14个条目，考察的是最近一个月中个体知觉到的"不可预测""不可控制"或"超过负荷"的事件的发生频率（Cohen et al., 1983, p.387）。PSS 主要关注压力的三个层面：①日常困扰；②重大事件；③应对压力的可用资源的改变。PSS 的适用范围广泛，如可用于考察怀孕妇女的产前压力与早产之间的关系（Glynn, Dunkel Schetter, Hobel, & Sandman, 2008），也可用于探究放松训练对小学教师压力状态的作用（Nassiri, 2005），还可用于预测大学体育俱乐部教练的工作倦怠水平（Tashman, Tenenbaum, & Eklund, 2010）。PSS 篇幅短、信效度高，因此被广泛用于与压力相关的研究中。

近年来，研究者们也开发了一些新的自陈式测量工具，包括着眼于最近几周或几个月内压力水平的《每周压力问卷》（Weekly Stress Inventory；Brantley et al., 2007；Brantley；Jones, Boudreaux, & Gatz, 1997）和侧重测量工作场所一般性压力的《一般性压力量表》（Stress in General Scale；Stanton, Balzer, Smith, Parra, & Ironson, 2001）。

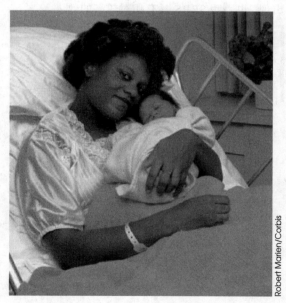

生活事件量表中也包含积极事件，这些积极事件也会影响人们的压力调节。

日常困扰量表

Richard Lazarus 和他的合作者们最先通过考察日常困扰而不是生活事件来测量压力。他们将

日常困扰定义为"那些被个体评价为对健康有重要和损害作用，或威胁到幸福感的日常生活中的经历和情境"（Lazarus, 1984, p.376）。在前面对 Lazarus 压力理论的讨论中，我们了解到压力是一个复杂的、动态的、交互的过程，受到个体对环境的评估与个体对应对压力能力的自信程度的影响。Lazarus 等人在此观点的基础上认为自陈式测量必须能够测量个体的评估、信念、目标、承诺等主观因素，才能有效地测量压力（Lazarus, 2000；Lazarus, DeLongis, Folkman, & Gruen, 1985）。

初始版本的《困扰量表》（Hassles Scale；Kanner, Coyne, Schaefer, & Lazarus, 1981）由 117 个条目组成，囊括了人们日常生活中可能感受到困扰、烦恼、气愤或失望等的情境。具体来说，这些情境可以是体重增长、家庭维修、犯罪、税务、事务繁多等等。问卷的回答者需要评估这些情境给自己带来压力的可能性。在统计水平上困扰量表和生活事件量表只有轻微的相关，这也说明这是两种不同的测量。另外，比起生活事件量表，困扰量表更能够预测人们的心理健康水平（Lazarus, 1984）。Lazarus 的研究团队后来对这一量表进行了修订，发展出了《简版困扰量表》（DeLongis, Folkman & Lazarus, 1988），与前述的《社会再调适评定量表》相比，能更好地预测头疼的频率和强度（Fernandez & Sheffield, 1996）以及肠炎的发生（Searle & Bennett, 2001）。因此，也可以证明日常困扰是健康问题的重要来源之一。

日常困扰的测量也可以扩展到一些具体情境。例如《城市生活困扰指数》（Urban Hassles Index；Miller & Townsend, 2005）可用来考察都市中生活的成年人所遇到的压力源，《家庭日常困扰问卷》（Family Daily Hassles Inventory；Rollins & Garrison, 2002）可用来考察为人父母过程中所遇到的压力。综上所述，研究者们可以根据自己的研究目的和目标人群来选择最适合的自

陈式测量问卷。

压力测量的信度和效度

判断一种压力的测量工具是否有用主要看它预测现有效标的能力，以及看它结果的一致性如何。在健康心理学中，通常使用的效标是疾病或疾病的风险因素。压力的测量工具必须可信且有效才能预测未来与压力相关的疾病。这其中，可信即信度，指的是测量工具结果的一致性；有效即效度，指的是测评工具能够准确测出所要测量的事物的程度。

对于自陈式测量，通常使用联对法（paired-associate method）来确定其对应的信度。在联对法中，回答者完成某一问卷，回答者的某一亲近他人（通常是其配偶）假想自己是受试者，也要完成同一问卷。两者问卷结果的一致程度反映的就是问卷的信度。研究表明，回答者与亲近他人问卷结果的一致程度在中高压力水平下的一致程度较高（Slater & Depue，1981），而在低压力水平下的一致程度较低（Zimmerman，1983）。

要探讨自陈式测量的效度，我们先要知道"这一工具想要测量的是什么"。通过考察至少两个标准可以回答这一问题。其一，该问卷应该能准确反应问卷回答者经历的所有压力性的生活事件。其二，该问卷至少应该能测量或预测未来疾病发生的情况。下面我们来详细讨论这两种途径。

第一个标准关心自陈量表能否反映所有压力性的生活事件。一些研究者（Turner & Wheaton，1995）认为很多人倾向于低报（或漏报）生活中的压力事件，同时还有研究者认为生病的人倾向于过报其所经历的生活事件（来给自己患病找一个理由）。低报或过报都会降低对生活事件测量的效度。研究结果显示，在非裔美国被试中，生活事件量表往往低估了其所遭受的压力（Turner & Avison，2003）。

第二个也是最有效的标准关注测量工具预测未来疾病的能力。如果一个自陈式量表具有较高的预测效度，那么该量表就更能预测个体在未来患有压力相关疾病的风险。但在考察压力与疾病关系时也存在一个问题，即生病的回答者在回答生活事件量表时很可能会给结果造成干扰。举例说来，生病会带来压力，这没错，但也会给回答者在回答《社会再调适评定量表》（SRRS）的某些条目时造成困扰。比如"是否有睡眠习惯的改变"或"是否有饮食习惯的改变"等。也就是说，在 SRRS 或类似量表上得分较高很可能是疾病的结果（如生病导致睡眠习惯改变）而不是疾病的原因（如睡眠习惯改变导致疾病）。好在一项综合了 30 年来 SRRS 研究的元分析结果显示，SRRS 确实能够较好地预测与压力相关的症状的出现，也表明 SRRS 具有相对较高的效度。

小结

研究者和医生都会通过多种方法测量压力，这些方法大致可分为生理测量和自陈式测量。最为常用的自陈式量表是《社会再调适评定量表》（SRRS），考察影响生活改变的生活事件。尽管使用广泛，SRRS 预测疾病的能力只能说是相对较高，能够中等程度地预测疾病的发生。Lazarus 和他的合作者们率先关注了生活中的烦心事对压力的影响。一般说来，《简版困扰量表》比 SRRS 能更准确地预测未来疾病的出现。

对未来疾病的预测能力也是该测量工具效度的体现，或者说它的测量准确程度如何。测量工具的另一个重要方面是它的信度，即它的结果的一致性。通常，压力的自陈式测量只有中等程度的信度和较低的效度，即使是《困扰量表》在预测疾病上的效度也不甚理想。

压力的来源

压力的来源众多：灾难事件、生活事件、日常困扰都会引发压力。在这一部分我们会依据 Richard Lazarus 和 Judith Cohen 的模型（1977）来介绍压力的来源，不过也如两位研究者一直强调的，个体对压力事件的感知比压力事件本身更为关键。

灾难事件

Lazarus 和 Cohen 将灾难事件定义为"一种突然、特殊且严重的单一生活事件，该事件需要群体共同承担这一体验，由此产生大幅的适应性调整以应对该事件"（p.91）。无论是有意为之还是无心插柳的灾难事件都给世界各处的人们造成了难以预料的后果。无心插柳的灾难事件包括各种自然灾害，比如飓风、台风、龙卷风、火灾、水灾、地震等；也包括其他诸多造成大量死亡并给生者带来极大压力、痛苦和恐惧的灾难。其中飓风、台风、洪水这样的自然灾害尽管特殊、严重，但并不一定十分突然。

很多时候，极其严重的灾难会影响整个国家或地区。比如，2011年日本的地震和海啸几乎摧毁了半个日本，2004年的印度洋海啸也波及了整个东南亚地区，2005年的卡特里娜飓风严重破坏了美国新奥尔良和墨西哥湾其他沿岸城市，一个月后另一场飓风也给美国得克萨斯州和路易斯安那州造成了巨大的伤害。严重的自然灾害造成的损失通常是难以计算的。上述这些自然灾害都造成了至少20万人死亡或失踪，同时造成了不计其数的人受伤、患病或无家可归。印度洋海啸的幸存者（Dewaraja & Kawamura, 2006）和飓风后新奥尔良州的居民（Weems et al., 2007）都表现出了不同程度的**创伤后应激障碍**（posttraumatic stress disorder，PTSD）的症状。另有其他因素也会加重或减轻 PTSD 症状，比如个体能感受到的来自他人的支持或歧视，或是个体距离灾难中心的距离。

尽管自然灾难会造成巨大人员伤亡，但人们并不能将自然灾难归罪于谁。与之相对的，美国1995年俄克拉何马州默拉联邦大厦的爆炸案和2001年世贸双塔和五角大楼的9·11恐怖袭击则是人为的灾害。上面两个事例都是突然、特殊且严重的，都需要人们以群体为单位进行适应性的调节和恢复。令人没想到的是，电视和其他媒体对事件的报道虽让灾难事件的消息传至千家万户，却也同时给他们带来了类似的灾难体验。

人为灾难会带来多大的压力感也受几个因素影响，如人们与事件发生地点的距离，当下与事件发生的时间差，以及灾难制造者的意图。对于居住在纽约的居民，9·11恐怖袭击在这三个因素上的表现都十分极端，距离近、时间短、意图恶劣，这样造成的痛苦给纽约居民带来了长时间的折磨（Hasin，Keyes，Hatzenbuehler，Aharonovich，& Alderson，2007）；对非纽约居民来说，9·11带来的灾难感和悲痛感尽管仅仅持续了几周时间（Schlenger et al., 2002），但是有证据表明他们在数年后依然会体验到某些负性的心理情绪或生理变化（Holman et al., 2008；Richman，Cloninger，& Rospenda，2008；Updegraff，Silver，& Holman，2008）。人为灾难的这种人为性本身就会造成压力感，因此与自然灾难相比人为灾难更易给人群造成创伤。

综上所述，灾难事件既可能是自然灾难也可能是人为灾难，两者都会造成不同程度的压力或创伤。灾难的发生往往突如其来、不可预料，给灾难的幸存者甚至参与救援工作的医护人员之后的生活都会造成重大影响。不过灾难事件的发生着实不可控，因此研究者更关注可以导致压力的生活事件。

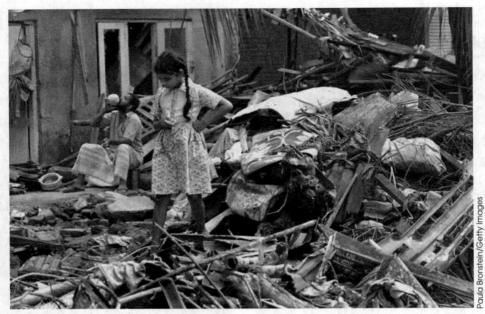

灾难事件需要来自群体的大幅适应性行为。

生活事件

重大生活事件（major life events）——例如丧偶、离婚、失业、移民等——是压力的主要来源，同时，很多微小生活事件（minor life events）也可能引发压力。本章开头使用的《学生生活事件量表》中列举的都是生活事件，Holmes 和 Rahe（1967）的《社会再调适评定量表》中涉及的条目也都是生活事件。

生活事件与灾难事件在三个方面有所区别。首先，生活事件或生活事件量表侧重的是变化的重要性。当事件需要人们做出调整或改变以进行应对时人们就会感到压力。正性的生活事件需要人们对行为进行调整或改变，比如结婚、生子、就业等；负性的生活事件也同样需要改变，例如失业、亲人去世、遭受袭击等。其次，生活事件的影响范围很小且有时影响范围只有一个人。对个体而言，离婚所造成的生活改变远比另一个城市哪怕上千人伤亡的地震的影响要大。

最后，生活事件的进程往往比灾难事件要缓慢。罗马不是一天建成的，离婚也不是一天发生的，失业也总伴随着失业前与上下级的各种冲突。反之，袭击这样的人为灾害则是突然的、不可预测的。上述生活事件都会造成压力感，也都会带来许多后续问题。例如，离婚虽然可能给双方带来解脱感，但短时间内乃至长时间内，离婚都会对大人和孩子造成各种问题（Michael, Torres, & Seeman, 2007）。再如，失业会造成一段时间内的待业状态，进而导致个人财务困难和家庭矛盾（Howe, Levy, & Caplan, 2004；Song, Foo, Uy, & Sun, 2011）。而对于灾难事件，虽然进程迅速，但其影响持续时间却较长。例如，暴力犯罪的受害者很可能"永远是个受害者，生活被彻底改变"（Koss, 1990, p.374）。研究表明，暴力犯罪的受害者较易丧失对困境的抵抗能力，患 PTSD 的风险也更高（Koss, Bailey, Yuan, Herrera, & Lichter, 2003）。这一结论不仅适用于暴力犯罪的受害者，还适用于很多其他事件或伤害的受害者，并且同时适用于儿童（Sebre et al.，2004）和成人。对儿童而言，暴露于社区暴力（community violence，如欺凌、打架、校园枪击等）中也会增加其患 PTSD 的风险（Rosario，Salzinger，Feldman，& Ng-Mak，2008））。

日常困扰

生活事件通常会引发行为上的调整和改变，日常困扰则是每天发生在身边的各种烦心琐事，是日常生活的一部分。收入低下、担惊受怕、夫妻吵架、上班距离远、工作压力大、环境条件差等都可归类为日常困扰。外部环境因素和内部心理社会因素都可能触发日常困扰，从而对个体产生作用并引发压力。

日常困扰与外部环境

很多人都认为压力的外部环境来源与城市生活有关。噪声、污染、拥挤、担心暴力袭击、人际关系疏远都是现代城市生活的一部分。尽管这些压力来源更多地与城市相关，但是乡镇生活依旧会涉及不同程度的噪声、污染、气候恶劣，很多人居住在狭小空间时也会产生拥挤感。空气污染和水污染在城市和乡村都有可能出现，但是拥挤、噪声、担心暴力袭击、人际关系疏远这些却几乎是城市生活独有的，它们会单一或综合地作用，给人们带来压力，这也被 Eric Graig（1993）称为**城市压力**（urban press）。一项研究结果显示，上述这些城市压力源是纽约市民心脏病发病率居高不下的重要影响因素（Christenfeld，Glynn，Phillips，& Shrira，1999）。生活在污染重、噪声大、人口密度高的城市不仅有持续的生活困扰，也会降低生活满意度，还可能会影响人们的日常行为和工作表现（Evans & Stecker，2004），甚至可能会危及健康（Schell & Denham，2003）。城市生活中漫步公园或草坪可以降低压力，研究表明居住环境周边有公园或绿地的城市居民自陈报告的压力更小（（Nielsen & Hansen，2007），健康状况更好（van Dillen，de Vries，Groenewegen，& Spreeuwenberg，2011））。

对于污染所产生的问题人们倾向于使用下述两种方法中的一种：其一是直接忽视污染的影响；其二是只侧重该污染究竟能给自己造成多大影响（Hatfield & Job，2001），而不是对整个环境影响如何。如果这两种策略都不能起作用，人们就会感受到污染所带来的威胁，从而引发压力。研究表明居住在工业污染严重地区的居民比起那些居住在未受污染地区的居民在生理水平和心理水平上都更受压力折磨（Matthies，Hoeger，& Guski，2000）。

噪声污染对个体来说也是有害的、不受欢迎的，因此也是一种污染，不过人们却难以给噪声下一个客观的定义。声音具有主观性，一个人耳中的音乐在另一个人耳中却可能是噪声。一项对居住在临街公寓居民健康状况（如睡眠、焦虑水平、对压力的态度）的研究（（Nivison & Endresen，1993）也验证了对噪声判断的主观态度。研究结果进一步表明噪声的分贝值本身并不是压力的影响因素，在其中起关键作用的是该地区居民对压力的主观态度，这种主观态度与他们的健康问题有显著相关。在工作场所中情况也多少类似，另一项研究表明那些对噪声敏感的员工（Waye et al.，2002）与对噪声不敏感的员工相比，体内的皮质醇含量更高，更易将低分贝的声音也视为噪声。此外，一些研究表明噪声或震动还可能会影响人在认知活动上的表现（Ljungberg & Neely，2007）。尽管如此，噪声给健康造成的最大问题其实是高分贝直接导致的听力损失，而不是由造成引发压力进而间接带来健康问题。

拥挤也是重要的生活困扰。一系列考察生存在拥挤环境中的老鼠的行为表现的研究

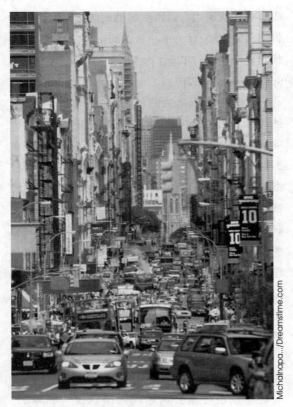

Michalnapa.../Dreamstime.com

拥挤、噪声、污染都会导致都市生活压力。

（Calhoun，1956，1962）表明，拥挤给老鼠的社会行为和求偶行为都造成了影响，例如对自己的"领土"寸土必争、攻击性增强、新产幼鼠死亡率升高、群体整合度下降。这些都说明了拥挤是影响行为的重要压力来源；不过在人类群体中进行关于拥挤的研究却不像在动物中那样容易。很多因素造成了种种困难，其中之一就是难以对拥挤进行定义和操作。

或许对人口密集和拥挤这两个概念的区分可以帮助我们更好地了解拥挤的含义。依据 Daniel Stokols（1972）的观点，**人口密集**（population density）是一个物理层面的描述，指在有限空间内生活的众多人口；而**拥挤**（crowding）是一个心理层面的描述，指个体对自己所生活范围内的众多人口的主观感知。因此，人口密集是拥挤的必要条件而非充分条件，即产生拥挤感必须要有高人口数，但高人口数并不必然导致主观的拥挤感。例如，在演出中场休息时剧场的大厅入口处通常堆满了从内场涌出的人群，虽然这一封闭空间内人口密度高，但人们通常不会在主观上感到过于拥挤。人口密集与拥挤的区分也同时强调了个体主观感知（如对周遭的控制感）在定义拥挤时的重要性。此外，居住场所及其邻近区域的拥挤程度都会对居住者的压力水平产生影响（Regoeczi，2003）。

在"贫困环境"中，污染、噪声和拥挤时常同时发生（Ulrich，2002，p. 16）。在贫困环境中往往还弥漫着暴力冲突、对暴力冲突波及自身的担忧以及歧视。在日常水平上，相对于贫困人口，富裕人群虽然更少地受这些压力源的困扰（Grzywacz et al.，2004），但有时也难以幸免。值得一提的是，暴力威胁和对犯罪发生的恐惧是现在社会压力来源的重要组成部分。有证据表明社区暴力给儿童和青少年带来的压力尤其巨大（Ozer，2005；Rosario et al.，2008）。在相对贫困环境中长大的儿童时常遭受压力感和非稳态负荷的折磨，并在日后的生活中出现一定的健康问题（Matthews，Gallo，& Taylor，2010）。例如，有研究结果显示在社会经济地位相对低下的家庭中长大的儿童有更多的不安全感，家庭冲突更多，与同龄人相比体内皮质醇含量更高（Chen，Cohen，& Miller，2010）。

在美国，贫困在少数族裔中比在欧裔美国人中更为常见（USCB，2011），歧视这一日常困扰也与贫困密切相关。而且，歧视可以说是这种心理社会环境的一部分。

日常困扰与心理社会环境

人们所处的心理社会环境可能会导致诸多日常困扰。社区、工作场所、家庭等社会环境都可

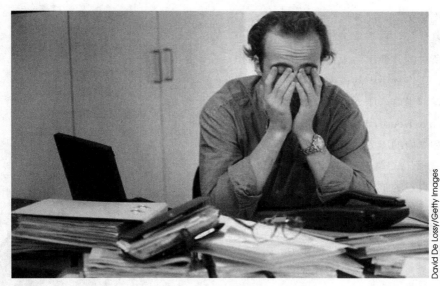

超额工作会导致压力，当控制感较低时压力感更大。

能成为压力的来源。歧视在多种社会情境下都可能发生，例如，社群范围内或工作场所中对非裔美国人的歧视（Landrine & Klonoff，1996），对其他少数族裔的歧视（Edwards & Romero，2008），以及对女性和同性恋男女的歧视（Huebner & Davis，2007）。对于受歧视的群体来说，不公正的待遇既会带来低人一等的受歧视感，也会导致压力性的羞辱感（Major & O'Brien，2005）。歧视作为重要压力来源会使患心血管疾病的风险升高（Troxel，Matthews，Bromberger，& Sutton-Tyrrell，2003）。一项基于100个研究的元分析证实了歧视感和生理/心理疾病之间的密切联系（Pascoe & Richman，2009）。这一研究同时表明，个体对压力的生理反应以及个体处理歧视和羞辱时异于常态的行为方式均可造成健康问题。

　　歧视并不是工作场所中唯一的压力来源——有些工作本身就比其他工作带来的压力更大。与人们的直觉相反，需要每天制定决策的高层员工所经受的压力其实比执行决策的下层员工更少。虽然高层员工的工作负荷大，但他们对工作的控制感也更高；研究表明缺乏控制感比高负荷的工作更易造成压力，相对低层次的决策执行实际上也比相对高层次的决策制定更具压力（Wamala，Mittleman，Horsten，Schenck-Gustafsson，& Orth-Gomér，2000）。将与压力相关的疾病作为效标，研究发现在日常工作中承受压力最大的工作类型是建筑工人、行政秘书、实验室技术员、餐厅服务员、机器维护工、农民和画家。这些工作的工作负荷大，同时控制感低、社会地位低、收入低。类似于工地负责人、公司监管这样的中产阶级在工作中经受的压力也可能很大，因为他们既需要满足上级布置的工作安排也要合理部署下级的工作任务，所以他们的压力感更大也更易出现健康问题。

　　本章开篇提到的像罗韩这样的社会名流也会有工作压力，他们很少有对工作的掌控感，并且时常遭受失业的威胁。

　　高强度负荷和缺乏控制感在很多工作情境中都会给男女员工造成压力（Wang，Lesage，Schmitz，& Drapeau，2008）。此外，缺乏保障的工作对男性影响更大，而如何平衡工作与家庭对女性来说更具挑战。高强度负荷和缺乏控制感也可与工作场所中的其他压力源共同作用产生工作压力。例如，工作场所中的噪声本身可能不会造成多大压力，但当这一压力源与频繁调动工作岗位（Cottington & House，1987）共同作用时，个体的血压水平和体内的压力激素水平就会升高。工作场所的压力还与个体是否喜欢自己的工作有关。乐于从事自己的工作且工作承诺感更强的员工与对工作卷入程度较低的员工相比，体内皮质醇的分泌量更低（Harter & Stone，2012）。暂时中断工作进行休假可以缓解人们的压力，带来一定程度的轻松感，但这种轻松感持续的时间可能并不如人们所预估的那样长（见"信不信由你"）

平衡工作与家庭对男性与女性来说都是一种挑战，也都会造成压力。统计表明，超过半数的受雇者的另一半也在工作，于是配偶双方都需要进行工作－家庭的平衡，并在其中扮演不同角色（Moen & Yu，2000）。工作中的压力可能被带进生活，家庭矛盾的影响也可能被带入工作（Ilies et al.，2007；Schieman, Milkie, & Glavin, 2009）。

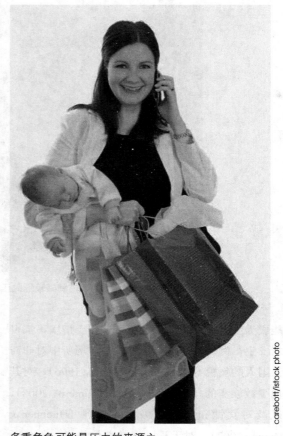

carebott/istock photo

多重角色可能是压力的来源之一。

❓ 信不信由你　休假可以缓解压力，但持续不了多长时间

寒暑假也好，春秋假也罢，美国人每年都会在休假上花费上百万美元。休假可以将人们从工作中释放出来，人们也可以在此期间娱乐、旅游、放松。但休假真是一种长效的缓解工作压力的方式吗？

很多研究都试图回答这一问题，一项综述研究更是给出了一些略显吃惊的结果（de Bloom et al.，2009）。如人所料的，人们在休假期间的压力感着实低于休假前，休假结束后数天内人们的压力感也低于休假前，很多时候休假还能帮助人们缓解健康问题带来的困扰。

然而，所谓的"休假效应"消失得颇为迅速。通常来说，休假带来的压力缓解只能持续最多3～4周的时间（de Bloom et al.，2009；Kuhnel & Sonnentag，2011）。一些研究还表明休假效应仅仅能持续一周时间（de Bloom et al.，2010）！对此的一种解释是，人们从休假返回工作后往往需要工作更长时间才能"赶上"工作进度，于是造成了压力。

当然，这些研究并没有建议放弃休假，它们建议更合理的放松方式是不要只寄希望于休假，而是将休假与其他方式结合起来从而减缓工作压力或学习压力。例如，人们可以通过本章最后将要介绍的一些压力干预技术来减缓压力。

男性与女性性别角色的不同与家庭对男性与女性的期待导致了男性与女性在面临家庭－工作矛盾时所承受的压力不同。当工作负担增大时，女性会比男性感到更多的压力，她们更难平衡员工、妻子或母亲的不同角色；不过总体来说，多重角色对健康其实是利大于弊的（Barnett & Hyde, 2001；Schnittker, 2007）。

平衡工作与家庭带来的影响积极还是消极取决于个体能掌控的资源的多少。来自配偶和其他家庭成员的支持都会有效帮助缓解压力，不过缺乏支持对女性的健康条件影响更大（Walen & Lachman, 2000）。带孩子的离异妇女更易感到不堪重负且压力巨大（Livermore & Powers, 2006）。因此，身兼多重身份本身并不一定会给女性造成压力；而身兼多重身份且缺乏控制感和缺乏支持时，男性和女性都会感到不小的压力。此外，配偶双方都将缺乏支持视为压力来源（Dehle, Larsen, & Landers, 2001）。尽管家庭内部也会有冲突，也会引发压力，但家庭仍然更多地扮演了社会支持来源的角色，从而帮助家庭成员缓解压力。如前所述，社会名流往往通过回归家庭以缓解自身的压力（Loftus, 1995），而罗韩却因为无法得到家庭的支持而出现了更多的问题。

小结

压力的来源众多，可依据事件的大小将压力的来源分为灾难事件、生活事件和日常困扰。灾难事件既包括像洪水和地震这样的自然灾难，也包括暴力犯罪和恐怖袭击这样的人为灾难。

生活事件是指给人们生活带来变化，并迫使人们需要做出调整或改变以进行适应的事件。生活事件既可以是正性的，也可以是负性的。负性生活事件更能给人们造成严重的且持续时间长的压力，如离婚、亲人去世、遭遇袭击等。

日常困扰是日常生活的一部分，但也会带来重复性的、持续性的压力。有一些生活困扰来自于外部环境，另一些则来自于心理社会环境。城市中源自污染、噪声、拥挤、犯罪等因素和其他压力源共同作用构成城市压力。这些因素单独作用也是重要的压力源。噪声和拥挤十分扰人烦心，且即使程度较低的噪声和拥挤也会造成压力。此外，个体长时间暴露在这些压力源中会出现健康问题。拥挤、噪声、暴力威胁这些压力源在贫困环境中更为常见。

来自心理社会环境的压力与日常社会情境相伴相生，如社区情境、工作情境和家庭情境。在社区情境，种族和性别歧视会给人们带来压力。在工作情境中，高强度负荷和缺乏控制感会导致压力，缺乏社会支持则会加重压力。在家庭情境中，配偶和家人既可能触发冲突和压力，也可能提供支持。对许多人来说，工作与家庭的矛盾也是不可忽视的压力来源。

压力的应对

人们在生活中持续不断地通过不同的尝试来处理各种问题和各种压力，这些尝试大都属于应对方式。**应对**（coping）通常指的是人们在处理负面问题和情绪时所使用的策略。应对是压力研究中的热点话题：探究影响应对策略的个人因素、情境因素以及应对策略有效性的研究成百上千。

影响应对的个人资源

Lazarus 和 Folkman（1984）将健康和能量（health and energy）视为一种应对压力的最重要的资源。健康、充满能量的个体比虚弱、劳累、患病的个体更能较好地处理来自外部或内部的压力。第二种重要资源是积极的信念（positive belief）：当人们相信会有积极结果时，他们就真能更好地应对压力。积极的信念也与第三种资源相关，即问题解决能力（problem-solving skills）。例如，当医生和你谈及许多医学术语时，具有一定程度的解剖学知识和生理学知识可以缓解你的压力。第四种重要资源是物质资源（material resources）。交通事故后有足够的资金修车能缓解部分压力。第五种重要资源是社交技能（social skills）。坚信可以赢得来自更多人的合作可以有效帮助应对压力。与此紧密相关的第六种资源是社会支持（social support）。20世纪80年代的证据表明，获得来自朋友、家人和医疗服务机构支持的个体比那些缺乏支持的人活得更久更健康。

社会支持

社会支持（social support）是指来自他人的一系列物质支持和精神支持。与此相关的两个概念分别是社会接触（social contact）与社会网络（social network），这两者均指代与个体产生联系的人群的数量和种类，因此也可以互换使用。与此相对的一个概念是社会隔离（social isolation），指缺乏具体的、实质的人际联系。社会支持水平高的个体通常具有广泛的社会网络和社会接触，社会隔离的个体则没有。

1979年的阿拉米达研究（Alameda County Study；Berkman & Syme，1979）最先探讨了社会支持与寿命之间的联系。例如，研究的一项结果显示缺乏社会支持与因吸烟而死亡密切相关，也与人们的久坐紧密相关。如图5.6，此研究中各年龄层的女性的死亡率比男性低（柱形的长度代表死亡率）。不过不论男性还是女性，社会联系减少都会预示死亡率的上升。粗略来看，社会联系少的被试的死亡可能性是社会联系多的被试死

亡可能性的2～4倍。虽然在各年龄层中这一效应的表现并不完全一致，但社会支持的作用却都很明显，且对各年龄组都适用。后续研究也将这一结论扩展到了学生群体当中（Hale，Hannum，& Espelage，2005）：在社会支持水平高的学生中，女生对健康的理解较为充分，男生则较少地表现出疾病症状。

社会支持影响压力的途径有很多。比如，当社会网络中的旁人向一个饱受压力折磨的个体提供有关健康生活习惯的建议（如建议戒烟、参加健身计划或定期看医生等）时，该个体所感受到的压力能明显减轻。社会支持还能帮助个体树立克服压力的信心，因此当个体遭遇压力情境时，其所感受到的威胁较没有充足应对资源的个体要小得多（Wills，1998）。此外，社会支持还可能影响压力的生理反应（DeVries，Glasper，& Detillion，2003；Kiecolt-Glaser & Newton，2001），即压力缓冲器假说（stress-buffering hypothesis），该观点认为社会支持可以削弱甚至抵消压力带来的负面影响因而可以避免疾病或是死亡。一项对超过3万名美国人进行的大型流行病学调查（Moak & Agrawal，2010）也印证了这一假说：对于在最近一段时间没经受太多压力的人，其社会支持水平与其痛苦感和健康水平没有明显相关；而对于在最近一段时间经受较大压力的人，其一般性社会支持水平越高，其所承受的痛苦感越小，自陈报告的健康水平也越高。与此类似，一项侧重社会支持与歧视关系的元分析研究（Pascoe & Richman，2009）表明，社会支持的确可以部分缓解压力所带来的生理指标的恶化（如血压升高）。我们据此推断，社会支持对压力带来的生理问题的缓解，其实是通过降低心理上的紧张感实现的。

社会支持对健康的积极作用得到了来自诸多研究的支持（Martin & Brantley，2004）。不过

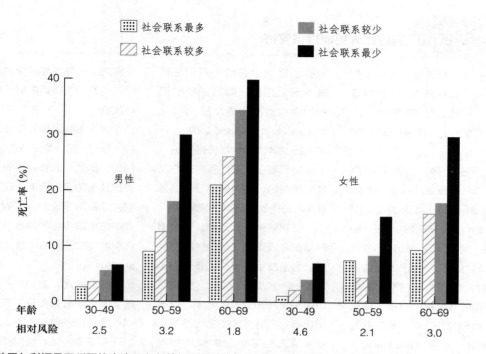

图例：
社会联系最多　　社会联系较少
社会联系较多　　社会联系最少

图 5.6　美国加利福尼亚州阿拉米达县各年龄组居民社会隔离程度与死亡率关系（1965—1974）

Source: From "Social Networks, Host Resistance, and Mortality: A Nine-Year Follow-up of Alameda County Residents," by L. F. Berkman & S. L. Syme, 1979, *American Journal of Epidemiology, 109*, p.190. Copyright © 1979 by the Johns Hopkins University School of Hygiene and Public Health. Reprinted by permission of Oxford University Press.

在个体层面这种积极效应也存在差异，即一些人会因社会支持获益较多，另一些人获益则相对较少。例如，婚姻（至少幸福的婚姻）可以给结婚双方带来社会支持，但男女双方的获益并不均等——结婚对男性健康的积极作用要大于女性（Kiecolt-Glaser & Newton，2001）。这一现象发生的原因尚不明朗，一个可能的解释是作为下一代的主要抚养者女性得到的社会支持往往大于她们的付出。给婚后女性提供陪伴，对提供陪伴者和接受陪伴者都是有益因素；而单纯提供帮助对于帮助者来说却可能是一种损耗（Strazdins & Broom，2007）。在婚姻中，男性为女性提供陪伴可以从中获益，反之亦然；然而女性比男性在抚养子女的过程中单纯付出更多，因此造成了上述性别差异。

社会支持也可预测疾病的发生和慢性疾病的进展（Martin & Brantley，2004）。此外，社会支持的压力缓冲效应不仅限于人类提供者（参见"信不信由你"）。社会支持对健康的作用也与应对压力的另一个因素不可分割，即对个人控制感的感知。

个人控制感

影响个体应对压力的第二个重要因素是**个人控制感**（personal control），指控制周遭能够影响生活的事件的信心。早期的经典研究和近来的新研究都证明了控制感的积极作用。早期的经典研究之一是 Julian Rotter（1966）的控制点（locus of control）理论，指人们在多大程度上相信自己能够掌控生活中的重要事件。根据这一理

❓信不信由你　宠物比人更能提供支持

有时候，有效的支持不见得来自朋友，而是来自"人类最好的朋友"。不过，猫猫狗狗真的能帮助人们应对压力并提升健康水平吗？

美国接近40%的家庭都养了猫或狗（Humane Society of the United States, 2011）。宠物可以提供陪伴也可以培养感情。在一些情况下，宠物还会迫使它的主人提高活动性（如与自己的宠物追逐打闹）。研究结果并不出人意料，养狗的心脏病患者在心脏病病发一年后存活的概率是不养宠物的病人的8倍多（Friedmann & Thomas, 1995）。

宠物能减轻人们对压力的生理反应吗？在一项研究中，研究者让受试者完成一系列高难度的压力任务，同时记录他们的心血管对压力的反应（Allen, Blascovich, & Mendes, 2002）。一部分受试者自己执行任务，另一部分受试者在执行任务时有好友或配偶在场，还有一部分受试者在执行任务时身旁有宠物陪伴。

研究结果令人兴奋。宠物组的受试者表现出了最少的压力反应，而亲友组的被试却表现出了最多的压力反应！可见，宠物可以带来支持和安慰的效果，这不用质疑；而朋友或伴侣虽然在一般意义上也可以提供支持和安慰，但他们在上述任务中也会同时看到受试者在任务上的拙劣表现，让受试者压力感陡增。在这一情境中，宠物能够提供最值得信赖的社会支持且不需要付出任何代价。

对于那些对犯罪或冲突敏感的人来说，宠物的支持尤为重要。例如，新近一项针对不安全依恋类型儿童的研究表明，在宠物面前完成实验室压力任务的儿童唾液中的皮质醇含量显著低于在父母面前完成任务的儿童（Beetz et al., 2011）。

综上所述，宠物是一种卓越的无条件的社会支持。有一句话或许最具代表性："你可以对狗狗说任何愚蠢的话，但狗狗却永远对着你说：'汪！你说得太对啦！我怎么就没想到哪！'"

论，Julian 将相信自己是生活掌控者的特性称为内控性（internal locus of control），将相信生活更多地靠运气、命运或他人行为的特性称为外控性（external locus of control）。在一项有关慢性病患者的研究（Livneh, Lott, & Antonak, 2004）中，病情恢复较好的病人在内控性上的得分也较高。然而一项在美国大学生中进行的追踪研究显示，在过去40年中，学生和老师都倾向于鼓励外控性而非内控性，殊不知外控性更易导致健康问题。

Ellen Langer 和 Judith Rodin（1976）对养老院老人的研究同样揭示出个人控制感对压力应对的影响。研究将老人分为两组，研究人员鼓励一组老人相信自己能对生活有所掌控，并鼓励他们自己给自己做决定，相反，另一组老人的生活完全由养老院中的护工负责，由护工替他们做各种决定。对于老人们来说需要做决定的情况并不多，例如重新摆放家具、什么时候和谁回家看望儿女、从事什么休闲活动等。另外，研究人员给每位老人一小盆植物，老人们可以选择接受或拒绝，接受的话也可以随意按照自己的方式进行照料。除了由自己负责还是由护工负责这一区别，两组老人在其他条件上完全一致，因此正是这一区别给他们的健康水平造成了显著差异。被鼓励对自己生活负责的老人在养老院的心情更加愉悦、更为积极、反应更为敏锐、幸福感也更高。在研究实施仅仅3周后，控制组的多数老人（71%）就显得无精打采，而实验组的绝大多数老人（93%）的身心健康水平都得到了不同程度的提高。18个月后的追踪调查（Rodin & Langer, 1977）同样表明，实验组的老人依旧保持着对自己生活负责的态度，他们的死亡率也比控制组老人的死亡率低。

对生活的控制感究竟是怎样影响生活的？控制感可以通过很多方式对压力进行缓冲，其中一种是降低潜在的有伤害性的生理反应。一项囊括了超过200项研究的元分析探讨了实验室环境下创设的压力任务与皮质醇分泌水平之间的关系（Dickerson & Kemeny, 2004）。在实验室中，研究者通常创设一些不可能完成的、时间压力巨大的任务或让被试暴露在不可控的噪声环境下，使被试感到丧失控制感，这样的实验情境确实能够使被试体内的皮质醇分泌量大幅升高，且需要很长时间才能恢复到正常水平。这一结果表明人们在经常面对低控制感的情境时更易因HPA轴的分泌活动而在较长时间范围内遭受健康问题的折磨。

上述这些研究都表明缺乏控制感会引发健康问题，且即使小幅提升控制感也可能对健康有益。有意思的是控制感对健康的积极作用似乎只发生在西方社会，因为西方文化更强调个体的主动性和个体的努力。一项以英国人和日本人为被试群体探讨压力与应对的跨文化研究（O'Connor & Shimizu, 2002）显示，日本人普遍报告了较低的个人控制感，但只有英国人才报告说丧失控制感可能引发压力。因此，控制感对压力应对的影响看来只局限在西方社会中。不过，压力的存在何其普遍，因此必然意味着压力应对的策略广泛存在于各个社会中。

个人应对策略

心理学家对压力的应对策略有多种分类方式，其中Folkman和Lazarus（1980）将压力应对分为问题应对和情绪应对的观点最有影响力。**问题导向的应对**（problem-focused coping）关注如何改变压力的来源；**情绪导向的应对**（emotion-focused coping）侧重于调节与感知到的压力相伴而来的情绪。这两种方法对减缓个体的压力感都颇为有效，但它们在不同情境中的效果不同。

问题导向和情绪导向这两类应对压力的方法中各自也包含了一些具体方法。例如，采取行动以避免问题产生是问题导向的策略，寻求和接受他人的援助来帮助自己解决问题同样也是问题导向的策略。感到沮丧于是发泄情绪明显属于情绪导向的应对；寻求亲朋好友的陪伴和安慰以及抗拒接受压力情境也是通过管理负性情绪来应对压力的策略。

再比如，如果一门即将到来的考试是压力源，制订并执行一份学习计划就是一种问题导向的策略。给朋友打电话抱怨考试或者相约一起出去看电影可以缓解压力情绪，尽管这些策略对通过考试没有什么实质性的帮助。在这一情境中，问题导向的应对策略就是更优策略，不过情绪导向的策略可能在其他情境中效果更佳（Folkman & Moskowitz, 2004）。当压力不可避免时，寻找一种能让自己感觉更舒服的方法就是更优选择。例如，对于一名正在接受会带来很大不适感的牙科检查的患者来说，可供选择的问题导向策略并不多，并且对其更重要的恰恰是如何让自己远离不适感（干脆放弃牙科检查明显不是一个明智的策略）。

一项有关压力应对策略对于心理和生理健康效果的元分析（Penley, Tomaka, & Wiebe, 2002）表明一些应对策略会带来益处，但另一些应对策略可能带来风险。压力源的类型以及这些策略影响更多的是心理健康还是生理健康，这两个因素能够对应对策略与健康两者之间的关系进行解释。通常来说，问题导向的应对会使健康状况更好，而情绪导向的应对会使健康状况更糟。举例来说，那些使用情绪导向策略和规避策略——如暴饮暴食、睡眠过长、服药过度——的个体报告了更多的健康恶化。几项近期的元分析也证实了上述结论，即尤其对于慢性的长期压力来说，问题导向的策略比情绪导向的策略更为有效。其他针对歧视（Pascoe & Richman, 2009）、HIV 感染（Moskowitz, Hult, Bussolari, & Acree, 2009）和肥胖症（Duangdao & Roesch, 2008）等带来的压力的应对策略有效性的元分析也同样印证了这一结论。

问题导向的策略通常之所以优于情绪导向的策略，是因为前者有主动改变情境的可能性。实际上，当人们觉得当前的压力在可控范围之内时，的确会更倾向于使用问题导向的应对策略。而在癌症患者中，部分患者将当前情境评估为一种挑战或威胁，他们倾向于使用情绪导向的策略；另一部分患者将当前情境评为一种伤害或缺失，他们也就更倾向于采用规避无视的策略（Franks & Roesch, 2006）。乐观的人群，即那些对未来时常持积极期待的人，更可能使用问题导向的策略，极少使用规避性的策略，且更愿意根据情境需求的变化调整自己的应对策略（Nes & Segerstrom, 2006）。

此外，人们还可以使用其他类型的策略来应对压力（Folkman & Moskowitz, 2004）。这些策略包括社会应对（social coping），如向他人求助；以及意义导向的应对（meaning-focused coping），即使用此策略的人们聚焦于压力情境中的内在意义。例如，经历丧偶这样的创伤事件或是被诊断出绝症的人往往会在这样的情境中更能理解个人生活的（并且经常是精神上的）意义。使用此策略的人其实成功应对压力的成功率更高（Folkman & Moskowitz, 2000），在寻求意义的努力中，人们心理上的调节往往也更加积极（Helgeson, Reynolds, & Tomich, 2006；Updegraff, Silver & Holman, 2008）。

文化对应对策略也有重要影响，应对策略有时也有性别差异。你可能会觉得那些生活在强调社会和谐的文化中的人群更可能使用社会应对的策略，但实际上却并非如此（Kim, Sherman, & Taylor, 2008）。事实上，亚裔美国人比欧洲裔美国人在应对压力时更少地寻求社会支持，这恰恰是因为他们意欲维持与他人间的和谐关系，不想给他人添麻烦（Wang, Shih, Hu, Louie, & Lau, 2010）。然而，也有研究（Lincoln, Chatters, & Taylor, 2003）表明非洲裔美国人比欧洲裔美国人更可能向他们的家人寻求支持。另一些研究更关注生活在不同文化中的个体面对类似压力情境时应对策略的跨文化相似性。例如，一项对于欧洲七国成年人的研究（Gelhaar et al., 2007）发现，这些国家中的成年人应对压力的策略有很高的相似性，尤其当面临工作场所的压力时，相似度更高。

女性比男性更倾向于使用社会应对策略（Tamres, Janicki, & Helgeson, 2002）。此外研究还表明，男性与女性在面临类似压力情境时应对方式的差别较小（Adams, Aranda, Kemp, & Takagi, 2002；Ronan, Dreer, Dollard, & Ronan, 2004；Sigmon, Stanton, & Snyder, 1995），而当压力情境不同时，性别差异则很大（Matud, 2004）。对此的一种解释是，性别角色在不同文化中的含义差别较大，在不同文化中，性别与文化会交互在一起创制出很多对男女行为要求不同的压力情境，进而引发不同的应对策略。

小结

个人资源和一系列应对压力的策略都可以用来帮助人们削弱甚至消除压力感。社会支持，即个体社会关系的情感质量，与压力和疾病呈明显的负相关。通常来说，拥有高社会支持水平的人健康状况更好，死亡率也更低。有足够社会支持来源的人能得到更多与健康相关的鼓励和建议，因此对压力的反应不会过于强烈；相比与社会隔离的人群，前者的社会支持更能帮助他们缓冲压力所带来的负面作用。

足够的个人控制感也能帮助人们更好地应对压力和疾病。那些相信生活更多地是由命运或其他外界因素掌控的人比起那些相信生活更多地由自身掌控的人，前者更难改变自身行为以应对压力。对养老院老人的经典研究表明，一些老人即使比另一些老人只多一点点对生活的掌控感和责任感，就会活得更久、更健康。

压力应对策略的分类方式有很多，不过问题导向和情绪导向的分类最为有用。问题导向的应对策略关心与解决问题，情绪导向的应对策略聚焦于管理与压力相关的负性情绪。此外，意义导向的应对策略可以帮助人们在压力情境中寻找其中的意义。一般说来，问题导向的应对策略比其他策略都更加有效，但其他策略也有更加适合其发挥作用的特定情境。应对成功的关键在于，要学会根据不同情境灵活选用最为合适的策略。

压力管理与行为干预

心理学家在研究压力之外，也将很大一部分精力用于帮助人们了解如何更好地管理压力。一些观点认为，压力管理技术是一种心身医学，属于替代医学的一种（Barnes, Bloom, & Nahin, 2008），我们将在第8章中详细讨论此内容。另一种观点则认为，类似放松训练、生物反馈和认知行为疗法这样的技术有明显的收效，因此是常规医学的一部分（Bassman & Uellendahl, 2003）。

放松训练

放松训练可能是所有心理干预中最为简单且最为容易的方法，放松这一概念本身也可能是应对压力的心理疗法中的关键环节。

什么是放松？

在20世纪30年代，Edmond Jacobson（1938）最先提出了一种被他称为渐进性肌肉放松（progressive muscle relaxation）的方法。这一方法认为，人们当前的紧张感大部分源自肌肉紧张的生理性状态。在使用这一训练方法时，训练师也会在最开始将这一观念解释给患者听。在放松训练中，患者会斜躺在一张舒服的椅子上，双眼紧闭，周围也没有令人分心的光源和声源。患者先被要求深深地吸气和缓慢地呼气。在这之后就开始了一系列深度肌肉放松训练，具体细节参见"健康笔记"。当患者习得了放松技术后，他们就可以独自完成放松训练，或者在家里跟随录像进行训练。放松训练的疗程长短并不固定，但通常需要维持6～8周；训练初期跟随训练师进行约10组训练后，患者便可以较为容易地独自完成更深度的放松训练（Blanchard & Andrasik, 1985）。

另一种放松方法是自生训练（autogenetic training）。德国人 Johannes Schultz 在二十世纪二三十年代提出了这一技术，随后，Wolfgang Luthe（Naylor & Marshall, 2007）将这一技术加以完善。自生训练通过使用一系列设计好的方法来达到缓解肌肉紧张、影响人们思考方式以及改变人们思考内容的目的。在自生训练中，训练师先对患者进行精神状态的检查，然后引导患者放松，并想象暖流蔓延全身的感觉。自生训练的支持者认为每天坚持至少两次为期10分钟的训练可以明显降低压力感并提升健康状况。

放松训练的效果

与其他心理干预技术类似，只有在与其他控制条件或安慰剂条件的对比中胜出才能证明放松训练的有效性。研究表明，放松训练的确达到了

健康笔记

渐进性肌肉放松是一种可以用来缓解压力感和疼痛感的训练技术。尽管一些人需要经过专业治疗师的引导才能正确放松，但对于绝大部分人来说，他们都能够独自完成训练。放松训练需要一间不受干扰的安静的房间，你会斜靠在房间内一张舒服的椅子上。你可以脱掉鞋、调暗灯光并闭上眼睛来获得更多的舒适感和放松感。接着，深深吸气，缓慢呼气。重复这样的深度呼吸过程直到你感觉到身体越来越放松。

下一步，选择一组肌群（例如你左手的肌肉），缓慢地收缩这部分肌肉。如果你从你的左手开始，那么你可以将左手攥拳，手指向内侧用力攥紧。持续这一状态约10秒钟，缓慢将手张开，将精力集中于这一放松过程，想象压力随着这一过程逐渐地释放。左手进行放松后重复这一步骤对右手进行放松，同时保持左手的放松状态。在双手都得到放松后，将这一紧张-放松步骤用在身体其他肌群上，包括手臂、肩膀、颈、嘴、舌、额头、双眼、脚趾、双脚、小腿、大腿、背部和胃部。在上述部位的放松结束后，再次进行深呼吸，直到你彻底地感到放松。在进行放松训练时，集中精力于压力放松时的愉悦感，和内部的喜悦感，并且不要有与压力或疼痛有关的杂念。你可能需要多次训练才能够学会如何在较短时间内将身体调整至深度放松状态。

这一标准（Jacobs，2001）。并且实际上，放松也是其他干预手段中的关键环节（如生物反馈和催眠疗法，详见第8章）。

放松训练在大学生中是一种有效的压力管理手段（Iglesias et al.，2005），同时它的简单易学性让儿童也能从中获益（Lohaus & Klein-Hessling，2003）。渐进性肌肉放松和自生训练都是压力应对训练的重要组成部分，均可有效应对抑郁、焦虑、高血压和失眠等与压力相关的疾病（Stetter & Kupper，2002；McCallie，Blum，& Hood，2006）。放松训练还可以有效缓解乳腺癌手术后患者体内压力反应激素的分泌（Phillips et al.，2011），并能缩短胆囊手术的术后恢复时间（Broadbent et al.，2012）。表5.1总结了放松训练对常见压力相关问题的效果。

认知行为疗法

健康心理学家用来解决其他行为问题的技术也可以用于压力应对，其中之一便是**认知行为疗法**（cognitive behavioral therapy，CBT）。这一技术是行为矫正（behavior modification）和认知疗法（cognitive therapy）相结合的产物。行为矫正诞生于操作性条件反射的实验室研究，认知疗法脱胎于研究者对人们认知过程的探讨。在所有压力管理技术中，认知行为疗法最为有效。

什么是认知行为疗法？

CBT是一种旨在影响信念、态度、想法和技能从而引发积极行为改变的治疗方法。类似于认知疗法，CBT也假定想法和感觉构成了行为的基础，因此CBT的目的之一就是改变态度。同时，CBT也如行为矫正一样，关注刺激-反应的联结，改善可以观测到的行为。

CBT应用于压力管理的一个经典案例是Donald Meichenbaum和Roy Cameron（1983；Meichenbaum，2007）所提出的压力接种训练（stress inoculation program）。这一训练项目因与接种疫苗类似而得名。治疗师希望通过引入某种弱性病原体（这一训练中，即压力），使经过接种的人能够抵抗强度更大的压力。压力的接种分为三个阶段：认知

表5.1 放松技术的有效性

压力问题	研究发现	研究者
1. 大学生的压力管理	放松是成功的压力管理的重要组成部分	Iglesias et al., 2005
2. 抑郁、焦虑、高血压和失眠	自生训练和渐进性肌肉放松都是应对这些压力相关疾病的有效手段	McCallie et al., 2006; Stetter & Kupper, 2002
3. 实验室中创设的压力	渐进性肌肉放松可以影响儿童受试者的心率、皮肤电和体表温度	Lohaus & Klein-Hessling, 2003
4. 乳腺癌手术术后焦虑	放松训练是压力管理训练的重要组成部分，该技术能够显著降低术后12个月内女性体内的皮质醇水平	Phillips et al., 2011
5. 胆囊手术术后恢复	放松训练可以让患者体验到更少的压力，且伤口愈合得更快	Broadbent et al., 2012

重构、技能习得与复演、实践与应用。认知重构（conceptualization）阶段是一个认知干预过程，在此过程中治疗师与来访者一起理清和界定来访者的问题。这一过程偏重教育性，来访者会在其中了解到什么是压力接种，以及这一技术如何帮助他们缓解压力。技能习得与复演（skills acquisition and rehearsal）阶段既有教育作用也有行为功能，两方面共同作用帮助来访者形成一套自己的应对压力的方法。在这一阶段中，来访者学习应对压力的新方法并进行练习。此阶段的一个重要目标是通过改变来访者的认知来使其能够进行自我指导，即一个监控个人内部独白的过程（也可称为自我对话）。在实践与应用（application and follow-through）阶段，来访者需要将前两个阶段学到的知识与技能运用到实践中。

CBT在压力应对中的另一个应用是认知行为压力管理（cognitive behavioral stress management, CBSM; Antoni, Ironson, & Schneiderman, 2007）。CBSM是一项为期10周的团体干预技术，与压力接种训练有许多类似的特点。CBSM同样重视改变对压力的认知，帮助来访者习得更多应对压力的技巧，并指导来访者在实践中学会更有效地运用。此外，研究者也会使用其他CBT的变体来研究它们对压力管理的效果。

认知行为疗法的效果

研究表明CBT对预防和应对压力以及压力相关的疾病都有较好的效果。此外，CBT的适用人群也相当广泛。

一项纳入了近40项研究的元分析（Saunders, Driskell, Johnston, & Sales, 1996）发现，压力接种训练可以有效降低焦虑，改善个体在压力情境下的行为表现。同时，压力接种训练对多种压力源均有效。例如，一项研究（Sheehy & Horan, 2004）考察了压力训练项目对法律专业一年级学生的效果，重点探究此训练能否缓解他们的压力和焦虑。结果表明训练非常有效，学生们不仅较少地体验到压力和焦虑，学业成绩也有所提高。

压力接种训练还能够帮助灾难事件幸存者缓解悲痛（Cahill & Foa, 2007）。例如，压力接种训练可以有效减轻暴力袭击中的受伤者在日后生活中所经历的创伤后应激障碍（Hembree & Foa, 2003）。研究者们还编制了压力接种训练的网络在线版本（(Litz, Williams, Wang, Bryant, & Engel, 2004），借此来帮助更多的人缓解压力。

包括认知行为压力管理（cognitive behavioral

stress management，CBSM）在内的其他 CBT 的变体也对压力管理有所帮助。CBSM 可以帮助机体调节压力条件下体内皮质醇的分泌，来应对压力所带来的消极影响（Antoni et al.，2009；Gaab，Sonderegger，Scherrer，& Ehlert，2007），其他技术大多也能够达到此效果（见第6章）。一项近期研究表明，对孕妇的 CBSM 干预可以使产后母亲和新生儿体内的皮质醇含量都低于平均水平（Urizar & Muñoz，2011）。不过这些技术并不能带来人们免疫功能的改善。一项有关 CBSM 对 HIV 携带者干预效果的元分析（Crepaz et al.，2008）显示，干预技术能显示降低 HIV 携带者的压力、抑郁、焦虑和易怒水平，但却不能提升他们的免疫功能。CBSM 还和压力接种训练一样有在线版本，因此可以推广至更广泛的人群（Benight，Ruzek，& Waldrep，2008）。

CBSM 还可以降低物质滥用者对物质的渴望，并协助他们更好地减少自身物质滥用的行为（Back，Gentilin，& Brady，2007）。同时，CBT 对创伤后应激障碍（Bisson & Andrew，2007）、慢性背痛（Hoffman，Papas，Chatkoff，& Kerns，2007）以及慢性疲劳综合征（Lopez et al.，2011）都有明显帮助。CBT 还可以用于工作压力的管理，且效果好于应对工作压力的其他方法（Richardson & Rothstein，2008）。此外，认知行为压力干预还能帮助提高学生的学业表现，例如一项研究表明这一干预手段可以提高学生的学习动机以及学生在标准化考试上的成绩（Keogh，Bond，& Flaxman，2006）。

简而言之，很多研究均表明 CBT 干预技术对多种压力情境下的压力问题都能有效应对。表5.2总结了 CBT 解决这些问题的有效性。

情绪表露

James Pennebaker 及其同事（Pennebaker，Barger，& Tiebout，1989）的研究表明，情绪表露能够使心理健康和生理健康都得到改善。后续研究证明，这一干预技术对于很多人和情境皆有积极效果。

什么是情绪表露？

情绪表露（emotional disclosure）是一种治疗技术，人们通过口述或笔述触发某一强烈情绪的事件来表露这一情绪。几百年来，宗教信仰中对自身过错的忏悔就是一种情绪表露的自我疗伤方式。19世纪末，Joseph Breuer 和 Sigmund Freud（1895/1955）都认识到"对话治疗"的重要性，同时情感表达（catharsis）一词也成为心理治疗的重要组成部分。站在 Breuer 和 Freud 的肩膀上，Pennebaker 通过证明谈论（说出或写下）创伤性生活事件对健康的有益性使情绪表露的意义得到了扩充。

Pennebaker 常用的研究范式是让人们在15 ～ 20分钟内说出或写下创伤性的生活事件，每周进行3 ～ 4次。需要注意的是，情绪表露并不同于情绪表达（emotional expression）。情绪表达指的是个体经历某种情绪时外向性的表达乃至宣泄，如哭、笑、大声叫、扔东西等；相反，情绪表露指的是将情绪通过语言表述出来，因此也是一种对自我反省（self-reflection）。此外，情绪宣泄通常并不健康，甚至可能增加压力。

在 Pennebaker 等人早期一些对情感表露的研究（Pennebaker et al.，1989）中，他们让纳粹大屠杀中的幸存者谈论自己在战争中的经历，持续1 ～ 2小时。那些谈及更多个人创伤经历的幸存者比那些较少谈及创伤体验的幸存者在日后的健康状况更好。此后，Pennebaker 等人也研究了其他的情绪表露形式，如将谈话进行录音、独自写下自己的想法或者向治疗师陈述压力生活事件。不论使用哪种形式，语言都是其中的关键，情绪

表5.2 认知行为疗法的有效性

压力问题	研究发现	研究者
1 行为焦虑	压力接种训练可以减缓行为压力并提升行为表现	Saunders et al., 1996
2 法学院新生压力	压力接种训练可以使压力减少、成绩提高	Sheehy & Horan, 2004
3 创伤后应激障碍	压力接种训练可以减轻 PTSD	Cahill & Foa, 2007; Hembree & Foa, 2003; Litz et al., 2004
4 压力的内分泌反应	CBSM 可以调节机体在压力下的皮质醇分泌水平	Antoni et al., 2009; Gaab et al., 2007; Urizar & Muñoz, 2011
5 HIV 携带者的压力、焦虑和抑郁	CBT 可以减轻这些症状	Crepaz et al., 2008
6 物质滥用者对物质的渴望	CBSM 可以帮助他们降低渴望	Back et al., 2007
7 心理与生理症状	CBT 是一种有效的治疗手段	Bisson & Andrew, 2007; Hoffman et al., 2007; Lopez et al., 2011
8 工作压力	CBT 是一种有效的方法	Richardson & Rothstein, 2008
9 学习压力	CBT 可以提高学习动机和考试成绩	Keogh et al., 2006

都必须通过语言表达出来。

进行情绪表露的个体心理或生理上的改变都需要与对照组进行比较——对照组在研究中只被要求描述一些较为无关紧要的事件。这一简单的对照手段表明，进行情绪表露的个体较少看医生，且免疫功能得到改善，并且情绪表露还能帮助降低哮喘、关节炎、癌症和心脏病等疾病的发病率。除此之外，情绪表露可以带来心理水平和行为水平上的改变，例如在准备研究生入学考试时抑郁症状较少，且在考试中成绩较高（Frattaroli，Thomas & Lyubomirsky，2011）。

情绪表露的效果

Pennebaker 等人以及之后很多研究者的研究都证明了情绪表露在应对压力和疾病中的有效性。一项对于146项情绪表露研究的综述表明，情绪表露可以解释大多数积极心理反应以及相对多数的积极生理反应（Frattaroli，2006）。这一综述还探讨了影响情绪表露的因素。其中之一是人们在生活中的压力大小：压力大的人比压力小的人更能通过情绪表露技术获益。其他诸如在没人影响下写出情绪、写的过程超过15分钟、所写的事件此前从未向人吐露过等因素都会让情绪表露的效果更好。有意思的是，情绪表露的效果没有性别差异、年龄差异和种族差异（Frattaroli，2006）。

情绪表露对健康有益的一个经典案例是一项针对大学生的早期研究。该研究表明，那些在大学入学前表露更多情绪的学生在入学后所遭遇的问题更少，患病的比例也更低（Pennebaker，Colder，& Sharp，1990）。一项对于情绪表露的元分析也表明，情绪表露的方法对于生理疾病比对于心理问题更为有效。情绪表露能够缓解哮喘和关节炎病人的症状（Smyth，Stone，Hurewitz，& Kaell，1999），也能减轻低社会支持的女性乳腺癌患者所遇到的诸多压力问题（Low，Stanton，

Bower, & Gyllenhammer, 2010)。

　　情绪表露一定要聚焦于创伤吗? 一些研究发现，那些更关注创伤事件积极方面的人比那些仅仅注意创伤消极方面的人更能从情绪表露中获益。在其中一项研究中，当研究者将受试者向事件的积极方向引导时，受试者压力减轻的程度更高 (Lepore, Fernandez-Berrocal, Ragan, & Ramos, 2004)。其他一些研究也表明，当来访者笔述压力情境时，如果他们在其中制订应对压力的计划 (Lestideau & Lavallee, 2007)，或是更关注压力源的积极方面 (Lu & Stanton, 2010)，他们就会更好地应对压力。这些研究将 Pennebaker 等人对情绪表露的概念进行了扩展，即更为关注创伤事件的积极方面或能够制订应对压力计划的人们与侧重创伤事件消极方面的人相比，前者比后者能更好地或至少同等有效地应对压力。

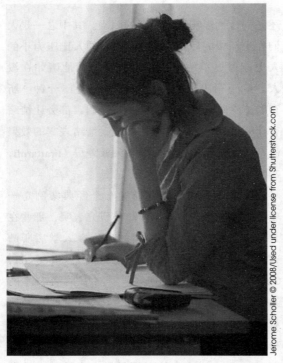

笔述创伤性的或压力性的事件对生理健康和心理健康均有益处。

　　综上所述，Pennebaker 对情绪表露方法的一系列研究丰富了人们应对压力的武器库。实际上，通过电子邮件 (Sheese, Brown, & Graziano, 2004) 或基于互联网的干预 (Possemato, Ouimette, & Geller, 2010) 也都可以用来应对压力。表5.3总结了情绪表露对压力问题的有效性。

小结

　　健康心理学家通过使用放松训练、认知行为疗法和情感表露等方法帮助人们应对压力。放松训练包括渐进性肌肉放松和自生训练。放松训练较之安慰剂条件有显著效果，可以有效帮助人们应对压力和焦虑。

　　认知行为疗法 (CBT) 是操作性条件作用、行为矫正和认知疗法相结合的产物，强调通过改变态度和信念的方法改变行为。认知行为疗法引导来访者从不同视角思考自己的压力问题，并教授一些压力应对策略帮助他们更好地进行自我管理。

　　压力接种训练和认知行为压力管理 (CBSM) 是 CBT 的两个变体。压力接种训练先引入一个较低水平的压力，进而指导来访者学习和应用压力应对的策略。压力接种训练和 CBSM 对于压力应对都十分有效，且适用范围广泛，如应对 HIV 携带者的焦虑和抑郁、物质成瘾者对物质的渴望、创伤后应激障碍、工作压力以及学习压力。

　　情绪表露鼓励人们表露自己强烈的情绪，通常使用笔述的方法。使用此方法的人每周针对生活事件表露情绪3～4次，每次15～20分钟。进行常规情绪表露的个体健康状况更好，更少求医问药，患哮喘、类风湿关节炎以及癌症的症状也较轻。

表 5.3　情感表露的有效性

压力问题	研究发现	研究者
1　一般健康问题	大屠杀幸存者在谈论他们经历后的 14 个月内更少表现出健康问题	Pennebaker et al., 1989
2　研究生入学考试（GRE，LSAT，MCAT）的学业表现	笔述考前焦虑可以提升在考试中的表现	Frattaroli et al., 2011
3　情绪或生理症状	情绪表露与积极的心理反应和生理反应都有明显关联	Frattaroli, 2006; Frisina et al., 2004
4　大学入学焦虑	情绪表露更多的学生更少生病	Pennebaker et al., 1990
5　哮喘、类风湿关节炎及癌症病人的压力	有规律地记述压力事件可以缓解症状并帮助恢复	Smyth et al., 1999
6　乳腺癌患者的情绪和生理症状	进行情绪表露的低社会支持的女性乳腺癌患者体验到的痛苦感更少	Low et al., 2010
7　情绪或生理症状	关注事件或情境的积极方面能更好地帮助应对压力	Lepore et al., 2004; Lu & Stanton, 2010
8　情绪或生理症状	制订应对压力计划的个体能从情绪表露中获益更多	Lestideau & Lavallee, 2007
9　精神或生理健康问题	电子邮件和网络干预也能帮助应对创伤事件	Possemato et al., 2010; Sheese et al., 2004

关键问题答案

1. 压力的生理学基础是什么？

　　神经系统是压力的生理学基础的核心。当个体感知到压力时，自主神经系统中的交感神经系统分支会刺激肾上腺髓质引发其分泌儿茶酚胺，使机体从静息状态调整到唤醒状态。对压力的感知还会使脑垂体发挥功能，释放促肾上腺皮质激素，进而作用于肾上腺皮质使其分泌糖皮质激素。这些激素均可提高机体对压力的抵抗能力。

2. 有哪些可以解释压力的理论？

　　主流的压力理论有 Hans Selye 的理论和 Richard Lazarus 的理论。Selye 首先将压力定义为外界刺激，其后更倾向于认为压力是人体的生理反应。当机体遇到压力刺激时，机体会调动自身的资源达到一种对压力的一般性适应，Selye 将此称为一般适应综合征（GAS）。GAS 可分为三个阶段，分别为报警阶段、抵抗阶段和耗竭阶段，每个阶段都可能引发疾病甚至死亡。Lazarus 在自己的理论中始终认为个体对压力的主观感知是压力的重要成分。在此理论中，压力更多地取决于个体对压力事件的评估而不是压力事件本身。压力是否会引发疾病取决于两个因素，即个体的易感性和个体应对压力的信心。

3. 怎样测量压力？

　　压力的测量方法众多，大体分为两类，即压力的生理测量和自陈式测量。Holmes 和 Rahe 的《社会再调适评定量表》（SRRS）是绝大多数生活事件量表的基础。尽管很多生活事件量表只关心那些略显负性的事件，但是 SRRS 和多数其他生活事件量表都假定，任何重大的生活事件都会带来压力。Lazarus

和他的合作者们率先关注了生活中的烦心事对压力的影响，由此发展出的生活困扰量表更侧重于人们感知到的压力事件，也比 SRRS 有更高的效度。

相比信度较高的生理测量，自陈式测量的信度和效度都不甚理想。多数自陈式量表的信度水平在可接受范围内，但是它们预测疾病的效度有待提高。较好地预测疾病需要满足两个条件：其一，它们必须能有效地测量压力；其二，它们必须能够测量压力与疾病的关系。第6章将重点讨论压力能否导致疾病这一问题。

4. 压力有哪些来源？

压力的来源可分为灾难事件、生活事件和日常困扰。灾难事件是那些突然、不可预测的事件，且给人们造成巨大伤害，迫使人们对行为做出大幅调整。灾难事件可分为自然灾难（如地震、飓风）和人为灾难（如恐怖袭击）。灾难过后很可能引发创伤后应激障碍 (PTSD)。

诸如离婚、挨打、亲人去世这样的生活事件也是重要的压力来源，生活事件并不像灾难事件那样突然或剧烈，但也会引发人们的行为改变。日常困扰的程度更低也更为常见，是生活的一部分，但也会导致压力。日常困扰可以来自社区，如噪声、拥挤、污染；也可以来自工作，如工作负荷大和缺乏掌控感；还可以来自家庭，如与配偶和家庭之间的矛盾。

5. 应对压力有哪些影响因素？其中哪些是有效的？

压力应对的影响因素包括社会支持、个体的掌控感和个体的抗压性。首先，社会支持指个体社会关系的情感质量，对个体的压力应对能力和健康水平都十分重要。有社会支持的人们通常能获得更多的与健康相关的鼓励和建议，社会支持也能缓冲压力所带来的负面影响。其次，个体对自身能够掌控当前情境和时间的信念也对健康有积极意义。即使对生活里微小方面的掌控感也能改善生活质量甚至延长寿命。最后，个体抗压性包括承诺、控制以及将事件视为挑战而不是压力源。

人们使用多种策略应对压力，所有策略都有其有效性。问题导向的应对策略通常比情绪导向的策略更为有效，因为问题导向策略的核心是解决问题，改变压力源，以此削弱情境所带来的压力。情绪导向的策略着眼于管理压力带来的负性情绪。此外研究表明，多数人在日常生活中使用多种应对策略，这种策略使用的灵活性也对有效应对至为关键。

6. 有哪些行为干预技术可以有效地帮助管理压力？

有三种方法可以帮助人们应对压力。其一，放松训练可以帮助人们应对多种压力问题。其二，认知行为疗法——包括压力接种训练和认知行为压力管理——既能减轻压力，也能缓解诸如 PTSD 这样与压力相关的疾病。其三，情绪表露，如笔述创伤事件，可以帮助人们从创伤中恢复，且心理和生理健康水平均较高。

阅读建议

Kemeny, M. E. (2003). The psychobiology of stress. *Current Directions in Psychological Science, 12,* 124–129.

本文深刻地总结了压力的生理机制，压力如何在不知不觉中影响病痛，以及在这一过程中起调节作用的心理社会因素。

Lazarus, R. S., & Folkman, S. (1984). *Stress, appraisal, and coping.* New York: Springer.

这本经典著作全面呈现了 Lazarus 关于压力、认知评价和应对的理论。

McEwen, B. S. (2005). Stressed or stressed out: What is the difference? *Journal of Psychiatry and Neuroscience, 30*, 315–318.

这篇短文总结了压力概念的演化过程，并介绍了 Selye 的研究工作及其变化。

Monroe, S. M. (2008). Modern approaches to conceptualizing and measuring human life stress. *Annual Review of Clinical Psychology, 4*, 33–52.

本文介绍了在界定和测量压力方面的众多热点问题，并探讨了生活中的压力如何影响生理健康的内在机制。

第 **6** 章

理解压力、免疫与疾病

本章概要

- 免疫系统的生理机能
- 心理神经免疫学
- 压力会导致病痛吗?

关键问题

1. 免疫系统是如何工作的?

2. 心理神经免疫学是如何将行为和疾病联系起来的?

3. 压力会导致病痛吗?

　　压力可能会导致疾病，与此相关的一些发现将会在本章中进行讨论。在第5章中，我们学到了压力能够影响健康相关行为，从而增加疾病或死亡的风险。如果压力作为一种心理因素，能够直接影响生理疾病，那么必然存在一种机制使这一心理和生理上的交互作用得以发生。在这一章中，我们将考察压力是如何通过生物过程来提升健康问题的风险的。首先我们将讨论免疫系统。免疫系统保护我们的身体免受压力相关疾病的侵害，因而也可能为压力导致疾病提供所需的机制。

免疫系统的生理机能

　　每时每刻，你都被细菌、病毒、真菌这些微生物所包围。这些微生物中有一些是无害的，而另一些则危及你的健康。免疫系统由能够保护机体免受这些外部微生物侵害的组织、器官以及过程（process）所组成（Schindler, Kerrigan, & Kelly, 2002）。此外，免疫系统还扮演着管家的角色，负责清理掉衰竭的或者受损的细胞，并对细胞的突变进行监控。一旦免疫系统发现这些"侵略者"或者"叛徒"，它就会激活过程来消灭它们。因此，一个正常运作的免疫系统对于保持健康来说相当重要。

免疫系统中的器官

　　免疫系统通过**淋巴系统**（lymphatic system）遍布全身。淋巴系统中的组织被称为**淋巴**（lymph）；它包括血液中除了红细胞和血小板之外的组织成分。在血液循环的过程中，体液和白细胞从毛细血管中渗出，脱离循环系统；体细胞同样可以分泌白细胞。当这一组织液进入淋巴管后，就成了淋巴。淋巴在淋巴管中循环，最终回到血液中。

　　淋巴循环包括进入淋巴系统和再次进入血液，而不仅仅在淋巴系统中完成。淋巴系统（见图6.1）的结构和血液循环系统大致相似。在循环过程中，所有的淋巴都会至少经过一个**淋巴结**（lymph node）。淋巴结遍布整个淋巴系统，多为圆形或椭圆形的胶囊形状。淋巴结能够帮助清除淋巴中的细胞碎屑、细菌，甚至进入身体内的脏东西。

　　淋巴细胞（Lymphocytes）是存在于淋巴内的一类白细胞。淋巴细胞有很多种，最为人们所熟悉的几种分别是：T-淋巴细胞，或者称为**T细胞**（T-cells）；B-淋巴细胞，或者**B细胞**（B-cells）；以及**自然杀伤细胞**（natural killer cells, NK cells）。淋巴细胞由骨髓产生，但在免疫系统的其他结构中成熟和分化。除了淋巴细胞之外，另外两种白细胞是粒细胞和单核细胞（巨噬细胞）。这些细胞会在特异性和非特异性免疫系统反应中分别产生作用（之后我们会具体进行讨论）。

　　具有内分泌功能的**胸腺**（thymus）能够分泌一种被称为**胸腺素**（thymosin）的激素。胸腺素和T细胞的成熟和分化过程有关。有趣的是，在婴幼儿时期和儿童期，胸腺达到最大，成年之后则开始萎缩。我们尚不完全清楚胸腺的生理机能，但可以确定的是胸腺在免疫系统中起着重要的作用，因为摘除胸腺将会损害人体免疫机能。胸腺的萎缩过程同样也表明免疫系统在儿童期能够最为高效地生产T细胞，而衰老则与免疫能力的降低相关（Briones, 2007）。**扁桃体**（tonsils）是位于咽喉周围的大量淋巴组织。它们似乎起着和淋巴结相似的作用：捕捉和杀死那些入侵的细胞和微粒。**脾脏**（spleen）位于腹腔中靠近胃的位置，是淋巴细胞成熟的一个场所。此外，它也作为淋巴细胞的代运站以及受损血细胞的垃圾处理厂。

　　就这样，免疫系统的器官生产、存储淋巴，并在身体的其他部分进行循环。免疫系统提供的监控和保护功能并不局限于淋巴结，而是包括了其他含有淋巴细胞的身体组织。免疫功能必须在身体的所有部分产生作用，才能够保护整个身体。

免疫系统的功能

　　免疫系统的功能是抵御身体遇到的外来物质。要想百分之百地防御那些会损害我们身体的入侵细菌、病毒和真菌，免疫系统必须格外高效。很少有其他身体机能需要以百分之百的效率运作，但是免疫系统一旦稍有懈怠，人体（或者动物的机体）就会变得易受侵害。

　　入侵的有机体可以通过不同的方式进入身体，而免疫系统也有各种方法能够针对每种进入方式与之进行斗争。一般来说，免疫系统通过两种方法与入侵的外来物质进行抗争：一般性（非特异性）反应和特异性反应。两种方法共同作用，抗击入侵者。

非特异性免疫系统反应

　　外来物质要想进入身体，首先必须通过皮肤和黏膜。这样，这些器官和组织成为身体对抗外部世界的第一道防线。能够通过这些障碍的外来物质面临两道一般性（非特异性）防御机制。其中之一是（细胞的）**吞噬作用**（phagocytosis），即免疫系统中的细胞对外来微粒发起的攻击。两类白细胞参与了这一过程。**粒细胞**（granulocytes）装载着充满化学物质的颗粒；当这些细胞与入侵者相

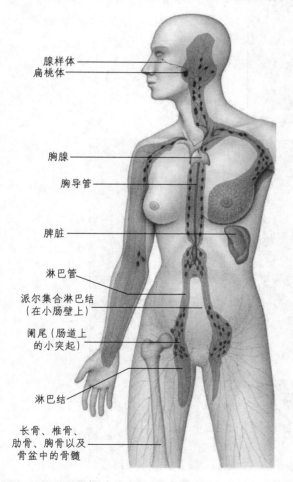

腺样体
扁桃体

胸腺

胸导管

脾脏

淋巴管

派尔集合淋巴结
（在小肠壁上）

阑尾（肠道上
的小突起）

淋巴结

长骨、椎骨、
肋骨、胸骨以及
骨盆中的骨髓

图6.1　免疫系统

Source: Introduction to microbiology (p.407), by J. L. Ingraham & C. A. Ingraham. From INGRAHAM/INGRAHAM, Introduction to Microbiology, 1E. © 1995 Cengage Learning.

遇时，就会释放出这些化学物质以发起攻击。**巨噬细胞**（macrophages）则能进行一系列的免疫作用，包括监测受损细胞和细胞碎片，发起特异性免疫反应，以及分泌一系列能够分解入侵细胞膜的化学物质。因此，吞噬作用能够快速摧毁入侵细菌、病毒和真菌，启动防御功能。然而，一些入侵者还是能够逃脱这种非特异性免疫过程。

第二类非特异性免疫系统反应是**炎症反应**（inflammation）。炎症反应能够修复被入侵物质损伤的组织。当损伤发生时，受损部位的血管就会发生膨胀，增加通向这些组织的血流，并造成伴随着炎症反应的红肿。受损的细胞将会释放能够摧毁入侵微生物的酶；当细胞死亡时，这些酶同样能够帮助消化自身。粒细胞和巨噬细胞都会向损伤部位转移，对抗入侵物质。最终，组织修复开始。图6.2阐释了炎症反应的过程。

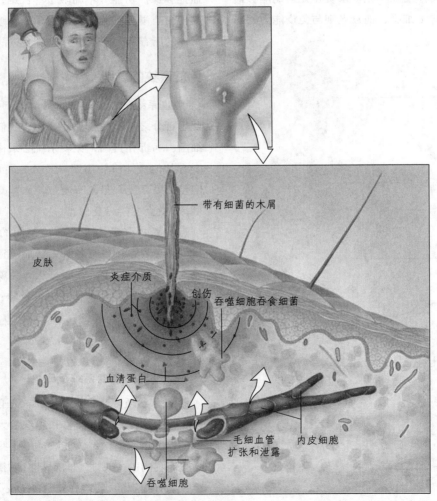

带有细菌的木屑

皮肤

炎症介质

创伤

吞噬细胞吞食细菌

血清蛋白

毛细血管
扩张和泄露

内皮细胞

吞噬细胞

图6.2　急性炎症通常由损伤或者传染等刺激引发。在受刺激部位产生的炎症介质使得血管扩张以及通透性增加；它们还能够将吞噬细胞吸引到炎症部位并将其激活。

Source: Introduction to microbiology (p.386), by J. L. Ingraham & C. A. Ingraham. From INGRAHAM/INGRAHAM, Introduction to Microbiology, 1E. © 1995 Cengage Learning.

特异性免疫系统反应

特异性免疫反应针对特定的入侵者（比如某种病毒或者细菌），由 T 细胞和 B 细胞这两种淋巴细胞产生。当淋巴细胞第一次遭遇外来物质时，一般性免疫反应和特异性免疫反应会同时发生。入侵的微生物会被巨噬细胞杀死并吃掉，它们的碎片则会被提供给已经赶到炎症部位的 T 细胞们。这一致敏性接触使 T 细胞获得了它们表面的特异性受体，从而能够识别这一类入侵物质。这一过程组建了一支由有细胞毒性的 T 细胞组成的军队，并迅速发起了对于入侵者的直接攻击。这一过程被称为细胞免疫，因为它是在体

细胞水平发生的，而不是在血液中发生的。细胞免疫对于已进入细胞的真菌和病毒、寄生生物以及体细胞突变尤为有效。

另一类淋巴细胞，B 细胞，负责发起对于入侵微生物的间接攻击。在一类特殊的 T 细胞（即辅助 T 细胞）的帮助下，B 细胞能够分化成为**浆细胞**（plasma cells）并分泌**抗体**（antibodies）。每一种抗体都针对特定的入侵者所产生。促使抗体产生的外来物质被称为**抗原**（antigens，即"抗"体产生的"原"因）。抗体在血液中循环，找到它们的抗原，附着在抗原之上，标记它们以便之后摧毁它们。图6.3呈现了 T 细胞和 B 细胞的分化过程。

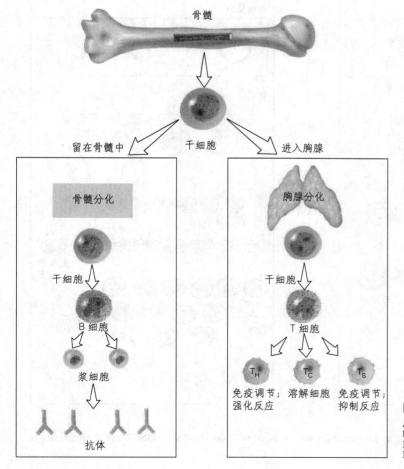

图 6.3 B 细胞和 T 细胞的起源

Source: Introduction to microbiology (p.406), by J. L. Ingraham & C. A. Ingraham. From INGRAHAM/INGRAHAM, Introduction to Microbiology, 1E. © 1995 Cengage Learning.

免疫系统的这些特异性反应构成了初级免疫反应。图6.4呈现了初级免疫反应的发展过程，并描绘了随后的接触过程如何激活次级免疫反应。在与入侵者的初次接触中，一些被激活的T细胞和B细胞产生增殖后，并没有直接发起攻击，而是进入待命状态。这些有记忆的淋巴细胞成了与同一种入侵物质的第二次接触时发起快速免疫反应的基础力量。记忆淋巴细胞（memory lymphocytes）可以保存好几年，直到同一种抗原再次出现才会被激活。一旦这些记忆淋巴细胞被激活，它们就会发起和第一次接触时相同的直接攻击和间接攻击，并且更为迅速。这种专门针对

重复出现的外来微生物所产生的快速反应就是我们所说的**免疫**（immunity）。

这种通过B细胞识别抗原并产生抗体的免疫反应过程被称为**体液免疫**（humoral immunity），因为它在血液中发生。体液免疫在对抗已进入细胞的病毒、寄生生物以及体细胞突变尤为有效。

制造免疫

疫苗接种（vaccination）是一种被广泛使用的诱发免疫过程的方法。在疫苗接种过程中，已被人为削弱的病毒或细菌被接种到人体内，从而激发抗体的产生。这些抗体能够在之后的时间

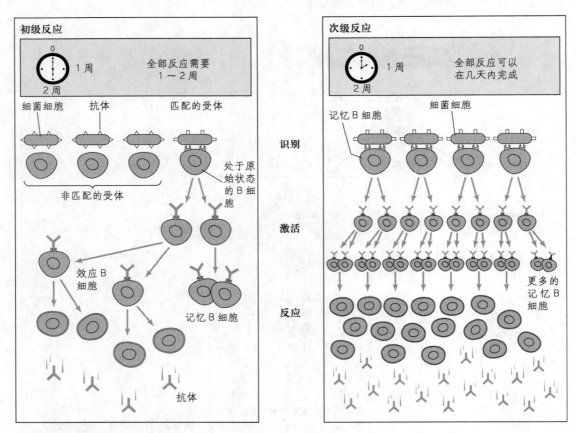

图6.4 初级和次级免疫通路

Source: Introduction to microbiology (p.414), by J. L. Ingraham & C. A. Ingraham. From INGRAHAM/INGRAHAM, Introduction to Microbiology, 1E. © 1995 Cengage Learning.

里为人体提供免疫防护。天花盛行时，每年都有成百上千的人因此死去，而这一灾难通过疫苗接种得到了终结。现在的人们再也不用接种疫苗来预防天花了。

不同的疫苗针对不同的疾病，它们在预防病毒传染上尤为有效。然而，免疫过程必须针对每一种特定病毒单独制造，而世界上有成千上万种病毒。甚至于有些病毒性疾病产生的症状看上去几乎一样（比如感冒），但却是由很多种不同的病毒造成的。因此，想要对感冒免疫，将需要大量的疫苗接种，而这不太现实。

免疫系统紊乱

免疫缺陷（immune deficiency）是一种不适当的免疫反应，可能由多种原因引发。比如说，它可能是用于治疗癌症的大部分化疗药物所产生的副作用。免疫缺陷也可能在自然条件下发生。尽管婴儿出生时他们的免疫系统并没有完全投入工作，但是通过胎盘从母体得到的抗体依然使他们得到保护；那些母乳喂养的婴儿还可以从奶水中获得抗体。在婴儿出生后的前几个月内，这些抗体可以为他们提供保护，直到他们自身的免疫系统发展成形。

在少数情况下，免疫系统没有得到完全发展，导致婴幼儿得不到免疫防护。虽然可以通过医疗手段促进免疫功能，但是这些众所周知的"塑料泡沫里的孩子"还是会有免疫缺陷。任何细菌或者病毒对他们来说都可能会有致命的危险。他们不得不被隔绝在无菌舱中，从而躲避正常世界中的微生物。

免疫缺陷障碍中更为常见的是**获得性免疫缺陷综合征**（acquired immune deficiency syndrome，AIDS，即艾滋病）。这种疾病由所谓的人体免疫缺陷病毒（HIV）所造成。HIV 能够损毁免疫系统中的 T 细胞和巨噬细胞。感染了 HIV 的人会逐渐患上艾滋病，变得容易受到多种细菌、病毒和恶性疾病的侵害。HIV 具有传染性，但并不容易在人与人之间传播。这种病毒在血液和精液中最为密集。从感染者处得到的输血、使用被污染的针头注射、性接触以及生育过程中的母婴传输都是最为常见的传播途径。艾滋病的治疗包括使用抗病毒药物控制病毒的增殖过程，以及对发生免疫缺陷后出现的疾病进行治疗。从 2012 年起，一种综合性的抗病毒药物成功地减缓了 HIV 感染的进程，但是尚没有任何治疗方法能够彻底清除感染者体内的 HIV。

过敏（allergies）是另一种免疫系统障碍。过敏反应是对外来物质产生的异常反应——这些外来物质通常只会引起微小的反应，或者根本不会引发反应。各种各样的物质都可能引发过敏反应，而所产生反应的严重程度也各不相同。有些过敏反应可能危及生命，而有些可能只是一些烦人的症状，比如流鼻涕。

可以通过定期地接收小剂量的致敏原使个体脱敏，从而减少和减轻过敏反应。有时候因为一些未知的原因，免疫系统可能会对自身发起攻击。这一情况会在**自身免疫疾病**（autoimmune diseases）中发生。我们前面提过，免疫系统的一个功能是识别外来入侵者，标记它们以便之后摧毁。在自身免疫疾病中，免疫系统丧失了区别自身和入侵者的能力，从而就像对待入侵者那样，对自身发起了恶意攻击。红斑狼疮、风湿性关节炎和多发性硬化症都属于自身免疫疾病。

移植排斥反应并不算是真正意义上的免疫系统障碍，但也是由于免疫系统活动所导致的问题。当个体接受了从他人那里移植来的器官（比如心脏、肾脏或者肝脏）后，免疫系统将会把这一器官识别为入侵者，因为这些器官具有捐赠者的生化标记，而这些标记有别于个体本身。因此，受赠者的免疫系统会试图摧毁移植器官。为了努力避免这一反应的发生，医生会使用一些能够抑制免疫系统功能的药物。这一方法通常能够奏效，然而糟糕的是，这些药物会抑制病人所有的免疫反应，使得病人暴露于受到感染的危险之中。为了使受到感染的风险最小化，器官移植患者必须改变他们的生活方式，接受长期的药物治疗。

小结

如果压力能够直接引发疾病，那么肯定是通过影响生物过程来实现的（见图1.4）。这一交互作用最有可能的候选人就是免疫系统，这一系统由能够保护机体免受细菌、真菌、病毒等外来物质入侵的组织、器官和过程所组成。免疫系统还可以通过清除受损的细胞来保护机体。免疫系统反应分为非特异性反应和特异性反应两种。非特异性反应能够对所有的入侵者发起攻击，而特异性反应只攻击特定的某种入侵者。免疫系统问题可能由很多种原因所引发，包括器官移植、过敏、癌症化疗中的药物使用以及免疫缺陷等。人体免疫缺陷病毒会摧毁免疫系统，使得个体易受大量传染性和恶性疾病的侵害。

心理神经免疫学

上一节我们讲了免疫系统的功能，以及它的组织、结构与相关疾病。传统的生理学研究者也采用类似的方法，将免疫系统视作一个独立于其他身体系统的对象来进行研究。然而大约从30年前开始，越来越多的证据表明，免疫系统和中枢神经系统及内分泌系统存在交互作用。更有证据表明，心理和社会因素可以影响中枢神经系统、内分泌系统和免疫系统。此外，免疫功能也能够影响神经功能，反映了免疫系统在改变行为和思维上的潜在作用（Maier, 2003）。对于这一点的共识催生了**心理神经免疫学**（psychoneuroimmunology, PNI）的建立和迅速发展。心理神经免疫学作为一门交叉学科，关注行为、神经系统、内分泌系统和免疫系统之间的交互作用。

心理神经免疫学史

20世纪初，伊万·巴甫洛夫发现，可以通过训练，使狗对铃声产生流口水的反应。巴甫洛夫证明了，通过经典性条件作用，环境因素能够成为基本生理过程的自动扳机。那么经典性条件作用是否也能影响免疫系统那样的几乎"看不见"的生理过程呢？

1975年，Robert Ader 和 Nicholas Cohen 发表了一项对这一问题的研究。通过这项研究，Ader 和 Cohen 证明了神经系统、免疫系统和行为是如何相互作用的。而正是这一发现开辟了心理神经免疫学领域。Ader 和 Cohen 的研究方法与巴甫洛夫类似，非常的直接：他们将条件刺激（CS）和非条件刺激（UCS）进行配对，并测试之后单独呈现的条件刺激是否能够引发条件反应（CR）。与巴甫洛夫不同的是，Ader 和 Cohen 在他们的研究中使用的条件刺激是给小白鼠们喂食糖水，而非条件刺激是一种能够抑制免疫系统的药物。在条件化过程中，小白鼠可以先喝一些糖水，然后会被注射这种免疫抑制药物。就像巴甫洛夫的狗一样，这些小白鼠们很快就将两种刺激联系了起来，在之后只喝了糖水的情况下都会出现免疫抑制的反应！在这项具有开创性意义的研究中，Ader 和 Cohen 证明了免疫系统就和其他的身体系统一样，会受到联结式学习的主观影响。

在 1975 年 Ader 和 Cohen 发表他们的研究前，大部分的生理学研究者都坚信免疫系统和神经系统之间并不存在交互作用，导致他们的研究发现没能很快被大家接受（Fleshner & Laudenslager, 2004）。在大量的研究重复并证实了这一发现以后，生理学者们才开始逐渐接受这一观点，即免疫系统和其他身体系统能够通过很多方式进行信息交换。其中一种方式是通过**细胞因子**（cytokines）实现的。细胞因子是免疫系统中的细胞所分泌的一种化学信使（Blalock & Smith, 2007; Maier & Watkins, 2003）。有一种细胞因子被称为**促炎性细胞因子**（proinflammatory cytokine），因为它们能够促发炎症。这些细胞因子，包括多种白细胞介素，可能是一系列状态的成因，比如感觉病快快的、抑郁以及不合群（Eisenberger, Inagaki, Mashal, & Irwin, 2010; Irwin, 2008; Kelley et al., 2003）。这是免疫系统

功能影响心理状态的一个例子。

随着我们对于免疫系统和神经系统之间联系的了解越来越深入，研究者开始探索这一交互作用的生理机制。心理学家开始通过对免疫功能的测量来研究行为对免疫系统产生的影响。在20世纪80年代，艾滋病的流行使得公众尤为关注行为是如何通过影响免疫系统从而影响健康的，这类研究也因而获得了很多资金支持。在公众的关注下，那些关于心理因素如何对免疫功能产生影响的最清晰的研究证据都来自于对艾滋病患者的研究（Chida & Vedhara, 2009）。然而，心理神经免疫学领域的研究者事实上面向的是更广泛的人群，也使用着更多样化的方法来研究心理因素和免疫系统功能之间的联系（详见"信不信由你"）。

❓信不信由你　光看关于疾病的图片就能够激活你的免疫系统？

免疫系统能够快速组织起一场对于生物入侵者的攻击，这一能力无论是从复杂性还是从效率来说，都是令人惊叹的。然而，免疫系统不只是参与对抗那些已经进入身体的病原体，早在大脑预测某些病原体将要进入身体时，它就已准备好了防御。

加拿大研究者（Schaller, Miller, Gervais, Yager, & Chen, 2010）向大学生被试们呈现了一系列图片。一些被试会看到有关传染性疾病的图片，比如天花、皮肤病以及打喷嚏。研究者预测这些图片刺激能够激活免疫反应。控制组的被试则会看到诸如枪械之类的图片，研究者预期这

些恐怖图片不会激发免疫反应。事实上，那些观看传染病图片的被试体内产生了更多的促炎性细胞因子，并且明显多于那些看了枪械图片的被试。

一支来自澳大利亚的研究团队（Stevenson, Hodgson, Oaten, Barouei, & Case, 2011）也发现了类似的结果。他们给被试看了一些能够引发恶心感的图片，比如动物的尸体、肮脏的厕所和比萨饼上的蟑螂。与那些只看了中性图片或者恐怖但不恶心图片的被试相比，这些看了恶心图片的被试体内产生了大量的 TNF-a 促炎性细胞因子。

为什么这些恶心的图片能激

活免疫系统呢？虽然我们还不知道确切的原因，但是研究者猜测这一反应可能是在进化过程中产生的。如果生物体能够对与病原体有关的刺激提前做出免疫反应，那么它们在这些病原体最终进入机体之后就可能较少地受到感染（Schaller et al., 2010）。然而，在一些情况下（比如看恐怖片的时候），恶心刺激并不常常伴随着病原体的侵害，这时候这样的一种反应可能就是无效的，或者甚至是劳神费力的。

总的来说，这些发现为我们呈现了大脑和免疫系统之间的一种令人着迷的联系。来，把爆米花递给我！

心理神经免疫学研究

心理神经免疫学的研究致力于理解行为在改变免疫系统和疾病发展中扮演的角色。为了达到这一目标，研究者们必须在心理因素和免疫功能的改变之间建立一种联系，同时还需要找到受损的免疫功能与健康状态改变之间的关系。理想状况下，这些研究需要涵盖所有这三个因素（即诸如压力之类的心理因素、免疫系统中出现的问题以及疾病的发展）从而建立压力与疾病之间的联系（Forlenza & Baum，2004）。

这些研究所面临的一个难题是，免疫系统出现的问题和疾病之间并没有绝对的一对一的关系。并不是所有免疫系统有缺陷的人都会生病（Segerstrom & Miller，2004）。疾病是免疫系统是否正常运作和个体是否暴露于病原体（导致疾病的真凶）这两个条件共同作用的结果。心理神经免疫学领域最优的研究方法是追踪研究，即在个体感受到压力且免疫功能受到影响并导致健康状态发生改变后一段时间内对其进行记录。只有为数不多的研究涵盖了以上三个因素，而其中的大部分局限于动物研究。

心理神经免疫学的大部分研究关注各种压力源和因之受到改变的免疫系统功能之间的关系。但其中很多研究只是通过测试血样来测量免疫系统的功能，而不是直接检测人体内的免疫功能（Coe & Laudenslager，2007；Segerstrom & Miller，2004）。一些研究关注改变后的免疫系统功能与疾病发展或癌症扩散之间的关系（Cohen，2005；Reiche, Nunes, & Morimoto，2004），但这些研究只占了很少的一部分。此外，这些研究所考察的压力源、动物物种、免疫系统功能类型各不相同，得到的发现也不尽相同（Forlenza & Baum，2004）。

一些研究者使用电刺激、大分贝噪声，以及

实验室条件下的复杂认知任务来操控短期压力源；而另一些研究者则使用那些发生在人们日常生活中的较为自然的压力来测试压力对于免疫系统的影响。实验室条件使研究者得以探究伴随着压力出现的生理改变，而这些研究显示了交感神经系统激活与免疫反应之间的联系（Glaser，2005；Irwin，2008）。这些研究表明，交感神经激活可能是压力影响免疫系统的一条途径。这一影响在最开始是好的，是为了调动资源，然而持续不断地被压力所激活的生理过程可能会对人体造成损伤。

另一个在学生身上测试压力与免疫功能的关系的机会是医学院的考试所自然带来的压力（Kiecolt-Glaser, Malarkey, Cacioppo & Glaser，1994）。一系列研究通过测量自然杀伤细胞数量、T细胞的比例和总体上淋巴细胞的比例，评估了被试在免疫能力上的差别。事实上，医学院的学生在考试前后表现出了更多传染性疾病的症状。最近的一个研究（Chandrashekara et al.，2007）也证实了这些因考试而焦虑的学生免疫功能随之降低，这说明免疫功能受到情境和学生的心理状态的影响。

考试压力是一种典型的短期压力，而长期压力则会给免疫功能带来更为严重的后果。对于正在经历婚姻问题的夫妇来说，他们之间的冲突水平可以预测其免疫系统的抑制水平（Kiecolt-Glaser & Newton，2001）。事实上，婚姻对于免疫功能以及一系列健康因素都有重要的意义（Graham, Christian, & Kiecolt-Glaser，2006）。比如说，婚姻矛盾所产生的影响还包括较弱的免疫反应以及创口愈合较慢（Ebrecht et al.，2004），而在怀孕期间得不到伴侣的支持也会成为一种压力源，从而导致健康风险增加（Coussons-Read, Okun, & Nettles，2007）。然而，婚姻矛盾也不总是会使免疫反应变弱。较之于一般的婚姻矛盾，那些虽然有矛盾但是依然拥有富有成效的沟通模式的伴侣，则较少出现免疫反应上的失调（Graham et al., 2009）。

其他的长期压力源也会抑制免疫功能。比如说，那些老年痴呆症患者的护理人员就长期承受压力（详见第11章关于疾病与护理人员压力的讨论）。老年痴呆症患者的护理人员的心理和生理健康较差，他们的伤口需要较长的时间才能愈合，并且免疫功能也受到了损害（Damjanovic et al., 2007；Kiecolt-Glaser, 1999；Kiecolt-Glaser, Marucha, Malarkey, Mercado, & Glaser, 1995）。此外，被照顾的老年痴呆症患者去世以后，护理人员的心理健康状态和免疫系统功能也不会有任何改善（Robinson-Whelen, Tada, MacCallum, McGuire, & Kiecolt-Glaser, 2001）。不管是目前的还是以往的护理者，他们都更加抑郁，表现出更糟糕的免疫系统功能；这说明这种压力在护理过程结束之后依然存在。

一项针对30年来压力与免疫研究的元分析（Segerstrom & Miller, 2004）结果显示，压力，尤其是长期压力，与受损的免疫功能之间存在明确的关系。那些造成了长期影响的压力源对免疫系统具有最大的整体影响。难民、失业者以及居住在犯罪高发地区的人大多会体会到长期的、无法控制的压力，而这些压力对于免疫系统有着最为广泛而消极的影响。短期的压力可能会造成一些改变，比如激素水平失调，但人们会适应这些改变；而长期压力则会对多种免疫系统反应产生影响，从而削弱免疫系统的效力。

一些心理免疫神经学的研究清晰地呈现了压力、免疫功能和疾病之间的三角关系。这些研究给压力条件下的小白鼠注射能够诱发免疫系统反应的物质，并观察免疫系统因此而发生的改变以及所导致的病理变化（Bowers, Bilbo, Dhabhar, & Nelson, 2008）。一些使用人类被试的研究也证

实了压力、免疫功能和疾病之间的联系（Cohen, 2005；Kiecolt-Glaser, McGuire, Robles, & Glaser, 2002）。举例来说，这些被试身上同样水平的伤口可能需要不同的时间来愈合，因为伤口可能出现在旅行期间，也可能出现在考试期间。处在考试焦虑中的学生在有关创口愈合的特定免疫功能上表现出了较低的水平；较之于旅行期间受的伤，同样一批学生在考试期间可能需要多40%的时间来愈合伤口。因此，在人类和动物身上进行的研究都证明了压力能够影响免疫功能和疾病过程。

如果行为和社会因素能够使免疫系统功能下降，那么是否也有可能通过改变行为来提升免疫功能呢？免疫功能的提升是否能够改善健康水平呢？研究者设计了一系列的用于提升免疫系统效力的干预方法，比如催眠、放松以及压力管理；而一项关于这些研究的元分析（Miller & Cohen, 2001）显示，这些方法只带来了非常有限的成效。同样的，一项元分析研究考察了对HIV阳性个体的认知行为干预（Crepaz et al., 2008），结果显示被试在焦虑、压力和抑郁上得到了显著的改善，但他们的免疫系统功能却几乎没有发生改变。然而，另一项对处于乳腺癌治疗中的女性患者所进行的为期10周的认知行为压力管理研究报告称，在干预之后6个月内，被试的免疫功能有所改善（Antoni et al., 2009）。癌症治疗会影响免疫系统，因此对这些个体来说，即便是很微小的改善也是大有益处的。

影响背后的生理机制

压力是如何影响免疫系统的运作的呢？压力可以通过神经系统来影响免疫系统，其中包含两种途径：周围神经系统和激素分泌。两种途径下的联结都得到了实证支持。此外，那些试图应对压力的个体可能也会通过行为消极地影响免疫系统，比如缺觉、饮酒或者抽烟（Segerstrom &

Miller，2004）。

周围神经系统连接着免疫系统的器官，比如胸腺、脾脏和淋巴结。大脑也能通过产生释放激素与免疫系统进行交流。释放激素是一类能够刺激内分泌腺分泌激素的激素。这类激素通过血液到达各处，并作用于靶器官，比如肾上腺。（第5章中，我们曾经讲过这类系统，以及压力反应的内分泌成分。）T细胞和B细胞都有特定的糖皮质激素受体来接受这类压力激素。

当交感神经被激活以后，肾上腺会释放多种激素。肾上腺髓质会释放肾上腺素和去甲肾上腺素，肾上腺皮质则会释放皮质醇。肾上腺素和去甲肾上腺素对于免疫的调控似乎是通过自主神经系统得以实现的（Dougall & Baum，2001）。肾上腺皮质释放皮质醇是由于脑垂体释放了促肾上腺皮质激素（ACTH）。而另一个大脑结构，下丘脑，则负责刺激脑垂体释放促肾上腺皮质激素。皮质醇的升高与一系列的生理和情绪上的消极条件有关（Dickerson & Kemeny，2004），并且会产生抗炎反应。皮质醇和糖皮质激素能够抑制免疫反应、吞噬作用以及巨噬细胞的激活。神经系统能够通过两种方式作用于免疫系统：交感神经系统，和对压力的神经内分泌反应。

这一作用也可以沿着反方向发生。免疫系统可以通过释放细胞因子（由免疫系统细胞所释放的化学物质）的方法向神经系统传递讯号（Irwin，2008；Maier，2003）。细胞因子很有可能是通过周围神经系统与大脑进行交流的。这一联结使免疫系统和神经系统之间能够进行双向交互，甚至可以对行为产生影响，比如疲劳和抑郁。而这些通常都是疾病的症状。Michael Irwin（2008）强调了神经系统和免疫系统之间进行交流的多种可能性，以及行为反应是如何关键性地激活这些进程以影响免疫系统的。神经系统和免疫系统之间的相互联系使得它们之间能够互相影响，并产生

与压力和疾病有关的症状。

压力也可以通过改变健康相关行为来影响生理机制（Segerstrom & Miller，2004）。比如说，压力下的个体可能会更多地抽烟、喝酒、使用违禁药物，并且睡眠较少。这些行为都能够增加各种各样的疾病的患病风险，从而对免疫系统产生消极的影响。

小结

心理神经免疫学研究证实了免疫系统的各项功能都会受到长期或短期心理压力的影响。研究者正尝试建立心理因素、免疫系统功能和疾病之间的联系，然而目前只有为数不多的研究包含了这三个因素。

一些研究成功地发现了免疫系统改变与健康状态改变之间的联系，这一联系对于建立心理因素和疾病之间的关系链来说非常重要。除了要在心理因素和免疫系统的改变之间建立联系之外，研究者还试图弄清这些改变背后的生理机制。这些可能的生理机制包括神经和免疫系统之间的直接联结，以及通过神经分泌系统建立的间接联结。一类被称为细胞因子的化学信使使得免疫系统与神经系统能够成功地交流，并对行为产生影响。此外，压力也可能导致人们改变行为，养成不健康的习惯，从而增加患病风险。

压力会导致病痛吗？

很多因素都会导致病痛，而压力可能也是其中之一。当我们思考压力与病痛之间的关系时，要记住其实大多数面对压力的人并没有生病。除此之外，和其他风险因素（比如高胆固醇、抽烟、酗酒等）相反的是，生活事件带来的风险往往是

暂时性的。然而，对于有些人来说，暂时性的压力可能也会造成很大的影响。

为什么压力会影响某些人，使他们生病，而对另一些人则不会产生影响呢？体质－压力模型为此提供了一个可能的解释。

体质－压力模型

体质－压力模型（diathesis-stress model）认为，一些人容易因为压力而生病，是因为他们基因上的缺陷或者生化上的失调使他们原本就容易得这些疾病。体质－压力模型在心理学领域中已经存在一些年头了，通常被用于解释心理疾病的发展。在二十世纪六七十年代，这一概念不仅被用于解释心身疾病的发展（Levi，1974），还被用于解释精神分裂症、抑郁以及焦虑障碍（Zubin & Spring，1977）。

当应用于心理或者生理疾病时，体质－压力模型认为有些个体先天就倾向于对环境中的压力源产生异常反应。这些先天倾向（体质）通常被认为是由生化或者器官系统上的缺陷所决定的，但也有一些学者（Zubin & Spring，1977）认为后天习得的思维和行为方式也是这一易感性的成因。不管是先天遗传的还是后天习得的，这一易感性都是相对稳定的。随着时间而改变的是环境中的压力源，也正是这一因素的改变影响了疾病的去留。

因此，体质－压力模型假定，有两个因素在疾病产生过程中起着重要作用。第一，个体必须具有这样一种相对稳定的患病倾向特质；第二，个体正经历某些压力。当大多数个体都能应对某些压力时，特殊体质的个体却会对同种压力条件产生病理反应。对于那些患病倾向尤其严重的个体来说，就算只是环境中的一项普通压力都可能使他们生病。举例来说，一项关于压力症状和抑郁的研究（Schroeder，2004）表明，那些应对能力较差的患者在手术后几个月中更容易患上抑郁；而那些应对技能较好的患者则相对不太容易。童年期所经历的虐待也可能成为在生理和心理疾病上易感的原因。当受虐待儿童成年以后，他们更容易患上精神分裂症（Rosenberg，Lu，Mueser，Jankowski，& Cournos，2007）、焦虑和抑郁（Stein，Schork，& Gelernter，2008）、创伤后应激障碍（Storr，Lalongo，Anthony，& Breslau，2007）以及传染病（Cohen，2005）。因此，人为的心理社会因素也能够造成对疾病的易感性。

体质－压力模型或许能够解释为什么生活事件量表（详见第5章）在预测疾病的表现上那么不稳定。在 Holmes 和 Rahe 的《社会再调适评定量表》上得到的总分，或者在《学生生活事件量表》符合条件的总项目，都只能对疾病做出相当受限的预测。体质－压力模型认为，必须将个体的体质（易感性）和压力生活事件一起纳入考虑，才能够有效预测谁会生病，而谁又能保持健康。针对在压力情况下谁生病谁不生病这一问题，体质－压力模型更多地考虑了个体差异（Marsland，Bachen，Cohen，& Manuck，2001）。

在这一节中，我们将回顾一些关于压力与疾病之间关系的研究发现。这些疾病包括头痛、传染病、心血管疾病、糖尿病、早产、哮喘以及风湿性关节炎。此外，压力与焦虑和抑郁等心理障碍也存在一些联系。

压力和病痛

压力与病痛之间存在怎样的联系？哪些病痛和这一联系有关？又是什么样的生理机制在压力与病痛之间起着中介作用呢？

Hans Selye 所提出的压力的概念包括了对于免疫反应的抑制，而越来越多的关于神经系统、内分泌系统和免疫系统之间交互作用的研究为这一假设提供了实证支持（Kemeny & Schedlowski，

2007）。这些交互作用和 Selye 所假设的反应相似，有力地证明了压力与很多身体疾病之间都存在联系。图 6.5 给出了一些压力能够给身体带来的影响。

压力如何导致病痛，这背后的生理机制存在多种可能性（Segerstrom & Miller，2004）。直接的影响可能源于压力对神经系统、内分泌系统和免疫系统的直接作用。因为这三者中的任意一个出现问题都可以导致疾病，所以从这一点来看，压力与病痛之间的联系应该有充分的生理基础。除此之外，健康行为的改变导致患病风险增加，也可能间接对此产生影响。也就是说，压力常常与酗酒、抽烟、物质滥用和睡眠问题有关，而所有这些不健康的行为都会增加患病风险。因此，

压力对疾病造成的影响既可以是直接的，也可以是间接的。那么，这些假设是否有实证支持呢？

头痛

头痛是一种很常见的问题。99% 以上的人都会在一生中或多或少地经历过头痛（Smetana，2000）。对大多数人来说，头痛无非是一种不太舒服的情况；而对有些人来说，他们所遇到的问题却实实在在是一种严重的、长期的疼痛。有时候头痛预示着身体状况可能不佳，而更多时候头痛本身就是问题。疼痛的成因就是疾病的主要原因（D'Amico et al.，2011）。大部分去看病的人和那些没去看病的人其实得的是同一种头痛，只不过是头痛的程度不同，频率不同，或者就是在求

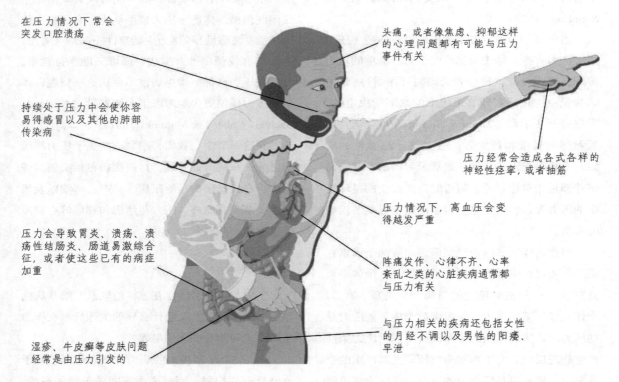

在压力情况下常会突发口腔溃疡

头痛，或者像焦虑、抑郁这样的心理问题都有可能与压力事件有关

持续处于压力中会使你容易得感冒以及其他的肺部传染病

压力经常会造成各式各样的神经性痉挛，或者抽筋

压力情况下，高血压会变得越发严重

压力会导致胃炎、溃疡、溃疡性结肠炎、肠道易激综合征，或者使这些已有的病症加重

阵痛发作、心律不齐、心率紊乱之类的心脏疾病通常都与压力有关

与压力相关的疾病还包括女性的月经不调以及男性的阳痿、早泄

湿疹、牛皮癣等皮肤问题经常是由压力引发的

图 6.5　长期压力对身体造成的影响

Source: An invitation to health (7th ed., p.58), by D. Hales, 1997, Pacific Grove, CA: Brooks/Cole. From HALES, *Invitation to Health*, 7E. © 1997 Cengage Learning.

医问药上存在个体差异。

尽管或许存在上百种头痛，但是在对它们的划分上却从来没有达成过一致，而就算是比较常见的头痛，其成因也并不明晰（Andrasik，2001）。尽管如此，对于某些类型的头痛还是有一定的诊断标准的。最常见的一种被称为紧张性头痛。紧张性头痛通常与头部和颈部的肌肉紧张有关。紧张也是偏头痛产生的一个原因。偏头痛通常被认为与脑干部位的神经细胞有关（Silberstein，2004），一般是出现于头部一侧的搏动性疼痛。

压力是头痛的一个因素；紧张性头痛或者血管性头痛的患者都报告压力是主要成因（Deniz，Aygül，Koçak，Orhan，& Kaya，2004；Spierings，Ranke，& Honkoop，2001）。然而，一项对于那些经常性头痛的患者和那些偶而头痛的患者的研究比较发现，无论是生活事件造成的压力，还是日常烦心事造成的压力，在两组患者身上都没有显著差异（Barton-Donovan & Blanchard，2005）。另一项研究比较了头痛病人和另一组被试所经历的重大生活事件，也没有发现差异（de Leeuw，Schmidt，& Carlson，2005）。与头痛有关的压力似乎更多来自于日常的烦心事，而不是重大的生活事件。那些有长期的、经常的头痛症状的学生比其他学生报告了更多的烦心事（Bottos & Dewey，2004）。此外，压力事件更多地发生在头痛出现之前，而不是没有头痛症状的时候（Marlowe,1998）；而在头痛期间遇到的压力则会使头痛加剧。

Nash 和 Thebarge（2006）在他们的报告中讨论了压力是如何影响头痛的。首先，压力可能是一个影响头痛产生和发展的诱因。其次，压力可能会使患者的症状从间歇性的头痛演变为长期的、慢性的头痛。最后，压力能够恶化头痛时的情境，使得疼痛加剧。这些讨论为压力如何作用于头痛的发生以及如何向慢性头痛发展提供了几种可能性。除此之外，压力还会使头痛患者的生活质量下降。

传染性疾病

那些常年处于压力之下的人是不是比一般人更容易患上像感冒这样的传染性疾病呢？对此，研究给出了肯定的答案。早先的一项研究（Stone，Reed，& Neale，1987）请了一些已婚夫妇对自己每天的生活进行记录，他们需要每天记录下让自己和伴侣感到满意或者不满意的生活体验。研究发现，这些记录下的满意事件有所减少或者不满意事件有所增加的被试在三四天后更容易患上某种具有传染性的疾病（感冒或者流感）。尽管这一研究并没有发现两者之间强有力的联系，但它是研究者对于日常生活体验和之后所产生的疾病之间关系的初次探索。

之后的研究采用了更为直接的手段，即向健康被试体内接种感冒病毒，然后观察哪些人更容易患上感冒，而哪些人不会。Sheldon Cohen 和他的同事们（Cohen，2005；Cohen et al.，1998；Cohen，Tyrrell，& Smith，1991，1993）让健康被试暴露于各种感冒病毒下，以考察压力在感冒过程中的作用。研究结果表明，个体所承受的压力越大，就越容易生病。

Cohen 和他的同事们（1998）接着使用了同样的接种程序来研究什么类型的压力能够导致感冒病毒环境下的被试出现感冒症状。他们发现，较之于压力的严重程度，压力生活事件的持续时间所产生的影响更大。就算是巨大的压力，如果持续不足一个月，也不会引发感冒；而巨大的慢性压力（超过一个月）则会导致感冒发病率的明显提升。之后的研究显示，这种对于感冒的易感性因人而异（Marsland，Bachen，Cohen，Rabin，& Manuck，2002）；同样暴露于感冒病毒以后，那些善于社交的、人际关系良好的被试更不容易患上感冒（Cohen，Doyle，Turner，Alper，& Skoner，2003）。一项在自然环境下进行的研究（Takkouche，Regueira，& Gestal-Otero，2001）显示，高水平的压力与感染程度的加深有关。那些感知到的压力水平最高的25%的个体，较之于最低的25%的个体，其患上感冒的可能性翻了一番。由此可见，压力可能是传染性疾病的一个有力的预测因素。

压力还可能会影响疫苗接种对预防传染性疾病所提供的保护的程度。我们之前说过疫苗接种能够刺激免疫系统产生抗体，从而对抗特定的病毒。而处于巨大压力下的个体，比如护理人员，在流感疫苗接种以后比其他个体产生抗体的机能要弱（Pedersen，Zachariae，& Bovbjerg，2009）。压力与受损的疫苗接种反应之间的这种关系在青少年人群和老年人群中都表现得非常明显。因此，当个体面对压力时，疫苗接种在对抗传染性疾病的问题上可能就不那么有效了。

压力还会影响传染性疾病的病程。一些研究（Cole et al.，2001；Kopnisky，Stoff，& Rausch，2004）探讨了压力因素在艾滋病感染中的作用。研究发现，压力不仅会影响艾滋病感染的进程，还会影响病人在之后抗病毒药物治疗过程中的免疫反应。艾滋病并不是唯一一种受压力影响的传染性疾病。单纯疱疹病毒（herpes simplex virus，HSV）通过接触受感染个体的皮肤传播，会导致口腔、嘴唇以及生殖器部位的水疱。这些生理症状通常不会在受感染个体身上出现，而只有在HSV病毒的周期性爆发中才会表现出来。压力能够预测这些HSV症状的爆发（Chida & Mao，2009；Strachan et al.，2011）。比如，在一项对于经性传播途径感染了HSV病毒的女性所进行的研究中，研究者发现被试在心理社会层面感知到的痛苦和压力能够预测她们在5天之后出现的生殖器部位病变（Strachan et al.，2011）。压力在其他细菌性、病毒性以及真菌性的传染病中同样发

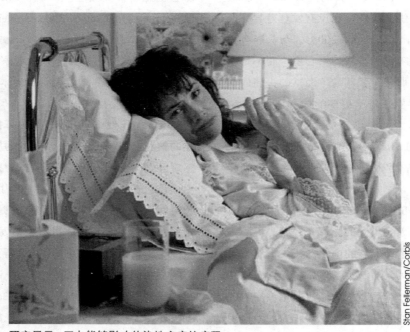

研究显示，压力能够影响传染性疾病的病程。

挥着重要的作用，比如肺炎、肝炎以及复发性尿路感染（Levenson & Schneider，2007）。因此，压力对于传染疾病的易感性、严重性以及病程而言都是一个重要的影响因素。

心血管疾病

心血管疾病（cardiovascular disease）受到很多行为风险因素的影响，其中一些跟压力有关。我们会在第9章中对这些行为风险因素做更详尽的讨论；而在这一节中，我们只考察压力是如何对心血管疾病产生影响的。压力被那些有过心脏病发作经历的人列为发病的原因之一（Cameron，Petrie，Ellis，Buick，& Weinman，2005），但实际上这一关系并没有他们想象的那么直接。关于压力与心血管疾病之间关系的研究通常分为两类：第一类研究将压力视作心脏病发作或者脑卒中的诱因进行评估；而第二类研究则将压力作为心血管疾病发展的一个成因来进行考察。

对于心血管疾病患者来说，压力能成为心脏病发或脑卒中的诱因这一论断有着充分的证据支持；压力会增加病发的风险。压力可以成为冠心病患者心脏病发作的导火索（Kop，2003；Sheps，2007）。一项名为"心与心之间"（INTERHEART）的大型跨文化研究比较了15000多名有过心脏病发作经历的个体以及大约同等数量的健康个体。研究试图找出在不同文化背景下，不同地域中，哪些风险因素能够引起心脏病的发作（Yusuf et al.，2004）。研究找出了一系列与心脏病发作有着密切联系的心理压力源，包括在工作场合和在家中遇到的压力、财务问题、过去一年中的重大生活事件、抑郁以及外控型的人格特质（Rosengren et al.，2004）。这些压力因素在所考察的这些人群中都与心脏病发作密切相关，并且带来了较大的发病风险。那些经历过心脏病发作的个体可能有较长时间的心血管疾病史，但压力依然会对疾病的发展产生消极影响。然而，就算是积极的、正面的压力也会成为心血管问题的风险因素（详见"信不信由你"）。

压力在心脏疾病的发展过程中扮演了一个相对间接的角色，但有多种作用方式，包括压力反应过程中激素的释放，或者压力导致的免疫系

？信不信由你 当球迷有害身体健康

如果告诉你当球迷有害健康，你信不信？2012年超级碗决赛之前大约一个星期，媒体上频频出现的新闻就告诉我们，看这场比赛可能会有心脏病突发的风险。这一风险并不是由超级碗赞助商们所提供的比萨、薯条或者啤酒所造成的，而是由比赛所带来的情绪性的压力和激动状态所造成的。

这一警示并非来自对于美式橄榄球的危险性的研究，而是来自于2006年德国世界杯足球赛期间对于心血管疾病发作案例增加这一现象的研究（Wilbert-Lampen et al.，2008）。研究者比较了在世界杯那个月和季后赛前后各一个月里心脏病问题（比如心脏病发作和心率失常）发生的频率。研究发现，在世界杯上德国队比赛期间，这些心脏问题的发生率较之于其他时间有明显的升高，在

男性身上高达三倍，而在女性身上也几乎翻了一番。在比赛开始两小时后，心脏问题的发生率最高。有迹象显示这一风险的提高是由于压力所引发的炎症反应造成的（Wilbert-Lampen et al.，2010）。研究者总结得出，看比赛带来的压力提高了心脏问题发生的风险，尤其是对于那些本来就有心血管疾病的球迷而言。

统反应（Matthews，2005）。比如说，与工作相关的压力（Smith，Roman，Dollard，Winefield，& Siegrist，2005）或者那些高要求但低控制的情境（Kamarck，Muldoon，Shiffman，& Sutton-Tyrrell，2007）都和心脏疾病密切相关。这一效应可能是通过免疫系统反应产生作用的。免疫系统通过释放细胞因子对压力做出反应，而细胞因子能够促发炎症。这类炎症则是冠状动脉疾病发展的元凶之一（Steptoe，Hamer，& Chida，2007）。诸如肾上腺皮质激素之类的应激激素的作用也能够影响动脉的病变，加剧动脉损伤，并增加动脉斑块产生的风险。这些压力相关的反应可以由任何压力源产生，从而间接作用于心脏病。

高血压

尽管高血压看上去就是由压力而产生的，但实际上两者之间的关系并没那么简单。像噪声这类情境性因素能够使血压升高，但大部分研究显示，当这类情境性因素被消除后，血压就会回到正常水平。然而，一项关于血压的纵向研究（Stewart，Janicki，& Kamarck，2006）显示，在心理压力源的干扰后恢复正常血压所需的时间能够预测之后三年中的高血压问题。这一反应过程类似于再激活。

反应性

一些人对于压力的反应比其他人更强烈，可能说明压力与心血管疾病之间有联系。这类反应被称为反应性（reactivity）。如果这类反应稳定地表现在个体身上，并且频繁地被个体的生活事件触发，那就很有可能在心血管疾病的发展过程中扮演某种角色。很多生活事件都能够触发与心脏功能有关的应激反应。

有研究表明反应性与脑卒中发作有关（Everson et al.，2001）。较之于那些心脏收缩压反应性较弱的男性，心脏收缩压反应性较强的男性个体发生脑卒中的风险更大。这一研究还发现，受教育水平也是脑卒中风险增加的一个因素；而其他一些研究则更关注教育、种族和社会经济地位这些因素在反应性中的作用。

非裔美国人患心血管疾病的比例比欧裔美国人更高，因而研究者开始探究这两个种族在反应性上的区别，以及能够触发这些反应的压力源。很多非裔美国人都承受着各种由种族问题所带来的压力并试图应对这些压力，而正是这一过程产生了损

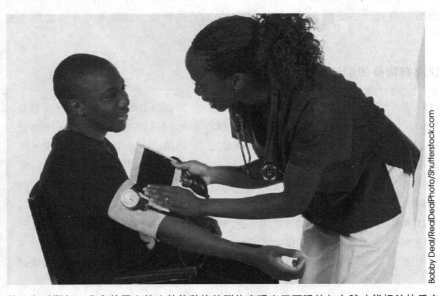

从儿童时期起，非裔美国人就比其他种族的群体表现出了更强的与心脏功能相关的反应性，而这很可能与他们的心血管疾病高患病率有关。

Bobby Deal/RealDealPhoto/Shutterstock.com

害他们身体健康的长期压力源（Bennett et al., 2004）。从儿童时期开始并一直持续到青少年期，非裔美国人都表现出了比欧裔美国人更强的反应性（Murphy, Stoney, Alpert, & Walker, 1995）；这一差异甚至早在儿童6岁时就已经表现出来（Treiber et al., 1993）。此外，那些有心血管疾病家族史的非裔美国儿童比该研究中其他组的儿童表现出了明显更强的反应性。

有关歧视体验的研究表明，种族主义的挑衅能够激起反应性。一项研究比较了非裔美国女性和欧裔美国女性的反应性（Lepore et al., 2006），结果显示，那些将压力情境评价为种族歧视情境的非裔美国女性较之于那些并没有将之归为种族歧视的女性，表现出了更强的与心脏功能有关的反应。而非裔美国男性和欧裔美国男性在观看了一段种族主义的影片之后，他们的血压都比之前观看中性情绪影片时有明显的升高（Fang & Myers, 2001）。非裔美国人和加勒比海地区的美国人在反应性上也存在区别，但两者的反应性都比欧裔美国人更强（Arthur, Katkin, & Mezzacappa, 2004）。然而，亚裔美国人却对实验室条件下的压力源表现出了比欧裔美国人更弱的反应性（Shen, Stroud, & Niaura, 2004）。这一结果与在亚裔美国人中发现的较低的心血管疾病发病率相一致。

溃疡

曾经有那么一段时间，人们普遍认为溃疡是由压力造成的。直到20世纪80年代，两位来自澳大利亚的研究者 Barry Marshall 和 J.Robin Warren 才提出，溃疡实际上是由于细菌导致的（Okuda & Nakazawa, 2004）。他们的假设在那个时候并不被大家所接受，因为绝大多数的生理学家和内科医生都相信，细菌无法在胃部的强酸性环境下生存。因此，Marshall 也无法获得足够的

资金支持来深入研究细菌导致溃疡这一理论的可能性。

一方面没有资金来支持自己的研究，另一方面却又坚信自己是正确的，于是 Marshall 决定亲身实践这一可能性：他吞下了大量的幽门螺杆菌，期望能够证实其对于胃溃疡的作用。随后他果然出现了严重的胃炎，接着通过抗生素治愈自己，以此证实细菌感染能够导致胃溃疡。之后的临床治疗再次证实了 Marshall 的假设：服用抗生素的患者比服用酸抑制剂的胃溃疡患者更少会复发（Alper, 1993）。这一发现证实了细菌感染在溃疡发展过程中的作用。然而，在溃疡的产生和复发过程中，心理因素并没有因此被完全排除在外，因为幽门螺杆菌感染并没有解释所有的溃疡（Levenstein, 2000；Watanabe et al., 2002）。幽门螺杆菌感染非常普遍，并且与多种胃部问题相关，然而大部分受到感染的病人并没有出现胃溃疡（Weiner & Shapiro, 2001）。因此，幽门螺杆菌感染可能会使个体更容易发生溃疡，而压力或其他心理社会因素则加剧了这一过程。比如说，吸烟、酗酒、咖啡因摄入以及非固醇类抗炎药物的服用都与溃疡的形成有关。压力可能在以上这些行为中都或多或少地起了一些作用，从而在受感染的个体身上表现出了压力与溃疡的间接联系。此外，受到长期压力影响的激素和免疫功能可能在这一关系中表现得更为直接。因此我们说，行为因素和溃疡有关，幽门螺杆菌感染和溃疡也有关，因而溃疡的形成是这些因素共同作用的结果。

其他生理问题

除了头痛、传染性疾病、心血管疾病和溃疡之外，压力还和其他一些生理问题有关，包括糖尿病、孕妇早产、哮喘和风湿性关节炎等。

糖尿病（diabetes mellitus）是一种与压力有关的慢性疾病。糖尿病分为两种，Ⅰ型糖尿病又

被称为胰岛素依赖型糖尿病，Ⅱ型糖尿病又被称为非胰岛素依赖型糖尿病。Ⅰ型糖尿病通常在童年时期开始发病，并需要通过胰岛素注射来控制病症。而Ⅱ型糖尿病通常出现于成年期，并且在大部分情况下可以通过改变饮食结构得以控制。（在第11章中，我们将讨论控制糖尿病所需要的生活方式和行为管理。）

压力可能会对两种类型糖尿病的发展都产生影响。首先，通过（在婴幼儿期）破坏个体的免疫系统，压力能够直接作用于胰岛素依赖型糖尿病的发展（Sepa，Wahlberg，Vaarala，Frodi，& Ludvigsson，2005）。研究者对那些处于较高家庭压力下的1岁左右的婴幼儿进行了检测，结果显示这些婴幼儿产生了较多的与糖尿病相关的抗体。其次，最近一项对于55000多名日本成年人的流行病学研究显示，个体所感知到的巨大压力会增加他们在之后10年中出现Ⅱ型糖尿病的风险（Kato，Noda，Inoue，Kadowaki，& Tsugane，2009）。压力可能通过作用于细胞因子的释放，触发能够影响胰岛素代谢过程的炎症反应，并产生胰岛素耐受性，以此对Ⅱ型糖尿病的发展产生作用（Black，2003；Tsiotra & Tsigos，2006）。最后，压力可能会导致肥胖，从而作用于Ⅱ型糖尿病。关于压力和Ⅱ型糖尿病的研究显示，压力可能是影响Ⅱ型糖尿病在某个年龄发病的一个诱因。

此外，压力还能够通过对血糖水平的直接作用，影响糖尿病的管理（Riazi，Pickup，& Bradley，2004）；同时，压力还能够通过阻碍个体控制葡萄糖水平的坚持过程，对此产生间接作用（Farrell，Hains，Davies，Smith，& Parton，2004）。事实上，我们在第4章中所讨论的坚持度是糖尿病人所面对的一个重大问题。

有关孕期压力的研究同时采用了人类被试和其他物种的被试（Kofman，2002）。通过非人类被试得出的结论是，压力环境与婴儿出生时较低的体重以及之后的发展迟缓有关，那些压力下的母亲所生的婴儿同样对压力表现出了更强的反应作用。采用人类被试的研究不允许通过实验条件来操控这些压力源，因此所得出的结论也没有那么确定。但是对于孕期压力的研究依然显示，压力更容易导致早产的发生，并且这样环境下出生的婴儿体重较轻（Dunkel-Schetter，2011）。这两个因素都会导致出现在婴儿身上的许多问题。在这一过程中，我们尚不清楚压力的类型和持续时间起了什么样的作用。然而，有证据显示慢性压力可能比急性应激过程更具破坏性，而且怀孕后期所出现的压力会比前期带来更多的风险。

哮喘（asthma）是一类呼吸道疾病，主要表现为由于可逆性气道阻塞、呼吸道炎症以及由一系列刺激引发的呼吸道反应增强所导致的呼吸困难（Cohn，Elias，& Chupp，2004）。哮喘的现患病率和死亡率在欧裔美国人和非裔美国人中都有所增长，包括女性、男性以及儿童；但哮喘更多地影响着居住在城市地区的贫困的非裔美国人（Gold & Wright，2005）。

炎症反应是哮喘的一个重要成分，因此研究者提出，促炎性细胞因子有可能在哮喘的发展过程中起到根本性的作用，甚至有可能是其成因（Wills-Karp，2004）。压力与免疫系统之间的联系为压力作用于哮喘的发展提供了可能性，而压力本身可能还与哮喘发作有关（Chen & Miller，2007）。

吸烟这样的生理刺激能够促使哮喘发作，而诸如情绪性事件和疼痛等压力源也能够刺激哮喘发作（Gustafson，Meadows-Oliver，& Banasiak，2008）。急性应激反应和慢性压力都会增加哮喘病儿童哮喘发作的风险；一项在韩国进行的大型研究（Oh，Kim，Yoo，Kim，& Kim，2004）发现，那些越是感受到压力的个体，越有可能遇到严重的哮喘问题。那些和有精神问题的父母一起居住在城市中心的儿童更是面临着极高的风险（Weil et al., 1999）。就算是在实验室环境下，慢性压力对于哮喘的作用也很明显：在完成一项高压力的任务之后，社会经济地位较低的儿童比社会经济地位较高的儿童表现出了更强烈的哮喘症状（Chen, Strunk, Bacharier, Chan, & Miller, 2010）。因此，压力在触发哮喘发作的过程中起着重要的作用。

风湿性关节炎（rheumatoid arthritis）是发生于关节处的慢性炎症性疾病，这一疾病可能也和压力有关。虽然成因尚不明确，但研究者相信风湿性关节炎是一类自身免疫疾病，即人体的免疫系统对自身发起了攻击（Ligier & Sternberg, 2001）。这一攻击引发了炎症反应，并且损伤了关节处的组织，最后造成了疼痛和行动不便。研究者认为，压力通过催生压力激素和细胞因子来对自身免疫疾病的发展产生作用（Stojanovich & Marisavljevich, 2008）。

压力还能够通过提升对疼痛的敏感性、降低应对病痛的意愿以及影响炎症过程来使关节炎变得更严重。尽管研究者尚不清楚风湿性关节炎患者是否具有和健康个体不同的皮质醇反应，但他们发现了关节炎患者中存在更严重的免疫失调问题（Davis et al., 2008；de Brouwer et al., 2010）。这些发现表明压力在这一疾病中扮演了一定的角色。比如，有风湿性关节炎问题的人就报告称，在压力更大的工作日中他们会更多地感到疼痛（Fifield et al., 2004）。其他一些因素也对风湿性关节炎的发展至关重要，但正是由风湿性关节炎造成的压力对他们的生活造成了负面的改变，从而需要更多的应对。

压力和心理疾病

压力会让人陷入糟糕的情绪。对有些人来说，这种对于压力的情绪反应是暂时性的。而对另一些人来说，压力则会带来持续性的情绪问题，成为心理疾病。因此，和其他围绕压力和疾病所展开的研究一样，对于压力如何作用于心理疾病的研究也采用了素质－压力模型。这些研究不仅关注那些与心理疾病有关的压力源，还关注是哪些因素使得个体更容易遇到压力引发的心理问题的。

情绪的改变会导致免疫机能的改变，而免疫机能的改变则会引发各种心理问题（Dantzer, O'Connor, Freund, Johnson, & Kelley, 2008；Harrison, Olver, Norman, & Nathan, 2002）。正如你马上要学到的，压力与心理疾病之间的关系类似于压力与生理疾病之间的关系，都受到免疫系统的中介作用。

抑郁症

有充分的证据表明压力会加剧抑郁症状的发展。大部分关注压力与抑郁之间联系的研究都试图回答两个问题。第一，是什么因素使得一些个体比另一些个体更容易患上抑郁？第二，压力是通过怎样的生理机制转化为抑郁的？而其中的很大一部分研究试图找到那些使一些个体更容易患上抑郁的因素。

无效的应对技能可能是一些人更容易患上抑郁的一个原因。那些能够有效应对压力的个体能够避免陷入抑郁，甚至在面对人生中的巨大压力时也如此。你可能还记得在第5章中我们学到过，Richard Lazarus 和他的同事们（Kanner et al., 1981；Lazarus & DeLongis, 1983；Lazarus & Folkman, 1984）认为，压力是环境刺激和个体的评估、易感性以及应对强度综合作用的结果。根据这一理论，人们会生病并不只是因为他们面对了太多的压力，而是因为他们将这些压力体验视作灾难，或者因为他们在那个时候无论从心理上还是社会关系上都比较脆弱，或者因为他们缺乏

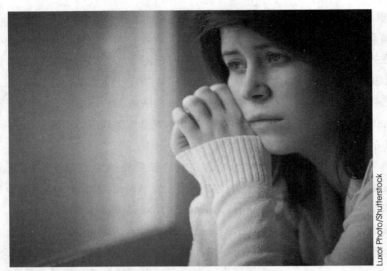

压力使人们更容易患上抑郁。

应对这些压力事件的能力。

　　另一个有关抑郁易感性的理论被称为"导火索"理论（Monroe & Harkness，2005）。这一观点认为，重大生活压力就像"导火索"一样，会加速抑郁症状的发展。而这一过程使得个体对抑郁症状变得敏感，而以后就算个体遇到的压力没有那么大时，抑郁症状也会再次出现（Stroud, Davila, Hammen, & Vrshek-Schallhorn, 2011）。一项元分析研究（Stroud, Davila, & Moyer, 2008）为此提供了数据支持，尤其支持了压力能够预测抑郁首次发作的假设。

　　对于未来的消极展望或者在问题中踟蹰不前都会使压力变得更严重，从而使个体更容易用消极的方法思考，加剧抑郁症状（Ciesla & Roberts, 2007；Gonzalez, Nolen-Hoeksema, & Treynor, 2003）。"反刍"（rumination）指的是执着于消极的想法，而这是加剧抑郁的一个因素。比如，一项对于日本大学生所进行的追踪研究（Ito, Takenaka, Tomita, & Agari, 2006）显示，"反刍"能够预测抑郁。因此我们可以说，在消极的想法上踟蹰不前是一种对于抑郁症状的易感性特质。

和素质－压力理论观点一致的是，更为积极的信念或者较少的压力都会降低抑郁的风险。

　　基因上的易感性是抑郁的另一个风险因素。在一项对于瑞典双生子的追踪研究中（Kendler, Gatz, Gardner, & Pedersen, 2007），压力只有在特定的环境条件下才能够显著地影响抑郁。压力能够较好地预测抑郁的早期发作，而不是后期，这一点和"导火索"理论相一致。很重要的一点是，压力能够更好地预测那些本身抑郁风险较低的个体，而不是那些遗传上抑郁风险高的个体。另一项追踪研究（Caspi et al., 2003）展现了抑郁发展过程中基因和环境因素的交互作用。那些具有和5- 羟色胺这种神经递质相关的特定基因型的个体，较之于那些具有不同基因型的个体表现出了更多的抑郁问题和自杀的想法。但是这一显著差异只有在这些易感个体遇到压力生活事件的时候才会出现。这些研究表明，基因提供了易感性的基础，从而通过和压力生活事件的交互作用加剧抑郁。

　　一些特定的压力情境较之于其他事件会带来更大的抑郁风险。比如说，长期的工作压力和抑郁症状的出现有关，尤其是对于那些在工作中没有什么话语权的人来说（Blackmore et al., 2007），此外居住在犯罪率高、毒品泛滥的环境中所产生的压力也容易引发抑郁（Cutrona et al., 2005）。生病是另一种和抑郁有关的压力源。健康问题同时会给患者本人和护理人员造成压力。心脏病（Guck, Kavan, Elsasser, & Barone, 2001）、癌症（Spiegel & Giese-Davis, 2003）、艾滋病（Cruess et al., 2003）以及老年痴呆症（Dorenlot, Harboun, Bige, Henrard, & Ankri, 2005）都和抑郁发病概率的增长有关。压力和这些疾病之间的关系都通过免疫系统产生作用。

能够达到美国精神病学会（American Psychiatric Association）的临床诊断标准的抑郁症状也和免疫系统有关，这种关联在老年人和住院的病人身上表现得尤为明显。除此之外，抑郁症状越是严重，免疫机能的改变就越大。一项关于抑郁和免疫机能关系的元分析研究（Zorrilla et al.，2001）显示，抑郁与免疫系统功能的各个方面息息相关，包括 T 细胞减少和自然杀伤细胞活性降低。抑郁和受损的免疫功能之间的关系在接受乳腺癌治疗的女性身上体现得淋漓尽致，对于这些女性来说，一个健康的免疫系统对于她们能够免受感染侵扰至关重要（Sephton et al.，2009）。

抑郁和免疫系统之间的关联很有可能是通过如下的方法建立的：长期的压力激活了促炎性细胞因子，从而破坏了免疫系统的正常运作（Robles，Glaser，& Kiecolt-Glaser，2005）。免疫系统通过释放促炎性细胞因子来向神经系统传达讯号，导致后者产生疲劳感，使个体变得无精打采以及缺乏愉悦感（Anisman，Merali，Poulter，& Hayley，2005；Dantzer et al.，2008）。当个体变得抑郁时，产生的细胞因子会增加；而那些正在接受某种特定的能够促进细胞因子释放的治疗的病人也确实体验到更多的抑郁症状。因此，各种证据都支持细胞因子在抑郁过程中起作用。事实上，大脑可能把细胞因子本身当作压力源（Anisman et al.，2005），从而与环境中的压力源相互作用，增加了抑郁的风险。

焦虑障碍

焦虑障碍包括了一系列恐惧症状，通常会导致逃避行为。这一类障碍包括惊恐发作、**广场恐惧症**（agoraphobia）、广泛性焦虑、强迫症以及创伤后应激障碍（American Psychiatric

Association，2000）。这一节我们将会讨论压力是如何对焦虑状态产生影响的。

从名字上就可以看出来，**创伤后应激障碍**（posttraumatic stress disorder，PTSD）与压力有关。《心理障碍诊断与统计手册》（第4版）（DSM-Ⅳ，American Psychiatric Association，2000）中这样定义创伤后应激障碍："在个体直接经历了包括实际死亡、死亡威胁或者严重损伤这样极端的创伤性应激事件后，所发展出的特征性症状。"创伤后应激障碍还可能由以下这些经历引发：自身的人身安全受到危险，目击他人死亡、受重大创伤或者人身安全被威胁，获悉家人或者朋友的死亡或重大创伤等。这些创伤性事件大多数发生在军事环境下，然而性侵、暴力袭击、抢劫、行凶以及其他针对个体的暴力侵害也可以引发创伤性应激障碍。

创伤性应激障碍的症状包括对于创伤性事件的反复发作的、侵入性的记忆，反复在梦魇中出现的、令人痛苦的事件回放，以及极端的心理和生理上的痛苦。与最初创伤性事件类似的事件，或者某些象征性事件，以及该事件的纪念日期都可能会触发这些症状。创伤性应激障碍的患者会试图回避所有与这一事件有关的想法、情感以及对话，也会试图回避任何能够引发强烈痛苦的人或物。在美国的总人口中，创伤性应激障碍的终生患病率大约是 7%（Kessler et al.，2005）。

然而，大部分经历了创伤性事件的人并没有患上创伤性应激障碍（McNally，2003），因此研究者试图找到那些会导致创伤性应激障碍的风险因素。最初，创伤性应激障碍主要被视作为一种战斗应激反应。而现在，研究者认为很多经历都可能成为创伤性应激障碍的潜在风险因素。犯罪事件（Scarpa，Haden，& Hurley，2006）、恐怖袭击（Gabriel et al.，2007）、家庭暴力或者性侵害（Pimlott-Kubiak & Cortina，2003）以及自然灾害（Dewaraja & Kawamura，2006；Norris et al.，2001）的受害者都更有可能患上创伤性应激障碍。个体因素和生活环境也都与创伤性应激障碍的发病有关（McNally，2003），比如创伤性事件前的情绪问题可能会影响创伤事件后发病的可能性；而社会支持不足或者对于创伤性事件反应过度则能更有效地预测谁会发病而谁不会发病（Ozer, Best, Lipsey, & Weiss，2003）。

使个体更有可能患上创伤性应激障碍的事件经历更容易出现在女性身上，而女性也更容易表现出创伤性应激障碍的相应症状（Pimlott-Kubiak & Cortina，2003）。较之于其他族群，拉美裔美国人更容易患上创伤性应激障碍（Pole, Best, Metzler, & Marmar，2005）。这一应激障碍也不只限于成人；那些作为暴力事件受害者或目击者的儿童和青少年同样处于发病的高风险之下（Griffing et al.，2006）。创伤性应激障碍还会增加患上其他疾病的风险，而这有可能是通过作用于免疫系统产生的。创伤性应激障碍会长时间地抑制免疫系统，并且增加促炎性细胞因子的释放（Pace & Heim，2011）。

相比之下，压力和其他焦虑障碍的关系并没那么明确，这有可能是因为焦虑和抑郁之间本身就存在一定的重合（Suls & Bunde，2005）。理清这些消极情绪症状是研究者正面对的一个课题。然而，一项在中国进行的研究（Shen et al.，2003）发现，患有广泛性焦虑障碍的个体比那些没有心理障碍的个体报告了更多的生活压力事件。此外，有焦虑障碍的个体表现出了较差的免疫系统功能。因此（和作用于其他疾病的途径类似），压力可能也会通过作用于免疫系统影响焦虑障碍。

小结

大量证据表明，压力和疾病之间存在某种联系，但这种存在于压力生活事件、日常的烦心事以及疾病之间的关系是间接的、复杂的。素质－压力模型是研究者用于理解压力和疾病之间关系的主要理论框架。素质－压力模型认为，如果个体本身不存在疾病易感性的话，那么压力并不能导致疾病，而大量关于压力和各类病痛之间关系的研究支持了这一点。压力会影响多种生理疾病的发病，包括头痛和传染性疾病。压力和心脏疾病之间的关系则较为复杂。压力并不是高血压的直接成因，但是一些个体会对压力表现出更强烈的心脏反应性，从而促发心血管疾病。受到歧视的经历也可能是高反应性的一个因素。压力也在溃疡的发病过程中扮演了间接的、次要的角色。其他疾病和压力之间的关系则更为直接，这些疾病包括糖尿病、哮喘、风湿性关节炎以及一些孕妇的早产。压力对免疫系统的影响以及细胞激素的调节可能是压力能够作用于这些疾病的深层原因。

抑郁和压力生活事件有关，但是这种关联只会表现在本身就对抑郁症状易感的人群中。这种易感性可能源于基因，但生活经历和态度，尤其是童年期受到虐待的经历，也会影响个体的易感性。从定义上来看，创伤性应激障碍和压力密切相关，但是大部分经历了创伤性事件的个体都不会患上这一应激障碍。因此，易感性同样会影响压力对焦虑障碍产生的作用。

健康笔记

压力可能会破坏人们保持健康生活方式的念头。压力可能潜伏于人们各种不健康的行为决定之中：不健康饮食，吸烟，喝酒，药物滥用，熬夜或长期不运动。Dianne Tice 及其同事（Tice, Bratslavsky, & Baumeister, 2001）认为，痛苦的人们更容易冲动行事。这些研究者证实，当人们处于痛苦之中时，他们行事的准则通常只有让自己感觉良好，而其中的一些事情可能有害健康，比如吃高脂高糖的零食。压力也是

人们常常用来掩饰不健康行为的借口，比如抽烟（或不戒烟）、喝酒、药物滥用。本章开始时的林赛·罗韩就是其中的一个例子。

这些不良嗜好中的一些可能会使人暂时感觉良好，但大多是糟糕的选择。相比之下，保持健康的生活方式才是更好的。当人们合理膳食、坚持体育锻炼、和朋友家人保持积极的联系并保证充足的睡眠时，他们会感觉更好。事实上，这些事情可能对你的免疫系统有所帮助。社交孤立有损

免疫功能（Hawkley & Cacioppo, 2003），而社会支持（Miyazaki et al., 2003）和充足的睡眠（Lange, Dimitrov, & Born, 2011）能够提升这一功能。因此当你感到压力大时，请一定努力抵制这些沉溺于不健康行为的诱惑。并请试着培养一些健康的嗜好：多和朋友、家人待在一起，保证充足的睡眠（宁多勿少），或者参加一些体育活动。

关键问题答案

1. 免疫系统是如何工作的？

免疫系统由能够保护机体免受细菌、病毒和真菌这些外来微生物入侵的组织、器官以及相关过程所组成。免疫系统反应包括能够攻击任意入侵者的非特异性反应和能够攻击特定入侵者的特异性免疫反应。免疫系统出现缺陷（比如艾滋病感染）或者激活程度过高（比如过敏和自身免疫疾病）时，其自身就会给机体带来问题。

2. 心理神经免疫学是如何将行为和疾病联系起来的？

心理神经免疫学通过建立行为、中枢神经系统、免疫系统和内分泌系统之间的联系，将行为和疾病联系起来。心理因素能够抑制免疫功能，而一些研究也已经发现了这些因素和免疫系统抑制以及相应的严重生理症状之间的联系。

3. 压力会导致病痛吗？

研究显示压力和病痛之间存在某些联系，但正如素质–压力模型所认为的，个体必须具有一定的易感性，压力才能够导致病痛。对于头痛和传染性疾病来说，压力是中等程度的风险因素。压力在心脏疾病中扮演的角色非常复杂；对于压力的反应性可能与高血压以及心血管疾病的发病有关。大部分的溃疡都是由于细菌感染而非压力所引起。压力体验是心理和情绪障碍的许多因素之一，而压力很可能也是通过免疫系统来作用于这些疾病的。

阅读建议

Cohen, S. (2005). Keynote presentation at the eighth International Congress of Behavioral Medicine. *International Journal of Behavioral Medicine, 12*(3), 123–131.

作者 Shelton Cohen 用本文总结了他在压力和传染病易感性方面了不起的研究成果。

Irwin, M. R. (2008). Human psychoneuroimmunology: 20 years of discovery. *Brain, Behavior and Immunity, 22*, 129–139.

这篇关于心理神经免疫学的综述介绍了整个免疫系统，以及心理社会因素、免疫系统反应和人类疾病之间的联系。

Robles, T. F., Glaser, R., & Kiecolt-Glaser, J. K. (2005). Out of balance: A new look at chronic stress, depression, and immunity. *Current Directions in Psychological Science, 14*, 111–115.

这篇短文探讨了长期压力及其借由免疫系统与抑郁之间可能发生的联系。

第 7 章

理解和管理疼痛

本 章 概 要

- 疼痛与神经系统
- 疼痛的意义
- 疼痛的测量
- 疼痛综合征
- 疼痛管理

关 键 问 题

1. 神经系统如何对疼痛进行反应？

2. 疼痛的含义是什么？

3. 怎样测量疼痛？

4. 哪些类型的疼痛会造成较大问题？

5. 哪些技术可以有效地帮助管理疼痛？

✔ 测一测你的体验

关于你近期的疼痛体验

几乎每个人都会感受到疼痛，但是人们感受疼痛的方式各有千秋。下面这些问题可以让你更好地理解疼痛在生活中所扮演的角色。回想你在过去几个月中经受过的最强烈的疼痛，或者如果你有慢性疼痛，请给出你对该疼痛的评估。

1. 你的疼痛持续了多长时间？
   ___ 小时 ___ 分钟。

2. 如果这是慢性疼痛，它多久发生一次？
   - ☐ 几个月一次
   - ☐ 每个月一次
   - ☐ 每个月 2 ~ 3 次
   - ☐ 每周一次
   - ☐ 每周 2 ~ 3 次
   - ☐ 每天一次
   - ☐ 持续全天

3. 你如何使你的疼痛减轻？（可多选）
   - ☐ 服用处方药
   - ☐ 放松自己
   - ☐ 将注意力从疼痛上转移开
   - ☐ 服用非处方药
   - ☐ 试着忽略疼痛

4. 在下面横线上标记出你的疼痛的严重程度

   没有感觉 ＿＿＿＿＿ 无法忍受
   0 1 2 3 4 5 6 7 8 9 10

5. 在下面横线上标记出你的疼痛在多大程度上干扰到你的日常生活

   没有干扰 ＿＿＿＿＿ 完全打乱
   0 1 2 3 4 5 6 7 8 9 10

6. 在你遭受疼痛的困扰时，你身边的人是如何反应的？（可多选）
   - ☐ 表示最大的同情
   - ☐ 替我做我的工作
   - ☐ 因为我未能履行自身职责而抱怨我
   - ☐ 忽视我
   - ☐ 为我分担一些日常责任

完成上面的问卷可以让你了解你自己的疼痛体验。问卷中的一些题目与本章"疼痛的测量"部分即将讨论到的标准疼痛测量量表中所使用的一些题目十分类似。

阿伦·罗斯顿的真实生活记录

"断臂的那一瞬间我笑了，我为重获自由而喜悦。"

2003 年 4 月，27 岁的阿伦·罗斯顿（Aron Ralston）独自一人在犹他州偏远地区的一处峡谷攀岩。期间他遇到意外，一块重达 360 千克的巨石滑落将他的右臂挤在山谷的岩壁上。阿伦没有跟任何人说起这次攀岩计划，也没有携带手机。任他如何努力巨石都丝毫不动，他开始感到绝望。在苦苦支撑了 5 天，经过了不断地尝试之后，他突然想出了一个略显残忍的办法：割断自己的右臂救自己。在没有食物和水，且获救的可能非常低的情形下，这确实是唯一的办法。

为了割断自己的右臂，阿伦先借助身体的重量弄断了自己的前臂，接着，用一把小刀去割右臂上的肌肉和关节。之后，作为一名富有经验的户外探险者，阿伦在牙齿和左臂的帮助下将止血带缠在了自己的右臂上以防血液过分流失。在他成功脱离岩石的束缚后，他拖着自己的残躯又徒步了数个小时才得以最终获救。

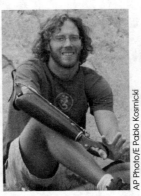

AP Photo/E Pablo Kosmicki

你可能会问，阿伦难道不觉得疼吗？他当然觉得。不过他在之后的采访中提到："我想要自由，我想要与家人在一起。……所以我知道，无论做什么，无论会给自己造成多大损伤，我都得做。这已经与疼痛无关了"（Rollings, 2011）。

大脑和身体之间相互作用的复杂程度在其他领域从没有在疼痛研究中体现得这般淋漓尽致。你可能会觉得没有痛觉的生活简直完美无缺。但事实上，痛觉在人类生存中扮演了非常基本且必要的角色：痛觉引起身体对伤害的注意从而引发应对。

携带罕见的先天性无痛症（congenital insensitivity to pain）基因的人们就无法体验到疼痛。因为痛觉的缺失，他们需要时刻对外界损伤提高警惕。然而实际上，他们屡屡在毫无意识的情况下严重受伤，比如骨折、咬伤舌头、割伤、烧伤、眼睛受伤以及感染。很多有这一疾病的人因为诸如此类损伤造成了健康问题而夭折，只有在他们能够觉察到痛觉对身体的警告时这些健康问题才能得到及时医治。

另外，对于经受慢性疼痛困扰的人们来说，疼痛的存在可能没有任何显而易见的原因。而一个极端的情况是，对于有幻肢痛（phantom limb pain）的人们来说，疼痛的部位实际上是根本不存在的！不过对于绝大多数人来说，疼痛是一种能避免就避免的既不舒服也不愉快的体验。此外，人们对疼痛持有的信念——如阿伦怀有的忍受剧痛才能重获自由的信念——是不是能够影响人们对痛觉的体验？在本章中，我们将一起探索疼痛的奥秘。首先，我们来一起看神经系统是如何对疼痛进行编码表征的。

疼痛与神经系统

所有感觉信息，当然也包括疼痛在内，都是从位于皮肤表面或与皮肤接近的感受器（sense receptor）开始被加工的。这些感觉接收器将物理刺激，如光线、声音、热量、压力等，转化为神经冲动。我们可以经任何感官体验到疼痛，然而多数情况下人们都认为疼痛来源于对皮肤或肌肉的刺激。

产生于皮肤和肌肉的神经冲动是周围神经系统（PNS）的一部分；所有不位于脑和脊髓（即中枢神经系统）的神经元都是 PNS 的一部分。产生于 PNS 的神经冲动会传递到脑和脊髓；据此我们可以追踪神经冲动从感受器到脑的传递路径。追踪此路径也是研究疼痛的生理机制的重要方法。

躯体感觉系统

躯体感觉系统（somatosensory system）承担着将感觉信息传送到大脑的功能。从皮肤表层到肌肉内部的所有 PNS 神经元都是躯体感觉系统的一部分。例如，产生在右手食指处的神经冲动可以经由躯体感觉系统抵达脊髓。而脑对这些信号的解读决定了个体对身体及其运动状态的感知。躯体感觉系统包括诸多感官，有触觉、光觉、压觉、温觉、痒觉、运动觉和本体感觉。

传入神经

传入神经是神经元的三种类型之一，即传入神经（afferent）、传出神经（efferent）和中间神经（interneuron）。**传入（感觉）神经**将感觉器官的信息传向大脑。**传出（运动）神经**引发肌肉运动或腺体活动。**中间神经**链接传入神经和传出神经。位于感觉器官中的传入神经元也被称为**初级传入神经**（primary afferents），它们通过特异化的感受器将物理刺激转化为神经冲动，向脊髓进而向脑传递，从而被加工和解码。

疼痛的感知

伤害感受（nociception）即感知疼痛的过程。皮肤是人体最大的感觉器官，位于皮肤及相关器官的感受器——即伤害感受器——能够对多种可以引发组织损伤的刺激进行反应，比如热、冷、磕、割、烧等。

部分传递感觉信息（包括伤害感受）的神经元外围包绕着**髓鞘**（myelin），一种具有隔离作用的磷脂层。包绕着髓鞘的传入神经被称为 A 类纤维（A fibers），相比于没有髓鞘的 C 类纤维（C fibers），前者传递神经冲动的速度更快。另外，神经元的大小也不尽相同。较大的神经元传递神经冲动的速度高于较小的神经元。在疼痛的感知中，两种类型的 A 类纤维至关重要：较大的 A-β 纤维（A-beta fiber）和较小的 A-δ 纤维（A-delta fiber）。较大的、被髓鞘包绕的 A-β 纤维传递神经冲动的速度比较小的、无髓鞘包绕的 C 类纤维快 100 倍左右（Melzack，1973）。在所有传入神经中，C 类纤维最普遍，占所有传入神经的 60% 左右（Melzack & Wall，1982）。同时，C 类纤维需要更多的刺激才能引发神经冲动，而 A-β 纤维只需要较轻微的刺激即可引发神经冲动。因为上述差异，这两者在执行功能时也是对相应强度的刺激进行反应（Slugg，Meyer，& Campbell，2000）。第二种重要 A 类纤维是 A-δ 纤维，刺激 A-δ 纤维会产生"瞬时"的疼痛，如刺痛或割伤，而刺激 C

类纤维往往产生缓慢作用的热觉或其他较为迟钝的疼痛（Chapman，Nakamura，& Flores，1999）。

脊髓

被脊椎保护着的脊髓，是感觉信息传入大脑以及大脑发出运动信息的神经传递高速公路。脊髓自身也可以产生脊髓反射（spinal reflexes）。脊髓的损伤会阻断感觉信息及运动信息的传输，致使永久的损伤，但却对脊髓反射毫无影响。尽管如此，我们要知道脊髓的重要功能是提供感觉信息上行与运动信息下达的通路，因此即使看上去脊髓损伤后脊髓反射还能保留，但其实对神经信息的传递已经造成了重大影响。

传入神经纤维在离开皮肤之后聚在一起，形成神经束（nerve）。神经束可以只由传入神经组成，也可只由传出神经组成，抑或是两者皆有。这些位于脊髓之外的神经束分为两大分支，感觉神经束和运动神经束（见图 7.1）。感觉神经束，

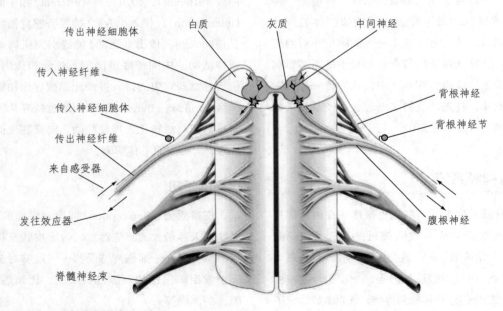

图 7.1 脊髓中的神经元交流
Source: Human physiology: From cells to systems (4th ed.), by L. Sherwood, 2001, p.164. From SHERWOOD, Human Physiology, 4E. © 2001 Cengage Learning.

经背侧进入脊髓，将感觉信息向大脑传递。运动神经束，则将来自大脑的运动信息经从脊髓的腹侧传向身体各处。背侧神经束会膨大形成背根神经节（dorsal root ganglion），由初级传入神经的细胞体组成。这些神经纤维也扩展形成脊髓**背角**（dorsal horns）。

脊髓背角由若干层组成，也被称为**板层**（laminae）。一般地，较大的神经纤维穿入脊髓板层的程度比较小神经纤维穿入的程度更深（Melzack & Wall，1982）。脊髓板层1中的细胞，以及尤其是脊髓板层2中的细胞从A-δ纤维和C类纤维接受信息；板层1和板层2组成的结构也被称为**脊髓胶状质**（substantia gelatinosa）。Ronald Melzack和Peter Wall（1965）假设胶状质调节感觉输入信息，后续研究则证实了这一假设（Chapman et al.，1999）。其他脊髓板层也接受A类纤维和C类纤维的信息，同时接受来自其他板层的信息和来自大脑的传出信息。正是这些联结使得来自身体的感觉输入和大脑对于神经信号的加工能够在一起上行下达、交互作用。

脑

脊髓中的传入神经将信息传递给**丘脑**（thalamus）。在与丘脑发生连接后，信息继而向大脑中的其他部分传递，其中之一便是**躯体感觉皮质**（体感皮质，somatosensory cortex）。初级躯体感觉皮质从丘脑接受信息，将整个皮肤表面的各个部分与躯体感觉皮质一一对应起来。不过，皮肤的各个部分并不是均等地对应在躯体感觉皮质的。如图7.2所示，初级躯体感觉皮质不均等地表征了皮肤的各个部分。有较多感受器的部分在初级躯体感觉皮质上占的面积也较大，而有较少感受器的部分在初级躯体感觉皮质上占的面积则相对较小。例如，尽管人体背部的皮肤面积较大，但双手处的皮肤却拥有更多的感受器，因此

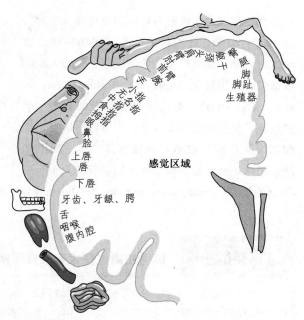

图7.2　皮质中的躯体感觉区域

需要更大面积的大脑皮质来对双手感受器的信息进行加工。双手拥有大量的感受器也同时意味着它们更加敏感；双手可以感受到很多微小的刺激而背部却不能。

此外，人们感受并定位皮肤表面刺激的能力比内部器官更为精确。刺激内部器官也会引发包括痛觉在内的感觉，但大脑并未像表征皮肤那样表征内部脏器，因此对内部器官感觉的定位相对粗糙。对内部器官较为强烈的刺激则可以引发神经信号的弥散并抵达皮肤，因此在内部器官产生较为强烈的刺激时，大脑会认为刺激的源头在皮肤。这种类型的疼痛则被称作**关联疼痛**（referred pain），即疼痛在身体某处器官产生，却被表征在另外一处器官。比如，一个感觉到上臂疼痛的人可能不会将此与心脏联系起来，尽管心脏病可能是引发上臂疼痛的根本原因。

近年来，正电子断层扫描（positron emission tomography，PET）技术和功能性磁共振成像（functional magnetic resonance imaging，fMRI）技

术的发展和应用使研究者可以探究疼痛发生时大脑的活动水平。这些技术证实了当伤害感受器激活时大脑的确会产生相应的反应，不过大脑的激活模式较为复杂（Apkarian，Bushnell，Treede，& Zubieta，2005）。对特定痛觉刺激的脑科学研究发现，这些刺激不仅仅涉及大脑许多区域，譬如初级躯体感觉皮质和刺激躯体感觉皮质的激活，同时还会引发例如前扣带回、丘脑乃至小脑部分的激活（Buffington，Hanlon，& McKeown，

2005；Davis，2000）。更为复杂的是，痛觉发生时，还时常伴有情绪反应，脑科学的研究也发现了人们在经受痛觉体验时大脑中与情绪相关的脑区有相应的激活（Eisenberger，Gable，& Lieberman，2007；参见"信不信由你"）。基于此，我们很难断定大脑中存在特定的"痛觉中心"。不过，这些研究一致表明，疼痛体验的确会引发大脑中从后脑到前脑的多处激活。

❓信不信由你　情绪和痛觉在大脑中几乎别无二致

　　社会拒绝令人不快。人们用"特别丢脸""就像被抽耳光""深深地创伤"或是"崩溃"等来形容被拒绝时的感受（MacDonald & Leary，2005）。对英语使用者来说如此，对于说德语、希伯来语、亚美尼亚语、粤语、因纽特语的人来说也是如此。

　　人们视社会疼痛为生理疼痛，这似乎不是偶然。通过使用fMRI的研究手段，Naomi Eisenberger和她的同事们（Eisenberger & Lieberman，2004；Eisenberger，Lieberman，& Williams，2003）对人们"感到很受伤"时的大脑活动进行了研究。结果发现，大脑对情绪体验的反应和对生理疼痛的反应十分类似。在他们的研究中，受试者进行了一项基于虚拟现实的掷球游戏，名为"电子球"；在进行电子球游戏的同时，fMRI扫描仪

记录他们的大脑活动。在游戏进行中段，研究者要求受试者终止游戏，并告知他们这一终止的决定来自另外两名游戏的参与者。这便是研究者对社会拒绝的实验操作，由此来引发受试者的受伤感。

　　Eisenberger的这一研究（2003）发现，前扣带回和右腹侧前额叶在经受社会拒绝时都比常态下激活水平更高。值得注意的是，这两个脑区在人们经受生理疼痛时也更多激活。此外，前扣带回的激活程度与受试者所报告的受挫感显著相关。因此，社会拒绝所引发的大脑激活与生理疼痛所引发的大脑激活模式相似，表明这两种"痛觉"在大脑中的表征模式是类似的。

　　假设社会疼痛和生理疼痛可以引发类似的大脑激活模式，那么可以减轻生理疼痛的药物是否也能减轻社会疼痛呢？对乙酰

氨基酚——或者更为常见的产品名"扑热息痛"——是一种作用于中枢神经系统的镇痛剂。Nathan DeWall和他的同事们（DeWall et al.，2010）对乙酰氨基酚能否减轻社会疼痛进行了研究。在这一研究中，研究者们将年轻的被试随机分配到对乙酰氨基酚组和安慰剂组，分别服用药剂持续三周。对乙酰氨基酚组的被试报告的社会疼痛（例如遭到嘲笑、辱骂）较安慰剂组更少！在一项后续的fMRI实验中，这些研究者也使用了"电子球"游戏，在实验中遭遇终止实验的对乙酰氨基酚组被试的前扣带回激活水平也显著低于安慰剂组。

　　综上所述，社会疼痛和生理疼痛有相似之处。你的医生下次会不会直接给你来两片扑热息痛，直接解除你的头痛和心伤呢？

神经递质与疼痛

神经递质是在神经元内合成并储存在神经元内的多种化学物质。神经元内的动作电位电信号引发神经元内神经递质的释放，这些神经递质携带神经冲动的信号，穿越突触间隙抵达下一个神经元，通过与特定受体的结合对受体的神经元发生作用。神经递质与对应受体的匹配好比钥匙与锁芯的匹配；只有在与受体匹配的情况下，神经递质才能发挥作用。当作用于特定受体的神经递质达到一定数量时，就会引发受体神经元产生动作电位。脑中存在多种不同的神经递质，每一种都能够引发动作电位。

具体到对疼痛的知觉上，在20世纪70年代，研究者们（Pert & Snyder，1973；Snyder，1977）通过实验证实了大脑中的神经化学反应在疼痛知觉方面有重要作用。在这一实验中，研究者们希望考察药物如何影响大脑对痛觉的加工。这一研究发现，大脑中有一类神经递质受体对阿片（opiates）十分敏感，即阿片能够与此类神经递质受体完美匹配并对神经元产生作用。这解释了为什么阿片能够缓解疼痛——阿片进入神经元与受体匹配，进而对神经元的活动进行调节从而改变对疼痛的知觉。

对大脑中阿片受体的发现随即激发了另一个研究问题：为什么脑会对阿片有反应？通常来说，脑只允许特定的分子进入神经元内部；因此，只有那些与神经递质十分相似的物质才能进入神经元。这也引发了研究者对影响痛觉的神经递质的探寻和研究。研究发现，这些神经递质与阿片在属性上有诸多相似之处（Goldstein，1976；Hughes，1975）。这一发现之后，又涌现出了许多对类似可以对痛觉产生作用的神经递质的研究，发现了**内啡肽**（endorphins）、脑啡肽（enkephalins）和强啡肽（dynorphin）等重要的神经递质。根据现有的研究，

这些神经递质是大脑对疼痛调节机制的重要组成部分。进一步的实验也证实，压力、对大脑的电刺激都会引发内啡肽的释放（Turk，2011）。综上，类似吗啡这样的阿片类物质之所以可以减轻疼痛，是因为这些物质与大脑自身释放的缓解疼痛的神经递质具有相似性。

另外，神经递质似乎也与痛觉的产生有关。谷氨酸（glutamate）、P 物质（substance P）以及缓激肽（bradykinin）和前列腺素（prostaglandins）等神经化学物质均可以激活传递痛觉信息的神经元（Sherwood，2001）。

除此之外，免疫系统产生的某些蛋白质，如促炎性细胞因子（proinflammatory cytokines）也可以影响痛觉（Watkins et al.，2007；Watkins & Maier，2003，2005）。传染和发炎会触发免疫系统释放这些细胞因子，它们随即向神经系统传递信息，引发神经系统对这一患病状态的一系列反应，例如，降低机体活跃程度、疲劳感以及对疼痛的敏感程度上升。具体来说，这些细胞因子增强的主要是慢性疼痛的痛觉：脊髓背侧的神经元接收来自初级传入神经的感觉信号（包括痛觉），这些细胞因子的活动可以使脊髓背侧结构的敏感性增强，从而使痛觉信息得到一定程度的放大（Watkins et al.，2007）。综上所述，神经递质以及体内的其他很多化学物质的活动具有一定复杂性。它们既能使痛觉体验减轻，也能使痛觉体验加重。

疼痛的调节

大脑调节疼痛的研究发现，**中脑导水管周围灰质**（periaqueductal gray，PAG）对疼痛的调节至关重要。顾名思义，这一结构位于中脑，它非常接近人脑的中心位置。当它受到刺激时，它产生的神经冲动会向下传递，抵达脊髓，继而减轻痛觉（Goffaux，Redmond，Rainville，& Marchand，

2007；Sherwood，2001）。PAG 的神经信号同时也会抵达大脑中的网状结构和**延髓**（medulla），后者位于脑的下部，也对疼痛的感知起到重要作用（Fairhurst，Weich，Dunckley，& Tracey，2007）。这些神经元的神经冲动也会向下传递至脊髓，并与脊髓胶状质中的神经元发生联系。这些神经活动致使脊髓后角神经元无法将痛觉信息携带至丘脑，借此在一定程度上阻断痛觉的感知。

对痛觉信号传递的抑制也依靠神经递质，例如上文中曾经提到的内啡肽和脑啡肽。图 7.3 展示的是对痛觉信号传递抑制的神经活动路径。可以看出，这一下行抑制系统始于 PAG 中内啡肽的分泌。脊髓胶状质中的神经活动则主要靠脑啡肽来调节。事实上，脑啡肽与 P 物质作用于大脑中的相同区域，而后者正是激活痛觉信息传递的重要神经递质（McLean，Skirboll，& Pert，1985）。

这一精密细致的物理－化学系统正是人体对痛觉进行调节的核心方式。首先，痛觉存在的价值显而易见：痛觉具有适应性意义，提醒人们当前处在受伤状态，应降低活动性来进行自我保护以避免再次受伤。与之相对的，对疼痛的调节也同样具有适应性意义：人类或动物进行争斗或逃跑时，能够一定程度地忽略疼痛以便自己做出更为迅速的反应。简而言之，神经系统通过一套复杂的机制对疼痛进行感知和调节。

小结

皮肤上的感受器活动引发神经冲动，神经冲动经由传入神经，通过背根传入脊髓。通过脊髓，传入的神经冲动继续向上抵达丘脑。初级躯体感觉皮质表征皮肤的各个部分，体表皮肤感受器聚集的地方在初级躯体感觉皮质上对应的面积也越大。两类神经纤维束 A-δ 纤维和 C 类纤维也对疼痛的感知起重要作用，A-δ 纤维传递痛觉信息迅速，C 类纤维传递痛觉信息缓慢。

同时，大脑和脊髓具备对痛觉信号的两种

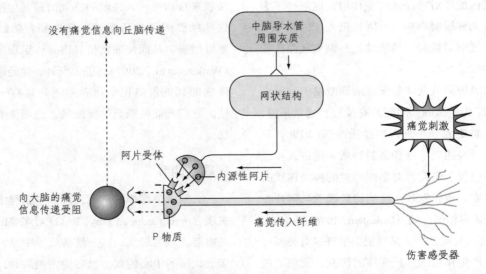

图 7.3 起始于中脑导水管周围灰质的下行通路触发内源性阿片（内啡肽）的释放，从而阻断痛觉信息向大脑的传递。

Source: Human physiology: From cells to systems (4th ed.), by L. Sherwood, 2001, p.181. From SHERWOOD, HumanPhysiology, 4E. © 2001 Cengage Learning.

调节机制。第一种调节是通过中枢神经系统和周围神经系统中广泛存在的神经递质来对疼痛进行调节，类似于阿片对人体的作用。第二种调节借由中脑导水管周围灰质和延髓的下行活动来调节痛觉信号：减弱脊髓的神经活动以对疼痛进行调节。

疼痛的意义

大约在100年前，人们认为疼痛只是受伤后的直接反应，组织受损的程度决定了疼痛的强度。19世纪末期，C. A. Strong和其他研究者对疼痛的概念进行了定义。Strong（1895）假设疼痛的产生基于两个因素：对疼痛的感知以及人们对此感知的反应。在这一假设下，心理因素和机体原因对疼痛的生理反应同等重要。对疼痛心理因素的重视促成了疼痛的新定义，和疼痛研究的新理论。

疼痛的定义

疼痛是一种非常普遍的体验，只有那些天生对疼痛不敏感的人才能免受疼痛的折磨。尽管如此，给疼痛下一个恰当的定义却极其困难。一些研究者（Covington, 2000）在定义疼痛时关注疼痛背后的生理机制，另一些研究者（Wall, 2000）则更关心疼痛的主观体验。这样的分歧其实反映出的是疼痛的多维性质，国际疼痛研究学会（International Association for the Study of Pain, IASP）也将这一属性纳入他们对疼痛的定义当中。IASP的疼痛分类学分会（1979, p. 250）将疼痛定义为"一种由真正存在或潜在的身体组织损伤所引起的不愉快感和情绪体验"。绝大多数研究者和临床工作者都在他们的工作中使用这一定义。

另一个理解疼痛含义的方式是将疼痛分为

三个阶段：急性疼痛、慢性疼痛和前慢性疼痛（Keefe, 1982）。绝大多数人受到损伤之后即刻的疼痛体验就是**急性疼痛**（acute pain），导致急性疼痛的方式有很多，如割伤、烧伤、分娩、手术、补牙以及其他形式的损伤。急性疼痛的持续时间通常很短暂，但是急性疼痛的存在有适应性意义：提醒人们损伤的存在同时避免进一步受伤。与之相反，**慢性疼痛**（chronic pain）通常持续几个月甚至几年。造成慢性疼痛的原因可能是患有类风湿性关节炎，或者是伤口愈合进程中一直持续的疼痛（Turk & Melzack, 2001）。慢性疼痛的发生往往并不涉及机体内部的组织损伤。相较急性疼痛，慢性疼痛也不具有明显的适应性意义。更糟糕的是，慢性疼痛会引发人们的衰弱感和挫败感，以及失望感和无助感。从生物学角度上来说，慢性疼痛丝毫不具有任何积极意义。

疼痛三阶段中最关键的可能是**前慢性疼痛**（prechronic pain）阶段，它发生在急性疼痛与慢性疼痛之间。在这一阶段，疼痛并没有得到缓解，不过同时人们也不会产生慢性疼痛中的那种负性情绪。事实上，以上三种疼痛并不足以涵盖疼痛的所有类型，在其他类型的疼痛中，最常见的是**慢性复发性疼痛**（chronic recurrent pain），即持续地间歇性发作的强烈疼痛。头痛是常见的具有代表性的慢性复发性疼痛。

疼痛的体验

疼痛的体验具有主观性并且因人而异，同时受情境因素和文化因素的影响。麻醉学家Henry Beecher是最先关注疼痛体验中情境因素的研究者。Beecher（1946）观察了第二次世界大战中在阵地上受伤的士兵，他注意到，尽管这些士兵在战役中受伤严重，但他们口头报告的疼痛体验却很轻。是什么让这一情境下的疼痛体验如此不同？之后，这些士兵被从前线转移到后方，远离了对死亡的恐惧和潜在伤害，正如阿伦·罗斯顿断臂获救那样。在后方，这些伤者的精神状态较为放松、愉悦和乐观。出人意料的是，受伤的状况并没有明显变化，可这些人却报告了强烈的疼痛体验，同时不得不向医生索要更大剂量的止痛药来缓解疼痛（Beecher，1956）。Beecher（1956）基于这些观察结果归纳出了两条结论：①"体验到的疼痛强度在很大程度上取决于疼痛对人们来说意味着什么"（p.1609）；②"受伤的严重程度通常与体验到的疼痛强度没有明显的关系，即使有，这种关系也是十分微弱的"（p.1612）。基于此，Beecher（1957）最终将疼痛描述为一种既包含感觉刺激又囊括情绪成分的二维体验。其他研究者也接受了 Beecher 的观点，将疼痛这一现象视为一种生理和心理的综合产物。

你可能会说在战争中负伤是一个非常极端的事例，然而即使对于是日常生活中那些更为常见的创伤，人们所报告的疼痛体验也不尽相同。举例来说，医院急诊室的多数病人——并非所有

人——报告了疼痛（Wall，2000）。相比于皮肤受伤的患者，疼痛在骨折、扭伤、扎伤的患者中更为常见。实际上，53% 的割伤、烧伤、擦伤的患者都报告说在受伤之后他们几乎没感觉到疼痛，28% 的严重组织损伤的患者没有报告他们在经受疼痛的折磨。不同于这些疼痛体验的个体差异，经受刑讯拷打或者其他种类"折磨"的人，都报告了疼痛体验，尽管他们的受伤程度可能并没有急诊室病人那般严重。那些认为某种刺激可能具有伤害性的人比起那些对同样刺激有不同观点的人，会有更多的疼痛体验（Arntz & Claassens，2004）。面对"折磨"的人，对当前情境的恐惧感和无控感，都会使他们的疼痛体验不同于意外受伤时的一般性疼痛体验。不考虑"折磨"这种特殊情况，一般性个体间的疼痛体验差异可以归因为个体差异、文化差异以及多种因素的相互作用。

疼痛体验中的个体差异

不同的个体因素和个体经历可以造成不同的

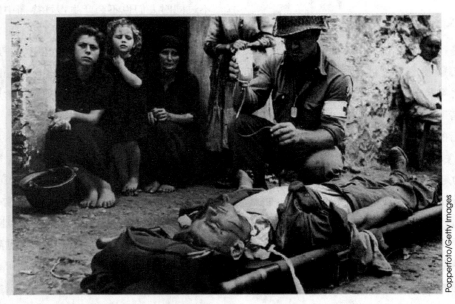

不同情境下的疼痛体验有所不同。从前线转移下来的负伤士兵除非伤得极重，否则可能感觉不到多少疼痛。

Popperfoto/Getty Images

疼痛体验。人们在日常生活中可以习得疼痛刺激与疼痛体验之间的联结，由此对这些特定刺激建立起经典性条件反射（Sanders，2006）。例如，很多人不喜欢医院的味道，或者当听到牙钻的声音时感到很不安，这可能都是因为他们建立了这些刺激与疼痛之间的联结。

操作性条件反射也在疼痛体验中起重要作用，它使得急性疼痛发展为慢性疼痛。疼痛领域研究的先驱 John J. Bonica（1990）认为受伤之后的奖赏是急性疼痛转变为慢性疼痛的关键因素。根据 Bonica 的假设，受伤之后获得更多关注、同情，因此免除部分日常职责抑或得到损伤补偿的人们和较少获得这些奖赏的人们相比，前者更易将急性疼痛转化为慢性疼痛。一些研究发现与 Bonica 的假设相一致，例如，当头痛患者的配偶或重要他人对其反应更为积极有帮助时，如帮头痛患者解决日常杂事、打开电视机以及鼓励头痛患者多休息时，头痛患者的急性疼痛更易发展为慢性疼痛（Pence，Thorn，Jensen，& Romano，2008）。

尽管很多人相信"抗痛"（pain-resistant）人格，但是事实上这根本不存在。诸如阿伦·罗斯顿这样的人似乎很少抱怨或几乎不抱怨疼痛，可恰恰相反的是，他们的确也会体验到疼痛以及不适感。他们表面上没有表现出体验到疼痛的迹象可能是因为情境因素，因为他们所处的文化不鼓励表达疼痛，抑或是上述两种原因的综合。例如，北美土著文化、非洲文化和南太平洋岛屿文化中的某些宗教仪式本身就鼓励人们对疼痛体验采取隐忍。这些宗教仪式包括且不限于身体穿孔、文身、切割、烧灼和打斗；在这些宗教仪式中表现出丝毫的疼痛都是失败的表现，故而这些人对疼痛都会选择隐忍。尽管这些人在进行宗教仪式时忍受疼痛并且旁人也很难观察到他们是否在经受疼痛，然而在宗教仪式之外，他们

对日常的受伤也会表现出与常人无异的疼痛反应（Wall，2000）。这些疼痛体验中的差异也表明疼痛体验中文化因素的影响使一些人并不表露疼痛，而非存在所谓的抗痛人格。

如果抗痛人格不存在，那么"易痛"（pain-prone）人格是否存在呢？研究同样不支持这种人格特征的存在（Turk，2001）。不过，经受疼痛时的焦虑、担忧或是其他负性情绪的确会提升人们对疼痛的易感性（Janssen，2002）。恐惧是一种负性情绪，对疼痛有更多恐惧感的人会体验到更多的疼痛（Leeuw et al.，2007）。除此以外，有严重慢性疼痛的人也更易表现出心理病理学症状，如焦虑、抑郁等（McWilliams，Goodwin，& Cox，2004；Williams，Jacka，Pasco，Dodd，& Berk，2006）。不过这其中的因果关系尚不明确（Gatchel & Epker，1999）。一些慢性疼痛的患者的确因慢性疼痛更易抑郁、酗酒、滥用药物，或者经受人格障碍的困扰；可另一些患者在患慢性疼痛之前就有这些心理病理学的表现。综上，疼痛体验中存在多样化的个体差异，然而文化因素和情境因素却更为重要。

疼痛体验中的文化差异

疼痛的敏感度和痛行为的表达中存在着大量文化差异，另外，文化背景和社会情境都会影响疼痛体验（Cleland，Palmer，& Venzke，2005）以及疼痛的治疗（Cintron & Morrison，2006）。这些差异主要体现在不同文化中疼痛意义的差异以及对不同文化群体的刻板印象的差异。

文化期待十分明显地影响女性分娩时所体验的疼痛（Callister，2003；Streltzer，1997）。一些文化认为分娩过程十分危险且痛苦，这些文化中的女性因此会体验较为剧烈的疼痛。而另一些文化则期待女性在分娩中的表现较为安静，这些文化中的女性也因此较少地表现出分娩中的疼

痛。然而在问及她们是否有疼痛体验时，她们纷纷表示事实上也会体验到疼痛，只是她们所处的文化不鼓励女性在分娩过程中表现出疼痛（Wall，2000）。

20世纪50年代以来，研究者们对不同种族背景群体对疼痛的表达进行了大量的比较（Ondeck，2003；Streltzer，1997）。有意思的是，一些研究发现了其中的差异，而另一些研究则没有。不过这些研究都因为有刻板印象倾向而饱受争议。例如，刻板印象认为意大利人的情绪十分外露。与之相应的，一项研究发现意大利裔美国人与"北方佬"（世代居住在美国的盎格鲁－萨克逊系美国人）相比，前者表达了更多的压力并表现出了更多的药物需求，而实际上后者通常被认为习惯于隐忍和忽略疼痛（Rollman，1998）。这些不同文化中的疼痛表达方式反映出的可能是学习和榜样模仿的不同，疼痛敏感度的不同，或是这些不同的组合。

实验室研究证明了非裔美国人和欧裔美国人在疼痛刺激敏感度上的不同。非裔美国人和拉美裔美国人比欧裔美国人表现出了更高的疼痛敏感度（Rahim-Williams et al.，2007）。这一高敏感度既表现在临床疼痛上（Edwards，Fillingim，& Keefe，2001），又表现在慢性疼痛上（Riley et al.，2002）。这一敏感度上的差异很可能来自于内源性疼痛调节上的种族差异和疼痛应对策略上的差异（Anderson，Green，& Payne，2009）。

非裔美国人对疼痛的高敏感度似乎会给他们带来一些麻烦，因为医生通常低估他们的疼痛（Cintron & Morrison，2006），并且当欧裔美国人和非裔美国人描述相同的痛觉体验时，医生在门诊、综合医院或小诊所中，都只给非裔美国人开较小剂量的止痛药。拉美裔美国人所接受的治疗也类似，只能获得较少剂量的止痛药。这一治疗中的区别对待同时也是这些族裔时常有不必要的

疼痛体验的重要来源：他们在体验到疼痛时无法得到足够有效的治疗，这反而会带来本不必要的疼痛。

疼痛体验中的性别差异

疼痛体验中的另一个刻板印象是女性比男性对疼痛更为敏感（Robin-son et al.，2003），且这一信念被诸多研究所证实。例如，研究表明女性比男性更容易报告疼痛（Fillingim，King，Ribeiro-Dasilva，Rahim-Williams，& Riley，2009）。女性也报告了更多更频繁的功能缺损和与疼痛相关的问题（Croft，Blyth，& van der Windt，2010；Henderson，Gandevia，& Macefield，2008）。

对此性别差异的一个解释涉及性别角色和社会化。一项对9岁、12岁和15岁的瑞典儿童的研究（Sundblad，Saartok，& Engström，2007）发现，在被试报告的所有疼痛中，来自女生的报告显著多于男生，而且随着年龄的增长，男生报告的疼痛逐渐减少，女生报告的疼痛逐渐增加。这一变化与男性－女性性别角色的采纳相一致，即男性学着否认疼痛，而女性则学着认为报告疼痛是符合自身性别角色的。与此相一致的是，更为认同自身男性角色的男性被试与其他男性及女性相比，在实验室研究中均较少地报告了疼痛（Pool，Schwegler，Theodore，& Fuchs，2007）。

另一个对此性别差异的解释是，在特定的疼痛类型中，女性似乎比男性更脆弱、更易受伤。一些典型的慢性疼痛症状多地或只在女性中出现，例如慢性疲劳综合征、子宫内膜异位症、纤维肌痛（Fillingim et al.，2009）。性激素和性别差异也可能是造成肌肉骨骼疼痛敏感性有男女差异的原因（Institute of Medicine，2011；Picavet，2010）。

不过，另一些研究却未发现疼痛体验中有明显的性别差异。一项关注牙齿外科手术疼痛体

验性别差异的研究（Averbuch & Katzper，2000）发现，更多的女性倾向于将她们的疼痛描述为十分严重的疼痛，但实际上男女的疼痛报告只有微小的差别，同时，男女对镇痛剂的使用也没有显著差异。一项对青少年的研究（Logan & Rose，2004）也发现了类似的结果：女生虽然报告了更多的疼痛却并未比男生使用更多的镇痛药物。另一项研究（Kim et al.，2004）指出，在实验室情境下女性比男性更容易报告疼痛，而在实际的口腔手术中男女的疼痛反应没有明显差异。这些研究中有一个很大的共同点，即女性均报告了较高的与疼痛相关的焦虑与恐惧，这或许是疼痛体验性别差异中的一个重要因素（Leeuw et al.，2007）。

疼痛的理论

人们如何体验疼痛是一系列疼痛理论所关心的问题。在疼痛的众多理论模型中，特异性理论（the specificity theory）和闸门控制理论（the gate control theory）这两大理论分别从不同方面定义了疼痛这一概念。

特异性理论

特异性理论认为，神经系统中存在着特定的疼痛神经纤维（pain fiber）和疼痛通路（pain pathway），即感受到的疼痛在量的水平上等于受到损伤的组织的数量（Craig，2003）。认为疼痛是疼痛信号从身体传递到"疼痛中心"的结果，这一观点最早可以追溯到笛卡尔，他在17世纪时提出身体像机器一样运转（DeLeo，2006），而心灵的运转则依靠其他一些机制，这意味着身心二者仅以有限的方式进行交流。笛卡尔的这一身心观点不仅影响了后世哲学和医学的发展，还影响了疼痛理论的发展。基于笛卡尔的观点，疼痛只是一种生理上的体验，在很大程度上并不受心理因素的影响（Melzack，1993）。

基于疼痛是特定感觉信息的传递这一假设，研究者们试图找到与特定感觉信息相对应的特定疼痛接收器（Melzack，1973）。例如，研究者们致力于发现传递冷、热以及其他疼痛信号的特定感受器。但是这一尝试以失败告终，因为他们发现身体的某些部位（如眼角膜）只有一种类型的感受器，然而这些部位却可以接受几乎所有类型的感觉信息。不同的感觉信息的接收器和神经纤维的确有一定的特异性，例如可以特异性地接受触、压、刺、热、冷等（Craig，2003）。然而，任意感觉信息的强度增大时都可以转化为疼痛，因此疼痛的特异性理论并不成立。

闸门控制理论

1965年，Ronald Melzack 和 Peter Wall 提出了一个新的疼痛理论，指出疼痛并不是一个起始于感觉刺激并结束于疼痛体验的线性过程。相反，疼痛的感知是受一系列影响疼痛体验的调节功能支配的。这些调节功能起始于脊髓。

Melzack 和 Wall 假设，脊髓中的特定结构就像一扇闸门一样控制那些可能被大脑表征为疼痛的感觉信息输入。因此，这一理论被称为**闸门控制理论**（见图7.4）。这一理论有它的生理基础，且同时可以解释疼痛知觉中的感觉输入过程和生理过程。

Melzack 和 Wall 指出，神经系统的工作从不停止，不过神经系统的激活模式却不断改变。当身体接收到的感觉信息抵达脊髓的背角神经时，神经冲动会进入一个本已激活的系统。这种脑和脊髓中本已存在的活动影响着感觉输入信息，时而使这些神经信号放大，时而使其减弱。闸门控制理论认为，脊髓和脑中这一复杂的调节机制是疼痛感知的关键因素。

根据闸门控制理论，脊髓中的神经活动机制就像一扇闸门一样既可以使神经冲动的水平升高

（闸门开启），也可以使其降低（闸门关闭）。图7.4展示了闸门开启或关闭时不同的神经活动。当闸门开启时，疼痛的神经冲动由脊髓传递至大脑，并将神经信号送抵大脑，使人们感受疼痛。当闸门关闭时，神经冲动无法通过脊髓上传至脑，这时便感受不到疼痛。此外，感觉输入受调节机制的支配，即进入脊髓和背角神经突触的大型 A-β 纤维以及小型 A-δ 纤维和 C 类纤维的活动对感觉输入进行调节。

脊髓背角神经由若干板层组成。正如前文所描述的那样，其中两个板层构成了脊髓胶状质，胶状质也是闸门控制理论所假定的闸门所在位置（Melzack & Wall，1965）。大型的 A-β 纤维和小型的 A-δ 纤维及 C 类纤维均可将神经信息传递至此，同时胶状质也可以接收来自其他板层的投射信息（Melzack & Wall，1982，1988）。闸门开闭对神经信号的重组为感觉输入信号的调节提供了生理基础。Melzack 和 Wall 在提出闸门控制理论时假定了上述机制，后续研究者通过研究确证了脊髓背角神经对传入信息有调节功能。

Melzack 和 Wall 随后（1982）指出，一方面小型 A-δ 纤维和 C 类纤维的活动可以使脊髓的活动延长，进而提升疼痛的敏感性。因此可以说，这些小型纤维的活动引发闸门的开启。另一方面，大型的 A-β 纤维使脊髓产生初始的神经活动，但之后会对脊髓的活动进行抑制；因此这类神经纤

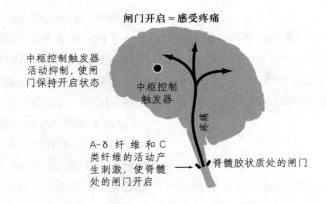

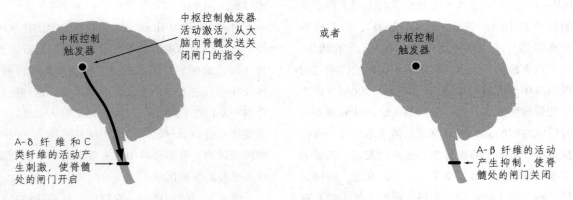

图 7.4　疼痛的闸门控制理论

维使闸门关闭。不过后续的研究并未明确证实闸门控制理论的这一调节机制（Turk，2001）。A-δ纤维和 C 类纤维似乎的确与疼痛的感知有关，但在发炎这一特定的情况下，A-β 纤维的活动也可以促进对疼痛的感知而非对其进行抑制。

闸门的关闭受脊髓活动的调控，同时也受大脑传递信息的调控。Melzack 和 Wall（1965，1982，1988）对此提出了**中枢控制触发器**（central control trigger）的概念。中枢控制触发器将大脑的信号下行传递，控制闸门的开闭。他们认为，这一触发器包含着大量的持续产生神经冲动的神经元。大脑中这些受认知过程影响的大量神经冲动，具有控制脊髓闸门开启与关闭的功能。也就是说，Melzack 和 Wall 的理论假设疼痛的体验受到信念和先前经验的影响。同时他们还提出了对此因素进行解释的生理机制，即信念和先前经验影响大脑对下行神经冲动的释放。如前所述，中脑导水管周围灰质调控着从脑到脊髓的下行传递，这也可被闸门控制理论所解释。

根据闸门控制理论，疼痛过程不仅包括感觉信息输入成分，还包括动机成分与情绪成分。这一划分在揭示疼痛的概念上具有革命性意义（Melzack，2008）。闸门控制理论对疼痛中的认知因素进行了解释，并认为学习和经验也可以影响疼痛体验。焦虑、担忧、抑郁、过分关注伤口等都经由影响中枢控制触发器进而开启闸门来增加疼痛体验。分散注意、放松和积极情绪等可以引发闸门的关闭，从而减轻疼痛。尽管闸门控制理论并未提供这些主观体验如何影响疼痛的具体机制，但近来的实验研究证明了诸如情绪这样的因素的确可以影响中枢神经系统中与疼痛有关的活动的强度。例如，日本的一个研究团队在实验中给被试引入负性、正性或中性的情绪；在情绪启动之后，所有的被试均会接受一定程度的电击刺激。在电击前接受负性情绪启动的受试者相比

其他两种实验条件的受试者，其与疼痛相关的脑区有更强的激活（Yoshino et al.，2010）。因此证明，人们的情绪状态可以对与疼痛相关的脑活动进行调节。

许多疼痛的个人体验也可以由闸门控制理论进行解释。比如，当你不小心用榔头砸到手指时，众多小型神经纤维激活，开启闸门，引发疼痛；许多情绪体验也伴随着这样的急性疼痛。在行动上，接下来你可能迅速抬起手，用另一只手小心地揉搓受伤的手指。根据闸门控制理论，揉搓的刺激会引发大型神经纤维的活动使得闸门关闭，从而阻断小型神经纤维的活动来缓解疼痛。

特定情况下意识不到疼痛的存在也可由闸门控制理论解释。如果感觉输入进入一个高度激活的神经系统中，这一刺激很可能不会被表征为疼痛。例如，一名在比赛中的网球运动员扭伤了自己的脚踝，却没有意识到这一急性疼痛的存在，这很可能是因为他的兴奋点和注意力全部集中在比赛上。然而当比赛结束后，这名网球选手便可能意识到疼痛的存在，因为神经系统的激活水平相比于比赛时明显降低，使得闸门开启得更为容易。

尽管闸门控制理论并未广泛接受，但它已是最有影响的疼痛理论（Sufka & Price，2002）。这一理论最大的贡献在于囊括了极为复杂的疼痛过程。Melzack 和 Wall 提出闸门控制理论的时间早于内源性阿片的发现，也早于经由中脑导水管周围灰质和延髓进行下行控制这一机制的发现；后两者在一定程度上都支持了闸门控制理论。此外，闸门控制理论曾经、现在乃至将来都刺激了大量的对于疼痛的研究，也使研究者对影响疼痛的心理因素和知觉因素产生了持续的兴趣。

Melzack（1993，2005）之后又对闸门控制理论进行了修订和补充，提出了神经矩阵理论（neuromatrix theory），这一理论十分强调脑活动

在疼痛体验中的作用。他假定大脑中存在一个被称为神经矩阵的神经元网络，这个网络是"一个大型的、分布广泛的神经元网络，它形成丘脑与大脑皮质之间的环路以及大脑皮质与边缘系统之间的环路"（Melzack，2005，p. 86）。通常，神经矩阵网络可以对感觉输入进行处理，产生疼痛，但即使没有输入信息时也可以工作，从而产生幻肢感。由此可见，Melzack 的神经矩阵理论对闸门控制理论进行了扩展，但同时依旧认为疼痛知觉是某一复杂过程的一部分，不仅受感觉输入的影响，还同时受神经系统的影响以及经验与期待的影响。

小结

尽管受伤的程度对疼痛体验十分重要，但个人的感知水平同样也非常关键。依据疼痛持续的时间，疼痛可以分为急性疼痛、慢性疼痛和前慢性疼痛。急性疼痛通常具有适应性意义，持续时间不超过 6 个月。慢性疼痛在疼痛的恢复中持续存在，通常并不伴随可以查明的组织损伤。前慢性疼痛发生在急性疼痛和慢性疼痛之间。所有这三个阶段的疼痛都会出现在疼痛综合征中，如头痛、腰痛、关节炎、癌症痛和幻肢痛。

多种理论试图对疼痛进行解释，然而特异性理论未能成功表现疼痛的复杂性。闸门控制理论是目前最具影响的疼痛理论。这一理论假定脊髓和脑的活动可以增加或抑制疼痛体验。大量生理学研究证据都支持这一理论。神经矩阵理论是对闸门控制理论的拓展，这一理论假定大脑中存在的神经元网络可以对特定神经元活动模式进行维持，同时可以对预期和诸如疼痛这样的输入信息进行反应。

疼痛的测量

"我被要求'一口气喝掉'；我被询问在家中是否有问题；我被指控为'瘾君子'。我还见过一些医师在看过我的体检报告之后用茶叶占卜来告诉我的疼痛有多严重。"一位慢性疼痛患者如是说（Institute of Medicine，2011，p. 59）。

疼痛，其核心，是一种主观上的体验。没有任何医生或旁观者可以知晓一个病人所体验到的疼痛的程度。疼痛的这一主观体验属性给疼痛的实验研究和临床治疗都带来了很大的困难。研究者和医生如何准确地对疼痛进行测量？除了让病人进行主观报告，有哪些更为可靠和有效的测量疼痛的方法？

让医生（Marquié et al.，2003；Staton et al.，2007）或护士（Wilson & McSherry，2006）对病人的疼痛水平进行评估通常并不准确，因为这些专业的医护人员往往会低估病人的疼痛水平。让病人在特定的量表上对自己的疼痛进行评估似乎可靠且有效。毕竟哪会有人比病人自己更了解他们的疼痛水平呢？然而一些疼痛领域的专家（Turk & Melzack，2001）始终质疑自我评估方法的信度和效度，他们指出人们并不总是牢牢地记得他们之前是如何评估自己的疼痛的。基于这样的考虑，研究者发展出了一系列测量疼痛的方法，包括：①自我报告；②行为测量；③生理测量。

自我报告

疼痛的自我报告（self-report）测量法让人们在评定量表、标准化测量问卷或标准化人格测验上对自己的疼痛程度进行评估。

评定量表

简单的评定量表是疼痛测量方法库中十分重

要的一员。例如，病人可以在0 ~ 10(或0 ~ 100)的范围内评估自己的疼痛强度，10代表最强，0代表几乎没有。这种量化的评估效果优于其他种类的疼痛自我报告（Gagliese, Weizblit, Ellis, & Chan, 2005）。

类似地，还可以使用视觉类比量表（Visual Analog Scale），即在一条水平线的左侧标注着"没有疼痛"，右侧标注着"可以想象到的最严重的疼痛"。数字评估与视觉类比在使用中均很方便。对于一些病人来说，视觉类比优于言语描述（Rosier, Iadarola, & Coghill, 2002）和数字评估（Bigatti & Cronan, 2002）。不过同时，视觉类比也受到了一定的质疑，即一些情况下病人自身的经验并不适应这种线性评估疼痛的方法（Burckhardt & Jones, 2003b），而且对于无法理解测量实施者的病人，如患有痴呆症的老年人以及经验并不丰富的儿童来说，视觉类比显得很困难（Feldt, 2007）。另一种评定量表是表情量表，这其中包括8 ~ 10幅表情画面，每幅画面代表经受一定等级疼痛时所对应的表情，疼痛患者只需要选择能够描述他们疼痛水平的最恰当的表情（Jensen & Karoly, 2001）。这一方法对儿童和老人尤为有效（Benaim et al., 2007）。这些方法存在着一个共同的局限性，即评定量表只关心疼痛的强度，并不在意病人对疼痛所进行的口头描述。除去这一局限性，评定量表可能是进行大规模测量的最为简单有效的方法。

疼痛问卷

Ronald Melzack（1975, p. 278）认为在单一维度上描述疼痛就"如同只关心视觉世界中的亮度，而不关心形状、颜色、纹理乃至其他维度一样。"基于这一观点，评定量表并不能区分诸如撞伤、刺伤、烫伤以及枪击所带来的疼痛。

为了解决这一问题，Melzack（1975）制定了《McGill 疼痛问卷》（McGill Pain Questionnaire, MPQ），这个问卷提供了主观报告疼痛的可能并将其分为三个维度：感觉性、情感性、评估性。感觉性（sensory）界定疼痛的时间、位置、压力及温度等客观属性；情感性（affective）界定恐惧、紧张以及疼痛体验中的其他自发反应；评估性（evaluative）界定用以描述总体疼痛强度的关键词。

MPQ 用四部分来测量疼痛的上述三个维度。第一部分为描画疼痛，病人需要在一张人体的正面和背面图上分别标注出自己感觉疼痛的部位。第二部分为语言描述，病人需要从20组词中的每一组里圈出最能描述自己疼痛状态的词语。每组形容词都描述从几乎没有疼痛到十分疼痛，例如"时而的""经常的""令人讨厌的""痛苦的""可怕的"。第三部分询问病人的疼痛水平如何随时间发生变化。第四部分要求病人在一个5点量表（从几乎没有到非常严重）上评估自己的疼痛强度。这部分将会产生一个当前疼痛强度（Present Pain Intensity, PPI）分数。

MPQ 是使用最为广泛的疼痛评定问卷（Piotrowski, 1998, 2007）。此外 MPQ 的一个简化版（Melzack, 1987）依旧同时考察疼痛的这三个维度，并且 MPQ 简版的分数与 MPQ 完整版的分数呈正相关（Burckhardt & Jones, 2003a）。临床工作者用 MPQ 来考察不同疼痛治疗手段的效果，也将 MPQ 用在多种疼痛综合征中（Melzack & Katz, 2001）。MPQ 还被翻译成其他多种语言，现行共有26种不同语言的版本（Costa, Maher, McAuley, & Costa, 2009）。MPQ 的简版被越来越多的人使用并表现出了很高的信度（Grafton, Foster, & Wright, 2005）。此外，MPQ 的电脑版、触屏版也被广泛使用，并且表现出了与纸笔版本之间的高一致性信度（Cook et al., 2004）。

《多维度疼痛量表》（Multidimensional Pain Inventory, MPI），或被称为《西 Haven-Yale 多维

度疼痛量表》（West Haven–Yale Multidimensional Pain Inventory，WHYMPI）是另一个专门为疼痛病人所设计的测量工具（Kerns，Turk，& Rudy，1985）。这一包含52个条目的问卷分为三个部分。第一部分评估病人疼痛的特征，疼痛如何影响病人正常的生活和身体机能，以及病人的情绪状态。第二部分评估病人对于自己重要他人的反应的感知。第三部分评估病人在30种日常活动中的卷入程度。MPI的使用让研究者（Kerns et al.，1985）得以借此发展出了13种不同的评定量表，来评估疼痛病人生活中的诸多维度。

标准化心理测验

除标准化疼痛量表以外，研究者和医生还使用一系列标准化心理测验对疼痛进行评估。最为常用的测验是《明尼苏达多相人格测验》（第2版）（MMPI-2，Minnesota Multiphasic Personality Inventory，Arbisi & Seime，2006）。MMPI是一种临床上的诊断工具，用以测量抑郁、偏执、精神分裂以及其他心理病理症状。研究（Hanvik，1951）发现不同类型的疼痛病人可以由MMPI的得分进行区分；近来的研究（Arbisi & Seime，2006）同样证明了MMPI可以用来辅助疼痛的测量。使用MMPI-2测量疼痛的一大优点是MMPI-2可以检测到病人是否诚实地对自己的疼痛进行了描述（Bianchini，Etherton，Greve，Heinly，& Meyers，2008）。

此外，研究者们还使用《贝克抑郁量表》（Beck Depression Inventory，Beck，Ward，Mendelson，Mock，& Erbaugh，1961）和《症状清单－90》（Symptom Checklist-90，Derogatis，1977）来测量疼痛。《贝克抑郁量表》是一份简短的、测量抑郁水平的自我报告问卷。《症状清单－90》测量与诸多行为问题有关的症状表现。有慢性疼痛的病人常常有负性情绪，因此心理测验分数与疼痛之间的正相关往往并不会出人意料。然而，对《贝克抑郁量表》的疼痛病人群体测试结果的因素分析（Morley，de C. Williams，& Black，2002；Poole，Branwell，& Murphy，2006）表明，患有慢性疼痛的病人与抑郁但没有慢性疼痛的病人相比，前者的测验结果更为复杂。具体说来，慢性疼痛病人与抑郁病人相比，较少承认自己持有负性信念，同时却更多地报告了行为上与情绪上的抑郁症状。与MMPI-2类似，《症状清单－90》（McGuire & Shores，2001）同样可以区分真正的疼痛病人和虚报疼痛症状的病人。综上，这些标准化的心理测验均可以帮助测量疼痛，尤其可以排除那些故意夸大疼痛的病人。

行为测量

第二大疼痛测量的手段是观察病人的行为。著名研究者Wilbert Fordyce（1974）观察发现，经历疼痛的人们时常伴有呻吟、面部扭曲、揉搓、叹气、跛行、耽误工作、长久卧床，或者其他降低活动水平、使用镇痛药物、肢体语言或面部表情等可被旁人观察到痛苦的行为表现。行为观察起初是一种非正式的疼痛测量手段。Fordyce（1976）对一组夫妻进行训练，每一方都需要记录对方的疼痛行为，并完成一张列有5～10种对方疼痛行为的列表。

健康工作者往往倾向于低估病人的疼痛（Staton et al.，2007；Wilson & McSherry，2006），并且他们需要专门的训练才能克服这种偏差（Keefe & Smith，2002；Rapoff，2003）。因此，健康工作者可以由行为观察转为使用标准化的测量手段（Keefe & Smith，2002）。在行为观察中，病人需要完成一系列指定的任务，同时，经过良好训练的观察者对病人的肢体运动和面部表情进行观察，借以测量疼痛。例如，有腰痛的病人会被要求在1～2分钟内进行坐、站、走、仰等动作。

研究者进行录像使其他观察者能够重复观察病人是否出现疼痛行为，如跛行、咧嘴等。这种标准化的观察方法可以让研究者获得大量疼痛行为的数据。研究表明，这些数据对疼痛的测量具有不俗的信度与效度（Keefe & Smith, 2002）。

对于特定的无法完成自我报告的疼痛病人来说，如儿童、老人、认知损伤者等，行为观察方法尤为有效。已有研究者对儿童的疼痛行为（von Baeyer & Spagrud, 2007）进行了记录，也通过观察5种面部运动和2种手部动作（Holsti & Grunau, 2007）来记录婴儿的疼痛行为。很多老年人能够进行自我报告，但有一些却不能，因此对面部表情的行为观察可以帮助人们了解这一群体的疼痛水平（Clark, Jones, & Pennington, 2004；Lints-Martindale, Hadjistavropoulos, Barber, & Gibson, 2007）。

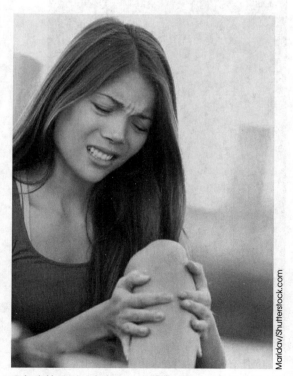

面部表情是测量疼痛的一种行为方法。

生理测量

第三种测量疼痛的方法是生理测量（Gatchel, 2005）。记录肌肉紧张程度的肌电图（electromyography, EMG）是一种广泛使用的疼痛生理测量手段。这背后的理论支持是：疼痛会加剧肌肉的紧张程度。将记录电极吸附在皮肤表面上可以轻松地记录肌肉的紧张程度，不过这一方法是否能够测量疼痛仍遭到了一定的质疑。例如，Herta Flor（2001）的研究显示，自我报告的疼痛水平与 EMG 水平只有微弱的联系。一项对腰痛 EMG 测量研究的元分析（Geisser et al., 2005）表明，EMG 可以用来区分病人是否有腰痛，但单纯使用 EMG 并不能对疼痛进行充分的测量。

此外，研究者致力于测量伴随疼痛过程的诸多自主性反应，如深呼吸频率、颞动脉的血流量、心率、双手表面温度、手指脉搏量和皮肤电水平。心率可以预测疼痛感受，但只适用于男性（Loggia, Juneau, & Bushnell, 2011；Tousignant-Laflamme, Rainville, & Marchand, 2005）。在一项实验任务中，皮肤电水平的改变量与疼痛刺激水平的改变量以及感知到疼痛强度的改变量均呈正相关；然而这一方法并不适用于测量临床上疼痛之间的区别（Loggia et al., 2011）。研究者和医生通常对无法完成自我报告的病人使用生理测量的方法，但实际上对于这一群体，使用得更多的是行为观察法。

小结

有三种常用的疼痛测量方法：①自我报告；②行为观察；③生理测量。自我报告法包括评定量表、疼痛问卷（如《McGill 疼痛问卷》和《多维度疼痛量表》）和标准化心理测验（MMPI-2和《贝克抑郁量表》）。临床工作者通常主要使用自我报告法并辅以其他方法测量疼痛。疼痛的行为测量是一种非正式的观察手段，但由经过训练的观察者完成的标准化行为观察可以有效地测量无法完成自我报告人群的疼痛水平（包括儿童和患有痴呆症的老人等）。生理测量包括测量肌肉紧张程度和测量心率等的疼痛自主性反应，但这一方法的信度和效度不如自我报告法和行为测量法。

疼痛综合征

急性疼痛既有积极意义，也有消极意义。急性疼痛的积极意义在于它向大脑传递受伤的信号，同时提醒大脑在疼痛缓解的阶段应避免更进一步的伤害。急性疼痛的消极意义简单直接：它真的很疼！

与之相反，慢性疼痛并不能清晰地告诉人们到底是不是真的受伤了，且由于慢性疼痛的存在，人们的生活会出现很多麻烦。超过30%的美国居民（Institute of Medicine，2011）以及超过20%的欧洲居民（Corasaniti，Amantea，Russo，& Bagetta，2006）都经受着慢性疼痛或间歇性持续疼痛的困扰。因为人口老龄化的日益严重和糖尿病的日益常见，我们或可预期在未来十年内美国受慢性疼痛困扰的人口比例会大幅上升（Croft et al.，2010）。事实上，2010年美国医疗改革法案（Patient Protection and Affordable Care Act）表示要致力于"在美国提高对疼痛这一公共健康领域中最为严重问题的重视"。

慢性疼痛可依据**综合征**（syndrome）进行分类，即共同出现的症状和共同界定的表现。头痛和腰痛是最为常见的两种疼痛综合征。在介绍这两种疼痛综合征之后，本章还会简要介绍其他一些常见的疼痛综合征。

头痛

头痛是所有类型的疼痛中最为常见的疼痛，超过99%的人都曾在一生中遭受过至少一次头痛的困扰（Smetana，2000），且约16%的人都报告在过去的三个月内曾经遭遇过严重头痛（CDC and NCHS，2010）。20世纪80年代以前，研究者和临床工作者都不能十分有效地对头痛进行分类。1988年，国际头痛协会（International Headache Society，IHS）的头痛分类委员会（Headache Classification Committee）发布了一套头痛分类系统，借以对多种类型的头痛进行标准化的界定（Olesen，1988）。尽管 IHS 所定义的头痛种类纷繁芜杂，但依旧可以从中清楚地分出三大主要类型的疼痛，即偏头痛、紧张性头痛和丛集性头痛。

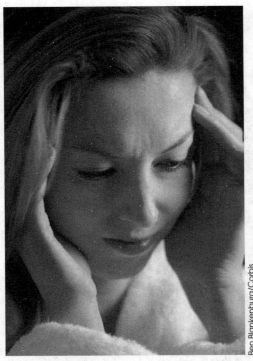

Ben Blankenburg/Corbis

头痛是所有类型的疼痛中最为常见的——超过 99% 的人都曾遭受过头痛的困扰。

偏头痛（migraine headaches）是一种反复出现的，在强度、频率和持续时间上变化较多的头痛。早先的观点认为是大脑中的血管活动造成了偏头痛，不过近来的观点认为偏头痛不仅与血管有关，还与脑干中复杂的神经元活动有关（Corasaniti et al.，2006），基因也在其中起重要作用（Bigal & Lipton，2008a）。偏头痛的起因和产生头痛的机制至今仍存在争议。偏头痛发生时经常伴有食欲不振、恶心、呕吐，并且对声和光的敏感度大幅上升。偏头痛常会带来感觉功能、运动功能和情绪功能的紊乱。偏头痛还有两种变体：有征兆偏头痛和无征兆偏头痛。有征兆偏头痛发生前会出现可以觉察到的行为感知觉紊乱；无征兆偏头痛则通常突然发生，强度剧烈，且疼痛在多数情况下（但并不总是）发生在头部的某一侧。脑成像研究表明这两种疼痛的发生涉及不同的脑机制（Sánchez del Rio & Alvarez Linera，2004）。

偏头痛的流行病学研究探讨了偏头痛的性别差异和偏头痛在世界各地的普遍性。女性患偏头痛的比例大约是男性的2～3倍。在美国，这一具体的数据是女性的偏头痛现患病率为17%～18%，而男性则只有6%～9%（Lipton et al.，2007；Victor，Hu，Campbell，Buse，& Lipton，2010）。非西方世界的偏头痛现患病率则略低于西方世界。举例来说，非洲人口偏头痛比例为3%～7%（Haimanot，2002）。不过无论地区和性别，偏头痛的症状、频率和严重程度都十分相似（Marcus，2001）。多数偏头痛病人都在30岁前就经历了第一次偏头痛，不少人甚至是在10岁以前。不过偏头痛发病频率最高的年龄段是30至50岁（Morillo et al.，2005）。很少有在40岁之后才第一次发作的偏头痛病人。患有偏头痛的病人通常会持续受偏头痛困扰，甚至持续一生。

紧张性头痛（tension headaches）与肌肉紧张有关，伴有颈部、肩部、头皮和面部肌肉的持续性收缩；近来的观点（Fumal & Schoenen，2008）认为紧张头痛还受中枢神经系统的控制。紧张性头痛的特点为：渐进性发生，肌肉有紧张感，肌肉收缩或感到压迫，强度、频率和持续时间有很大个体差异，头部两侧都会出现钝痛和持续性的疼痛（Schwartz，Stewart，Simon，& Lipton，1998）。患有紧张性疼痛的人往往因为疼痛无法正常工作，或是在工作、家庭或学校的效率显著降低。

第三种类型的头痛是**丛集性头痛**（cluster headaches）。它是一种每天发生、或在一天内的多个时间内多次发生的严重头痛（Favier，Haan，& Ferrari，2005）。丛集性头痛的一些症状与偏头痛类似，如强烈疼痛和恶心，但是丛集性疼痛的持续时间较短，一般不超过两个小时（Smetana，2000）。丛集性头痛通常只在头部单侧发生，而另一侧的眼睛泪腺活动会增强并伴有血丝。此外，丛集性头痛在男性中更为常见，男女的患病比例约为2:1（Bigal & Lipton，2008b）。多数患有丛集性头痛的人往往会经受间歇性的疼痛发作，有可能几周、几月甚至几年疼痛都不会发作（Favier et al.，2005）。因为不伴有明显的风险因素，丛集性头痛相比于其他头痛，其机制更难以研究。

腰痛

美国有多达80%的人曾有过腰痛体验，尽管这一问题并不十分严重，但依旧不能不引起重视。多数腰痛不会一直持续，很多人都能从腰痛中得以恢复（Leeuw et al.，2007）。那些没能较快恢复的人通常预后也较差，往往转为慢性疼痛。美国慢性腰痛患者的医疗支出多达每年9百亿美元（Luo，2004）。世界上不同国家居民的腰痛形式不尽相同（European Vertebral Osteoporosis

Study Group，2004），但共同点是都会产生大量损失，例如直接性的医疗开支，和间接性的因腰痛无法工作而带来收入的减少。

感染、退行性疾病和恶性肿瘤都会造成腰痛。不过最常见的腰痛诱因是受伤以及压力，这二者均会引发位于腰部的肌肉骨骼、韧带以及神经系统的诸多问题（Chou et al.，2007）。怀孕也是腰痛的诱因之一，几乎90%的孕妇都有腰痛的症状（Hayes et al.，2000）。年龄增长也会引发腰痛，因为随着年龄的增长，腰椎间盘内的液体含量和腰椎间盘的弹性都会降低，也更容易产生关节炎和骨质疏松。然而，只有20%的腰痛患者表示他们清楚地知道是什么原因造成了自己的腰痛。

压力和心理因素不仅影响腰痛，也影响几乎所有慢性疼痛。前慢性疼痛转变为慢性疼痛是一个复杂的过程，且这一过程既伴随生理因素，也伴随心理因素。一些研究者（Baliki，Geha，Apkarian，& Chialvo，2008；Corasaniti et al.，2006）着眼于当疼痛转化为慢性疼痛时神经系统的改变。另一些研究者（Leeuw et al.，2007；Sanders，2006）则更为关注恐惧、焦虑、抑郁、创伤史、药物滥用史以及条件学习等心理因素在

慢性疼痛中的作用。近年来，越来越多的研究者开始关注慢性疼痛发生与发展中生理因素和心理因素的双重作用。

关节炎疼痛

类风湿关节炎（Rheumatoid arthritis）是一种自身免疫性疾病，发病时关节会肿胀、发炎，同时骨骼、软骨和肌腱也会遭到破坏。这些变化会使关节发生一定程度的改变，并带来直接的疼痛；关节结构的变化同时带来骨骼运动上的变化，这一间接改变也会带来疼痛（Dillard，2002）。类风湿关节炎在任何年龄阶段都可能发生，即使在儿童青少年时期类风湿关节炎也可能发生，不过统计显示类风湿关节炎在40～70岁这一年龄范围内最为普遍。类风湿关节炎在女性中的患病率约是男性的两倍（Theis，Helmick，& Hootman，2007）。类风湿关节炎的症状差异很大。一些患者的症状可能随时间发展日益严重，但多数患者的症状却在好转与恶化之间来回转换。类风湿关节炎严重地影响工作、家庭、娱乐活动和性行为（Pouchot，Le Parc，Queffelec，Sichère，& Flinois，2007）。

骨关节炎（osteoarthritis）是一种渐进性关节炎症，它引发了软骨和骨骼的退化（Goldring & Goldring，2007），困扰着绝大多数老年人。骨关节炎会引发关节区域的钝痛，导致肢体活动能力的下降，肢体活动能力的下降反过来又会加剧疼痛和关节的其他问题。骨关节炎是最为常见的关节炎，是老年人行动障碍最主要的病因，70岁以上老年人中50%以上的行动障碍皆由此造成（Keefe et al.，2002）。老年女性

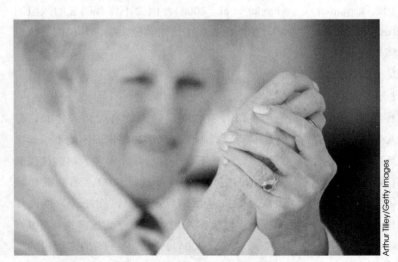

关节炎是超过 2 千万美国人感到疼痛和有行动障碍的原因。

Arthur Tilley/Getty Images

受此影响的比例更大。随着关节逐渐的硬化以及疼痛的加剧,患有关节炎的人们逐渐减少娱乐活动,乃至最基本的生存活动。他们时常感受到无助、抑郁、焦虑,而这些又都会加剧疼痛。

纤维肌痛(fibromyalgia)是一种疼痛点分布在整个身体的慢性疼痛,其症状包括疲劳、头痛、认知困难、焦虑、睡眠障碍等(Chakrabarty & Zoorob, 2007)。尽管纤维肌痛并不是关节炎的一种(Endresen, 2007),但二者都会导致日常生活质量的下降(Birtane, Uzunca, Tastekin, & Tuna, 2007)。

癌症疼痛

超过1300万美国人被诊断出患有癌症(Mariotto, Yabroff, Shao, Feuer, & Brown, 2011)。癌症可以通过两种方式产生疼痛:癌细胞的生长与扩散,和对癌细胞生长与扩散的治疗。44%的癌症病例都出现了疼痛体验,在其他更为严重的情形中,疼痛出现的比例提高到了64%(Institute of Medicine, 2011)。有些类型的癌症比另一些更容易引发疼痛。头、颈、宫颈肿瘤的患者比白血病患者更容易体验到疼痛(Anderson, Syrjala, & Cleeland, 2001)。对癌症的治疗也可以引发疼痛;手术、化疗、放射性治疗都会引发疼痛。因此,癌症本身和对癌症的治疗都会导致疼痛。更为严重的是,多数癌症患者的疼痛难以减轻。一份对26项国际性研究的综述显示,几乎在世界上所有国家,超过半数癌症患者的疼痛都不能得到有效缓解(Deandrea, Montanari, Moja, & Apolone, 2008)。

幻肢痛

受伤不一定会带来疼痛,疼痛的产生也不一定是因为受伤。这样的疼痛之一便是**幻肢痛**(phantom limb pain),即某些已经不存在的肢体部分所体验到的疼痛。截肢使带来疼痛体验的神经冲动不复存在,然而截肢并不会影响这一感觉。很多截肢者都可以体验到被截去的肢体的感觉,且这些感觉中,多数是痛觉(Czerniecki & Ehde, 2003)。

20世纪70年代以前,幻肢痛被认为很少存在,仅有少于1%的截肢者曾体验过幻肢痛;然而近来的研究表明,这一比例实际可以高达80%(Ephraim, Wegener, MacKenzie, Dillingham, & Pezzin, 2005)。幻肢感觉多发生于截肢手术之后,各种感觉相整合模拟出被截去肢体的实际感觉,其中当然会包括疼痛。幻肢感觉的发生并不局限于四肢。接受过乳房切除术的女性在被切除乳房的部位也会产生幻肢感觉,接受了拔牙手术的人也会体验到被拔掉的牙的幻肢感觉。

截肢者时常感觉自己幻肢的大小异常或者处于一种非常不舒服的位置(Melzack & Wall, 1982)。幻肢处还可能产生抽筋、射伤、烫伤或撞伤的感觉。这些幻肢痛的强度处在轻微—中等—严重的连续体上。早期的研究者认为这种疼痛的频率和强度会随时间的发展而减弱(Melzack & Wall, 1988);然而事实却表明幻肢痛不随时间的变化发生改变(Ephraim et al., 2005)。实际上近75%的截肢者即使在截肢10年之后也还会报告有幻肢痛(Ephraim et al., 2005)。此外若截肢者在截肢之前正在经受较大疼痛的话,幻肢痛会更为明显(Hanley et al., 2007)。

幻肢痛的成因存在巨大的争议(Melzack, 1992;Woodhouse, 2005)。因为肢体已不存在,手术的方法显然无法帮助解除疼痛,一些研究者则认为情绪在幻肢痛中起重要作用。Melzack(1992)则认为幻肢痛的产生是神经矩阵活动的结果。即使周围神经系统无法向大脑继续发送信息,神经矩阵依旧会保存先前神经元活动的模式,因此产生幻肢痛。

Melzack 认为保存的神经活动模式正是幻肢痛的神经基础，后续的一些研究也与此理论相一致（Woodhouse，2005）。研究者借助脑成像技术来了解大脑的激活模式。这些研究表明，大脑的部分结构可以在受伤后进行重新组织，在一定程度上改变神经系统。在截肢者身上，研究者发现了躯体感觉皮质和运动皮质的变化（Flor, Nikolajsen, & Staehelin Jensen, 2006；Karl, Mühlnickel, Kurth, & Flor, 2004），这与 Melzack 的幻肢痛神经矩阵理论相一致。综上所述，幻肢痛的产生受到截肢后发生改变的中枢神经系统和周围神经系统的共同调控。发生改变的神经系统似乎未能对肢体缺失进行补偿，反而带来了适应不良的后果，引发截肢处的疼痛。

小结

急性疼痛可以由千万种受伤或疾病所引发，慢性疼痛则只有少数几种症状表现。这些有限的症状实际上可以解释绝大多数慢性疼痛患者所体验到的疼痛。头痛是最为常见的疼痛形式，一些人可能会受偏头痛、紧张性头痛或丛集性头痛等慢性头痛的困扰。多数人的腰痛体验是急性的，但有些人的腰痛是慢性的，给生活造成影响。关节炎是一种影响关节功能、引发疼痛的退行性疾病。类风湿关节炎是在全年龄段发病的一种自身免疫性疾病。骨关节炎是一种主要发生在老年人中的渐进性关节炎症。纤维肌痛是一种在全身皆可出现的慢性疼痛，常伴有睡眠障碍、疲劳和焦虑。癌症并不一定会导致疼痛，但多数癌症患者的确有疼痛体验，癌症的疼痛既可由癌症细胞的出现与扩散引发，也可由癌症的治疗过程所引发。幻肢痛是一种令人困惑的疼痛，它出现在已经不存在的肢体部分。大多数截肢者都曾有过幻肢痛。

疼痛管理

疼痛的多样化给疼痛的管理带来了许多复杂的问题。急性疼痛的治疗往往简单直接，因为造成急性疼痛的原因显而易见。然而慢性疼痛的应对没有这么容易，因为这一类型的疼痛通常并没有明显的组织损伤。一些疼痛病人通过医疗手段缓解疼痛，另一些则借助行为管理技术来帮助缓解疼痛。

疼痛管理的医疗手段

药物是缓解急性疼痛最有效的医疗手段。药物也可用来缓解慢性疼痛，但这一方法存在较大风险。药物无效时可以用手术来治疗慢性疼痛，但这一方法也存在一定的风险。

药物

镇痛药（analgesic drugs）可以帮助减轻疼痛且不会导致意识丧失。镇痛药多达上百种，不过可以分为两大类：阿片类镇痛剂和非麻醉性镇痛剂（Julien, Advokat, & Comaty, 2010）。这两种药物均在自然界中以某些植物的衍生物形式存在，且都有许多化合物变体。在这两者之中，阿片类药物药效更强且历史更长，最早可以追溯到5000年以前（Melzack & Wall, 1982）。

当下的阿片类镇痛药包括吗啡（morphine）、可待因（codeine）、羟考酮（oxycodone）和氢可酮（hydrocodone，药物维柯丁中的活性成分）等。使用药物的局限性是会引发耐药性和依赖性。**耐药性**（tolerance）指躯体对药物的反应减弱。当耐药性出现时，躯体需要更大剂量的药物才能获得与之前同等程度的药效。**依赖性**（dependence）指当停药后会出现戒断症状（withdrawal symptoms）。因为阿片类药物同时具有耐药性和依赖性，故而在使用上存在危险，容易诱发药物滥用。

当知晓医生开出阿片类药物时，病人会出现对药物成瘾的恐惧吗？病人会在治疗的过程中对药物产生依赖吗？对患有绝症的患者来说呢？一项研究（Porter & Jick，1980）显示，药物成瘾的风险只有不到1%。由是，20世纪90年代后期开始出现阿片类药物的处方急剧增加，且对镇痛药使用的过度宣传加剧了人们对过多开具阿片类药物可能导致广泛成瘾的恐慌。尽管阿片类药物的使用和滥用都在不断增长，但是研究表明在所有接受阿片治疗的患者中，只有4%表现出了对阿片类药物的依赖（Fishbain，Cole，Lewis，Rosomoff，& Rosomoff，2008）。非法使用药物和酒精的个人历史可以预测阿片类镇痛药的滥用，过往有其他药物滥用历史的人也更容易滥用阿片类药物（Turk，Swanson，& Gatchel，2008）。

在一些情况下，阿片类药物的优点掩盖了它们的风险，即没有其他任何药物能像阿片类药物一样彻底地缓解疼痛。不过阿片类药物潜在的风险和副作用使它们更适宜治疗急性疼痛而非慢性疼痛，且少有证据表明阿片类药物可以长期用于缓解慢性疼痛（Manchikanti et al.，2011）。对多数的严重疼痛、急性疼痛、术后疼痛和绝症疼痛，阿片类药物仍不失为有效的治疗手段。

1997年至2007年，阿片类药物的使用增长了约600%（Paulozzi et al.，2012）。多数增长是由羟考酮和氢可酮的销量激增造成的。这两种物质都是具有潜在成瘾风险的阿片类物质，当服用量增加时成瘾的风险也随之增加。对药物滥用及成瘾的谨慎态度既影响了医生，他们通常并不情愿开具阿片类药物（Breuer，Fleishman，Cruciani，& Portenoy，2011）；也影响了患者，他们通常也不情愿服用足够剂量的阿片类药物来缓解疼痛，导致了服药不足（Lewis，Combs，& Trafton，2010）。这样不情愿的态度对所有阿片类药物皆存在，甚至包括治疗慢性的癌症疼痛的阿片类药物（Reid，Gooberman-Hill，& Hanks，2008）。这导致了患有急性疼痛和经常性慢性疼痛的病人不能够充分地缓解自己的疼痛。

帮助克服服药不足问题的重要举措是自定步调管理（self-pace administration）系统的引入。病人可以通过使用固定在他们静脉上的泵状装置，在一定的总量范围内向体内注射一定剂量的药物。这一系统最早出现于20世纪70年代后期，并且得到了广泛的接受和使用，病人可以通过自我调节，使用较少的药物获得最佳的疼痛缓解效果（Sri Vengadesh，Sistla，& Smile，2005），同时获得很高的使用满意度（Gan，Gordon，Bolge，& Allen，2007）。由于这一自定步调管理系统需要借助静脉来注射药物，因此也被广泛地用于在医院手术后疼痛的治疗。另外，疼痛病人还可使用自控的透皮送药（patient-controlled transdermal delivery）系统（D'Arcy，2005）。使用这一系统的病人需要在上臂处固定一块约信用卡大小的装置，通过激发这一装置来向体内注射药物。这种自我控制的方法也可以用来避免服药不足。

对于癌症疼痛患者来说，服药不足是他们在管理疼痛中的首要问题，而对腰痛患者来说，用药过度则是他们的主要困难。一组研究人员（Von Korff，Barlow，Cherkin，& Deyo，1994）依据医生为腰痛病人开具镇痛药剂量的大小和要求病人卧床休息时间的长短对这些腰痛病人进行分组，一年和两年后的追踪研究发现，那些只服用较少剂量药物且较少休息的患者的恢复程度几乎与服用大剂量且较多卧床休息的患者一样。另一项研究（Rhee，Taitel，Walker，& Lau，2007）发现，服用阿片类药物的腰痛病人会更多出现高血压、焦虑、抑郁和关节炎；此外，他们也较为频繁地光顾医院急诊室。这两项研究均表明，对腰痛患者的药物治疗与其他治疗相比花费更大。因此，接受药物治疗的腰痛患者恢复程度并不一定更好，反而会出现更多健康问题，并造成不必要的开销。

非麻醉性镇痛药物包括一系列非甾体抗炎药（nonsteroidal anti-inflammatory drugs，NSAIDs）以及对乙酰氨基酚（acetaminophen）。阿司匹林（aspirin）、布洛芬（ibuprofen）和萘普生钠（naproxen sodium）在药理上可以阻断前列腺素的合成（Julien et al., 2010），而后者正是由组织损伤产生，导致发炎的化学物质。前列腺素还会提升神经元的敏感性，从而加剧疼痛。上述非麻醉性镇痛药不通过大脑而是直接作用于受伤处，通过改变神经系统中的神经化学过程来缓解疼痛。不过 NSAIDs 药物的作用原理使它们有很大的局限性，即必须要有受伤的伤口，NSAID 才可以发生作用，对于实验室中接受疼痛刺激进行疼痛实验的受试者来说 NSAIDs 没有太大帮助。

阿司匹林和其他 NSAIDs 被广泛地应用于疼痛的减轻，既包括较为轻微的割伤、划伤等，也包括骨折等较为严重的受伤。如前所述，对于没有伤口和炎症的疼痛，NSAIDs 就显得无能为力。需要注意的是，NSAIDs 会刺激和破坏胃壁，甚至造成溃疡（Huang, Sridhar, & Hunt, 2002）。阿司匹林有影响血液凝血时间的副作用；大量的阿司匹林和其他 NSAIDs 具有毒性，会给肝脏和肾脏造成损伤。

鉴于此，一种新的 NSAIDs——Cox-2 抑制剂（Cox-2 inhibitor）——开始投入使用，它在影响前列腺素的同时只含有较低的毒性。在被医学证明可用且在市场上广泛推广之后，Cox-2 的销量暴增，关节炎患者对其尤为热衷。然而好景不长，Cox-2 后续被发现有引发心脏病的风险，因此导致在美国 Cox-2 销量骤减，同时人们开始对 NSAIDs 类药物的使用持谨慎态度（Shi & Klotz, 2008）。

对乙酰氨基酚是另一种重要的非麻醉镇痛药，它并不是 NSAIDs 的一员。经由"扑热息痛"或"泰诺"（Tylenol）等药名的包装，对乙酰氨基酚成为一种被广泛接受的药物。对乙酰氨基酚具有一些抗炎的属性，且具有与阿司匹林相类似但是药效较弱的疼痛缓解功能。对乙酰氨基酚对胃部没有副作用，因而对不能使用阿斯匹林的病人来说可以替代阿司匹林。然而对乙酰氨基酚也不是完全无害的。大剂量的对乙酰氨基酚也会带来问题，甚至并不致命的剂量也会给肝脏造成伤害，尤其是与酒精共同作用时这一伤害尤为严重（Julien et al., 2010）。

镇痛剂并不是唯一可以影响疼痛的药物。抗抑郁药物和抗癫痫药物也能在一定程度上缓解疼痛，因此可被用于治疗某些特定种类的疼痛（Maizels & McCarberg, 2005）。抗抑郁药物对腰痛十分有效，有些抗惊厥药物则可以帮助偏头痛患者减轻疼痛。另外，其他一些药物也可用来治疗偏头痛（Peres, Mercante, Tanuri, & Nunes, 2006）和类风湿关节炎的炎症（Iagnocco et al., 2008）。上述所有这些药物均可以改变数百万慢性疼痛患者的生活。可是尽管药物种类和基于药物的治疗手段繁多，它们依旧对一些特定的慢性

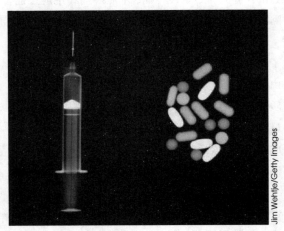

药物是用来减轻急性疼痛的有效方法，但却不是应对慢性疼痛的最好选择。

疾病毫无办法。这时，这些患者需要考虑进行手术来治疗疼痛。

手术

另一种管理疼痛的医疗手段是手术，用于修复产生疼痛的组织或改变神经系统调节疼痛的方式。其中最常见的是腰部治疗手术，不过手术其实是医生在其他无损伤治疗均无效时才会考虑的方法（van Zundert & van Kleef, 2005）。

手术可以影响神经系统传递疼痛信息的方式（van Zundert & van Kleef, 2005）。这种手术通常会使用类似冷、热或射频刺激来影响神经系统加工和调节疼痛的方式。手术通常不会彻底改变神经系统，因为那样会使患者丧失某些感官能力，这比疼痛更严重。另一种手术方法通过植入微电极来刺激神经元而非破坏神经元，从而影响神经系统对疼痛的加工。这一植入系统通过激活神经元以及神经递质的释放来阻断疼痛的加工；这种方法不破坏神经组织。

脊髓刺激也是一种有效的控制疼痛的手术方法（De Andrés & Van Buyten, 2006）。另一种刺激方法，经皮电神经刺激（transcutaneous electrical nerve stimulation，TENS），却没有前者那般有效。典型的 TENS 设备将位于皮肤上的电极与刺激发射器连接起来，尽管 TENS 在使用初期较为成功，但后来被证明不能有效地减轻疼痛（Claydon, Chesterton, Barlas, & Sim, 2011）。

作为疼痛的治疗手段，手术有两个局限性。第一，手术并不总能帮助修复受损的组织；第二，手术并不能完全减轻所有患者的疼痛。即使那些手术较为成功的患者日后也还会经受疼痛的反复。对于慢性腰痛来说，手术对多数人来说都不是最为成功的治疗方法（Ehrlich, 2003）。综上所述，手术是一种既花费昂贵又不完全可靠的治疗

疼痛综合征的方法（Turk & McCarberg, 2005）。此外，手术也有自身潜在的危险和可能的并发症，这些问题促使更多的患者开始利用行为手段来管理自己的疼痛。

疼痛管理的行为技术

心理学家一直以来都在致力于找到行之有效的治疗手段来帮助饱受疼痛困扰的人管理疼痛，这其中的很多方法都被证明对多种疼痛综合征行之有效。这些方法包括放松训练、行为疗法、认知疗法和认知行为疗法。一些机构认为这些技术是心身医学的一部分，因此也属于替代性治疗（见第8章）。心理学家则认为这些技术是心理学的一部分。

放松训练

放松是疼痛管理的方法之一，也是其他疼痛管理技术中的关键环节。渐进性肌肉放松（progressive muscle relaxation）首先让患者心无杂念地坐在一张舒适的椅子上，接着系统地通过紧张放松的交替对全身的肌肉群进行放松（Jacobson, 1938）。在学会了这些流程之后，人们也可自行进行肌肉放松。

放松技术已经被成功地用于缓解紧张性头痛、偏头痛（Fumal & Schoenen, 2008；Penzien, Rains, & Andrasik, 2002）、类风湿关节炎（McCallie et al., 2006）和腰痛（Henschke et al., 2010）。美国国家卫生研究院（National Institutes of Health Technology，NIHT）对渐进性肌肉放松技术进行了评估，对此技术在管理疼痛方面的作用给出了最高的评价（Lebovits, 2007）。不过放松技术较少单独使用，而是配合其他多种技术共同使用（Astin, 2004）。

表 7.1 总结了放松技术的有效性。

表 7.1　放松技术的有效性

疼痛问题	发现	研究
紧张性头痛和偏头痛	放松有助于缓解疼痛	Fumal & Schoenen, 2008; Penzien et al., 2002
类风湿关节炎	渐进性肌肉放松是管理这类疼痛的有效方法	McCallie et al., 2006
腰痛	放松对腰痛行之有效	Henschke et al., 2010
多种慢性疼痛	根据 NIHT 的综述，渐进性肌肉放松对缓解多种慢性疼痛均有帮助	Lebovits, 2007

行为疗法

行为疗法中行为矫正（behavior modification）技术占主导地位。这一技术源于实验室条件下对操作性条件作用的研究。**行为矫正**是运用操作性条件作用的原理塑造行为的过程。行为矫正的目的是塑造行为，而不是减轻疼痛的感觉或体验。疼痛中的人经常通过疼痛行为向他人传递自己正在经受折磨的信息，包括抱怨、呻吟、叹气、瘫软、摩擦、面部扭曲、耽搁工作等。

Wilbert E. Fordyce（1974）是最早强调操作性条件反射在疼痛的感知中发挥重要作用的心理学家之一。他注意到了疼痛行为之后奖赏现象的存在，这些奖赏包括人们接收到更多的关注、同情、经济上的援助以及其他一些**正强化物**（pisitive reinforcer）。不过这些奖赏却被疼痛研究专家Frank Andrasik（2003）称为疼痛陷阱，他认为上述这些正强化以及来自家人的注意、日常职责的豁免、雇主的补偿、医生的医疗建议等只会让病人的疼痛发展为慢性疼痛，而发展为慢性疼痛实质上意味着疼痛状况并没有得到改善。

行为矫正技术则可避免疼痛陷阱。行为矫正首先确认强化物，并训练病人身边的人对病人表现出的被认可的行为给予更多的关注和表扬，而对病人表现出的不被认可的行为给予忽视和淡漠。具体来说，疼痛病人身边的人会被训练

忽略疼痛病人的呻吟或抱怨，但对疼痛病人表现出的自主活动增加或其他对恢复积极有效的行为给予正强化。行为矫正的过程可由客观指标来衡量，如服用药物的剂量、耽误工作的时间、卧床不起的时间、抱怨疼痛的次数、运动量、情绪的波动、久坐的时间。操作性条件作用的强度可用其影响病人更多运动或更少服用药物的程度来衡量——这也是所有疼痛治疗的最终目的（Roelofs, Boissevain, Peters, de Jong, & Vlaeyen, 2002）。除此以外，行为矫正技术还可以帮助降低疼痛强度，减少行动障碍，提升生活质量（Sanders, 2006；Smeets, Severens, Beelen, Vlaeyen, & Knottnerus, 2009）。行为矫正技术并不关心行为改变过程中的认知因素，而认知疗法则侧重认知因素的作用。

认知疗法（cognitive therapy）认为，信念、个人标准和自我效能感显著地影响人们的行为（Bandura, 1986, 2001；Beck, 1976；Ellis, 1962）。认知疗法侧重可以改变人们认知的技术，并假设当认知改变时，人们的行为也会发生变化。Albert Ellis（1962）认为人们的想法，尤其是非理性的想法，是行为问题的根源。他十分关注"灾难化"这一现象的影响，即人们将轻微的不舒服夸大描述为严重问题的倾向。例如，"这个疼痛永远也好不了""我活不长了"或是"我做什么都不能减轻疼痛"。

疼痛体验很容易就被灾难化，这些夸张的疼痛体验反过来又会加剧不良行为和更严重的非理性信念。灾难化的程度与疼痛的强度相联系，且同时适用于急性疼痛（Pavlin, Sullivan, Freund, & Roesen, 2005）和慢性疼痛（Karoly & Ruehlman, 2007）。

当治疗师诊断出非理性信念后，他们便会积极地用相应的技术帮助疼痛患者抵抗这些非理性信念，并将非理性信念消除，乃至发展出理性信念。举例来说，疼痛的认知疗法关注灾难化的倾向，帮助患者们抛弃疼痛是不可治愈的或不会缓解的这样非理性的想法（Thorn & Kuhajda, 2006）。认知疗法治疗师帮疼痛患者诊断出诸如此类的非理性信念，并帮助他们改变这些信念。相对于只侧重认知想法，多数治疗师也在同时改变疼痛病人的认知和行为，这就是认知行为疗法的取向。

认知行为疗法（cognitive behavioral therapy, CBT）是一种借由发展信念、态度、想法和技巧以达到行为改变的治疗手段。与认知疗法一样，CBT 认为想法和感觉是行为的基础，因此 CBT 也从改变态度做起。同时，与行为矫正类似的是，CBT 也侧重改变环境的可能性来影响可以观测到的行为。

CBT 运用到疼痛管理中的实例是 Dennis Turk 和 Donald Meichenbaum 设计出的疼痛免疫训练（pain inoculation program, Meichenbaum & Turk, 1976; Turk, 1978, 2001）。与第 5 章中介绍的压力免疫训练类似，疼痛免疫训练的第一阶段是认知重构（reconceptualization）。在这个阶段中疼痛病人需要认识到心理因素可以部分影响疼痛，且通常病人在此阶段还会了解到闸门控制理论对疼痛的解释。第二阶段是技能习得与练习（acquisition and rehearsal of skills）——疼痛病人会学到放松和控制呼吸的技能。在第三阶段，即

实践与应用（application and follow-through）阶段中，疼痛病人的配偶或亲属被要求学会忽略疼痛病人的疼痛行为，同时对疼痛病人表现出的积极行为给予强化，这些积极行为包括更多运动、更少用药、更少求诊和逐渐恢复日常工作等。在治疗师的帮助下，疼痛病人还会制订一份疼痛应对计划。最终，在结束治疗后他们也能够在日常生活中使用疼痛应对的技术。一项使用实验室模拟疼痛刺激的研究（Milling, Levine, & Meunier, 2003）发现，疼痛免疫训练与催眠训练均可以帮助病人控制疼痛。疼痛免疫训练也可帮助膝盖受伤的运动员减轻疼痛（Ross & Berger, 1996）。

另有其他一些 CBT 训练也可对多种疼痛综合征发挥作用。CBT 可以帮助慢性疼痛病人认识到存在于他们认知中对疼痛恢复无益的信念，如恐惧与灾难化（Leeuw et al., 2007; Thorn et al., 2007）；同时 CBT 也帮助疼痛病人学习健康的生活方式而非病快快的生活方式。CBT 对腰痛的恢复行之有效（Hoffman, Papas, Chatkoff, & Kerns, 2007）；CBT 对头痛的缓解也作用明显（Martin, Forsyth, & Reece, 2007; Nash, Park, Walker, Gordon, & Nicholson, 2004; Thorn et al., 2007）。对于纤维肌痛的病人，CBT 的疗效比药物治疗更为显著（García, Simón, Durán, Canceller, & Aneiros, 2006），CBT 对类风湿关节炎（Astin, 2004; Sharpe et al., 2001）和癌症与艾滋病疼痛的减轻也都大有裨益（Breibart & Payne, 2001）。

近来，研究者们对**接受与实现疗法**（acceptance and commitment therapy, ACT）这一 CBT 的变体在疼痛中的作用进行了评估。ACT 鼓励疼痛病人接受疼痛这一事实，但同时鼓励他们将注意力放在他们认为有价值的目标和行动上。这种治疗方法对慢性疼痛病人尤为有效，因为其他直接的疼痛控制技术往往会造成病人的压力和行动不便（McCracken, Eccleston, & Bell, 2005）。近来一个

对10项慢性疼痛病人研究的元分析发现，与控制条件相比，ACT可以显著地降低疼痛强度（Veehof, Oskam, Schreurs, Bohlmeijer, 2010）。因此ACT可以作为传统认知行为疗法在疼痛管理中的良好替代方法。

综上所述，行为矫正技术和认知行为疗法对多种疼痛综合征的疼痛管理均行之有效。上述介绍的疼痛管理技术在诸多行为管理技术中也被证明最为有效。表7.2总结了这些方法对多种疼痛恢复的有效性。

表7.2　行为疗法、认知疗法和认知行为疗法的有效性

问题	发现	研究
疼痛行为增加	言语强化增进疼痛行为	Jolliffe & Nicholas, 2004
慢性腰痛	操作性条件作用增进肌肉活动、减少药物摄入；CBT对此同样有效	Roelofs et al., 2002
疼痛强度	行为调节降低疼痛强度	Sanders, 2006
慢性腰痛	行为调节是减少行动障碍的经济有效的治疗方法	Smeets et al., 2009
疼痛体验中的灾难化	灾难化会加剧急性疼痛和慢性疼痛	Karoly & Ruehlman, 2007;Pavlin et al., 2005;Thorn & Kuhajda, 2006
实验室诱发疼痛	疼痛免疫训练与催眠训练均可减轻疼痛	Milling et al., 2003
运动员膝盖痛	疼痛免疫训练行之有效	Ross & Berger, 1996
腰痛	元分析和研究综述均表明CBT对腰痛有效	Hoffman et al., 2007
头痛和预防	CBT对头痛的管理和预防均可发挥作用	Martin et al., 2007;Nash et al., 2004;Thorn et al., 2007
纤维肌痛	CBT比药物治疗更有效	García et al., 2006
类风湿关节炎	CBT可以减轻疼痛	Astin, 2004;Sharpe et al., 2001
癌症和艾滋病疼痛	CBT帮人们缓解疼痛	Breibart & Payne, 2000
慢性疼痛	元分析表明ACT对降低疼痛强度行之有效	Veehof et al., 2010

小结

多种医疗手段均可帮助减轻疼痛但同时它们都有局限性。镇痛药对急性疼痛较为有效，也可用于慢性疼痛。这些药物包括阿片类药物和非麻醉性药物。阿片类药物对严重疼痛十分有效，但潜在的耐药性和依赖性问题会给它们在慢性疼痛病人中的使用带来诸多问题，即医生和患者在实践中都不情愿使用阿片类药物。

诸如阿司匹林、非甾体抗炎药和对乙酰氨基酚这样的非麻醉性药物对轻中度的急性疼痛有效，同时对很多慢性疼痛也可发挥作用。

手术方法既可以影响周围神经系统，也可以用于调节中枢神经系统。手术通常是疼痛管理中不得已的最后手段，并且改变神经系统通路的手术往往并不成功。对脊髓进行刺激的手术比其他手术更能帮助管理疼痛，但其中经皮电神经刺激的方法往往并不奏效。

　　健康心理学家使用放松训练、行为疗法、认知疗法和认知行为疗法帮助人们应对压力和慢性疼痛。渐进性肌肉放松训练这样的放松技术在帮助管理头痛、术后疼痛、腰痛中均卓有成效。行为矫正可以帮助疼痛病人增加活动并减少药物摄入，但这一方法并不关注伴随疼痛的负性情绪和其他不适感。认知疗法则强调感觉的作用，帮助病人减少灾难化的想法，从而避免使疼痛恶化。将认知疗法和操作性条件作用相结合的认知行为疗法比其他治疗手段更能有效地帮助病人管理疼痛。

　　认知行为疗法包括疼痛免疫训练，也包括其他所有关注疼痛中的认知因素和行为因素的治疗手段。这些方法对腰痛、头痛、类风湿痛、纤维肌痛以及癌症和艾滋病疼痛均有成效。

关键问题答案

1. 神经系统如何对疼痛进行反应？

　　皮肤表面附近的感受器对刺激进行反应，产生的神经冲动经传入神经传至脊髓。具有板层结构的脊髓对痛觉信息进行加工和调节并将其传递至大脑。大脑中的躯体感觉皮质接收并加工感觉信息。神经递质和中脑导水管周围灰质也可对痛觉信息进行调节。

2. 疼痛的含义是什么？

　　给疼痛下定义并不容易，但可以将疼痛分为急性疼痛（由特定伤害引发，通常持续不到6个月）、慢性疼痛（持续出现在疼痛恢复的过程中）和前慢性疼痛（急性疼痛与慢性疼痛之间的关键阶段）。个体的疼痛体验同时受情境、文化以及个体差异和学习背景的影响。疼痛的含义还可以通过疼痛理论来了解。迄今最具影响力的是闸门控制理论，它同时考虑了疼痛体验中的生理因素和心理因素。

3. 怎样测量疼痛？

　　生理水平上可以通过测量肌肉的紧张程度或伴随疼痛的自主性反应来测量疼痛，但这种方法的效度并不高。对疼痛行为（如跛行、面部扭曲、抱怨等）的观察具有一定的信度和效度。自我报告法是最为常用的疼痛测量手段，包括评定量表、疼痛问卷和标准化心理测验。

4. 哪些类型的疼痛会造成较大问题？

　　依据疼痛的症状可将疼痛分为不同的疼痛综合征，包括头痛、腰痛、关节炎、癌症痛、幻肢痛。头痛和腰痛是最为常见的慢性疼痛，通常会影响工作、学习和生活。

5. 哪些技术可以有效地帮助管理疼痛？

　　健康心理学家所使用的疼痛管理技术包括放松训练和行为技术。放松训练可以帮助有头痛以及腰痛的病人管理疼痛。行为技术中的行为矫正技术能够帮助疼痛病人塑造更为健康的行为而非疼痛行为。认知疗法侧重信念的作用，这一疗法可以帮助病人减少疼痛中的灾难化和对疼痛的恐惧。认知行为疗法将改变认知的方法与行为技术综合使用，对疼痛的管理卓有成效。

阅读建议

　　Baar, K. (2008, March/April). Pain, pain, go away. *Psychology Today, 41* (2), 56–57.

这篇短文总结了疼痛中的心理因素，以及心理学家所运用的成功帮助人们管理疼痛的治疗方法。

Gatchel, R., Haggard, R., Thomas, C., & Howard, K. J.(2012). Biopsychosocial approaches to understanding chronic pain and disability. In R. J. Moore (Ed.), *Handbook of pain and palliative care* (pp.1–16). New York: Springer.

书中的这一章带领读者走过了主要疼痛理论的发展历程，讨论了急性疼痛如何转为慢性疼痛，并提出了若干与测量和管理慢性疼痛有关的议题。

Wall, P. (2000). *Pain: The science of suffering*. New York: Columbia University Press.

作者 Peter Wall 是闸门控制理论的提出者之一。他在本书中介绍了他理解疼痛的深厚经历，提供了对疼痛体验的非技术性检测建议，并考虑了文化差异和个体差异问题。

Watkins, L. R., & Maier, S. F. (2003). When good pain turns bad. *Current Directions in Psychological Science, 12*, 232–236.

这篇短文总结了 Watkins 和 Maier 在慢性疼痛的发展方面的研究，重点强调了神经化学物质如何调节神经系统和免疫系统对于受伤的反应。

第 8 章

替代性疗法

本章概要

- 替代性医疗体系
- 替代性医疗业务与产品
- 心身医疗
- 谁在使用补充性与替代性医疗？
- 替代性治疗的有效性如何？

关键问题

1. 什么样的医疗体系可以替代常规医疗？

2. 替代性医疗有哪些业务与产品？

3. 什么是心身医疗？

4. 谁在使用补充性与替代性医疗？

5. 替代性治疗的有效性和局限性是什么？

☑ 测一测你的观念

关于替代性医疗

请钩选与你观念一致的描述。

☐ 1. 当我感到疼痛时，我会去翻药箱，看有什么能帮助我减轻疼痛的东西。

☐ 2. 我相信草药和其他药物一样能够缓解疼痛。

☐ 3. 药物公司应该发明能够帮人们缓解压力的药物。

☐ 4. 压力和疼痛均源于外部因素。

☐ 5. 如果医疗手段对我的疼痛没有作用，我会考虑使用替代性疗法，如催眠、针灸。

☐ 6. 有太多的人通过服用药物来帮助他们应对疼痛。

☐ 7. 我倾向于使用替代性疗法来应对压力和疼痛问题。

☐ 8. 压力和疼痛来源于人与环境的交互作用。

☐ 9. 脊柱按摩疗法并没有实质性的效果。

☐ 10. 替代性疗法并不与常规医疗同等有效。

☐ 11. 替代性疗法比常规医疗更为安全。

☐ 12. 我相信将常规医疗与替代疗法结合使用是最好的管理疼痛的方法。

如果你认同第1、3、4、9和10项，那你很可能更相信常规医疗手段，这其中包括治疗和管理压力与疼痛的手段。如果你认同第2、5、6、7、8、11和12项，那么你可能相信替代性疗法和行为治疗的作用。

本章将重点讨论替代性疗法，介绍替代性疗法对压力和疼痛的作用，并评估这些方法的有效性。

诺曼·卡森斯的真实生活记录

1964年，时任知名杂志《星期六评论》主编的诺曼·卡森斯（Norman Cousins）被诊断出患有强直性脊柱炎（ankylosing spondylitis），一种退行性、炎症性、影响脊柱中结缔组织的疾病。他的医生告诉他能够完全康复的可能性只有五百分之一（Cousins, 1979）。卡森斯接受了住院治疗并服用了大剂量的抗炎药物。然而，卡森斯决定不能只做自己健康状况的被动观察者。渐渐地，他开始对医院常规生活、医院食物、无休止的检查以及大量药物产生质疑。随后卡森斯离开了医院。

卡森斯继续着自己的治疗，不过不是在病房，而是在一间精心布置的宾馆房间里。他并没有服用药物，而是给自己制订了需要摄入足够量维生素C的健康饮食计划，同时坚持积极乐观的态度，并通过收看《坦白的相机》和麦克思兄弟的喜剧电影来保持笑口常开。尽管他的医生对这种非同寻常的治疗持怀疑态度，但还是同意

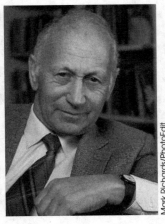

Mark Richards/PhotoEdit

卡森斯这样做了。出人意料的是，卡森斯的情况开始好转；最终，卡森斯完全康复。卡森斯于1976年在《新英格兰医学杂志》上讲述了自己的经历，这篇文章同时也是其著作《解剖患者心中的疾病》（Anatomy of an Illness As Perceived by the Patient）一书的开篇。

卡森斯从此成了人类自身就有治愈疾病的能力这一观点的拥护者。他指出医学需要扩展，需要更关注病人本身，更关注影响康复过程的心理因素。在成为加州大学洛杉矶分校医学人文领域的兼职教授后，卡森斯在常规医学的系统中开拓并宣传替代性治疗手段。直至1990年去世，卡森

斯一直在通过口头与文字的方式探讨积极情绪的治愈力量。卡森斯对现代医疗的转型具有贡献，基于病原体是疾病病因的生物医学模型由此转变为同时囊括了社会、文化和心理因素的生物心理社会模型。

生物心理社会模型（biopsychosocial model）是生物医学模型（biomedical model）的一种扩展，而其他与主流医学定义疾病方式不同的医疗观点则统统可以归为**替代性医疗**（alternative medicine），指一种与常规医疗（conventional medicine）不同的，有自己独特健康体系、业务范围和产品的医疗服务（National Center for Complementary and Alternative Medicine，NCCAM，2008/2011）。替代性医疗起源于不同文化下的医疗保健体系（如传统中医），尚未被主流医疗接受的治疗业务手段（如脊柱按摩疗法和按摩治疗）以及并未被完全确认有医学价值的产品（如氨基葡萄糖和松果菊）。这些业务与产品可以作为常规医疗的替代手段使用，比如一个人可以采取脊柱按摩疗法或按摩治疗来管理疼痛而不是服用镇痛药。不过，人们时常将常规医疗与替代性医疗结合使用（Barnes et al.，2008），这种情况被称为**补充性医疗**（complementary medicine），例如人们可以同时服用镇痛药并寻求脊柱按摩治疗。这些医疗体系、业务与产品经常也统称为补充与替代性医疗（complementary and alternative medicine，CAM）。

替代性医疗体系

对补充与替代性医疗的业务与产品的划分不仅取决于文化背景，还取决于所处的年代。在150年前的美国，手术还是一种没有被当时主流医学所接受的替代性手段（Weitz，2010）。当手术的技术逐渐发展，并且实践逐渐证明手术的确是治疗特定疾病的最好手段时，手术就加入了常规医学的阵营。近来，当越来越多的证据表明高纤维食物确实有健康价值时，全谷物膳食疗法也从替代性医疗迈入了常规医疗的大门（Hufford，2003）。当下被视为CAM的医疗手段随着研究的进展与时间的推进，也都可能发展为常规医疗。

替代性医疗到常规医疗的演变需要科学研究证明相应业务手段和使用产品的有效性（Berman & Straus，2004；Committee on the Use of Complementary and Alternative Medicine，2005）。为了推动这一进程，美国国会成立了国家补充与替代医学中心（National Center for Complementary and Alternative Medicine）来为相关研究提供资金和支持。从1992年起，这一机构业已资助考察了在怎样的情况下CAM可以发挥效果，以及谁可以在这些情况下使用CAM等问题。在介绍CAM对管理压力、疼痛和其他疾病的作用前，我们先来了解一下CAM都包括哪些技术手段。

北美、欧洲以及世界上其他绝大多数人所处的健康医疗体系是由代表生物医药体系的内科医生、外科医生、护士和药剂师组成的。然而，不同年代和不同地域孕育了不同的替代性医疗体系，其中一些在日后也转变成了常规医疗（NCCAM，2008/2011）。每一种替代性医疗体系都有其完整的对疾病（和健康）的解释和对医疗手段使用的描述。在美国，4.4%的人都曾至少使用过一种替代性医疗体系所提供的治疗（Barnes et al.，2008）。

传统中医

传统中医（Traditional Chinese Medicine，TCM）起源于2000多年前的中国（Xutian，Zhang，& Louise，2009），至今仍是中国和其他亚洲国家所使用的重要医学手段。传统中医认为一种重要的基本物质——气——是维系生命活动的关键，运行于体内的经络之间。经络将体内各部分连接起来，并与外部世界相沟通进而成为一个整体。如果气行受阻或是运行缓慢，人就会出现健康问题或生病。保持气血运行的平衡是维持健康以及恢复健康的关键。

身体的平衡位于两种相对的能量之间，即阴阳之间（Xutian et al.，2009）。阴代表着寒冷、被动和迟缓，相反阳代表着炎热、主动和迅速。阴阳共同作用。阴阳平衡是维持健康的关键，阴阳和谐是最理想的状态，阴阳失调可能由于生理、情绪或环境因素导致。因此，传统中医是一种整合性的诊断与治疗体系。传统中医的医生掌握多

种帮助人们解除阻断并恢复气血运行的技术，使阴阳重新归于平衡进而恢复健康。这些技术手段包括针灸、按摩、草药、膳食和锻炼。

经由美国纽约时报记者 James Reston 在中国的亲身体验并报道，针灸于1971年成为第一个广受西方世界瞩目的传统中医治疗手段（Harrington，2008）。Reston 是在陪同美国前国务卿亨利基辛格博士（Dr. Henry Kissinger）为准备中国时任领导人毛泽东与美国时任总统理查德·尼克松（Richard Nixon）进行外交会晤时前往中国的。Reston 在中国时，针灸帮助他缓解了手术后的疼痛，这引发了他对针灸的极大兴趣，因此促成针灸成为一种在美国广为人知的替代性疗法。

针灸在传统中医体系中占据重要地位。**针灸**（acupuncture）治疗用一些特制的针扎入皮肤上的特定穴位，并对穴位进行持续刺激（NCCAM，2007/2011）。这种刺激可以是电刺激，也可以是通过手腕的运动进行人工刺激。约1.4%的美国人曾经接受过针灸治疗（Barnes et al.，2008）。针

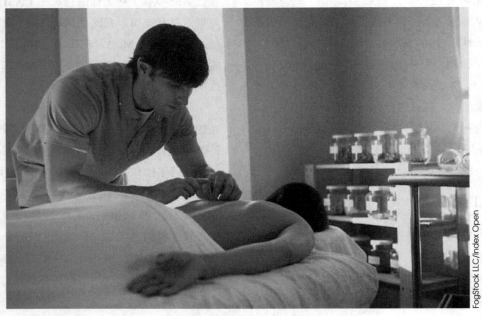

发源于传统中医的针灸疗法已成为广受欢迎的一种替代性疗法。

灸是用针，而**指压疗法**（acupressure）则通过按压特定穴位达到目的。在传统中医中，针灸与指压都可用来恢复体内经络中气的运行，借以恢复健康。除此以外，推拿技术可以用来刺激和诱导气的运行。中医认为，推拿按摩可以调节神经系统，增强免疫功能，帮助身体排出废物。

《本草纲目》是中医使用草药和草药制剂的参考指南之一。草药中经常使用人参与生姜等常见植物，不过其他植物、矿物甚至动物制品也可制成草药。这些草药在美国常被研磨成粉末状，以便熬成汤剂或制成药片。

膳食与锻炼也是传统中医的一部分。与旨在摄入碳水化合物、蛋白质与脂肪达到平衡的现代膳食计划不同，传统中医膳食的目的是通过食用特定食物以及拒绝其他食物来恢复阴阳的平衡（Xutian et al., 2009）。传统中医中有治疗功效的锻炼手段被称为气功，其包含一系列肢体运动和呼吸训练，用来帮助气在体内循环运行。

传统中医中的许多方法，如针灸、气功以及草药等已经成为很多特定健康问题的替代性医疗手段。传统中医的健康观是一种健康与疾病整合的观点。印度阿育吠陀医学则是另一种强调平衡的替代性医学。

印度阿育吠陀医学

阿育吠陀（Ayurveda），或阿育吠陀医学（Ayurvedic medicine），是起源于印度的古代医疗体系；关于它的文字记载最早可以追溯到2000多年前（NCCAM, 2005/2009）。阿育吠陀由两个梵语单词组成，合在一起意味着"生命的科学"。阿育吠陀医学的目的是整合身体、心灵与精神，并达到三者的平衡。这三者也被认为是宇宙中万物之间联系的延伸。人生于一种平衡的状态，但生命中的事件总会破坏平衡。当这三元素处于不平衡的状态时，健康就会受到威胁；使三者恢复到平衡状态就能恢复健康。

阿育吠陀医学的实践者们通过观察生理指标、询问生活习惯和行为习惯等来对病人进行诊断（NCCAM, 2005/2009）；进而通过向病人及其家人询问更多的问题来帮助制订治疗计划。治疗的目的是通过锻炼与膳食的方法移除干扰，使三元素重新达到平衡与和谐的状态。具体使用的方法包括瑜伽锻炼、特殊的膳食计划或断食计划等。阿育吠陀医学也使用按摩疗法刺激身体上的特定部位，来缓解疼痛和促进血液循环。草药、药油、香料和矿物质的使用十分广泛，阿育吠陀医学中存在多达5000种制品。病人们通常也会被建议通过改变行为来减少对疾病的担忧并提升内部的和谐。在美国，不到1%的人曾经寻求过阿育吠陀医学的治疗，远少于传统中医（Barnes et al., 2008）。

此外还有两种替代性疗法，自然疗法（naturopathy）和顺势疗法（homeopathy）；这两者均兴起于19世纪的欧洲，后传入北美。两者都曾流行一时，但都随着常规医疗的崛起而销声匿迹。近年来，已很少有美国人使用这两种替代性医疗手段（Barnes et al., 2008）。

小结

替代性医疗包括不归属于常规医疗的一系列医疗体系、业务手段和使用产品，人们或单独使用（替代性医疗），或与常规医疗一起结合使用（补充性医疗）。

替代性医疗保健体系主要包括传统中医、阿育吠陀医学、自然疗法和顺势疗法。传统中医和阿育吠陀医学历史悠久，自然疗法和顺势疗法则兴起于19世纪。所有这些替代性医疗体系均有自己对健康与疾病的解释与配套的疾病诊断与治疗方法。

传统中医认为体内包含一种重要物质，

气；保持气血运行的平衡是保持健康的关键。为达到气血运行的平衡，传统中医使用针灸疗法、指压疗法、草药治疗、按摩（推拿）、气功和太极等锻炼方法。阿育吠陀医学也同样认可关键元素的存在，即身体、心灵与精神三者的整合是健康的核心。阿育吠陀医学使用膳食疗法、草药治疗以及瑜伽等锻炼手段。

自然疗法和顺势疗法在 100 年前的美国颇为流行，但目前已销声匿迹且鲜有人问津。

替代性医疗业务与产品

替代性医疗业务居于常规医疗之外，并且不被整个医疗系统认可。实际上，替代性医疗手段旨在帮助缓解症状或治疗病痛。最为常见的替代性疗法是脊柱按摩治疗和按摩疗法。这两种疗法也是最受欢迎的替代医疗手段，约占据所有 CAM 使用的 17%（Barnes et al.，2008）。天然制品也同样广受欢迎，这其中包括鱼油、氨基葡萄糖、松果菊和人参等。这些非维生素、非矿物质的补充剂是最为广泛使用的天然制品。约 18% 的美国人至少曾使用过一种天然制品（Barnes et al.，2008）。遵循健康的膳食计划（并非以减肥为目的）相比上述两大类方法相对少见，只有 4% 的成年美国人保持着日常性的膳食计划。

脊柱按摩治疗

脊柱按摩治疗（chiropractic）于 1895 年由 Daniel David Palmer 发明（NCCAM，2007/2010）。Palmer 相信，对脊柱的刺激不仅可以治疗疾病，还可以预防疾病。这一着眼点也形成了脊柱按摩治疗的基础：控制和调整因疾病或健康问题所引发的脊柱和关节的错位。脊柱按摩治疗通过双手或仪器迫使关节超出其当前可被动活动的范围。

脊柱按摩治疗还会使用热、寒、电等刺激作为治疗的一部分；脊柱按摩治疗也会要求患者通过运动进行恢复，或者改变膳食结构以及服用膳食补充剂。当脊柱和关节问题被解决时，身体就会恢复。

1896 年，Palmer 成立了世界上第一家脊柱按摩治疗学校，于是，这一疗法于 20 世纪早期在美国传播开来（Pettman，2007）。接受过至少 90 个小时自然科学学习的本科生才可被准许学习脊柱按摩治疗（NCCAM，2007/2010）。之后，学生可以进入任意一家被国家脊柱按摩治疗教育委员会（Council of Chiropractic Education）认证的学校进行为期 4 年的学习。学习期间学生们既要完成课业任务，也要完成对病人的实习。当学生完成学习并通过一系列考核后，他们可以获得脊柱按摩治疗师的从业资格，并被美国的全部 50 个州所承认。

从脊柱按摩疗法诞生起，就不断遭到医生的质疑甚至攻击，后者认为脊柱按摩治疗师并不具备从业资格（Pettman，2007）。美国医学会（American Medical Association）与脊柱按摩治疗之间的抗争贯穿了整个 20 世纪；然而经历了洗礼后，脊柱按摩治疗生存了下来并且越发繁荣，如今已逐渐走进常规医疗。运动员对脊柱按摩治疗的大量需求尤其推动了这一进程；美国国防部和美国退伍军人事务部的相关人员也可以通过正规途径享受脊柱按摩治疗。脊柱按摩治疗的规模正在逐步扩大（"RAND Corporation"，2011）。因为脊柱按摩治疗使用的广泛性，大多数医疗保险也开始覆盖脊柱按摩服务。美国大约 8% 的成人、4% 的儿童（Barnes et al.，2008），以及加拿大约 11% 的成人（Park，2005）都曾经接受过脊柱按摩服务。背痛、颈椎痛和头痛是最常使用脊柱按摩疗法的情形（Barnes et al.，2008）。

按摩

脊柱按摩治疗着重对脊柱和关节进行刺激和调整，按摩疗法则侧重于通过对软组织施加作用来使健康受益。在一段时间内，按摩曾是一种较为奢华的体验，但近来按摩开始走入寻常百姓家，被看作一种针对疼痛与压力的替代性疗法。按摩疗法起源于几千年前，在多种文明中均有所记载（Moyer, Rounds, & Hannum, 2004）。最早的有关按摩的记载可以追溯到公元前2000年，希波克拉底和盖伦都曾描述过按摩的益处。如今，美国超过8%的成年人和超过1%的儿童都曾以按摩作为替代性治疗（Barnes et al., 2008）。

按摩治疗有多种类型，其中之一是瑞典按摩。尽管 Per Henrik Ling 这一名字经常与瑞典按摩一同提及，但是实际上 Johan Mezge 才是于

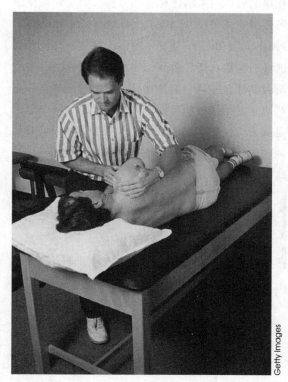

用推拿的方式治疗脊椎和肌肉可以有效地帮助减少疼痛。

19世纪首创这一按摩体系的人（Pettman, 2007）。瑞典按摩通过对一侧软组织在一个方向上轻轻敲打并在相反方向上略重揉搓来达到放松的目的（NCCAM, 2006/2010a）。瑞典按摩曾经是物理治疗与康复的一部分，如今，这一方法也开始作为一种独立的治疗技术用于压力管理与疼痛管理。

其他各医疗体系也都有自己的按摩疗法，这其中包括上文提及的传统中医、阿育吠陀医学和自然疗法。传统中医使用指压疗法与推拿疗法（Xue, Zhang, Greenwood, Lin, & Story, 2010）。指压疗法侧重对身体经络的按压，用以解除对气顺畅运行的阻碍。日本指压（Shiatsu）是中医指压疗法在日本的变体。推拿的目的也是保障气在体内的顺畅运行。推拿中经常利用手指沿特定经络顺气，日本指压也使用类似的技术。阿育吠陀医学中的按摩通过刺激身体的特定部位激活体内的能量来达到治疗的目的；实践中治疗师经常借助精油以降低摩擦感。综上，按摩疗法普遍存在于替代性疗法中，它们存在于不同的医疗体系中，并均可作为独立的治疗手段帮助解决健康问题。

膳食、补充剂和天然制品

膳食是健康的重要因素，很多人都通过制订并执行特定的膳食计划来改善健康状况（或减轻体重）。这些膳食包括素食法（vegetarian）、长寿膳食法（macrobiotic）、阿特金斯膳食法、Ornish膳食法、区域膳食法（Zone diet）和南滩膳食法（South Beach diets）。在美国，共有不到4%的人使用上述膳食中的一种（Barnes et al., 2008），且近10年来这一比例一直在降低。

素食法严格控制肉类和鱼类的摄入，主要食用蔬菜、水果、豆制品、植物种子和植物油。不同素食法之间存在区别和不同的侧重（Mayo Clinic Staff, 2008）。乳素食法（Lactovegetarian diets）允许乳制品的摄入；蛋乳素食法（ovolacto vegetarian）同时允许乳制品和蛋类的摄入；严格素食法（vegan）拒绝一切肉类、鱼类、蛋类和乳制品。控制肉类和肉制品摄入的膳食法比其他膳食法所摄入的脂肪更低，而纤维摄入更高，这对诸如高胆固醇者这样有健康问题的人群非常有益。美国心脏协会（American Heart Association）和美国癌症协会（American Cancer Society）也都曾建议，出于健康的考虑应该控制肉类的摄入。美国膳食协会（The American Dietetic Association）也宣称（Mangels, Messina, & Melina, 2003），上述三种素食法都能保证人体各生长发育阶段所需要的营养物质，不过素食者应当合理地制订膳食计划以保证摄入足够的原本在肉类中含量丰富的蛋白质、钙以及其他营养物质。长寿膳食法严格限制肉类和肉制品的摄入，只食用谷物、杂粮、煮熟的蔬菜以及有限的水果和鱼类。因此这一方法的使用者需要比其他素食者更应小心仔细地制订计划以确保足够的营养摄入（American Cancer Society, 2007）。

阿特金斯膳食法、Ornish 膳食法、区域膳食法和南滩膳食法之间的区别主要体现为碳水化合物和脂肪摄入量的不同以及膳食计划使用目的的不同（Gardner et al., 2007）。比如，阿特金斯膳食法限制碳水化合物的摄入但不控制脂肪的摄入。Ornish 膳食法只允许常人10%的脂肪摄入，这让 Ornish 膳食法接近严格素食法，同时也让人们难以坚持；事实上也很少有人在使用这一方法（Barnes et al., 2008）。南滩膳食法是一种减肥方法，它同时限制碳水化合物和脂肪的摄入，但与此同时也注重摄入营养的均衡。在美国，共有1%～2%的成年人使用素食法、阿特金斯膳食法或南滩膳食法，其他膳食法的使用则较少。

除了膳食法，人们也会通过服用食物补充剂来保持健康或提高健康质量，这些补充剂包括各种维生素、矿物质、草药、氨基酸、特殊食品或其他天然制品。在美国，食品与药品管理局（Food and Drug Administration, FDA）将天然制品归类为食品而非药品；天然制品的出售不受任何限制，也不需要研究来证明它们的安全性和有效性（NCCAM, 2008/2011）。

服用补充剂来改善健康这一方法有着悠久的历史，存在于多种文化中且有多种表现方式。例如，它在几千年前的传统中医（Xue, Zhang, Lin, Da Costa, & Story, 2007）和阿育吠陀医学（NCCAM, 2005/2009）中均有体现和记载。人们通过摄入维生素和矿物质来维持健康并提升自我的健康体验，但维生素、矿物质的使用并不属于替代性疗法。很多人服用其他非维生素和非矿物质的补充剂来保持健康或提高抵抗力（Barnes et al., 2008），这些才被视为替代性疗法。例如，Ω-3 脂肪酸补充剂可以降低心血管疾病的风险，松果菊可以用来治疗感冒和流感，氨基葡萄糖则可用于骨关节炎（"The Art and Science of Natural Products", 2010）。此外，很多人在使用膳食计划的同时食用功能性食品，如大豆、巧克力、蔓越莓和其他含抗氧化剂的食品。在美国，膳食补充剂每年的销售额均可达到几十亿美元，补充剂也是最为广泛使用的替代性医疗手段之一；近18%的美国成年人都在服用这些天然制品（Barnes et al., 2008）。

小结

替代性医疗的业务和产品包括脊柱按摩疗法、按摩疗法、膳食疗法和膳食补充剂等。脊柱按摩治疗侧重脊柱和关节，同时使用调整与控制技术使错位的部分回到原位。按摩疗法也使用调整技术，不过侧重对软组织的刺激。按摩疗法有多种类型，均可以帮助人们解决一定的健康问题。另一种常用的方法是膳食疗法。多数膳食疗法旨在减轻体重或降低胆固醇含量,其中包括阿特金斯膳食法、Ornish 膳食法、区域膳食法和南滩膳食法,另一些膳食疗法更侧重健康状况的改善,这其中包括素食法和长寿膳食法。在制订和使用膳食疗法的同时,人们也会服用补充剂来帮助改善健康或应对特定健康问题,补充剂包括各种维生素、矿物质以及草药、氨基酸、提取物以及特殊食品等天然制品。补充剂是美国使用最为广泛的替代性医疗手段。

心身医疗

心身医疗包括一系列虽然表现各异但却基于共同前提假设的医疗手段,这些手段均认为大脑、心灵、身体和行为之间存在复杂的交互作用,并同时认为情绪、精神、社会和行为因素都对健康起重要作用(NCCAM,2008/2011)。这些方法或依托于心理学,或依托于常规医学,但都认为身体和心灵在动态交互作用中形成了一个整体系统。本章最开始所介绍的诺曼·卡森斯就是一名心身医疗的热切拥护者。不过心身医疗的观点并非于近年兴起,实际上传统中医、阿育吠陀医学以及其他形式的传统医学和民间医学都持有心身观点,同时这也是这些医学的核心观点。心身观点在17世纪以前的欧洲同样占据主导。而法国哲学家笛卡尔则认为身体与心灵分别以不同的方式运行。笛卡尔认为,身体像机器一样运转,而心灵的运转则依靠其他一些机制,这一观点深刻影响了近代西方医学的发展,并削弱了人们对心理因素在生理健康中同样起重要作用的认识。

认同心身医疗的人一直以来都在努力探寻身体与心灵的交互作用以及二者与健康的关系。心身医疗中所使用的一些方法起源于持整体观点的医学体系,如传统中医、阿育吠陀医学。但它们

所使用的方法不仅包括冥想、太极、气功和瑜伽,还包括引导性想象、催眠以及生物反馈等方法。深度控制呼吸这一方法被多数心身疗法使用,不过实际上很多美国人(12.7%)单独使用深度控制呼吸而不使用心身医疗中的其他方法(Barnes et al.,2008)。

冥想和瑜伽

绝大多数冥想技术都起源于亚洲的宗教,不过心身医疗中所使用的冥想技术并不带有丝毫宗教意义(NCCAM,2006/2010b)。冥想技术有多种变体,但共同点是都需要一个安静的场所、一种特定的姿势、一份集中的注意力和一颗开放的心。超觉冥想法和正念冥想法是使用最广泛的两种冥想技术。在美国,有超过9%的成年人接受过冥想训练(Barnes et al.,2008)。

超觉冥想法

超觉冥想法起源于印度的吠陀传统(NCCAM,2006/2010b)。冥想者需要静坐,闭上双眼并保持肌肉的放松。进行冥想时,冥想者需要将注意力集中到呼吸上并重复默念某个音节,如"om",或者默念其他有意义的词或词组,整个过程持续约20分钟。默念的作用在于使冥想者不受其他杂念的干扰且有助于肌肉的放松。冥想过程需要冥想者有意识地将思想集中在某一单一想法上,或者有意识地不让自己被其他想法所干扰。

正念冥想法

正念冥想法起源于古老的佛教仪式(Bodhi,2011),如今已发展为一种缓解压力的手段。在正念冥想中,冥想者往往保持一种放松的、上身直立的坐姿,将注意力集中在出现的每一个想法和感觉上,并试着努力地以一种非评判的方式提高对知觉感受与思想过程的自我意识(Kabat-

Zinn，1993）。如果冥想过程中出现了令人不适的想法或感觉，冥想者要试着不去忽略它们，而是有意识地等待这些想法逝去，同时将注意力集中在呼吸过程上。通过客观、不带修饰或偏见的方式去留意自己的思绪，可以帮助冥想者更好地认识世界，更好地认识自己。

此外，研究者发展出一种基于正念的压力减轻训练（mindfulness-based stress reduction，Kabat-Zinn，1993）。这种训练持续8周时间，通常需要每天至少2个小时的训练，同时需要练习者大量反复进行练习以习得冥想技术。这种训练被广泛地用于帮助人们更好地控制焦虑、管理疼痛和应对慢性疾病。旨在考察正念冥想法本质的研究（Jha，Krompinger，& Baime，2007）表明，正念冥想训练可以通过影响注意过程的子成分，如定向注意（orienting attention）和警示注意（alerting attention），来帮助人们改善提高注意力。其他研究（Hölzel et al.，2011）则发现正念冥想训练可以影响大脑功能。

引导性表象

引导性表象与冥想法有一定程度的重合，也有明显的区别。在引导性表象中，想象者需要首先想象出一幅安静、平和的画面，例如富有节奏的海浪或是田园生活的场景。之后，想象者需要将这样一幅画面放置于某种特殊情境中，如焦虑情境、疼痛情境等，同时集中精力于当前处于特殊情境下的画面。引导性表象背后的假设是，人们难以在同一时间将注意力集中在多件事情上。因此，想象处于特殊情境中的画面但仍将注意力只放在画面本身，可以帮助人们转移对疼痛或压力的注意（详见"健康笔记"）。约有2%的美国人使用过引导性表象（Barnes et al.，2008）。

瑜伽

瑜伽起源于印度，如今已成为心身医疗实践的重要组成部分（NCCAM，2008）。瑜伽训练包括特定的身体姿势、呼吸与冥想，其目的是达到身体、意识与精神的平衡与统一。在众多的瑜伽种类中，哈他瑜伽（Hatha yoga）是美国与欧洲最盛行的瑜伽训练。瑜伽动作所使用的多种姿势都旨在让练习者关注体内的能量并使体内的能量运转良好。对体内能量的关注可以使练习者忽略困扰或问题，并侧重于能量在体内运转的当下的状态。瑜伽对呼吸的控制也能使身体得到更进一步的放松。在美国，大约有6%的成年人和2%的儿童练习瑜伽（Barnes et al.，2008）。

气功和太极

传统中医使用基于运动的方法来移除气血运行的障碍进而改善健康状况。气功是传统中医所使用的最基本的方法，气功利用一系列动作或运动来使体内气的运行达到平衡（Sancier & Holman，2004）。气功也可以达到放松的目的，并在一定程度上增强体力。另一种方法是太极，太极起源于中国武术，不过其中的一些动作同样有治疗的效果（Gallagher，2003）。

气功

气功是对体内能量（气）的调养（功），借由某种姿势或是某种简单的动作打通经络来恢复气血在体内运行的平衡。气功是传统中医所使用的最基本的方法之一（Twicken，2011）。气功的一种定义是"通过对呼吸的调整，将身体、呼吸和精神调整为一个整体"（Shinnick，2006，p. 351）。气功所使用的姿势和动作既可以单独练习，也可以综合练习，综合练习则被称为"式"。在传统中医中，气功可以强身健体，减少对针灸、草药等

健康笔记

引导性表象是管理和缓解疼痛的方法之一。引导性表象由想象一幅画面以及通过他人引导（或自行引导）来完成后续想象过程。这一过程既可以帮助管理急性疼痛，也可以应对慢性疼痛。引导性表象的指导录像可以帮助没有相关经验的人进行更好的想象。

通过录像进行引导性表象练习时，首先需要找到一处安静、不受干扰并令人感到自在的地方。将遥控器放在伸手可及的地方，然后坐在一张舒适的椅子上，进行几次深呼吸。用遥控器打开播放器，然后闭上眼睛，接着遵照录像中的指导进行练习。

指导在一开始会对一处特殊地方进行描述，或是你想象的地方，抑或是你曾经去过的地方，关键在于这应该是一个让你感到安全和平和的地方。接着，通过想象将将上述场景具体化——每个人的神奇地点都不一样，对一个人来说有吸引力的场景并不一定适用于其他人。一些人可能喜欢海滩的场景，但另一些人可能喜欢森林、原野或是某个特殊的房间。具体化的目的是让你觉得更为放松和平静。

依照录像的指导和描述继续对上述场景进行想象。多花些时间在这一场景里。你可以补充更多的细节，让这一场景更为真实，让自己身临其境。将注意力集中于所见与所听，同时忽略与场景相关的味觉与触觉。花些时间想象这些感官体验，并且依照指导开始关注自己当下的感受。当你越多地进行想象时，你越能感受到放松与平静。在当下场景中逗留与徘徊片刻，你应当完全沉浸在这一感受里。

继续依照指导，在你所想象的场所中进行放松的呼吸，目的是让随你而来的焦虑与疼痛都被放松与平静替代。随着你反复练习引导性表象，你可以根据自己的需要对指导录像的内容进行补充。这种录像通常持续10分钟，但是你自己在练习中的经验可以使录像的长度增加。最终，你不再需要录像的帮助就可以自己随时进行引导性表象了。

治疗的使用。

尽管气功起源于传统中医与东方哲学，但是对气功的练习也能与西方医学完美融合，被称为医学气功（He, 2005；Twicken, 2011）。研究者曾考察过气的生理基础，并认为练习气功可以改变体温以及电生理水平（Shinnick, 2006）。研究还认为，气功训练可以改善免疫系统（Lee, Kim, & Ryu, 2005），通过这种方式，气功可以改善健康状况。练习气功也可以延年益寿，应对高血压、糖尿病、心脏病以及压力和疼痛等不良状态。不过气功在美国并不普及，只有不到1%的美国人练习过气功（Barnes et al., 2008）。

太极

太极（太极拳）是气功的一种类型，起源于中国传统武术，有着悠久而颇有争议的历史。一些人主张太极拳的历史可以追溯到几千年以前，而另一些人则认为太极拳只有几百年的历史（Kurland, 2000）。太极拳发展与演化中的关键节点也存在争议，不过一个广为接受的历史故事是少林寺的一个和尚受到蛇鹤相争的启发将一些动作融入武术当中。随着时间的推移，太极拳逐渐发展成为一种广受欢迎的改善健康的方法，传播至整个中国，乃至世界。作为传统中医使用的一种方法，太极拳意在平衡体内的阴阳，由此来改善健康状况。

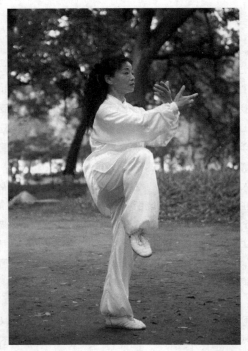

太极拳是一种基于运动的治疗技术，练习太极拳对身心皆有益处。

在打太极时，练习者保持直立且放松的身姿并需要控制呼吸的频率，通过轻柔、缓慢的动作转移能量（NCCAM，2006/2010c）。不同动作之间需要流畅连贯的衔接。太极的练习者在保持自己动作频率稳定的同时也需要使呼吸的频率与动作相协调，因此太极也被称为"移动中的冥想"（moving meditation）。太极发展的历史几乎是多种不同流派太极的演化史。当前，杨氏太极是中国最为普及的太极形式，同时也是在世界范围内使用最为广泛的替代性疗法。不同流派太极的区别在于特定的动作以及动作的顺序。太极提供了一种与快步走类似的中等强度的有氧运动方法，这一运动形式适用于十分广泛的人群（Taylor-Piliae，Haskell，Waters，& Froelicher，2006）。在美国，太极比气功更流行，不过只有0.4%的成年人报告说自己打太极（Barnes et al.，2008）。

能量治疗

能量有治疗作用或体内本身存在有治愈功能的能量的观点在许多替代性医疗体系中均有所体现。在传统中医中，气功与推拿的目的正是打通经络，使体内的能量得以运行，借此来完成治疗。日本的灵气（Reiki）治疗也是一种能量治疗（NCCAM，2006/2009）。灵气治疗起源于20世纪初的日本，并于20世纪30年代传入西方。灵气治疗看似是按摩治疗的一种变体，但其背后的哲学基础则是能量治疗，即能量通过治疗师的双手传递到被治疗者的体内。灵气治疗师的双手在治疗过程中保持某种特定的形状来操控和诱导能量，在接受治疗后，被治疗者通常可以感到身体的放松和疼痛感的减轻。能量治疗是替代性医疗手段中最具争议的治疗方法；不过在实际中被广泛使用的一种替代性手段——祈祷健康（见"信不信由你"）——更具争议。

生物反馈

直至20世纪60年代，西方世界的人们还无法相信人类可以精准地控制自身的生理过程，如心率、消化液的分泌和血管的收缩。当时的观点认为，这些生理过程的调控并不需要人的有意识的认知过程，即使有意识性地控制也没有影响。之后，20世纪60年代后期，一些研究者开始对这些传统上认为并不能有意识控制的生理过程进行研究，探讨控制这些生理过程的可能性。这些研究者的工作随着**生物反馈**（biofeedback）的出现与发展而达到顶峰。生物反馈指根据生理系统的状态提供反馈信息的过程。初期研究表明生物反馈或许使人们对某些自动过程的调控变为可能。1969年，Neal E. Miller进行了生物反馈的一系列实验，在实验中他与合作者们通过强化手段对动物的脏器活动水平进行调节。一些动物可以通

信不信由你　宗教信仰或许可以改善健康

一个世纪以前，以 Emile Durkheim（1912—1967）为代表的社会学家一直在思考和争论宗教信仰与健康之间的关系。或许这对世界上数以百万计的宗教信众来说根本不是一个问题，对他们来说，祷告是日常生活的一部分，祷告中自然也会包括对他们自己以及身边人健康的祈求与祝愿。在2002年至2007年间，美国人有关健康的祷告比例从43%上升到了49%（Wachholtz & Sambamoorthi, 2011）。绝大多数人都认为对健康的祷告卓有成效（McCaffrey, Eisenberg, Legedza, Davis, & Phillips, 2004）。然而，这样的卓有成效并不意味着健康的改善真是由祷告带来的。那么祷告或宗教信仰真的能改善健康吗？

祷告或许可以通过以下几种方式影响健康（Breslin & Lewis, 2008）。祷告的作用可以被视作一种安慰剂效应，或者，祷告行为可以减少人们对负性症状的关注。祷告也可以提升自我效能感进而改善健康（Masters & Spielmans, 2007）。很多宗教都会劝诫信众要对自身的行为有所克制，故而信仰这些宗教并且更多地对自身行为进行约束的人会拥有更多的健康行为习惯和更好的健康水平。祷告也可以在精神层面帮助改善健康，比如鼓励人们抱有更为积极的精神状态，这或许能改善免疫系统进而使健康水平得到提升。此外，这种精神层面的力量可以让人们更加乐观与充满希望（Ai, Peterson, Tice, Bolling, & Koenig, 2004），也从一个侧面提升了祷告本身的作用。在多种祷告形式中，一种借助冥想的祷告类型——归心祷告（centering prayer）——对减轻压力和疼痛均十分有效（Ferguson, Willemsen, & Castañeto, 2010）。综上所述，祷告确实可以通过多种方式改善健康。

另一个值得关心的问题是，一个人对他人健康的祷告真的可以影响到他人的健康吗？在实证层面很少有证据支持这一类型的祷告。过往的元分析（Masters & Spielmans, 2007; Masters, Spielmans, & Goodson, 2005）和研究综述（Roberts, Ahmed, Hall, & Davison, 2009）都表明，在对生活的期待与住院率这样的指标上，被他人所祈祷和祝愿的人与没被祷告的人并不存在明显差异。尽管很多人相信祷告能够直接影响健康，但当他们自己并不知道被其他人所祈祷时，他们的健康状况没有变化。不过，祷告者似乎对健康状况很差的人有间接的帮助，并提供有效的应对（Wachholtz & Sambamoorthi, 2011）。

过提高心率来获得奖赏，另一些动物则需要通过降低心率来获得奖赏。在仅仅几个小时之内，他们就观察到了两组动物心率水平上的显著差异。在一系列研究表明生物反馈对人类同样适用后（Brown, 1970；Kamiya, 1969），这一技术得到了逐步推广。

在生物反馈中，生理性指标被特定仪器记录，并立即反馈给被记录者。通过使用生物反馈技术，人们可以获得自身生理指标的信息以及生理指标改变的幅度。这一技术使人们可以对生理过程进行调控。没有这些直观反馈的话，这一调控就难以进行。

在临床实践中有多种生物反馈方法，如肌电生物反馈和热生物反馈；不到1%的美国人报告称使用过生物反馈（Barnes et al., 2008）。**肌电生物反馈**（electromyograph biofeedback）通过记录肌肉纤维的电生理水平来反映骨骼肌的活动情况。记录 EMG 时，首先要定位需要被记录的肌肉纤维，然后将特定电极吸附在该肌肉纤维上方的皮肤表面。皮肤电活动反映了肌肉紧张与放松的状态，机器会对不同水平的肌肉活动有相应的反应。在实际运用中，EMG 生物反馈可以帮助提高肌肉的收缩功能来使身体更快恢复，也可以帮助肌肉放松来实现压力管理。在替代性医疗中，EMG 生物反馈最常被用来帮助头痛和腰痛的病人缓解疼痛，在帮助身体恢复时 EMG 生物反馈的使用也日益广泛（Langhorne，Coupar，& Pollock，2009；Tate & Milner，2010）。

热生物反馈（thermal biofeedback）是另一种常用的生物反馈技术，这一技术假设皮肤表面的温度与压力的水平有直接关系，由此可以用来管理压力和疼痛。压力使血管收缩，而放松则使血管舒张。因此，皮肤表面温度低反映压力与紧张，而皮肤表面温度高则反映平静与放松。在使用中，将一块热敏电阻（对温度敏感的电阻）放置于皮肤之上，记录皮肤表面温度的变化，因此人们可以通过这一反馈信息对体表温度进行控制。实际上，和 EMG 生物反馈一样，热生物反馈的反馈信号可以是听觉的、视觉的或二者皆有。

催眠治疗

尽管恍惚状态的存在可能远早于人类历史，但现代催眠在18世纪后期才出现，以奥地利医生 Franz Anton Mesmer 在巴黎进行的催眠演示为里程碑。尽管 Mesmer 的工作遭到了攻击，但其成果的改进版，催眠术（mesmerism），很快传播到了世界各处。到20世纪30年代，有些外科医生在进行大型手术时用催眠术作为麻醉方法（Hilgard & Hilgard，1994）。

随着化学性麻醉剂的发现，催眠的受欢迎程度逐渐降低。不过在19世纪后期，很多欧洲的内科医生，如弗洛伊德，开始使用催眠作为对精神疾患的一种治疗手段。20世纪初期以来，催眠作为医学手段和心理学手段的受欢迎程度时涨时落。如今催眠的地位仍饱受争议，但有很多医学

工作者和心理学工作者使用催眠治疗帮助患者解决诸如疼痛这样的健康问题。总体而言，催眠的使用十分有限，只有不到1%的美国人接受过催眠治疗（Barnes et al.，2008）。

对催眠的争议不仅在催眠的使用上，对催眠本质的认识同样也存在争议。部分权威专家，如 Joseph Barber（1996）和 Ernest Hilgard（1978），认为催眠是一种受到影响的意识状态。该种状态下，人的意识处于一种断裂或是分离的状态。Barber 认为催眠状态下的痛觉丧失是通过反向的幻觉实现的，即无法感知本应感受到的东西。Hilgard 认为催眠中的**诱导**（induction）过程——即被引导进入催眠状态——是催眠的关键。在诱导发生后，被诱导者进入一种与正常意识极为不同的或断裂或分离的意识状态。这一特殊的意识状态使得人们可以接受某些常态下无法接受的指示或对自身的生理状态做出常态下无法进行的控制。

而关于催眠本质的另一种观点则认为，催眠取决于某种人格特质，或是相对稳定的人格特征。有这类特点的人更容易接受暗示（Barber，1984，2000）。持这一观点的人同时否定催眠状态是上述那种受影响的意识状态的观点。他们认为，催眠状态无非是一种放松状态，且无需额外诱导的帮助，同时催眠的实现也无需被催眠者进入某种恍惚状态而完全可以在较为清醒的状态下完成。

上述争议迄今为止尚不能被科学研究所解决。脑成像研究（De Benedittis，2003；Rainville & Price，2003）倾向于支持催眠是一种受影响的意识状态的观点。不过另一项研究（Milling，Kirsch，Allen，& Reutenauer，2005）则发现，催眠性的暗示和非催眠性的暗示具有相似的效果。在这一实验中无论受试者是否处于催眠状态，暗示和期待都可以使其疼痛得到缓解。

小结

心身医疗包含多种能够帮助人们改善健康或治疗疾病的实践技术，其中包括冥想、引导性表象、瑜伽、气功、太极、能量治疗、生物反馈和催眠。超觉冥想法引导练习者通过聚焦于某一想法或某种声音来达到放松，而正念冥想法则鼓励练习者聚焦于当下，并对当下的体验保持觉察。引导性表象鼓励训练者通过构建一幅舒适的画面来达到放松和缓解焦虑的目的。瑜伽借助动作、呼吸和冥想的训练来达到平衡身体、意识和精神的目的。起源于传统中医的气功和太极都属于基于动作的实践方法，它们都使用特定的姿势和动作来引导和平衡体内的能量。日本灵气治疗等能量治疗方法同样着眼于引导体内具有治疗功能的能量，不过灵气治疗也借助按摩的某些方法。

生物反馈是一种提供生理指标反馈的技术，人们可以借助接收到的反馈信息对生理过程进行调控。生物反馈有多种类型，临床上应用最广泛的是反映肌肉紧张程度的肌电生物反馈和反映皮肤表面温度的热生物反馈。催眠疗法广受争议。一种观点认为催眠状态是一种受到改变的意识状态，该意识状态可以帮助放松，受暗示性也增强，另一种观点则认为，催眠更多依靠的是个体的人格特质。不过，这两种观点都认为，放松与接受暗示可以在一定程度上帮助改善健康。

谁在使用补充性与替代性医疗？

人们使用补充性医疗与替代性医疗（CAM）中的技术来帮助自身提高健康水平、抵御疾病以及管理健康问题。许多 CAM 技术都十分实用，可以广泛地用于焦虑、压力和疼痛的管理。实际上，美国国家补充与替代性医疗中心所资助的很多研究都旨在探究 CAM 技术的有效性。

相信和使用 CAM 的人群在日益壮大。美国一项对 2002 年和 2007 年 CAM 使用情况的对比研究（Barnes et al., 2008）表明，CAM 的使用在这几年间增长迅速。使用 Ω-3 脂肪酸、氨基葡萄糖和松果菊等天然制品的人数增长最为迅速，这也使天然制品的使用变为最为广泛和常见的替代性手段。此外，使用深度呼吸、冥想、瑜伽、按摩的人数和接受脊柱按摩治疗和其他类型按摩治疗的人数也在增长迅速。表 8.1 罗列了美国成人和儿童使用最为广泛的多种 CAM 技术。

不仅 CAM 技术的种类多样，人们使用 CAM 的原因也各不相同。在诸多健康问题中，疼痛是人们使用 CAM 的最主要原因，人们借助 CAM 的技术来应对腰痛、头痛、关节痛和幻肢痛等问题（Barnes et al., 2008）。这一事实从侧面表明 CAM 的多数使用者都在经受疼痛的困扰，而这一推测也得到了证实（Ayers & Kronenfeld, 2011；Wells, Phillips, Schachter, & McCarthy, 2010）。这些人所面临的健康问题多会引发疼痛，而常规医疗并不能帮助他们解决问题（Freedman, 2011），使得他们更多地诉诸 CAM。实际上，人们使用 CAM 技术多是作为常规医疗的补充而非完全替代。欧洲（Rössler et al., 2007）、加拿大（Foltz et al., 2005）和以色列（Shmueli, Igudin, & Shuval, 2011）的 CAM 使用情况和美国相似。

文化、种族与性别

不同国家 CAM 的使用在一定程度上有所不同。在澳大利亚的一项人口研究中，68.9% 的人报告说正在使用某一形式的 CAM（Xue et al., 2007），这一比例大大高于美国 CAM 的使用比例。此外，澳大利亚政府已经将 CAM 纳入公民

表 8.1 使用最为广泛的 CAM 技术

名称	成人的使用比例（%）	儿童（<18 岁）的使用比例（%）
天然制品：Ω-3 脂肪酸、氨基葡萄糖、松果菊和人参等	17.7	9.2
深度呼吸训练	12.7	5.4
冥想	9.4	3.0
脊柱按摩治疗	8.6	5.7
按摩	8.3	2.2
瑜伽	6.1	4.7
膳食疗法：素食法、南滩膳食法、阿特金斯膳食法	3.6	1.4
渐进性放松训练	2.9	1.3
引导性表象	2.2	1.5
其他 CAM 技术	38.3	11.8

Source: Data from "Complementary and alternative medicine use among adults and children, United States, 2007," by P. M. Barnes, B. Bloom, & R. L. Nahin, 2008, *National Health Statistics Reports*, no. 12. Hyattsville, MD: National Center for Health Statistics.

保险计划中，走在了所有英语国家的前列（Baer, 2008）。

在欧洲，CAM 的使用比例因国家而不同。一些国家与美国的情况类似，另一些国家的使用则与澳大利亚一样十分广泛（di Sarsina, 2007）。不过美国、欧洲和澳大利亚所使用的 CAM 技术类型和使用者的人口统计学指标都十分接近。这些国家和地区的居民均使用营养补充剂、按摩、冥想、脊柱按摩治疗、瑜伽和针灸等 CAM 技术。

在欧洲各国之间，CAM 使用的区别主要体现在 CAM 的普及程度上。在一些国家，如瑞典，CAM 的普及十分有限；瑞典的医疗系统几乎不提供 CAM 医疗服务，因为他们认为 CAM 的有效性还有待进一步证明（di Sarsina, 2007）。在另一些国家，如德国和英国，CAM 已经被纳入常规医疗实践，临床医师接受 CAM 的训练，同时会推荐病人考虑 CAM 的治疗。在这些 CAM 已经被整合进入医疗系统的国家，CAM 的使用人群可以来自各个社会经济阶层；而像美国这样使用 CAM 需要自掏腰包的国家，使用人群的阶层就

没有这样广泛了。

在美国与加拿大，CAM 使用的差别主要体现为种族差异，不过这一区别与对种族差异的刻板思维并不一致（Keith, Kronenfeld, Rivers, & Liang, 2005；Roth & Kobayashi, 2008）。将使用 CAM 与少数族裔或是新移民联系起来的刻板思维被证明是十分错误的；相反，欧裔美国人比非裔美国人和拉美裔美国人更为广泛地使用 CAM，且新移民与在美国居住很久的移民相比，前者实际上更少使用 CAM（Su, Li, & Pagán, 2008）。亚裔美国人（Hsiao, Wong, et al., 2006）和亚裔加拿大人（Roth & Kobayashi, 2008）使用 CAM 的情况也颇为相似。不过亚裔美国人使用 CAM 的比例高于非西班牙语系欧裔美国人，而亚裔加拿大人使用 CAM 的比例则高于加拿大人口的平均值。美国的华裔使用 CAM 的情况与他们的文化一致：美国华裔比其他亚裔美国人更广泛地使用草药制品（Hsiao, Wong, et al., 2006）和针灸治疗（Burke, Upchurch, Dye, & Chyu, 2006）。相应的情况也出现在加拿大：加拿大亚裔使用 CAM

的比例取决于他们认同亚洲文化的程度（Roth & Kobayashi, 2008）。

在所有种族、所有国家中，使用 CAM 较多的人通常是女性、受过良好教育的人或是中产阶级。在美国，受过良好教育的欧裔女性比其他人群更多地使用 CAM（Barnes et al., 2008）。女性使用 CAM 的意愿更多地与个人信念及健康观念有关（Furnham, 2007）。个人信念以及 CAM 与个人信念的相容程度解释了为什么有些人愿意使用 CAM，而另一些人完全不会考虑 CAM。

寻求替代性疗法的动机

尽管文化、种族与性别都会影响 CAM 的使用，其他一些因素似乎更能影响人们对 CAM 的使用。这些重要因素之一即为对 CAM 的接受程度。研究发现当 CAM 技术与个人的世界观以及健康观念相匹配时，人们就会倾向于使用 CAM（Astin, 1998）。例如，强烈信奉科学的年轻男性很少使用 CAM（Furnham, 2007）。通常不怎么相信常规医学并强烈认同态度和情绪在健康中有重要作用的人则会较多使用 CAM。因此，拥有一个包容的世界观，一份对医学整体观的接受态度以及一种对健康中生物－心理－社会因素重要性的认同会使人们更多地使用 CAM。

一个人当前的健康状况也会对 CAM 的使用产生影响。当常规医学的治疗不见效时，人们就会转而采用 CAM 的治疗方法。不过使用 CAM 的人也不一定都对常规医学的治疗不满意（Astin, 1998）。人们愿意在常规医学的基础上使用其他手段作为补充，而不是完全替代常规医疗。不过，对于饱受慢性健康问题困扰，常规医疗又难以见效的人们来说，他们十分愿意尝试 CAM 甚至用它替代常规医疗（Freedman, 2011）。事实上也有证据表明，健康较差的人更可能使用 CAM（Barnes et al., 2008）。从主观上来说这也很合理，

当人们状态较差并且不断受健康问题的困扰时，人们就会愿意主动尝试其他的解决方案，这其中自然包括 CAM。例如，接受癌症治疗的病人比其他病人更可能使用 CAM（Mao, Palmer, Healy, Desai, & Amsterdam, 2011）。另一项研究（Ayers & Kronenfeld, 2011）表明，人们的疼痛体验是使用 CAM 的最好预测指标。一项针对 CAM 使用者的调查研究（Nguyen, Davis, Kaptchuk, & Phillips, 2011）显示，CAM 的使用者比起非使用者，对自身健康状况的评估更好，并且表示在过去若干年中他们的健康状况得到了显著的改善。将这些结果综合来看，或许我们可以认为：人们健康状况较差时会愿意主动寻求使用其他替代性治疗手段；长期来看，这些 CAM 使用者对 CAM 的使用和自身健康都有较高的满意度。

常规医学和替代医学都关心 CAM 中涉及的多种临床实践和使用物质的有效性和安全性。那么，这些医疗方法成功的证据有哪些呢？下一节将主要回答这一问题。

小结

人们使用 CAM 更多地是作为一种补充性手段而不是完全的替代性手段。美国人以及世界上其他国家的人使用各种 CAM 疗法与产品，诸如天然制品、深度呼吸训练、按摩、冥想、脊柱按摩治疗和瑜伽等。澳大利亚和一些欧洲国家使用 CAM 的比例比美国高，不过所使用的 CAM 类型却十分类似。美国人使用 CAM 存在一定的种族差异，但认为新移民更多地使用 CAM 的刻板偏见并不成立。女性、欧裔美国人、受过良好教育的人和中产阶级人群更愿意使用 CAM。这一人口统计学结论同样适用于加拿大、澳大利亚和很多欧洲国家。

当人们的世界观与 CAM 背后的哲学观点——健康同时取决于生物－社会－心理因素

而不只是生物因素——相一致时，人们会更愿意使用 CAM。当前健康状况也是影响 CAM 使用的重要因素。当人们有健康问题并且常规医疗并不奏效时，人们就会主动地寻求 CAM 的帮助。

替代性治疗的有效性如何？

替代性医学之所以是替代性的，正是因为尚没有足够的证据证明它们的有效性。相应的，评估替代性医学的有效性一直以来都是一个颇具争议的研究领域，研究结果也难以达成一致。常规医学的拥护者始终认为替代性医学的有效性缺乏依据，安全性也有待评估（Berman & Straus，2004；Wahlberg，2007）。根据常规的研究手段，如若要证明替代性医学的有效性，唯一可以信赖的方法就是将被试随机分配到治疗组与控制组，且同时使用双盲实验法，即实验的实施者与被试都不知晓真实的分配情况。

使用双盲的随机对照法可以最大程度上减小实验中的偏见与期待效应，而这两个因素正是评估治疗方法有效性的重要干扰因素（详见第2章）。通常，对 CAM 的疗效有所期待的患者会将这一偏差带入实验从而干扰评估的准确性。例如，在一项有关针灸治疗的研究（Linde et al.，2007）中，研究者在研究实施前首先评估了受试者对针灸治疗有效性的态度；在实施研究之后，研究者发现，那些在研究之前就相信针灸治疗的患者在经历了为期8周的治疗后，报告说疼痛程度明显减轻，显著区别于那些在研究前对针灸没有特定期待的患者。尽管期待能够提升治疗的有效性，但这只是某种安慰剂效应而不是由治疗所带来的真实效果。因此，随机对照实验的拥护者坚持认为，只有这一方法能够证明某一治疗的有效性。

然而在实际操作中，对 CAM 进行安慰剂控制和双盲实验并不像在药物实验中那样容易。例如，接受按摩治疗、进行冥想练习或是进行生物反馈训练几乎无法进行双盲控制，同时，按摩治疗的实施者、冥想/瑜伽练习的引导者和生物反馈的操作者也无法做到对治疗的目的全然不知。因此，与常规医疗相比，实际上几乎没有可以对 CAM 进行控制的实验方法。于是当 CAM 的有效性研究缺乏随机分配、安慰剂效应控制以及双盲设定时，常规医疗的拥护者便认为 CAM 的有效性缺乏证据和说服力。基于上述标准，CAM 无法满足常规医学的拥护者所提出的各项要求，CAM 确实尚不完善。尽管存在诸多能够证明 CAM 对健康问题有积极意义的研究，但由于这些研究大多没有进行随机对照，因而无法对 CAM 的有效性给出强有力的结论。

站在 CAM 拥护者的角度，他们通过质疑随机对照实验标准的适用性来予以回击，并认为用这一标准约束 CAM 的使用并不公允（Clark-Grill，2007）。实际上，一些专家（Wider & Boddy，2009）已经指出，对待 CAM 需要在常规基础上考虑更多的因素才能得到较为公允的对 CAM 的评估。CAM 的拥护者对常规医学的另一回击是，指出即使是要求 CAM 必须满足诸多条件的常规医学自身也并没有完全满足他们所列出的各项指标。Kenneth Pelletier（2002）就曾指出，许多常规医疗所使用的治疗方法都没能满足上述标准，即很多如今被接受的常规医疗治疗方法事实上未经随机对照实验验证。很多药物治疗与手术治疗都是仅仅通过临床观察与实践就被逐渐接受并广泛使用的，并没有经过严格设计的实验进行佐证；实证医学这一概念还较为年轻。然而 CAM 却比常规医学承受着更为严格的检验。

尽管面临上述诸多挑战，CAM 的研究者始终致力于开展更为严谨的研究，以证明 CAM 的安全性和有效性，这些都使 CAM 获得了更为广泛的认可和接受（Shannon, Weil, & Kaplan, 2011）。这些有关 CAM 的结果如何呢？哪些证明了 CAM 的有效性呢？CAM 的使用又有哪些条件呢？

焦虑、压力和抑郁的替代性治疗

　　CAM 多聚焦于解决焦虑、压力和抑郁等问题。实践证明，很多 CAM 的手段对这些问题都行之有效。冥想是应对上述健康问题最常见的手段，很多研究也证明了它的有效性。脑成像研究进一步呈现了当人们处在放松与冥想状态时的脑活动。在冥想时，注意和执行功能发生了改变（Manna et al., 2010），不同的冥想技术可以引发不同的大脑激活模式。在使用正念冥想法时，大脑的前额皮质和前扣带回表现出了较高水平的激活；长期进行冥想训练可以影响大脑结构，提高人们的注意力水平（Chiesa & Serretti, 2010）。

　　有关正念压力管理（Chisea & Serretti, 2010；Grossman, Niemann, Schmidt, & Walach, 2004；Ivanovski & Malhi, 2007）与正念认知疗法（Fjorback, Arendt, Ørnbøl, Fink, & Walach, 2011）的元分析和综述都得出了积极结论，证明了这些方法的有效性。正念对不同人群的焦虑、压力、抑郁等健康问题都行之有效。这些分析还指出，正念冥想法不仅能帮助有焦虑与压力健康障碍的人处理问题，还能帮助没有这些健康问题的人预防未来可能出现的压力问题。接受正念练习的人还可以通过训练获得另外一些益处，呈现出一种剂量－反应关系（Carmody & Baer, 2008）。

　　着眼于超觉冥想法的研究也得出了类似的系统性结论（Krisanaprakornkit, Krisanaprakornkit, Piyavhatkul, & Laopaiboon, 2006）：超觉冥想法与其他放松技术在帮助人们管理焦虑上有异曲同工之妙。关于瑜伽的综述（Chong, Tsunaka, Tsang,

Chan, & Cheung, 2011）表明，瑜伽练习也是一种应对和管理压力的有效办法。综上所述，多数研究证据都支持冥想训练以及包含了冥想的其他综合训练方法对焦虑与压力的管理行之有效。

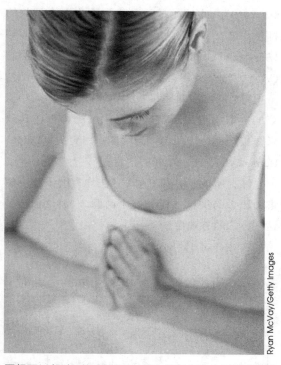

冥想可以帮助人们缓解压力并改善很多压力引发的健康问题。

　　诸如气功和太极这样基于动作的 CAM 也对缓解压力有所帮助。许多生理指标的测量都显示练习气功可以降低压力水平（Sancier & Holman, 2004），影响神经系统以降低压力反应，并改善慢性疾病状况（Ng & Tsang, 2009）。一项对存在心血管疾病风险的老年华裔美国人的研究表明，坚持练习太极 12 周后，他们的情绪水平和压力水平都得到了明显的改善（Taylor-Piliae et al., 2006）。另一项综述（Wang et al., 2010）也指出练习太极可以在很大程度上缓解焦虑、压力和抑郁。

　　针灸也可以对抑郁产生一定的作用。很多研究综述（Leo & Ligot, 2007；Smith, Hay, &

MacPherson，2010）都指出，评估针灸治疗的有效性并不容易，不过结果都表明针灸治疗与抗抑郁药物效果相当。同时，将常规药物治疗与针灸治疗结合使用会收到更好的效果（Smith et al.，2010）。此外，对很多药物治疗不太见效的抑郁患者来说，瑜伽练习也可以帮助缓解抑郁（Shapiro et al.，2007）。另一种可用于缓解抑郁的CAM方法是使用圣约翰草（Saint-John's wort）。一项对有关随机对照实验的元分析表明，圣约翰草的提取物可以缓解轻度到中度的抑郁，其效果与抗抑郁药物相当，同时副作用更少（Linde，Berner，& Kriston，2008）。

综上所述，多种CAM方法均有助于解决焦虑、压力与抑郁这样的健康问题。表8.2总结了这些方法的有效性。

疼痛的替代性治疗

正如我们在第7章中所讨论的，慢性疼痛对患者和治疗者来说都是一个棘手的难题。常规医疗往往不能很好地帮助患者控制疼痛，这让疼痛患者们更愿意去寻求替代性的治疗手段（Ayers & Kronenfeld，2011；Wells et al.，2010）。有很多CAM方法都可以用来减轻疼痛，不过这些方法对疼痛的有效性与其对焦虑、压力与抑郁的有效性不同。冥想与引导性表象得到了美国国家健康技术委员会的广泛认可，即它们可以有效地帮助疼痛患者管理疼痛（Lebovits，2007）。近来的研究（Grant，Courtemanche，Duerden，Duncan，& Rainville，2010）也表明，富有经验的冥想练习者的疼痛敏感性较常人低，其带来的脑活动的改变也已由脑成像研究证明。引导性表象则被认

表8.2　CAM对焦虑、压力和抑郁的有效性

问题	发现	研究
焦虑和压力	基于正念的压力管理训练可以有效缓解焦虑和压力	Chiesa & Serretti，2010；Grossman et al.，2004
抑郁复发	基于正念的认知疗法可以有效减少抑郁复发	Fjorback et al.，2011
焦虑问题和抑郁	正念冥想对此有效	Ivanovski & Malhi，2007
压力	经常进行基于正念的压力管理训练可以有效缓解压力	Carmody & Baer，2008
焦虑问题	超觉冥想法与放松训练效果相同	Krisanaprakornkit et al.，2006
焦虑与压力管理	练习瑜伽对此有效	Chong et al.，2011
压力	练习气功可以缓解压力	Sancier & Holman，2004
改变压力应对方式	练习气功可以改变压力应对方式，对老年人的慢性健康问题尤为有效	Ng & Tsang，2009
压力与负性情绪	练习太极可以缓解压力、改善情绪	Taylor-Piliae et al.，2006
焦虑、压力与抑郁	练习太极对这些问题有效	Wang et al.，2010
抑郁	针灸治疗与抗抑郁药物对这些问题同样有效	Leo & Ligot，2007；Smith，Hay，& MacPherson，2010
抑郁	瑜伽练习是抗抑郁药物的有效补充疗法	Shapiro et al.，2007
抑郁	圣约翰草与抗抑郁药物同样有效，同时副作用更小	Linde et al.，2008

为是减轻孕妇生产疼痛的最佳办法（Naparstek，2007），同时还可以用来缓解头痛（Tsao & Zeltzer，2005），以及儿童（Huth, Broome, & Good, 2004）和老人（Antall & Kresevic, 2004）的术后疼痛。

起源于传统中医的一些治疗手段也可帮助缓解疼痛，这其中包括太极、气功和针灸疗法。太极被证明对成年人的紧张性头痛颇为有效（Abbott, Hui, Hays, Li, & Pan, 2007）。一项对于气功研究的综述（Lee, Pittler, & Ernst, 2007a）表明，气功对缓解慢性疼痛很有帮助。对于气功（Haak & Scott, 2008）和太极（Wang et al., 2010）的随机对照实验表明，二者都可以减轻关节炎带来的疼痛并能改善生活质量。

针灸疗法被证明比太极和气功效果更佳。一项针灸治疗与脑功能改变的研究表明，接受针灸治疗与接受伪针灸治疗（安慰剂对照）的患者相比，前者表现出了与疼痛减轻相一致的脑功能改变。针灸治疗还可以触发躯体感觉皮质的一系列复杂反应，并影响中枢神经系统神经递质的释放，这些都可能与针灸减轻疼痛的作用有关（Manni, Albanesi, Guaragna, Barbaro Paparo, & Aloe, 2010）。

不过，一项关于针灸对疼痛有效性的综述（Dhanani, Caruso, & Carinci, 2011）指出，针灸对某些疼痛行之有效，而对另一些疼痛却没有明显的效果。例如，针灸疗法对颈椎痛的效果比对肩痛和肘痛的效果更明显；对紧张性头痛的效果比对偏头痛的效果更明显。对于关节炎，随着更多研究的开展和针灸方法的改进，针灸治疗对关节炎的效果相比过去产生了明显的提升。

腰背痛是另一种常见且顽固的疼痛问题，针灸可以在一定程度上缓解腰背痛。一项总结了针灸治疗对腰痛作用的元分析（Manheimer, White, Berman, Forys, & Ernst, 2005）显示，针灸治疗在较短时间内比伪针灸安慰剂组和无针灸对照组对慢性腰痛有更显著的减轻效果。一项囊括

了腰痛治疗的几乎所有主流方法的综述（Keller, Hayden, Bombardier, & van Tulder, 2007）表明，尽管总体来说没有一种方法能够立竿见影，但针灸疗法仍旧是效果最好的治疗方法之一。这一结果似乎能回答关于针灸治疗有效性的一个困惑（Johnson, 2006）：当与其他治疗方法相比时，针灸疗法往往并不能显示出明显的效果。具体来说，当与"不治疗"相比时，针灸疗法的效果或许并不明显，然而事实上几乎所有其他治疗方法的效果也并不显著，因此针灸疗法对于腰痛的疗效至少与其他疗法旗鼓相当。

一项大规模的科研项目（Witt, Brinkhaus, Reinhold, & Willich, 2006）考察了针灸疗法与常规医学相结合对慢性疼痛的治疗效果。这一项目考察了腰痛、髋关节和膝关节的骨关节炎、颈椎痛和头痛等常见的疼痛。研究表明，在常规医疗手段的基础上，针灸治疗可以提供额外的效果；即与纯粹作为替代性疗法相比，针灸治疗作为补充性治疗的效果更为显著。

按摩是另一种应对疼痛的治疗手段，一项关于按摩对所有类型慢性疼痛（除癌症痛）的效果研究的综述（Tsao, 2007）表明，按摩对不同类型的疼痛有着不同作用。按摩对腰痛的作用最为明显（Furlan, Imamura, Dryden, & Irvin, 2008），对肩痛和头痛的效果次之（Tsao, 2007）。之后的一项研究在此基础上继续印证了按摩对腰痛的疗效（Cherkin et al., 2011），另一项研究则表明按摩对颈椎痛也同样有效（Sherman, Cherkin, Hawkes, Miglioretti, & Deyo, 2009）。同时，由于缺少高质量的研究，一项关于按摩对肌肉骨骼痛效果的综述并未证明按摩治疗的有效性（Lewis & Johnson, 2006）。

脊柱按摩治疗同样是 CAM 中重要的治疗方法。这一疗法广泛应用于腰痛和颈椎痛，不过近期的一项综述表明此法似乎收效甚微（Rubenstein, van Middlekoop, Assendelft, de Boer, & van Tulder, 2011)。然而关于脊柱疗法对骨骼肌肉痛效果的一项综述则显示，对于这一特殊类型的疼痛，脊柱按摩治疗的效果优于常规医疗手段。尽管脊柱按摩治疗对紧张性头痛的作用并不明显（Lenssinck et al., 2004），但是另一些研究则表明，这一疗法对与颈椎有关的头痛疗效较好（Haas, Spegman, Peterson, Aickin, & Vavrek, 2010）。

生物反馈同样是管理疼痛的方法之一，早期对生物反馈有效性的研究（Blanchard et al., 1990）做出了积极印证：结合放松训练的热生物反馈对偏头痛和紧张性头痛均有不错的效果。不过日后的研究似乎给生物反馈的有效性泼了凉水，因为后续研究发现，对于偏头痛，生物反馈较之放松训练并没有表现出足够的优越性（Stewart, 2004）。一项关于生物反馈技术对偏头痛有效性的元分析（Nestoriuc & Martin, 2007）表明，生物反馈对偏头痛有中等程度的效果，然而对紧张性头痛（Verhagen, Damen, Berger, Passchier, & Koes, 2009）和腰痛（Roelofs, Boissevain, Peters, de Jong, & Vlaeyen, 2002）几乎没有显现出治疗作用。生物反馈略显高昂的花费也是阻碍这一 CAM 技术发展的原因。简而言之，生物反馈技术并未能像其他 CAM 技术那样对疼痛的管理表现出有说服力的有效性。

催眠技术是用于管理疼痛的另一种方法，并且催眠技术对多种疼痛均行之有效。一项元分析（Montgomery, DuHamel, & Redd, 2000）表明，催眠技术既能帮助缓解实验室条件下诱发的疼痛，也能在临床上帮助患者减轻绝大多数的疼痛。探讨催眠条件下脑活动的研究（Röder, Michal, Overbeck, van de Ven, & Linden, 2007）进一步显示，对疼痛产生感觉反应和情绪反应的相应脑区，催眠都可以影响其活动水平。或许催眠减轻伴随疼痛的恐惧才是催眠影响疼痛的关键环节

（De Benedittis, 2003）。

催眠对不同类型疼痛的效果不尽相同；催眠对急性疼痛的效果要优于对慢性疼痛的效果（Patterson & Jensen, 2003）。催眠在帮助患者缓解由创伤性治疗所带来的疼痛、术后疼痛与烧伤痛上效果尤佳。例如，研究表明，催眠对减少儿童术前药物的使用（Calipel, Lucaspolomeni, Wodey, & Ecoffey, 2005）、管理术后疼痛以及减少手术患者对止痛药的需求有明显效果（Lang et al., 2000）。特别的，催眠对缓解儿童的肠胃疼痛效果最佳（Kröner-Herwig, 2009），同时也能显著缓解孕妇生产时的疼痛（Landolt & Milling, 2011）。烧伤是一种非常棘手的疼痛体验，因为烧伤患者需要同时经受疼痛及其所带来的折磨感。早期一项考察催眠对烧伤有效性的综述（Van der Does & Van Dyck, 1989）总结了与此相关的28项研究，发现这些研究都表明催眠对烧伤疼痛的减轻有显著效果。迄今为止，有越来越多的证据证明了催眠对疼痛的效果。David Patterson（2010）就曾表示，催眠对疼痛的作用如此明显，不应该再被仅仅视为替代性疗法。

尽管催眠对疼痛十分有效，却大多局限于急性疼痛。慢性疼痛似乎是一大难题，催眠不能像应对急性疼痛那样帮助缓解头痛与腰痛这样的慢性疼痛（Patterson & Jensen, 2003）。另外，催眠对某些疼痛患者效果明显，对另一些人则不然。个体受暗示性之间的差异是催眠能否缓解疼痛的关键因素——高受暗示性的人群比低受暗示性的人群更能从催眠中获益。综上所述，催眠的效果在特定人群以及特定类型的疼痛上表现较佳。

表8.3总结了 CAM 对疼痛的有效性。尽管如果使用设计更为严谨的实验可以更好地证明 CAM 对疼痛管理的有效性，但目前这些研究结果已表明不同的 CAM 技术对不同类型疼痛有效。此外，常规医疗对于疼痛似乎显得束手无策，

表 8.3 CAM 对疼痛的有效性

问题	发现	研究
慢性疼痛	根据美国国家健康技术委员会的结论,冥想有助于缓解慢性疼痛	Lebovits, 2007
怀孕与产婴的相关疼痛	引导性表象是最佳解决办法,催眠对此也有很大帮助	Naparstek, 2007 Landolt & Milling, 2011
头痛	引导性表象可以有效缓解疼痛	Tsao & Zeltzer, 2005
儿童的术后疼痛	引导性表象可以缓解术后疼痛	Huth et al., 2004
老年人的术后疼痛	引导性表象可以缓解术后疼痛	Antall & Kresevic, 2004
成年人的紧张性头痛	随机对照实验证明太极对此有效	Abbott et al., 2007
慢性疼痛	气功对慢性疼痛行之有效	Lee et al., 2007a
关节炎	随机对照实验证明气功可以帮助减轻疼痛并降低压力水平,太极也可缓解疼痛并帮助提高生活质量	Haak & Scott, 2008 Wang et al., 2010
腰痛	针灸治疗与其他方法效果相当,甚至效果优于其他治疗方法	Keller et al., 2007; Manheimer et al., 2005
腰痛、骨关节炎、颈椎痛和头痛	针灸是有效的补充性手段	Witt et al., 2006
腰痛、肩痛和头痛	按摩有助于缓解腰痛,对肩痛和头痛尤为有效	Tsao, 2007
腰痛	按摩对此有效	Cherkin et al., 2011
颈椎痛	按摩对此有效	Sherman et al., 2009
肌肉骨骼疼痛	研究有限,并不足以证明按摩对此的有效性	Lewis & Johnson, 2006
背痛和颈椎痛	脊柱按摩疗法只有有限的效果	Rubenstein et al., 2011
肌肉骨骼痛	脊柱按摩治疗比常规医疗更为有效	Perram, 2006
紧张性头痛	脊柱按摩治疗对此无效	Lenssinck et al., 2004
颈椎痛及颈椎引发的其他疼痛	脊柱按摩对此有效	Haas et al., 2010
偏头痛和紧张性头痛	热生物反馈与放松训练的结合使用对缓解头痛很有帮助	Blanchard et al., 1990
偏头痛	热生物反馈与其他治疗手段效果相当	Stewart, 2004
偏头痛	生物反馈对此问题有中等治疗效果	Nestoriuc & Martin, 2007
紧张性头痛	生物反馈对此没有效果	Verhagen et al., 2009
腰痛	EMG 生物反馈对此没有效果	Roelofs et al., 2002
实验室引入的疼痛和临床条件下的疼痛	催眠对减轻两种条件下的疼痛均有帮助	Montgomery et al., 2000
与疼痛相关的恐惧和焦虑	催眠对此有效	De Benedittis, 2003
临床疼痛	催眠对急性疼痛比对慢性疼痛效果更佳	Patterson & Jensen, 2003
术前恐惧	催眠比其他医疗方法更能缓解术前恐惧	Calipel et al., 2005
手术痛	自我催眠可以减轻术后疼痛并降低对药物的需求	Lang et al., 2000
儿童肠胃痛	催眠对此有效	Kröner—Herwig, 2009
烧伤痛	催眠对严重烧伤的恢复非常有效	Patterson, 2010; Van der Does & Van Dyck, 1989

很多常规医学的治疗手段还存在一定的副作用；与之相比，CAM 几乎不存在副作用，这使得人们更愿意使用 CAM 作为管理疼痛的治疗手段。

不过副作用少并不是人们使用 CAM 的唯一原因。一项探讨 CAM 对疼痛有效性的研究（Hsu，BlueSpruce，Sherman，& Cherkin，2010）表明，人们可以在减轻疼痛的同时获得很多额外益处，包括更为积极的情绪、更好的应变能力、更好的健康状况和更高的幸福感。综上所述，与常规医学相比，CAM 副作用更少，还可以带来一些多数研究并未涉及的额外益处。

其他情况的替代性治疗

虽然焦虑、压力、抑郁和疼痛是人们最常诉诸 CAM 的健康问题，但是人们也会在其他情况下使用 CAM。在其他情况下，人们所使用的 CAM 方法和制品效果各异。CAM 可以用来帮助人们更快地康复、降低血压以及调节机体内部的平衡。例如，芦荟可以显著减轻烧伤所带来的疼痛，帮助更快地恢复（Maenthaisong，Chaiyakunapruk，Niruntraporn，& Kongkaew，2007）。如前所述，尽管生物反馈并不像其他 CAM 对压力和疼痛那样有效，但热生物反馈对雷诺综合征（Raynaud's disease），一种带有明显疼痛体验的发生在手部和足部的血管痉挛疾病，却表现出明显的作用（Langhorne，Coupar，& Pollock，2009）。催眠被证明对缓解接受化疗儿童的恶心与呕吐感作用明显（Richardson et al.，2007）。超觉冥想法被证明可以控制高血压的风险，同时减少其他心血管疾病带来的风险（Horowitz，2010）。瑜伽可以用来帮助更好地调节 II 型糖尿病，还能有助于减少糖尿病患者心血管并发症的发生。正念冥想法能帮助男女监狱服刑人员改善情绪，同时减少敌意（Samuelson，Carmody，Kabat-Zinn，& Bratt，2007）。这些有

效手段在综合起来使用时可以被视为补充性或替代性干预措施。另外一些 CAM 方法单独使用时对某些健康问题也尤为成功，传统中医便是其中之一。

包含针灸、气功和太极的传统中医对一系列健康问题都十分有效，并且可以带来很多额外益处。例如，针灸（Ezzo，Streitberger，& Schneider，2006）已被证明可以帮助缓解术后的恶心与不适感。此外，一项综述表明针灸还能帮助减轻失眠症状（Chen et al.，2007）。太极和气功可以帮助降低血压和缓解其他心血管疾病，并且与其他干预手段的效果相当（Jahnke，Larkey，Rogers，& Etnier，2010）。不过气功对高血压的治疗效果并不优于药物治疗（Guo，Zhou，Nishimura，Teramukai，& Fukushima，2008），但对控制口服葡萄糖耐受性和血液葡萄糖含量等的 II 型糖尿病风险因素则很有好处（Xin，Miller，& Brown，2007）。

气功与太极还有助于改善免疫系统功能，这显然会给健康带来更多益处。气功或太极的练习者与非练习者相比，免疫系统功能更强，对炎症的反应更为迅速（Li，Li，Garcia，Johnson，& Feng，2005）。练习气功或太极的老年人对流感接种有更强的免疫反应（Yang et al.，2007）。事实上，功能得到增强的免疫系统在接种之前就已经为健康带来了积极效果。在一项随机对照实验（Irwin，Pike，Cole，& Oxman，2003）中，练习太极的老年人对带状疱疹病毒的免疫反应更强，甚至早于接种该病毒时。综上所述，练习气功或太极能够提升多数人的免疫功能，这一作用在老年人中更为明显。

老年人练习太极更为广泛和常见的好处是帮助增强身体平衡性、灵活性并降低无故跌倒的可能性。很多研究以及综述都证明，练习太极可以帮助提高平衡性，并减少对跌倒的恐惧，同时降

低跌倒的概率（Jahnke et al., 2010；Leung, Chan, Tsang, Tsang, & Jones. 2011）。气功和太极对骨骼密度也大有益处，这也是能够帮助降低跌倒可能性的另一个因素（Jahnke et al., 2010）。另一种 CAM 手段，服用钙和维生素 D 补充剂也是帮助 50 岁以上中老年人保持骨骼健康的重要方法（Tang, Eslick, Nowson, Smith, & Bensoussan, 2007）。

基于气功和太极对身体平衡性与灵活性的益处，可推论它们对多发性硬化与类风湿关节炎也有益处；很多研究也都证明了这一点。一项对类风湿关节炎研究的综述（Lee, Pittler, & Ernst, 2007b）表明，气功与太极有助于改善行动不便、情绪低落以及提高生活质量，但现有证据尚不足以完全支持使用气功和太极。考察气功与太极对多发性硬化作用的研究（Mills, Allen, & Morgan, 2000）规模略小，因此只能视之为初步性的研究结论。不过，练习太极超过两个月的老年人确实收到了躯体平衡改善的效果，而躯体平衡能力低恰恰是多发性硬化的最大病因。

综上所述，CAM 干预手段对很多问题都十分有效。效果最好的 CAM 是传统中医和其他心身医学，但随机对照实验、元分析和综述证明了很多方法与产品的综合使用对诸多健康问题同样有效。表8.4总结了这些 CAM 的有效性。在上述列举了所有这些手段的有效性之外，补充与替代性治疗手段也有着一些局限性。

替代性治疗的局限性

所有形式的治疗都存在局限性，CAM 当然也不例外。局限性之一便是，它们到现在为止也还是替代性的：没有完全足够的证据证明它们的有效性。如前文所讨论的，这一局限性的原因实际上是缺乏设计严谨的能够证明有效性的实验，而不是缺乏有效性本身。对 CAM 持续增长的兴趣和美国国家补充与替代性医疗中心对 CAM 的研究投入让这一问题的解决成为可能。当前可以得出的结论是，一些 CAM 业务和产品行之有效，而另一些则不能。当然，常规医学和 CAM 都存在着在一处风光无限而在另一处灰头土脸的情况，但 CAM 有更多的局限或风险。

很多 CAM 都使用植物和草药，包括传统中医、阿育吠陀医学、自然疗法和顺势疗法。这些天然制品是使用最为广泛的 CAM 手段（Barnes et al., 2008）。与药物治疗类似，这些草药、植物以及天然制品的使用也存在不良反应或是与处方药和非处方药之间相互作用的风险（Firenzuoli & Gori, 2007；Lake, 2009）。草药、膳食补充剂和很多其他天然制品在美国仅仅被列为食品而非药品，因此只需关心它们的安全性而不是有效性。人们往往认为天然植物和草药即使没有有效性也是安全的，至少是无害的，然而事实并非如此。在一些情况下，使用植物与草药的风险过一段时间后才会显现出来。另外，所有这些天然制品都可能与处方药或非处方药发生交互作用，但人们去看医生时往往不会提及自己正在使用这些天然制品（Lake, 2009）。

按摩有很多益处，但按摩并不适用于有关节炎或其他关节疾病、骨骼问题、神经系统受损、肿瘤、外伤、感染或其他有流血情形的患者（NCCAM, 2006/2010a）。当人们有骨骼问题或感染时不宜使用脊柱按摩治疗。脊柱按摩治疗还可能带来头痛或其他不适（NCCAM, 2007/2010）。

针灸和指压也并不适用于所有人。对一些人来说这一手段可能完全无效；不同的针型和下针位置也都会带来不同的效果（Martindale, 2001）。此外，针灸使用的针应当是无菌的，且应以规范的方式插入体内。带菌的针或不规范的下针都可能带来感染或伤害（Yamashita & Tsukayama, 2008）。好消息是在实践中这样的情况其实很少

表 8.4 CAM 对其他问题的有效性

问题	发现	研究
烧伤的恢复	芦荟有助于烧伤的恢复	Maenthaisong et al., 2007
雷诺综合征	热生物反馈是一种有效的治疗方法	Karavidas et al., 2006
受伤或脑卒中后行动能力的恢复	EMG 生物反馈对此有效	Langhorne et al., 2009; Tate & Milner, 2010
化疗引发的恶心与呕吐感	催眠治疗对此有效	Richardson et al., 2007
心血管疾病引发的生理反应	超觉冥想法对此有效	Horowitz, 2010
II 型糖尿病风险	瑜伽可以控制疾病风险并降低心血管并发症的可能	Innes & Vincent, 2007
对他人的敌意	正念冥想法可以降低监狱服刑人员对他人的敌意	Samuelson et al., 2007
术后的恶心与呕吐感	针灸对此有效	Ezzo et al., 2006
失眠障碍	针灸对此有效	H. Y. Chen et al., 2007
高血压或其他心血管疾病	太极和气功可以改善高血压和心血管疾病；练习气功有助于降低血压，但效果略逊于药物治疗	Jahnke et al., 2010 Guo et al., 2008
糖尿病的风险因素	练习气功可以降低风险	Xin et al., 2007
免疫系统功能	气功可以通过降低炎症水平来改善免疫系统	Li et al., 2005
免疫系统功能	气功和太极可以提高老年人对流感的免疫力	Yang et al., 2007
免疫系统功能	练习太极可以提高成年人对带状疱疹病毒的免疫功能	Irwin et al., 2003
身体平衡性，跌倒的恐惧	气功和太极可以增进机体平衡性，降低老人对跌倒的恐惧，降低跌倒的概率	Jahnke et al., 2010; Leung et al, 2011
骨质疏松	钙与维生素 D 补充剂可以延缓 50 岁以上成年人骨质的退化	Tang et al., 2007
类风湿关节炎	练习太极对缓解类风湿关节炎有积极效果，但现有证据并不足以支持推广这一方法	Lee et al., 2007b
多发性硬化	练习太极可以增强身体平衡能力	Mills et al., 2000

出现。太极和气功一般来说很安全，但骨质疏松、扭伤、骨折或有关节问题的患者应当减少练习的频率和强度（NCCAM, 2006/2010c）。冥想则几乎没有任何健康风险（NCCAM, 2006/2010b）。

在使用 CAM 作为常规医学的替代或补充时，应当时刻小心以降低风险。盲目相信 CAM 而质疑常规医学的人们往往并不能恰当地选择最为有效的治疗方法。例如，瑜伽可以帮助控制 II 型糖尿病的风险（Innes & Vincent, 2007），但

对很多人来说，瑜伽并不足以控制他们的 II 型糖尿病。使用 CAM 的绝大多数人都能够意识到 CAM 的局限性，并在使用常规医疗的基础之上使用 CAM。不过使用 CAM 的人往往并不会告知自己的医生自己正在使用补充与替代性的治疗方法（Lake, 2009），而多种治疗之间的交互作用可能会导致额外风险。

CAM 的另一局限是它的普及性。并不是所有对 CAM 感兴趣的人都能够支付得起相应的费

用。CAM 的收费和能够提供该 CAM 的从业者数量以及所在的地理位置息息相关。例如，针灸治疗的使用从 1997 年至 2007 年飞速增长（Nahin，Barnes, Stussman, & Bloom, 2009），但针灸治疗的普及性在如今仍旧是一个问题（Burke & Upchurch, 2006）。使用 CAM 疗法和制品往往也不会得到报销（Burke & Upchurch, 2006）。没有将 CAM 纳入社会医疗保险是美国的一大问题，也因此造成了 CAM 使用者高达 270 亿美元的支出（Nahin et al., 2009）。对于普及性的解决方法之一是在常规医疗系统中提供使用 CAM 的可能性。让 CAM 走进社区、医院和诊所也可以提高CAM 的普及性。这也是整合医学所关注的核心问题。

整合医学

整合常规医学与 CAM 是本章开头故事的主人公卡森斯一直以来都期望实现的。卡森斯借由非正统的医疗手段治愈严重困扰他的疾病，并希望促进常规医学的改变。正如他曾经说过的：

> 提出一种整合均衡的观点是势在必行的。这一整合的观点需要考虑人们的主观欲求，如强烈的求生愿望、进取心、享乐能力以及一定程度的信心；考虑这些并不是要它们成为常规医学的竞争对手，事实上它们应该被视为提高治疗效果必不可少的组成部分。一名优秀的医生应当支持并鼓励患者尝试更为丰富的治疗手段。
>
> （UCLA Cousins Center for Psychoneuroim-munology, 2011）

消除常规医学和 CAM 各自局限性的方法之一就是将它们整合在一起，综合使用多种治疗手段，这被称为**整合医学**（integrative medicine）或整合健康（integrative health）。这其实也是人们在实际生活中已经在做的。很少有人完全拒绝常规医学，人们会将自己认为可以产生效果的方法结合在一起使用。不过在实际中人们往往是按照自己意愿自行将它们组合在一起使用的，而非遵循医生的建议。

人们不仅自行决定综合使用两类医疗，他们往往还不告知医生自己正在使用多种治疗方法（Lake, 2009）。这是因为患者往往自认为与医生探讨 CAM 是不必要的，认为常规医学的医生对 CAM 通常持怀疑态度（Frank, Ratanawongsa, & Carrera, 2010），所以不会向患者建议单独使用 CAM 或是与常规医疗综合使用。整合医学要求常规医学的从业者认可 CAM 的有效性并支持与常规医学协同使用。在实际上，接受 CAM、推进 CAM 与常规医学的合作，都很不容易。

常规医学与 CAM 的基本假设不同，这让常规医学的从业者在对待健康与疾病这一根本问题的观点上就与 CAM 有很大差异。例如，很多西方世界的医生都很难接受传统中医、自然疗法和顺势疗法的基本观点。很多常规医学的从业者也都对这些医学持较为抗拒的态度，乃至强烈的反对态度（Freedman, 2011）。在所接受的医学训练中未包括 CAM 的从业者比接触过 CAM 的从业者更可能抵触 CAM（Hsiao, Ryan, et al., 2006）。不过很多医疗服务培训学校的学生都对 CAM 有浓厚的兴趣（Song, John, & Dobs, 2007）。越来越多的医学院也在课程设置中加入了 CAM 的内容（Frank et al., 2010），尽管如此，实际中使用 CAM 时依旧存在很大差别（Shannon, Weil, & Kaplan, 2011）。2009 年，美国国家医学研究院主持召开了主题为"整合医学与公共健康峰会"的会议（Ullman, 2010），与会者都希望促进常规医学与 CAM 的整合，但同时也承认这需要在很大程度上改革当下的医疗服务系统。

整合医学在一些领域比其他另一些领域更为常见，如在疼痛治疗、癌症治疗与健康问题的治疗中整合医学的使用非常广泛。有长期疼痛并且已经尝试过常规医疗或某些替代性医疗但全然无效的患者更可能诉诸提供整合医学的疼痛诊所。在疼痛诊所中，疼痛是有待解决的问题，治疗的目的是帮助患者更好地管理疼痛而不是处理引发疼痛的原因。这样的疼痛诊所通常拥有多位具有不同背景的专业人员（Dillard，2002），其中包括：①接受过生理学、麻醉学、康复学或精神病学训练的临床医生；②物理治疗师；③精神病学家或心理学家；④脊柱按摩治疗师、按摩治疗师和（或）针灸治疗师。这些专业人员既可以提供常规医疗的服务，也可以提供 CAM 的手段，同时可以根据患者的需求及时调整治疗方案。

整合肿瘤学的实践同样包括具有不同专业背景的多位专业人员。在常规的化疗、放射治疗和手术治疗之外，患者们还可以使用 CAM 的方法管理疼痛和压力，并调节自身的营养摄入状况和健康水平。压力管理、健康膳食和体育锻炼可以改善绝大多数人的生活质量，由此带来的生活习惯的改变也对肿瘤或癌症的康复有积极意义（Boyd，2007）。大约 26% 的癌症患者在康复过程中使用了某些 CAM 技术或手段，这些方法尤其能帮助他们改善骨骼与肌肉方面的问题（Lafferty, Tyree, Devlin, Andersen, & Diehr, 2008）。一些癌症患者通过使用 CAM 来更积极地与癌症抗争（Evans et al., 2007）。基于正念的压力管理技术也对癌症患者很有帮助（Smith, Richardson, Hoffman, & Pilkington, 2005），能够帮助他们缓解压力、改善情绪和提高睡眠质量。在美国，将常规医学与 CAM 结合起来用以治疗癌症的做法正在变得日益普遍（Cona，2010）。综上所述，整合肿瘤学通过综合使用多种治疗技术帮助患者康复并提高生活质量。

整合医学在疼痛与肿瘤治疗上的明显效果同样适用于其他很多慢性疾病。患者对 CAM 日益增长的兴趣以及医疗工作者对 CAM 日益开放的态度将使得更多人愿意将常规医疗与 CAM 结合使用。这一"双赢"结果对于推动整合医学的进一步普及大有裨益。

小结

研究者需要通过证明 CAM 的有效性来推进 CAM 在广泛意义上的普及与接受。不过对 CAM 的研究应该遵循怎样的标准充满争议。CAM 是否也应像常规医学那样使用随机对照实验？常规医学的拥护者当然说是，但是 CAM 的拥护者则认为很多常规医学的治疗方法事实上也未能满足随机对照实验的标准。抛开这一争议，如今越来越多的证据表明 CAM 具有较为广泛的有效性。

超觉冥想和正念冥想都被证明对焦虑的管理十分有效，基于正念的压力管理技术能很好地帮助人们缓解压力。基于动作练习的气功和太极也被证明可以用于压力管理。针灸和瑜伽则可用于缓解抑郁，此外类似圣约翰草这样的草药制剂也有助于抑郁管理。

引导性表象可以帮助人们减轻很多不同种类的疼痛。包括气功、太极和针灸在内的传统中医对疼痛的管理尤为有效。气功和太极主要适用于慢性疼痛，如头痛和关节炎。针灸则适用于腰痛、颈椎痛以及骨关节炎。研究表明按摩也有助于缓解腰痛、颈椎痛、肌肉骨骼痛和头痛，脊柱按摩治疗法对上述健康问题同样有效。不过在 CAM 中，生物反馈技术似乎不像其他手段那样行之有效。在偏头痛的治疗中，生物反馈的效果与放松训练的效果类似，但没有表现出更多的优势。催眠也可用于多种疼痛，尤其对缓解类似术后疼痛、烧伤疼痛这样的急性疼痛颇为有效。

CAM 还可用于解决其他一些问题，如加速烧伤痛的恢复（芦荟）、治疗失眠（针灸）、调节恶心与呕吐感（催眠与针灸）、管理雷诺综合征（热生物反馈）、增进脑卒中后机体运动机能（EMG 生物反馈）、减少患心血管疾病的风险（冥想与气功）以及减少患糖尿病的风险（气功）。研究表明练习气功和太极还可以改善免疫系统。太极可以帮助人们增强机体平衡性与灵活性，从而降低老年人对跌倒的恐惧以及跌倒发生的概率。

像所有治疗手段一样，CAM 也有自己的局限性甚至危险性。某些植物与草药制剂有一定的毒性，其与处方药或非处方药之间的交互作用也可能对人体造成伤害。特定人群也不适合使用 CAM，如骨骼功能较弱的人群应当慎用脊柱按摩疗法或按摩治疗。CAM 的另一局限是它的普及性，目前 CAM 尚未广泛普及且尚未被纳入美国全民医疗保险计划。

整合医学是指对常规医学和 CAM 的整合，理论上来说可以收到最好的治疗效果。实现整合医学的挑战在于，如何使两种在根本假设上有很大差异的医学融合起来，以及如何使医疗从业者接受更为丰富的训练。在管理疼痛与治疗癌症上，整合医学的发展十分迅速。

关键问题答案

1. 什么样的医疗体系可以替代常规医疗？

替代性医疗体系包括传统中医、阿育吠陀医学、自然疗法和顺势疗法。传统中医和阿育吠陀医学历史悠久，自然疗法和顺势疗法兴起于19世纪并流行于20世纪早期。所有这些替代性医疗体系均有自己对健康与疾病的解释与配套的疾病诊断与治疗方法。同时，它们都认为人体的运行依靠关键的因素，并相信身心二者的平衡是健康的核心。

2. 替代性医疗有哪些业务与产品？

替代性医疗使用多种业务手段和产品来改善健康状况或恢复健康。脊柱按摩疗法和按摩是操控性技术。脊柱按摩疗法侧重对脊柱和关节的操控和调整，按摩侧重软组织的按摩和调整。能量治疗是另一种替代性实践，多种能量治疗均认为身体可以产生治愈性能量或者对治愈性能量反应敏感。诸如阿特金斯膳食法、Ornish 膳食法、区域膳食法和南滩膳食法这样的膳食疗法经常用于减轻体重或降低心脏病或其他疾病的风险。替代性产品主要指食品补充剂，用以保持健康和预防疾病，其中包括维生素、矿物质，或者非维生素补充剂，如松果菊、氨基葡萄糖、Ω-3 脂肪酸以及一系列的草药、提取物以及特殊食品。

3. 什么是心身医疗？

心身医疗包含多种能够帮助改人们改善健康状况或治疗疾病的实践技术，这些技术多认为大脑、意识、身体和行为之间存在复杂的交互作用，同时认为情绪、精神、社会和行为因素都可以在一定程度上改善健康状况。这些技术还认为，身体和精神构成一个整体系统，同时二者之间存在着动态的交互作用，且能互相影响。根据心身医疗的观点，忽视健康问题中心理因素的治疗是不完整的治疗，纳入精神因素和情绪因素的治疗会更为有效。常见的心身医疗技术包括冥想、引导性表象、瑜伽、气功、太极、生物反馈和催眠。

4. 谁在使用补充性与替代性医疗？

高收入国家的居民更愿意使用 CAM。CAM 的使用存在国家差异；即使在国家之内，CAM 的使用也存在人口统计学上的区别。澳大利亚、加拿大和一些欧洲国家使用 CAM 的比例高于美国。在美国，CAM 的使用存在人口统计学上的区别。欧裔美国人、受过良好教育的人和中产阶级更愿意使用 CAM。几乎在所有国家，女性都比男性更可能使用 CAM。人们对 CAM 的接受程度可以良好预测对 CAM 的使用，人们当前的健康状况也影响 CAM 的使用。当人们有慢性健康问题，常规医学又难以见效时，人们会更愿意使用 CAM。

5. 替代性治疗的有效性和局限性是什么？

一系列的 CAM 方法都可以用来帮助人们管理焦虑、压力、抑郁、疼痛以及其他多种健康问题；越来越多的研究也证明了 CAM 对上述健康问题的有效性。超觉冥想和正念冥想对焦虑的管理十分有效，基于正念的压力管理技术能很好地帮助人们缓解压力。很多 CAM 手段都可用来帮助管理多种类型的疼痛，但是并不存在某种单一的方法可以作用于所有类型的疼痛。慢性疼痛是一类棘手的健康问题，常规医疗和 CAM 都没有太好的办法可以帮助缓解慢性疼痛。不过对于特定类型的慢性疼痛，如腰痛，脊柱按摩治疗、按摩疗法和针灸治疗都有不错的效果。基于动作练习的气功和太极也可用于管理头痛和关节炎。此外，练习气功和太极还可以改善免疫系统，使身体获得很多额外的益处。不过，气功和太极的最主要用处还是帮助老年人提高机体的平衡性与灵活性以降低跌倒的可能性。催眠也可用于多种疼痛，但对急性疼痛比慢性疼痛更为有效。

缺少严格设计的研究是证明 CAM 有效性的一大障碍，但这一情况正在发生改变。此外，与常规医疗类似，使用草药和膳食补充剂存在着潜在的危险。较低的普及性和高昂的费用同样是 CAM 不可忽视的缺陷。

阅读建议

Freedman, D. H. (2011). The triumph of new-age medicine. *The Atlantic, 308*(1), 90–100.

这篇在通俗杂志上发表的文章主要探讨了整合医学，归纳了替代性医疗的优势和缺点，针对美国目前的医疗服务水平进行了批判。

Harrington, A. (2008). *The cure within: A history of mind–body medicine*. New York: Norton.

本书采取社会学和历史学的视角审视了替代性医疗，将大量有关心身交互关系的零散信息融汇贯通。

Lake, J. (2007). Philosophical problems in medicine and psychiatry, part II. *Integrative Medicine: A Clinician's Journal, 6* (3), 44–47.

这篇短文从历史学和哲学的角度比较了常规医学和替代性医疗在前提和世界观上的差异，以及这些差异如何妨碍了二者的整合。

Shannon, S., Weil, A., & Kaplan, B. J. (2011). Medical decision making in integrative medicine: Safety, efficacy, and patient preference. *Alternative & Complementary Therapies, 17* (2), 84–91.

这篇评论文章深刻剖析了常规医学和替代性医疗的安全性和有效性。

第三部分

行为与慢性疾病

第 9 章

心血管疾病中的行为因素

本章概要

- 心血管系统
- 心血管疾病流行情况的变化
- 心血管疾病的风险因素
- 降低心血管疾病风险

关键问题

1. 心血管系统的结构和功能如何？可能患上哪些疾病？

2. 心血管疾病的风险因素有哪些？

3. 生活方式和心血管健康有什么联系？

4. 哪些行为能够帮助人们降低心血管疾病的风险？

☑ 测一测你的健康风险

关于心血管疾病

题目	得分
年龄	
你是大于 55 岁的男性或是大于 65 岁的女性吗？	答"是"得 2 分
吸烟	
我从不吸烟	0
我曾经吸烟（最后一次吸烟是在一年以前）	2
我每天吸 1~5 支烟	2
我每天吸 6~10 支烟	4
我每天吸 11~15 支烟	6
我每天吸 16~20 支烟	7
我每天吸超过 20 支烟	11
二手烟　在过去一年中，你暴露在二手烟中的情况如何？（　　）	
每周少于 1 小时	0
每周多于 1 小时	2
其他健康状况	
你有糖尿病吗？	答"是"得 6 分
你有高血压吗？	答"是"得 5 分
你的亲生父母突发过心脏病吗？	答"是"得 4 分
腰臀比	
小于 0.873	0
处于 0.873 和 0.963 间	2
大于 0.963	4
心理社会因素　在过去一年中，你感觉有工作压力或者家庭生活压力吗？（　　）	
从来没有或是偶尔	0
很多时候或一直感觉有压力	3
在过去一年中，有没有那么一段时间或者几个星期让你感觉到沮丧和抑郁？	答"是"得 3 分
饮食因素	
你每天都吃高盐分的食品或者零食吗（一次及以上）？	答"是"得 1 分
你每星期都吃油炸食品、零食或快餐吗（3 次及以上）？	答"是"得 1 分
你每天都吃水果吗（1 次及以上）？	答"否"得 1 分
你每天都吃蔬菜吗（1 次及以上）？	答"否"得 1 分
你每天都吃肉吗（2 次及以上）？	答"是"得 2 分

题目	得分
体育运动	
我大部分时间都坐着，不怎么运动（不怎么花力气地运动）。	2
我在空闲时间都会参加（中等强度的或者剧烈的）体育锻炼。	0

注：本表中的记分规则源自对 52 个国家共 30000 人的调查研究。如果你的得分低于 9，恭喜你，你发作心脏病 的概率非常低。如果你的得分高于 15，那么你发作心脏病的概率就非常高了。

来源："Estimating modifiable coronary heart disease risk globally in multiple regions of the world: The INTERHEART modifiable risk score" by C. McGorrian et al. (2011), *European Heart Journal, 32*, Supplementary Table2.

比尔·克林顿的真实生活记录

2004 年 9 月上旬，美国前总统比尔·克林顿因为胸痛和呼吸急促住进了医院（King & Henry, 2004）。很快，医生就告诉克林顿，他有冠状动脉阻塞的问题，需要做心脏搭桥手术。如果他不接受治疗，那么心脏病发作的概率会非常高。像很多人一样，克林顿之前并没有遇到过重大的心脏问题，因此对他来说，其实很幸运能够遇到来自冠状动脉的"警告"。这样的诊断和治疗使他免于心脏病突发的危险，并且能够健康地多活上一些年头。

克林顿也反思了一下，自己为什么会遇上这些心脏问题。他有心脏疾病的家族史，不仅如此，他还喜欢吃高脂的快餐食品。在白宫期间，克林顿不健康的饮食习惯甚至成了那里的"传奇"（Templeton, 2008）。此外，克林顿还有高血压和高胆固醇的病史。尽管所有这些因素都有导致心脏疾病的风险，但克林顿也保持了一些良好的习惯，使得他免受心血管疾病的侵扰。比如，他多年来保持着慢跑的习惯，就算是当上总统以后，还是经常进行体育锻炼。然而，这些保护性措施看上去并不能与其他风险因素抗衡。

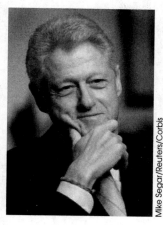
Mike Segar/Reuters/Corbis

克林顿看起来很健康，但在他健康的外表之下却是被严重阻塞的冠状动脉——其中一条甚至有90%的部分被阻塞（美联社，2004）。克林顿从冠状动脉搭桥手术中康复后，还要在6个月后接受后续的手术以去除结痂组织（K. Matthews, 2005）。在这次经历后，克林顿开始致力于宣传心脏疾病的预防工作（Clinton, 2005）。他加入了美国心脏协会，并发起了一项反对儿童肥胖的运动，其中包括呼吁快餐行业为孩子们提供更为健康的菜单。

在这一章中，我们将会考察心血管疾病——美国和其他工业化国家中最常见的死亡原因——的行为风险因素，并且从遗传和行为角度再次审视比尔·克林顿的风险因素。不过在此之前，我们需要先了解心血管系统的组成：心血管系统是什么？我们能通过什么方法来测评心血管系统的功能？

心血管系统

心血管系统（cardiovascular system）由心脏、动脉和静脉组成。心脏的肌肉组织通过收缩和舒张，像泵一样将血液输送到全身。心脏在本质上就是这样一个高速运输系统的中心，将氧气输送到身体细胞中，并将二氧化碳和其他废弃物从细胞中运出。在健康条件下，心血管系统、呼吸系统和消化系统能够很好地协同工作：消化系统产生养分，呼吸系统更新氧气，而两者又通过流经全身各部分的血液进行循环。此外，内分泌系统还会通过激活或者抑制心血管活动对心血管系统产生影响。因此，尽管在这一章中我们会对心血管系统单独进行讨论，但实际上它并不是独立运作的。

图9.1描述了血液循环的路径。当机体处于静息状态时，进行一次完整的血液循环需要20

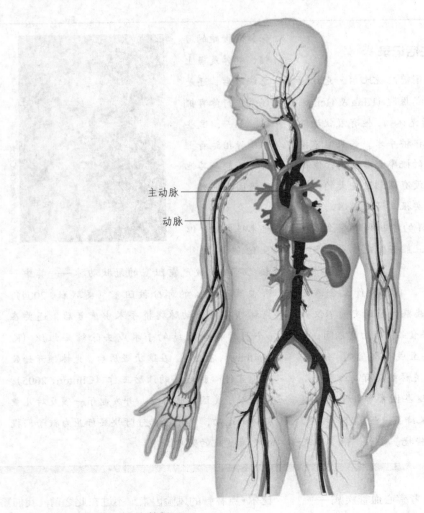

主动脉
动脉

图9.1　心血管循环

Source: Introduction to microbiology (p.671), by J. L. Ingraham & C. A. Ingraham. From INGRAHAM/INGRAHAM, Introduction to Microbiology, 1E. © 1995 Cengage Learning.

秒，在活动状态下会更快。血液从心脏的右心室出发，进入肺部。在肺部，血液中的血红蛋白会装载上氧气。从肺部开始，携带着氧气的血液重新回到左心房，然后进入左心室，最终流向身体的各个部分。在**动脉**（arteries）中，血液开始分流进入直径越来越小的血管分支，这些血管被称为**小动脉**（arterioles）。最终，血液进入更小的**毛细血管**（capillaries）。毛细血管连接着动脉和**静脉**（veins）。氧气扩散进入身体细胞，而二氧化碳和其他化学废弃物进入血液等候处置。卸载了氧气的血液通过静脉系统回到心脏，从**小静脉**（venules）开始，终止于两条通往右心房的大静脉。右心房是心脏右上方的腔室。

这一节将会简单地讨论心血管系统的功能，重点关注**心血管疾病**（cardiovascular disease，CVD）的生理机制。心血管疾病包括冠状动脉疾病、冠状动脉心脏病以及脑卒中。

冠状动脉

冠状动脉负责向**心肌**（myocardium）输送血液。冠状动脉从主动脉（即从心脏出发运输含氧血的大动脉）开始分为左右两支（图9.2）；左右冠状动脉进一步分为更小的分支，向心肌供血。

心脏每一次搏动都会产生一次轻微的扭转动作，从而牵动冠状动脉。因此，冠状动脉在日常运作过程中会受到很大的张力。研究者认为，心脏的活动几乎不可避免的会对冠状动脉造成损伤（Friedman & Rosenman，1974）。这样的损伤可以通过两种方式得到治愈。一种方式是形成少量的瘢痕组织。这种方式比较好，不会遗留严重的问题。另一种方式是形成**动脉粥样硬化斑块**（atheromatous plaques）。动脉粥样硬化斑块是由胆固醇及其他脂肪、结缔组织和肌肉组织组成的沉积物。这些斑块越来越大，最终钙

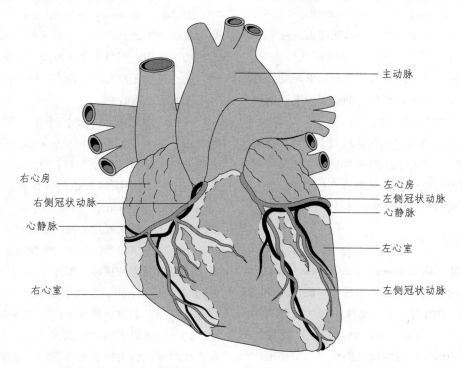

主动脉

右心房

右侧冠状动脉

心静脉

右心室

左心房

左侧冠状动脉

心静脉

左心室

左侧冠状动脉

图 9.2　心脏（心肌）和冠状动脉及静脉

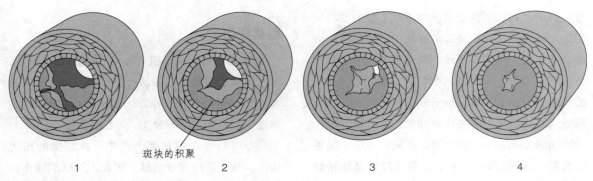

斑块的积聚

1   2   3   4

图9.3 动脉粥样硬化进程

化成为坚硬的、骨质化的物质，使得动脉管壁越变越厚（Kharbanda & MacAllister，2005）。这一过程同样包含了炎症反应（Abi-Saleh, Iskandar, Elgharib, & Cohen, 2008）。这些斑块的形成及其所造成的动脉闭塞过程被称为**动脉粥样硬化**（atherosclerosis），图9.3阐释了这一过程。

　　另一个相关却不尽相同的问题被称为**动脉硬化**（arteriosclerosis），或者说是动脉弹性缺失。心脏的搏动产生巨大的压力，从而将血液送入动脉，而正是动脉的弹性使其能够适应这种压力。动脉失去弹性会使心血管系统不再能够承受心脏血容量的升高。因此，剧烈运动对于患有动脉硬化的人而言有着潜在的危险。

　　动脉斑块的形成（动脉粥样硬化）和动脉的"硬化"过程（动脉硬化）经常同时发生。两者对心血管系统中任意一条动脉都会产生影响；当冠状动脉受影响时，心脏的供氧就会遭到威胁。

冠状动脉疾病

　　冠状动脉疾病（coronary artery disease，CAD）指的是冠状动脉（通常因为动脉粥样硬化和动脉硬化）所遭到的损伤。冠状动脉中斑块的形成和发展并不会产生清晰可见的外部症状，就像比尔·克林顿的情形。冠状动脉疾病可以悄悄地产生和发展，患者本身却浑然不知。在冠状动脉疾

病发病过程中，斑块使动脉变得狭窄，从而限制了对心肌的血液供应。这些斑块沉积物还会破裂，产生血栓，进而阻塞动脉。如果这种阻塞剥夺了心脏中的氧气，那么心脏就无法正常运作。血流受到限制被称为**局部缺血**（ischemia）。比尔·克林顿出现的胸痛、呼吸短促等症状很有可能是由于局部缺血引起的。

　　冠心病（coronary heart disease，CHD）指的是血液供应不足所导致的心肌受损。克林顿患有冠状动脉疾病，但是当他表现出临床症状并就医时，这一疾病还没有伤及他的心脏。因此，克林顿还没有患上冠心病。

　　任何一条冠状动脉的完全阻塞都会彻底切断血流及其对于心肌的供氧。和其他组织一样，心肌无法在缺氧环境下生存；因此，冠状动脉阻塞会导致心肌组织的死亡，即梗死。**心肌梗死**（myocardial infarction）在医学上通常指心脏病突发的情况。心肌梗死严重时，心跳可能会彻底中断。在较轻的情况下，心肌的收缩则没有那么有效了。心肌梗死的征兆包括感觉无力、晕眩，并伴随着恶心、冷汗、呼吸困难以及出现在胸部、臂部、肩部、下颌和背部的挤压性疼痛感。心肌梗死还可能造成短暂的意识丧失，甚至死亡。但是有些时候，病人也会在整个病发过程中处于清醒状态。症状的严重程度取决于心肌的受损程度。

对于那些从心肌梗死中幸存的人（大约半数以上）来说，心肌受损的部分不能够再生或者得到修复。梗死的部分会被瘢痕组织所取代。瘢痕组织并没有健康组织那样的弹性和功能，因此心脏泵血的能力降低了。心肌梗死后，能够保证个体安全的活动的种类和程度都受到了限制，因此会造成生活方式的改变。冠状动脉疾病在引起一次心脏病发作之后还可能会引起第二次，但并不一定会造成心肌梗死。

心脏康复（cardiac rehabilitation）过程需要心理治疗师的参与。这些专家能够帮助心脏病患者调整他们的生活方式，减少风险因素，降低将来心脏病发作的可能性。心脏疾病是美国最为常见的致死原因，因此对于美国的健康护理系统来说，预防心脏病发作以及提供心脏康复服务是他们最为主要的任务。

另一个心肌血液供应受限所造成的结果是**心绞痛**（angina pectoris），这一后果较之心肌梗死而言显得较为轻微。心绞痛通常伴随着胸口的挤压性疼痛以及呼吸困难等症状——正如比尔·克林顿所经历的那样。心绞痛通常由体育锻炼或者压力所引发，因为这些条件下心脏需要更多的血液供应。克林顿最开始在运动期间出现这些症状时，他并没太在意，而之后当他在日常活动中也感觉呼吸困难和胸闷时，就开始寻求医治了（Clinton，2005）。供氧受限之后，心血管系统的功能被削弱，心脏疾病也更容易发生。心绞痛所产生的不适症状一般只会持续几分钟，但却是冠状动脉阻塞的一个信号。

美国前总统克林顿的症状被诊断为冠状动脉疾病，从而实施了对于这类疾病最常见的治疗方案——心脏搭桥手术。这一手术将健康部分的冠状动脉进行桥接，替代冠状动脉中受阻的部分（见图9.4）。心脏搭桥手术非常昂贵，伴有死亡风险，而且并不一定能延长病人的生命，然而它对于解决心绞痛问题以及提升生活质量非常有效，就像克林顿那样。

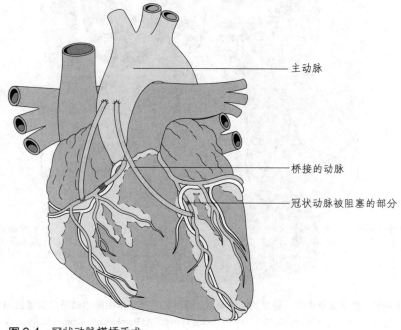

主动脉

桥接的动脉

冠状动脉被阻塞的部分

图9.4 冠状动脉搭桥手术

脑卒中

　　动脉粥样硬化和动脉硬化都会影响向头部和颈部供血的动脉，从而限制向大脑输送血液。也就是说，造成冠状动脉疾病和冠心病的发病过程也会影响大脑。在通往大脑的动脉中出现的任意阻塞都会限制或者彻底中断大脑的血液供应。缺氧能够在3~5分钟导致大脑组织的死亡。缺氧对大脑所造成的损害被称为**脑卒中**（stroke）。脑卒中是在美国致死率排名第三的因素。脑卒中也可能由其他因素引发，比如空气泡（气泡栓塞）或某些阻碍大脑供血的传染病。此外，和动脉硬化有关的动脉壁缺陷可能会造成动脉瘤。动脉瘤是弱化的动脉壁膨胀所形成的液囊。动脉瘤可能会爆炸，造成出血性脑卒中，甚至导致死亡（图9.5）。

　　脑卒中会损伤脑细胞，而这些细胞无法再生。大部分情况下，脑会丧失这部分细胞所参与的特定功能（比如产生语言）。脑功能受损的程

普通脑卒中

由血栓引发。最常见的情况如图所示，脂肪沉积使得血管变窄，继而形成血栓。

出血性脑卒中

由大脑中的出血引发；出血则由受损的动脉发生破裂导致。

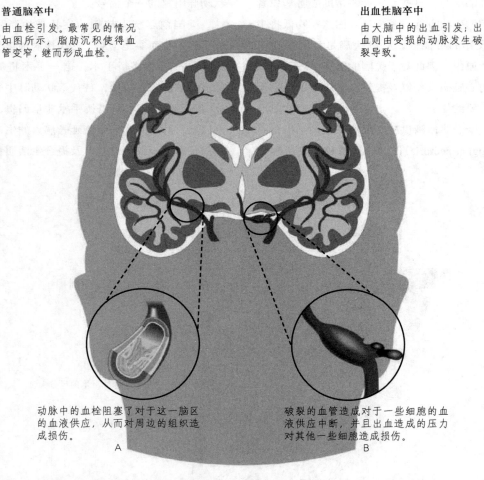

动脉中的血栓阻塞了对于这一脑区的血液供应，从而对周边的组织造成损伤。

A

破裂的血管造成对于一些细胞的血液供应中断，并且出血造成的压力对其他一些细胞造成损伤。

B

图9.5　脑卒中分为两种。普通脑卒中由动脉血管阻塞导致，而出血性脑卒中由脑中动脉血管破裂引发。

Source: An invitation to health (7th ed., p.379), by D. Hales, 1997, Pacific Grove, CA: Brooks/Cole. From HALES, Invitation to Health, 7E. © 1997 Cengage Learning.

度和相应脑区的受损程度有关；更为广泛的脑区损伤会造成更大的功能损伤。这些损伤可能非常广泛，或者是发生在关键的脑区，有时候甚至会造成当场死亡，而有时候这样的损伤也可能很轻微，甚至不被注意到。

血压

心脏在泵血时必须提供足够的压力，使血液能够流至全身，继而回到心脏。当心血管系统处于健康状态时，动脉具有足够的弹性，因此动脉中的血压不会成为问题。然而，当心血管系统出现动脉粥样硬化和动脉硬化时，动脉中的血压就会产生严重的问题。动脉粥样硬化会导致动脉血管变窄，而动脉硬化会导致动脉失去弹性，这两者都会使血压升高。此外，这些疾病使心血管系统无法顺利应对剧烈运动和压力下的供血需求。

测量血压通常需要两个数据。第一个数据代表**收缩压**（systolic pressure），即心脏收缩产生的压力。第二个数据代表**舒张压**（diastolic pressure），即在两次心脏收缩之间的压力，这一压力值能够反映血管壁的弹性。这两组血压的测量单位都是毫米汞柱（mmHg），因为测量血压最早是通过查看血液循环产生的压力能够使玻璃管中的水银升高多少毫米来得到的。

血压会因为多种原因升高。一些情况下，血压升高是正常的表现，甚至是适应环境的表现。比如说，交感神经系统暂时性的激活会使心跳加速、血管收缩，从而升高血压。而另一些血压升高的情况可能就不怎么正常，也不是对环境的适应——它们可能是心血管疾病的症状。

在美国，数以千万计的人有**高血压**（hypertension），即超出了血压水平的正常值。这类"沉默"的疾病能够对心脏病发作和脑卒中做出最有效的预测，同时还能够导致眼损伤和肾衰竭（见图9.6）。**原发性高血压**（essential hypertension）指的是一种进程缓慢的血压升高情况，由基因和环境综合造成（Staessen，Wang，Bianchi，& Birkenhager，2003）。在美国和其他一些发达国家，大约有1/3的人受这种疾病的影响，总人数在美国达到大约7600万，而在全世界则达到10亿（Roger et al.，2012；美国卫生与人力资源服务部，2003）。这一疾病的发生概率随年龄增长而增长，同时也与病人的种族（非裔美国人发病率最高）、体重、钠盐摄入量、烟草使用以及缺乏锻炼等因素密切相关。

表9.1显示了正常血压、高血压前期以及高血压的两个阶段的情况。除了个别反对的观点，研究者普遍认为高血压不存在明显可辨的症状。因此，那些患有高血压的人很有可能直到血压升高到危险值，都不知道自己面临着心脏病和脑卒中的危险。

在年轻人中，较高的舒张压通常和心血管疾病有关；而在老年人中，心血管疾病更多地跟收缩压相关（Staessen et al.，2003）。收缩压每上升20毫米汞柱，患上心血管疾病的风险就翻一番（Roger et al.，2012）。收缩压超过200毫米汞柱时，动脉壁就会有破裂的危险（Berne & Levy，2000）。舒张压造成的血管损伤会影响相应的器官，其中最常见的是肾脏、肝脏、胰腺、脑以及视网膜。

原发性高血压的成因复杂，至今尚不明确，因此目前为止没有任何治疗方法可以使其得到根治。现有的治疗方案通常使用药物或者通过改变行为和生活方式来降低血压（美国卫生与人力资源服务部，2003）。这些针对高血压的治疗方案中包括了改变行为，于是健康心理学家就相应地承担起了重要的角色，即鼓励和帮助患者完成这些行为改变，包括控制体重、坚持体育锻炼、严格限制钠盐摄入等。坚持这些行为对于控制血压水平来说非常重要。然而令人遗憾的是，对于高血压病人来说，做到这些并不简单。

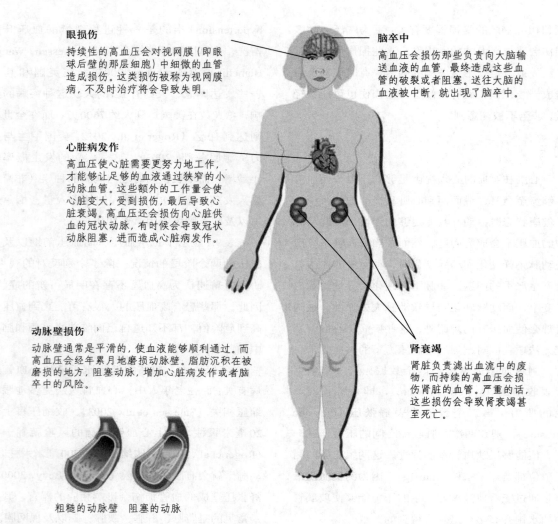

眼损伤

持续性的高血压会对视网膜（即眼球后壁的那层细胞）中细微的血管造成损伤。这类损伤被称为视网膜病，不及时治疗将会导致失明。

脑卒中

高血压会损伤那些负责向大脑输送血液的血管，最终造成这些血管的破裂或者阻塞。送往大脑的血液被中断，就出现了脑卒中。

心脏病发作

高血压使心脏需要更努力地工作，才能够让足够的血液通过狭窄的小动脉血管。这些额外的工作量会使心脏变大，受到损伤，最后导致心脏衰竭。高血压还会损伤向心脏供血的冠状动脉，有时候会导致冠状动脉阻塞，进而造成心脏病发作。

动脉壁损伤

动脉壁通常是平滑的，使血液能够顺利通过。而高血压会经年累月地磨损动脉壁。脂肪沉积在被磨损的地方，阻塞动脉，增加心脏病发作或者脑卒中的风险。

肾衰竭

肾脏负责滤出血流中的废物，而持续的高血压会损伤肾脏的血管。严重的话，这些损伤会导致肾衰竭甚至死亡。

粗糙的动脉壁　　阻塞的动脉

图 9.6　高血压造成的后果

Source: An invitation to health (7th ed., p.370), by D. Hales, 1997, Pacific Grove, CA: Brooks/Cole. From HALES, Invitation to Health, 7E. © 1997 Cengage Learning.

表 9.1　血压的范围（毫米汞柱）

	收缩		舒张
正常范围	< 120	且	< 80
高血压前期	120 ~ 139	或	80 ~ 89
高血压阶段 1	140 ~ 159	或	90 ~ 99
高血压阶段 2	≥ 160	或	≥ 100

Source: Adapted from *The seventh report of the joint national committee on prevention, detection, evaluation and treatment of high blood pressure* (NIH Publication No. 03–5233), 2003, by U.S. Department of Health and Human Services (USDHHS). Washington, DC: Author. Table 1.

小结

心血管系统由心脏和血管组成。心脏负责泵血，使血液循环于全身，供应氧气并带走废弃物。冠状动脉负责向心脏输送血液，当这些血管出现粥样硬化时，我们称之为冠状动脉疾病。在病变过程中，血管内会逐渐生成斑块，而这些斑块会妨碍向心肌的供血。供血受限会引发心绞痛，继而出现胸痛或者呼吸困难等症状。冠状动脉被阻塞后还可能导致心肌梗死（心脏病发作）。当送往大脑的氧气供应被切断时，就会发生脑卒中。脑卒中可以对大脑的任意部位产生影响，其后果也各不相同，可能很轻微，也可能是致命的。高血压可以有效预测心脏病发作和脑卒中。行为治疗或者药物治疗都可以降低高血压水平，或者降低其他可能导致心血管疾病的风险因素。

心血管疾病流行情况的变化

近年来，美国心血管疾病的死亡率已经比20世纪20年代有所下降。然而，在1920年到2002年的几十年间，这一死亡率数据却有着戏剧性的变化。从图9.7中我们可以看到，从1920年直到二十世纪五六十年代，心血管疾病死亡率出现了一次急剧的上升，而之后则持续下降。在今天的美国，心血管疾病带来的死亡占全部死亡的34%（美国人口调查局，2011）。

在1920年，心脏疾病导致的死亡率并没有性别差异。总体来说，心血管疾病死亡率没有太大的变化，但是死亡率的模式却随着心血管疾病患病率的上升而改变。在20世纪中期，更多的年轻男性而非女性死于心血管疾病，使心脏病的死亡率出现了性别差异。

死亡率下降的原因

美国心血管疾病的死亡率下降主要有两个原因：紧急冠心病监护水平的提升，以及心血管疾病风险因素的改变（Ford et al., 2007；Wise, 2000）。从20世纪60年代开始，很多美国人开始改变生活方式。他们开始节制吸烟，关心自己的血压水平，控制胆固醇水平，关注体重，并坚持有规律的锻炼。

这些生活方式的巨大改变归功于两项历史性的研究发现。其一，弗明翰心脏研究从20世纪60年代开始发布的健康报告指出，吸烟、高胆固醇摄入、高血压、缺乏运动以及肥胖都会大幅提高心血管疾病的风险（Levy & Brink, 2005）。其二，在1964年，著名的美国卫生局报告（USPHS, 1964）指出，吸烟与心脏疾病之间存在密切的联系。随着人们开始了解这些研究，他们也逐渐开始改变自己的生活方式。

虽然随着生活方式的改变，心脏疾病造成的死亡率也出现了明显的下降，但研究者尚未证明两者之间存在因果关系。同一时期，医疗护理和科学技术不断提升，见效更快更好的治疗方案为先前很多无法得到有效医治的心血管疾病患者带来了福音。那么，究竟是生活方式的改变还是更好的医疗更多地降低了心脏疾病的死亡率呢？答案是两者不分伯仲。原来由冠心病所导致的死亡率的下降中，大约47%源于医疗条件的改善，而44%源于生活方式改变带来的风险因素减少（Ford et al., 2007）。因此，心脏疾病死亡率的下降同时归功于生活和行为方式的改变，以及医疗护理条件的改善。

全球范围内的心脏疾病

不仅在美国，在全球范围内心脏疾病也是导致死亡的主要原因。由心脏疾病和脑卒中所导致

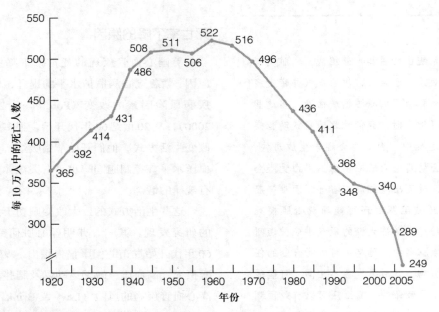

图9.7 心血管疾病死亡率（美国，1920—2007）

Source: U.S. Public Health Service, *Vital Statistics of the United States*, annual, Vol. I and Vol. II (1900–1970); U.S. National Center for Health Statistics, *Vital Statistics of the United States*, annual (1971–2001); *National Vital Statistics Report*, monthly (2002–2005). Retrieved August 21, 2008, from http://www.infoplease.com/ipa/A0922292.html; *National Vital Statistics Report* (2007). Retrieved April 29, 2012, from http://www.cdc.gov/nchs/data/hestat/cardio2007/cardio2007.pdf

的死亡人数占到所有死亡案例的30%（Mackay & Mensah，2004）。在大多数高收入西方国家中，美国是唯一一个心血管疾病死亡率随着人们生活方式的改变出现显著下降的国家（WHO，2008）。

在芬兰，从20世纪70年代到90年代，心血管疾病死亡的比例下降了70%之多（Puska，2002；Vartiainen，Tuomilehto，Salomaa，& Nissinen，1998）。这部分归功于他们在全国范围内改善心脏疾病风险因素的努力。这一措施在一开始以小范围的社区干预的形式出现，主要针对芬兰的心血管疾病高发地区，旨在改变饮食、高血压以及吸烟等风险因素。这些风险因素的改善在很大程度上导致了心血管疾病死亡在所有死亡中所占比例的降低（Laatikainen et al.，2005）。

而对于那些原先属于苏联的国家，情况则恰恰相反，即心脏疾病在近年来出现了增加（Weidner，2000；Weidner & Cain，2003）。从1990年开始，这一趋势在中年男性中表现得尤为明显，而在俄罗斯这一性别差异比在其他国家更甚。在俄罗斯人中，因心脏疾病所造成的死亡风险是美国人的4倍。在东欧的一些国家中，冠心病所造成的死亡占到所有死亡的80%；人均寿命也因此下降，并在短期内不会有所回升。为什么会造成这样的灾难，目前还没有得到完全的解释。但是至少我们知道，缺乏社会支持、高压力、吸烟、酗酒这些行为和心理因素都在其中扮演了一定的角色（Weidner & Cain，2003）。

心脏疾病和脑卒中在发展中国家和不发达国家也是主要致死因素，并且心脏疾病和脑卒中的发病率依然在持续上升（WHO，2008）。随着烟草使用、肥胖、体育锻炼以及饮食习惯在这些国家中的发展模式越来越趋向于发达国家，发展中国家的心血管疾病发病率将会持续上升。因此，在全球范围内，与心血管疾病的斗争依然任重道远。

小结

自 20 世纪 60 年代中期以来，由冠状动脉疾病和脑卒中所造成的死亡在美国和其他的一些（但不是所有的）高收入国家中都出现了显著的下降。这部分归功于当下更好、更高效的冠心病护理工作，而更多地（50% 以上）要归功于人们在生活方式上的改变。而在世界上的低收入国家中，这一情形却截然相反：吸烟和肥胖越来越普遍，同时人们越来越少参加体育锻炼。这些生活习惯都会增加人们罹患心血管疾病的风险，导致这些疾病的发病率在上述低收入国家中还有上升趋势。

心血管疾病的风险因素

相关研究发现了与心血管疾病发展有关的一些风险因素。在第 2 章中，我们将风险因素定义为较之于其他个体，在患病个体身上更常出现的特性或条件。风险因素并不等同于发病原因。同样，风险因素也不能准确地预测谁一定会生病，而谁又一定不会生病。风险因素能够提供的仅仅是一些与特定疾病有关的直接或者间接条件的信息。

1948 年，弗明翰心脏研究在美国马萨诸塞州的弗明翰镇对 5000 多人进行了抽样调查，首次借助风险因素对心脏疾病进行预测（Levy & Brink，2005）。这一研究采用了前瞻性设计，即所有参与调查的个体在研究之初都没有心脏病。最开始的计划是对这些人进行 20 年的追踪研究，以考察心脏疾病及那些影响其发展的因素。鉴于这一研究提供了大量极具价值的结果，研究目前已持续了 50 多年，并且将最初那批被试的子辈和孙辈都列入了考察范围。

当研究者最开始公布他们的发现时，很多典型的美国生活方式并没有在医学上被认为具有危险性（Levy & Brink，2005）。20 世纪 50 年代，心脏疾病在美国的发病率显著上升，而弗明翰研究有效地证明了这些风险因素与心脏疾病和脑卒中之间存在联系。

弗明翰研究之后，研究者又开展了多项大型研究。这其中包括一项被称为"护士健康研究"的长期流行病学研究。这一研究旨在考察女性健康，以证明女性心血管疾病和其相关风险因素的联系（Oh，Hu，Manson，Stampfer，& Willett，2005）。而有史以来最大的一项有关心血管健康的研究是覆盖了 52 个国家的"心脏之间"研究（INTERHEART；Yusuf et al.，2004）。这一研究将 15000 名经历过心脏病发作的被试与另外 15000 名健康被试进行配对，通过这样的个案对照方法来考察心脏疾病的潜在风险因素，以及这些风险因素在不同国家间是否存在一致性。我们在这里所讨论的大部分关于心血管疾病的风险因素都来自于弗明翰研究、"护士健康研究"以及"心脏之间"研究的成果。

心血管疾病的风险因素包括遗传因素、生理因素、行为因素以及心理社会因素。

内在风险因素

内在风险因素由基因或者其他一些无法人为改变的生理状态所决定。虽然这些内在因素无法被改变，但这并不意味着具有这些风险因素的个体就注定会患上心血管疾病。如果鉴别出这些内在的风险因素，那些高风险人群可以通过改变那些能被控制的因素（比如高压力、吸烟以及不健康饮食），最大限度地降低自己的患病风险。心血管疾病的内在风险因素包括年龄增长、家族病史、性别以及种族。

年龄的增长

无论是心血管疾病还是癌症和其他许多疾

病，年龄的增长都是主要的风险因素。随着人们日渐老去，心血管疾病给他们带来的致死风险也急剧增加。如图9.8所示，无论是男性还是女性，年龄每增加10岁，死于心血管疾病的概率就会翻一番。举例来说，85岁以上的男性死于心血管疾病的概率大约是75~84岁男性人群的3倍，而85岁女性的死亡风险则与75~84岁年龄段女性相差更多。

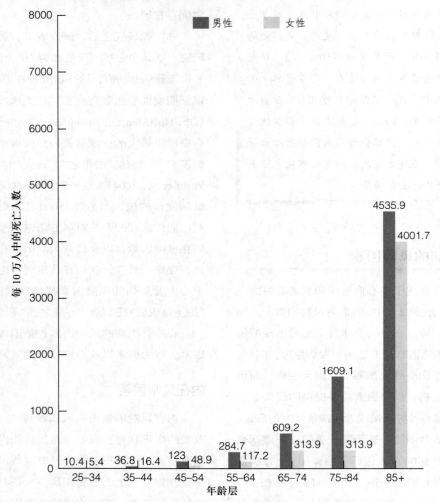

图 9.8　不同年龄和性别人群中的心血管疾病死亡率（美国，2008）

Source: Health United States, 2011, by National Center for Health Statistics, 2012, Hyattsville, MD: U.S. Government Printing Office, pp.201, 204 Table 30. Retrieved September 17, 2012, from http://www.cdc.gov/nchs/data/hus/hus11.pdf

家族病史

家族病史也是心血管疾病的内在风险因素。有心血管疾病家族史的个体比没有家族病史的个体，更容易死于心脏疾病。如果父母亲有心脏病，那么自己就更容易患上心脏病（Chow et al., 2011）。比尔·克林顿曾经提到，他的家族病史增加了他罹患心血管疾病的风险。这一风险因素很可能是通过多个基因以及它们与环境因素的相互作用来影响个体的（Doevendans, Van der

Smagt，Loh，De Jonge，& Touw，2003）。和其他内在风险因素一样，基因无法通过改变生活方式来改变。但是这些有家族病史的个体依然可以通过改变生活方式来降低自己患病的风险。

性别

虽然性别被归为内在风险因素，但这一因素和许多行为及社会条件密切相关。因此，女性和男性所面对的不同风险并不仅仅是由先天因素造成的。

1920年，心脏疾病的死亡率在女性和男性中并没有显著区别。总体上，心血管疾病所造成的死亡占所有死亡的比例没有太大的变化；20世纪中期，更多的年轻男性而非女性死于心血管疾病，从而造成了心脏病中的性别差异。

如图9.8所示，这一性别差异一直在持续。心血管疾病死亡率在男性中比女性中高，而这一差异在中年人群表现得最为明显。在此年龄段之后，女性因心血管疾病死亡的比例急剧上升，有更多老年女性而非男性死于心血管疾病；然而，总体上，男性的心血管疾病死亡率依然高于女性。

哪些因素能够解释这一性别差异呢？答案是生理因素和生活方式都包含其中（Pilote et al.，2007）。在更年期以前，女性比男性少患心血管疾病。曾经有一段时间，人们相信雌性激素能够保护人们免受心血管疾病的侵害，但这一观点很快遭到了质疑，因为大规模的激素替代方案并没有收到良好的效果（Writing Group for the Women's Health Initiative Investigators，2002）。最近人们的关注点转移到雄性激素上，一些假设认为，这些激素可能会对男性和女性同时提供保护和造成风险（Ng，2007）。

生活方式可以在更大程度上解释心脏疾病的性别差异。在全世界范围内，年轻男性都比年轻女性更容易突发心脏病。人们认为这一差异是由于男性在年轻时更多地处于不健康的生活状态（Anand et al.，2008）。此外，这种性别差异在一些国家尤为明显。俄罗斯人在平均寿命上的男女差异居世界之首：女性的平均寿命为71岁，而男性为58岁。这一差异很大程度上是由男性在心血管疾病上的高发率导致的（Weidner & Cain，2003）。俄罗斯男性更多地抽烟、酗酒，而他们在面对压力时的应对机制也更糟糕。在其他一些国家，比如爱尔兰，心血管疾病率上的性别差异就很小（Weidner，2000）。心血管疾病死亡率上的性别差异在一些国家中较大，而在另一些国家中则较小，这说明了行为因素能够比内在的生理差异更好地解释男女性之间的死亡率差异。

种族

第四个会影响心血管疾病的内在风险因素是种族背景。在美国，非裔美国人因心血管疾病而死亡的风险比欧裔美国人高出30%多，而美洲原住民、亚裔美国人以及拉美裔美国人的患病致死风险要小很多（CDC/NCHS，2010）。非裔美国人所面对的风险更高，可能并不是因为生理基础上的原因，而是与社会、经济或者行为等一些因素有关。前面提到的"心脏之间"研究（Yusuf et al.，2004）显示，心脏疾病的风险因素在全世界范围内都大同小异。因此，种族因素对心脏疾病的影响更可能是由于种族差异在其他已知风险因素上产生的区别所造成的。

非裔美国人患上心脏疾病的风险比欧裔、拉美裔、亚裔美国人以及美洲原住民都高。对于非裔美国人来说，最大的风险因素是高血压（Jones et al.，2002），而其他诸如低收入和低教育水平造成的心理因素也会产生较大的影响（Karlamangla et al.，2005；Pilote et al.，2007）。非裔美国人中由心血管疾病导致的死亡比例高，有可能是由于他们的血压较高。血压较高可能是因为他们的心血管反应一般较强烈，而这又是因为他们在日常生活中更多地体验到种族歧视。就算只是存在歧视的威胁也会提高非裔美国人的血压水平（Blascovich，Spencer，Quinn，& Steele，2001）。压力或者压力所带来的威胁都会增强心血管反应，而这一趋势会随着所经历的种族歧视的增加而扩大。种族歧视最有可能发生在肤色较深的人身上。Elizabeth Klonoff 和 Hope Landrine（2000）就发现，与肤色较浅的非裔美国人相比，肤色较深的人群频繁遭到种族歧视的概率要高出11倍。因此，种族歧视很有可能是非裔美国人群中血压普遍较高的一个因素，但这一因素应当被归为与种族背景有关的心理风险因素，而不是种族背景所带来的先天风险因素。

生理条件

第二类心血管疾病的风险因素包括一系列的生理条件：高血压、高血清胆固醇水平、葡萄糖代谢问题以及炎症。

高血压

对于心血管疾病，除了年龄的增长以外，高血压是影响最大的一项风险因素。尽管如此，还有数百万有高血压问题的人并没有意识到他们所面临的风险。和其他大部分问题不同，高血压不会产生明显的症状，而通常在不知不觉中，血压就升高到了警戒水平。

弗明翰心脏研究首次为高血压可能带来的风险提供了实证支持。近期，覆盖52个国家的"心脏之间"研究再次确证了高血压和心血管问题之间密切的联系，这一联系不分年龄，不分性别，不分种族，也不分国家（Yusuf et al.，2004）。正如美国政府报告所指出的："血压水平和心血管疾病风险之间的联系是持久稳定的，并且独立于其他风险因素。血压越高，心脏病发作、心脏衰

竭、脑卒中或者肾衰竭的概率就越高"（USDHHS，2003）。

血清胆固醇水平

与心血管疾病有关的第二个生理条件是高血清胆固醇水平。胆固醇是一种像蜡一样，类似于脂肪的物质。胆固醇是细胞膜的组成成分，因此对人类而言非常重要。血清胆固醇指的是在血流中循环的胆固醇的水平，它与一个人的饮食中胆固醇的含量有关。膳食中胆固醇来自于动物脂肪和油类，而并非来自蔬菜和蔬菜制品。虽然胆固醇对我们的生活非常重要，但是过多的胆固醇却会带来心血管疾病的风险。

一个人摄入含胆固醇的食物之后，胆固醇就会进入血液，成为消化过程的一部分。对血清（血液中不含血细胞的那部分液体）中胆固醇含量的测量通常以每分升（dl）血清中胆固醇的毫克（mg）数来计算。因此，胆固醇读数210即表示每分升血清中含有210毫克胆固醇。

然而，血流中的胆固醇总量并不是心血管疾病的最佳预测因子。胆固醇以多种**脂蛋白**（lipoproteins）的形式在血流中循环，而这些脂蛋白的不同形式可以由它们的密度和功能来区分。**低密度脂蛋白**（low-density lipoprotein，LDL）将胆固醇从肝脏运输到体细胞中，而**高密度脂蛋白**（high-density lipoprotein，HDL）则将胆固醇从组织运输回肝脏。弗明翰研究的研究人员发现，低密度脂蛋白和心血管疾病呈正相关，而高密度脂蛋白则和心血管疾病呈负相关。之后的研究也支持了这一发现。高密度脂蛋白事实上能够帮助预防心血管疾病，而低密度脂蛋白则会诱发动脉粥样硬化。因此，低密度脂蛋白有时候也被称为"坏胆固醇"，而高密度脂蛋白则被称为"好胆固醇"。事实上，女性的高密度脂蛋白水平通常较高，这可能是由于心血管疾病上的性别差异导致

的（Pilote et al., 2007）。

总体的胆固醇含量（total cholesterol，TC）即低密度脂蛋白含量和高密度脂蛋白含量两者的加和，此外还要加上20%的**超低密度脂蛋白**（very low-density lipoprotein，VLDL），后者也被称为**甘油三酯**（triglycerides）。总体胆固醇含量与高密度脂蛋白的比例越低，情况越乐观。4.5:1比6.0:1的情况更好；反过来也就是说，如果个体高密度脂蛋白的比例占总体胆固醇含量的20% ～ 22%，

那么他们患心血管疾病的概率比占16%的情况较低。如今大部分的研究者都认为，对于预防心血管疾病来说，总体胆固醇含量对高密度脂蛋白的比例较之于总体胆固醇的绝对量更为重要。而最近的研究将关注点转移到了如何通过改变饮食结构或者使用药物方法来降低低密度脂蛋白水平（Grundy et al., 2004）。表9.2呈现了总胆固醇含量及其各个成分的最优水平，以及较好或者较差的水平标准。

表 9.2 血清胆固醇的最佳范围、安全水平及风险水平样例

胆固醇成分	最佳范围	安全水平	风险水平
高密度脂蛋白	> 60 mg/dl	70	40
低密度脂蛋白	<130 mg/dl	60	180
甘油三酯	<200 mg/dl	150	250
	（20% 的超低密度脂蛋白）	30（= 150 × 0.20）	50（= 250 × 0.20）
总体胆固醇	<200 mg/dl	70 + 60 + 30 = 160	40 + 180 + 50 = 270
总体／高密度	<4.00	160/70 = 2.28	270/40 = 6.75

胆固醇水平能够较为有效地预测青年人群和中年人群的心血管问题，但对于老年人群则不太有效（Psaty et al., 2004；Sacco et al., 2001）。因此，中年人群应该更关注胆固醇问题。相比之下，老年人群在胆固醇之外可能面临着更多的风险因素。

有关胆固醇问题的研究得出了如下几个结论：首先，胆固醇的摄入量和血清胆固醇水平有关；其次，饮食摄入的胆固醇含量和血液中胆固醇含量之间的关系与饮食习惯密切相关。换句话说，饮食习惯是经年累月养成的。因此，尽管改变饮食习惯可能能够降低血清胆固醇水平，但是这一过程并不那么简单或快捷。最多，较之于总体胆固醇的绝对量，总体胆固醇与高密度脂蛋白的比例更为重要。不论如何，降低低密度脂蛋白水平都势在必行。

葡萄糖代谢问题

心血管疾病中第三个生理上的风险因素来自于葡萄糖代谢问题。这类问题中最明显的就是糖尿病，即由于制造和使用胰岛素过程中的问题，人体内的葡萄糖无法被细胞吸收。当这类情况发生时，血液中的葡萄糖会越积越多，达到异常水平。如果糖尿病在青少年时期发病（I型糖尿病），那么个体更有可能患上心血管疾病。葡萄糖代谢问题持续时间越长，患心血管疾病的风险就越大（Pambianco, Costacou, & Orchard, 2007）。II型糖尿病同样会增加心血管疾病的风险（Sobel & Schneider, 2005）。在第11章中，我们会更具体地讨论糖尿病所带来的健康风险。

对很多人来说，他们在葡萄糖代谢过程中遇到的问题并不足以引发糖尿病，但仍然可以提高患心血管疾病的风险。研究（Khaw et al., 2004）

显示，相比那些葡萄糖代谢正常的人，有葡萄糖代谢问题（但非糖尿病）的个体患上心血管疾病的风险更高，并且因心血管疾病导致的死亡风险也更高。葡萄糖代谢问题是所谓的代谢综合征中的一种，而这类综合征都会提高心血管疾病的风险（Johnson & Weinstock，2006）。代谢综合征还包括腹部脂肪过多、血压过高以及两类胆固醇含量上的问题。与没有代谢综合征的人相比，患有代谢综合征的人出现心血管健康问题的可能性是前者的两倍（Mottillo et al.，2010）。在一项考察代谢综合征组成成分的研究（Anderson et al.，2004）中，胰岛素代谢问题比其他因素更有效地预测了动脉的损伤。

炎症

　　动脉粥样硬化实际上部分是由身体的自然炎症反应所引发的。我们在第6章中学到过，炎症反应是一种非特异性免疫反应。当身体组织受到损伤时，白细胞（比如粒细胞和巨噬细胞）会转移到受损伤的部位，通过吞噬作用吞噬并对抗潜在的外来入侵者。当动脉受到损伤或者感染时，白细胞就会向动脉壁移动并积聚。当一个人的饮食中胆固醇含量偏高时，白细胞的"饮食"中的胆固醇含量也会偏高。动脉斑块——动脉粥样硬化的前兆——就是充满了胆固醇的白细胞堆积造成的。炎症反应不仅能影响动脉斑块的产生，还会影响它们的稳定性，使这些斑块更容易破裂并造成心脏病发作或者脑卒中（Abi-Saleh et al.，2008）。

　　慢性炎症会提高动脉粥样硬化的患病风险（Pilote et al.，2007），因此那些会引起慢性炎症的因素也会提高心血管疾病的风险。压力和抑郁是两个可能导致炎症的因素（Miller & Blackwell，2006），同时也是心血管疾病的风险因素。事实上，近期的研究结果表明，炎症过程能够部分解释抑郁和心血管疾病死亡风险之间的联系，但不是其全部的原因（Kop et al.，2010）。代谢综合征可能也和炎症有关（Vlachopoulos，Rokkas，Ioakeimidis，& Stefanadis，2007），它们之间可能存在相互作用，或者通过共同的作用机制对心血管系统造成损伤。

　　同样的，任何能够削弱炎症的因素也能够降低心血管疾病的风险。举例来说，阿司匹林——一种抗炎镇痛药物——能够降低心脏病发作的风险。因此，这些对于炎症的研究结果解释了为什么服用阿司匹林能够降低心脏病发作的风险，而对于压力或抑郁的研究结果同时提供了能够增加心血管疾病的风险因素以及能够降低心血管疾病风险的因素。这些研究发现同样解释了为什么保护牙齿和牙龈能够保护你的心脏健康（详见"信不信由你"）。

行为因素

　　行为因素是心血管疾病的第三大类风险因素。这些生活方式因素中最重要的是吸烟、饮食以及体育锻炼。举例来说，如果一位女性不抽烟，饮食中富含纤维且饱和脂肪含量低，不超重，并且积极进行体育锻炼，那么她患冠心病的可能性就比别人低将近80%（Stampfer，Hu，Manson，Rimm，& Willett，2000）。上述这些行为（吸烟、食物上的选择、维持体重以及体育锻炼）都和心血管疾病密切相关。

吸烟

　　吸烟是美国心血管疾病致死的头号行为风险因素；即便在全球范围内，吸烟也是这一疾病致死的主要因素之一（American Cancer Society，2012；USDHHS，2010c）。在美国，因吸烟导致的心血管疾病致死率正在逐年下降（Rodu & Cole，2007）。举例来说，从1987年到2002年，

❓信不信由你　每天一根牙线，远离心脏疾病

翻翻你家的药箱，或者浴室抽屉里面，你会发现对抗心血管疾病的新武器。

这个武器就是牙线。和很多人一样，你可能在家里备了牙线，却几乎不怎么用。而现在你有一个开始使用牙线的理由了：牙线不仅能保护你的牙齿和牙龈，还能够预防心血管疾病。

越来越多的研究发现，口腔健康和心血管健康之间存在着惊人的联系。牙周炎，或者是牙齿周围组织和骨质部分的炎症，有引发心血管疾病的风险，而且这一风险因素与其他那些已知的风险因素并无关系（Humphrey，Fu，Buckley，Freeman，Helfand，2008）。对于那些曾经经历过心脏病发作的非吸烟者，是否患有牙周炎能够有效预测心血管疾病在他们身上的再次发作（Dorn et al.，2010）。就连人们刷牙的频率也能够预测之后患心血管疾病的可能性（de Oliveira，Watt，& Hamer，2010）。

怎么才能解释口腔健康和心血管健康之间的关系呢？其中一种可能是牙周炎会使身体中的系统性炎症反应程度加强。另一种可能则是那些导致了牙菌斑和牙周炎的细菌最后会通过血流跑到动脉壁中。而之后这些细菌就会成为炎症反应的目标，从而增加动脉粥样硬化的风险。

所以，赶紧把牙线盒上的灰掸掉吧。你的牙龈，你的心脏，都会大受裨益的。

男性因吸烟导致疾病的致死比例下降了41%，而女性下降了30%。然而，这种下降趋势并没有在全球范围内出现。在美国以外的很多国家，吸烟的比例依然非常高。在世界范围内，吸烟带来的心脏病发作风险占到总量的35%（Yusuf et al.，2004），也就是说，每年有超过50万的人死于与吸烟有关的心血管疾病。

比起那些从来不吸烟的人，有吸烟习惯的人心脏病发作的风险要比前者高出3倍（Teo et al.，2006）。令人欣慰的是，戒烟的确能够降低心脏病发作的风险：戒烟3年内，那些曾经吸烟的人心脏病发作的风险降到了那些从不吸烟的人的两倍（Teo et al.，2006）。然而，吸烟带来的危害却不会随着戒烟而消失。即便在戒烟20年之后，曾经吸烟的个体还是会有心脏病发作的风险。而烟草带来的心血管疾病风险并不局限于"吸"烟，咀嚼烟草也会增加心脏病突发的风险。被动吸烟，或者说吸二手烟，比直接吸烟好一些，但是暴露在烟草环境下同样会增加大约15%的心血管疾病风险（Kaur，Cohen，Dolor，Coffman，& Bastian，2004）。因此，烟草可以通过多种途径来增加心血管问题的风险。

体重和饮食

肥胖和不健康的饮食习惯同样能够增加心血管疾病的风险。尽管肥胖带来的危害毋庸置疑，但是要把肥胖作为一个独立存在的心血管疾病风险因素进行评估却很困难。这主要是因为肥胖跟其他很多风险因素相关，比如血压、II型糖尿病、总体胆固醇水平、低密度脂蛋白以及甘油三酯水平（Ashton，Nanchahal，& Wood，2001）。超标的腹部脂肪含量对于全世界范围内的男性和女性来说都是心脏病突发的一大风险因素（Smith，Ness et al.，2005；Iribarren，Darbinian，Lo，Fireman，& Go，2006；Yusuf et al.，2005）。

人们对于食物的选择既可以提高他们患心血管疾病的风险，也可以降低这一风险。两项大规模研究——弗明翰研究（Levy & Brink，2005）

和"心脏之间"研究（Iqbal et al., 2008）——的结果显示，富含饱和脂肪的饮食结构与高心血管疾病发病率以及高心脏病突发风险都密切相关。这些高脂食品和血清胆固醇水平之间的关系显而易见，事实上其他的营养成分也会影响心血管疾病。

比如说，钠盐的摄入会引起血压的升高（心血管疾病的主要风险因素之一；Stamler et al., 2003），而有些个体对于钠盐摄入的反应较其他个体更为敏感（Brooks, Haywood, & Johnson, 2005）。而与之相反的是，钾盐的摄入可以降低心血管疾病的风险。这就让我们开始思考一个问题：是否能够通过饮食来预防心血管疾病呢？越来越多的研究显示，一些食物和饮食方案确实能够起到预防作用。

早在二十多年以前，研究者就发现，富含水果和蔬菜的饮食结构与低心血管疾病风险相关。比如，"心脏之间"研究就发现，那些食物中富含蔬果的个体心脏病发作的风险较低（Iqbal et al., 2008）。一项对于世界范围内蔬果消耗情况的分析（Lock, Pomerleau, Causer, Altmann, & McKee, 2005）得出了这样的结论：如果消耗水平升高到某一阈限值，那么心脏疾病的比例会下降31%，而脑卒中会下降19%。

富含鱼类的饮食似乎也可以为预防心脏疾病和脑卒中提供某些帮助（Iso et al., 2001；Torpy, 2006），这其中产生作用的成分被称为 Ω-3 脂肪酸。诸如金枪鱼、三文鱼、鲭鱼及其他高脂肪鱼类以及贝类都富含这类营养物质。不过针对鱼类是否有益的研究得出了各不相同的结果。并不是所有的鱼肉都能产生同样的预防作用（Mozaffarian et al., 2005）。比如说，烤过的鱼肉比炸过的鱼肉对老年人预防脑卒中更为有效。基于这一发现，美国心脏学会向大众建议，每周至少要吃两次鱼（Smith & Sahyoun, 2005）。但吃鱼的好处也会被某些鱼类的高汞含量所抵消，而

后者也是心脏疾病的风险因素之一。

是否有一些维生素或者微量元素能够预防心血管疾病呢？那些食物中富含抗氧化剂（比如维生素 E、β-胡萝卜素、番茄红素、硒以及核黄素等）的人表现出了一系列健康指标，包括心血管疾病的低患病率（Stanner, Hughes, Kelly, & Buttriss, 2004）。这些微量元素能够防止低密度脂蛋白氧化，从而预防其对心血管系统的破坏。然而，研究还发现，仅仅是服用这些微量元素的制剂并不能带来和食用富含这些微量元素的食物一样的作用。这种饮食可能还会带来意想不到的作用（详见"信不信由你"）。

体育锻炼

在全世界范围内，有两个因素一直稳定地预测着心脏病突发的高风险：有车，有电视（Held et al., 2012）。这两个风险因素有一个共同点：它们都会导致体育锻炼的减少。体育锻炼在降低心血管疾病风险上的功劳是明确而且无可辩驳的（Warburton, Nicol, & Bredin, 2006；详见第15章的讨论）。糟糕的是，在当下的许多工业化社会中，人们的工作需要的活动量越来越少，很多人又不愿意在空闲时间参加体育锻炼，导致相当多的人每天都久坐不动。

缺乏运动带来的风险会危及人的一生。美国的儿童越来越少地参加体育锻炼，而这种久坐的生活方式正在造成越来越多的肥胖，并增加心血管疾病的风险（Wang, 2004）。当我们往时间轴的另一头看去可以发现，对于65岁以上的女性，当她们更多地参加体育锻炼时，她们就变得更健康，心血管疾病风险也更低（Simonsick, Guralnik, Volpato, Balfour, & Fried, 2005）。久坐的生活方式还会造成代谢综合征，这些综合征包括超重、腹部脂肪过多、血糖代谢问题等，而它们都是心血管疾病的风险因素（Ekelund et al.,

❓信不信由你 巧克力可以预防心脏疾病

吃巧克力并没有坏处，反而能预防冠状动脉疾病。你信不信？巧克力中能够预防动脉损伤的成分可能是被称为类黄酮的化学物质，这类化学物质通常来源于水果和蔬菜（Engler & Engler, 2006）。类黄酮有很多种，每种的特性都略有不同。巧克力中所含有的被称为黄酮醇，这类物质也存在于茶叶、红酒、葡萄和黑莓中。不管是哪一种，这些类黄酮都被证明有益健康，包括我们刚才说到的巧克力的益处。

并不是所有的巧克力都有同样含量的类黄酮，有些巧克力比另一些巧克力更有益健康（Engler & Engler, 2006）。可可豆的加工过程，也就是巧克力是怎么做的，影响着最后巧克力中的类黄酮含量。黑巧克力中的类黄酮含量比牛奶巧克力或者荷兰巧克力中的高出2~3倍。

类黄酮通过降低氧化作用，即作为一种抗氧化剂来对健康产生积极影响。这些积极影响可能作用于动脉内壁（Engler & Engler, 2006）。通过作用于低密度胆固醇以及增加血管弹性，类黄酮能够保护动脉血管免受伤害。如果类黄酮能够保护动脉血管，那么这一机制就能够解释黄酮醇摄入和低冠心病死亡率之间的关系（Huxley & Neil, 2003）。除此之外，巧克力的消耗同样表现出了与降低血压和降低炎症反应之间的关系，而后两者都能够降低心血管疾病的风险（Engler & Engler, 2006）。研究表明，吃巧克力可能会通过多种途径预防心血管疾病。

巧克力并不是唯一一种富含黄酮醇的食物。绿茶、红茶、葡萄、红酒、樱桃、苹果、黑莓和树莓中都富含这类微量元素。因此，巧克力并不是唯一能保护心脏的食物（虽然巧克力的粉丝们会说，巧克力的口味是唯一的）。曾经作为损害健康的罪魁祸首的巧克力，现在却被证明可以预防心脏疾病，这让狂热的粉丝们怎么能不高兴呢？

2005）。因此，缺乏体育锻炼对于心血管疾病来说是一个非常重要的行为风险因素。

心理社会因素

与心脏疾病有关的心理社会因素有很多（Smith & Ruiz, 2002），包括教育、收入、婚姻状况、社会支持、压力、焦虑、抑郁、敌意以及愤怒。

受教育水平及收入

低社会经济地位是心血管疾病的风险因素之一，这一因素可以通过低受教育水平和低收入来评估。比如在"心脏之间"研究中，低社会经济地位就是心脏病发作的风险因素之一（Rosengren et al., 2009）。受教育水平较低的人群出现心脏病发作的风险尤其高。在很多国家，受教育水平都与种族有关。但美国（Yan et al., 2006）、荷兰（Bos, Kunst, Garssen, & Mackenbach, 2005）以及以色列（Manor, Eisenbach, Friedlander, & Kark, 2004）的一系列关于教育水平和种族的研究都发现，低受教育水平会增加心血管疾病的风险，而这两者之间的关系与种族无关。

那么究竟是哪些因素将低受教育水平和高心脏疾病风险联系起来了呢？其中一种可能是那些受教育水平低的人比受教育水平高的人具有更不健康的生活习惯。他们在饮食上更不健康，并且吸烟，还成天久坐不动，而所有这些行为都会增加他们患上心血管疾病的风险（Laaksonen et al., 2008）。事实上，"心脏之间"研究发现，诸如教育水平之类的社会经济因素对心血管疾病风险的影响在很大程度上都能够通过可改变的生活方式得到解释，包括吸烟、体育锻炼、健康饮食以及肥胖（Rosengren et al.，2009）。

收入水平是心血管疾病的另一个风险因素；低收入水平人群较之高收入水平人群，其心脏疾病的风险更高。一则来自中国的研究报告（Yu et al.，2000）显示，社会经济水平（在这里定义为教育、职业、收入以及婚姻状况）与血压、体重指数、吸烟等心血管疾病的风险因素都相关。除此之外，许多其他研究也报告了社会经济地位和健康、死亡率以及心血管疾病之间的关系。一项跨国比较研究（Kim, Kawachi, Hoorn, & Ezzati，2008）显示，在贫富差距较大的社会中，收入水平较低的人群患心血管疾病的风险较高。这可能是收入水平造成的差异，也可能是社会地位造成的差异，而两者都得到了实证支持。收入水平与寿命相关，收入水平越高越长寿（Krantz & McCeney，2002）。社会地位对很多物种的心血管健康状况都有影响，包括人类（Sapolsky，2004）。此外，研究显示，这些社会经济地位对心血管疾病风险所产生的影响早在青少年期甚至儿童期就开始了（Karlamangla et al.，2005）。由此可见，教育水平、收入以及社会地位都会对心血管系统及其他可能出现的疾病产生影响。

社会支持和婚姻

前瞻性研究显示，缺乏社会支持也是心血管疾病的风险因素之一（Krantz & McCeney，2002）。在第5章中，我们对有关社会支持的价值和缺少社会支持所造成的问题的大量研究进行了讨论。而上述结论和我们在第5章中的讨论相一致。事实上，我们在童年期、青少年期以及成年早期所经历的孤独感与心血管疾病的风险因素有关（Caspi, Harrington, Moffitt, Milne, & Poulton，2006），而随着年龄的增长，这一影响会变得越来越严重（Hawkley & Cacioppo，2007）。比如，对于那些曾经有心脏病发作史的老年人来说，如果他们独自居住，那么之后再次出现严重的心脏病发作的可能性就更高（Schmaltz et al.，2007）。

缺乏社会支持对于心血管疾病的发展影响更甚。研究者测量了女性患者中冠状动脉阻塞的病程（Wang, Mittleman, & Orth-Gomér，2005；Wang et al.，2007）。他们发现，女性在家里和在工作中得到的社会支持都会影响这一病程。无论是在家里还是在工作中遇到的高度压力都会加剧阻塞的进程，而在这两种环境中得到充分的社会支持则有助于动脉斑块的缓解。另一项研究显示，社交网络的人数与冠状动脉疾病死亡率有关；那些社交网络中只有1~3人的冠心病患者比起有4个以上亲密朋友的患者，其死于冠状动脉疾病的可能性要高出2.5倍（Brummett et al.，2001）。而那些更善于交际的老年人也比那些独居的老年人更少地死于心血管疾病（Ramsay et al.，2008）。

婚姻会为人们提供社会支持，而一般来说，结婚也会降低出现心血管健康问题的风险（Empana et al.，2008；Hu et al.，2012）。在法国（Empana et al.，2008）和中国（Hu et al.，2012）进行的两项大型研究发现，已婚人士比未婚人士更不容易遭遇心脏病发作。然而，婚姻的质量同样能对这些风险因素产生影响。一项持续了10年的追踪研究显示，已婚男性死于心血管问题的可能性比未婚男性低一半（Eaker, Sullivan, Kelly-Hayes, D'Agostino, & Benjamin，2007）。而对于女性，婚姻所带来的益处取决于与伴侣之间的交流和婚姻的质量，较低的婚姻质量反而会增加心脏疾病的风险。另一项关注婚姻的研究（Holt-Lunstad, Birmingham, & Jones，2008）也发现，婚姻的质量更为重要。如果个体对婚姻关系不满意，那么婚姻就不能为健康造福。拥有幸福婚姻的人比单身的人维持着更低的血压水平，因而更少受到高血压的威胁——即便那些单身的人拥有良好的社会网络。

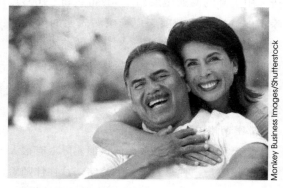

婚姻有助于预防心血管疾病。

配偶（以及其他社会支持提供者）可以通过以下途径帮助个体降低心血管疾病死亡风险：鼓励个体坚持健康的生活方式，鼓励个体遵循医嘱，以及敦促个体寻求治疗。社会支持的提供者可以包括朋友、家人、配偶，甚至宠物（Allen，2003）。社会支持还可以对个体所经历的压力和抑郁产生作用，最终影响心血管疾病。

压力、焦虑和抑郁

压力、焦虑和抑郁都与心血管疾病有关，而这三者之间也互相关联（Suls & Bunde，2005）。三者之间的重合关系使得想要对其中任意一个因素进行独立的评估变得非常困难。尽管如此，还是有相当一部分研究对这些因素在心血管疾病中的作用进行了探讨。比如，"心脏之间"研究（Rosengren et al.，2004）就发现，那些经历了心脏病发作的患者，比起与他们相匹配的控制组，前者更多地体验到工作和经济上的压力，并更多地受到生活重大事件的影响。另一项在美国青年中展开的前瞻性研究发现，与工作相关的压力会增加8年之后患高血压的概率（Markovitz，Matthews，Whooley，Lewis，& Greenlund，2004）。

焦虑和抑郁同样会增加心血管疾病的风险；其中抑郁所造成的影响尤为明显。即便在控制了诸如吸烟和胆固醇水平这些风险因素之后，焦虑（Shen et al.，2008）和抑郁（（Goldston & Baillie，2008；Whang et al.，2009）依然能够预测心血管疾病。抑郁和焦虑不仅影响个体是否会患上心血管疾病，还会影响心血管疾病的病程。在心脏病发作后一年中出现的抑郁能够预测之后因心血管疾病死亡的概率（Bekke-Hansen，Trockel，Burg，& Taylor，2012）。然而较之于对病程的影响，这两个因素对是否会患病的影响更大（Sul & Bunde，2005）。一项对于身患抑郁症的青少年所进行的研究（Tomfohr，Martin，& Miller，2008）就发现抑郁引发了初期的动脉血管损伤，而且也与之后伴随心血管疾病发展而出现的长期损伤有关。关于敌意和愤怒的研究为消极情绪对心血管系统造成的伤害提供了更多的证据支持。

敌意和愤怒

研究者还发现，敌意和愤怒也是心血管疾病的风险因素。这些研究中的大部分都基于A型行为模式，这一行为模式最初由心脏病专家Meyer Friedman 和 Ray Rosenman 提出（1974；Rosenman et al.，1975）。Friedman 和 Rosenman 开始研究 A 型行为模式的灵感来源有些出人意料：一位家具修理工。Friedman 和 Rosenman 常常请一位家具修理工来修补他们候诊室的椅子。有一天，这位家具修理工提到，只有心脏病患者才会这么快就把椅子坐坏，因为他们老是坐在椅子的边沿上。多年以后，Meyer Friedman 回忆说，这是他印象中第一次有人把个体的行为和他们患心脏疾病的风险联系起来（Sapolsky，1997）。

根据 Friedman 和 Rosenman 的定义，那些具有 A 型行为模式的个体充满敌意，求胜心切，他们关注数字和物质收获，并且对于时间具有极强的紧迫感。在这一概念提出的最初几年中，A 型行为模式被认为能够预测心脏疾病。然而在之后的研究中，A 型行为模式在整体上和心脏疾病之间的关系并不能够得到可靠且稳定的证明。这使研究者开始思考，是否是这一行为模式下的某些成分（而非整体的模式）能够预测心脏疾病呢？

敌意似乎就是 A 型行为模式下能够预测心脏疾病的那个风险因素。Redford Williams 在 1989 年提出，愤世嫉俗的敌意（cynical hostility）对于心血管健康尤为有害。他认为那些喜欢怀疑别人、以最坏的恶意揣测人性、以一种愤世嫉俗的方式与他人交流的个体事实上是在伤害他们自己和心脏。此外他还提出，那些用愤怒来应对人际问题的个体，其发生心脏疾病的风险更高。

个体早期的敌意行为能够预测之后的心血管健康。在一项长期前瞻性研究中，那些在敌意评估上得分较高的个体比起那些得分较低的个体，在 10 年后的追踪研究中表现出了更高程度的冠状动脉钙化（动脉粥样硬化的先兆）（Iribarren et al., 2000）。高度敌意还能够预测 15 年后的追踪研究中更高的高血压发病率（Yan et al., 2003）。除了能够增加这两项心血管疾病先兆的风险之外，最近一篇对于 20 多项长期研究的综述报告也证实了敌意对于之后心血管疾病的显著预测作用（Chida & Steptoe, 2009）。特别是对于男性，他们的心血管健康与敌意以及另一项情绪因素，愤怒，都密切相关。

愤怒和敌意看上去很相似，但实际上有很大不同。愤怒是一种令人不悦的情绪，往往伴随着生理唤起，而敌意是一种对于他人的消极态度。体验到愤怒往往是无法避免的，而这种体验并不一定会带来风险。然而，个体应对愤怒的方式可能会成为心血管疾病的风险因素。我们可以把愤怒表达出来：当别人大声吼你的时候就吼回去，吵架的时候提高嗓门，再就是大发脾气。同时，

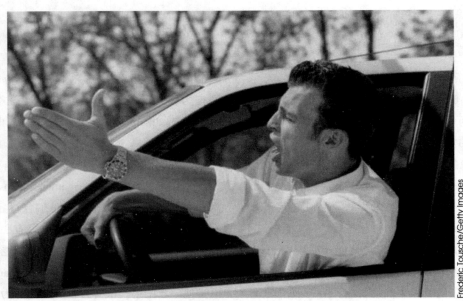

敌意和表现出来的愤怒都是心血管疾病的风险因素。

我们也可以克制自己的愤怒，控制自己的情绪。一些研究证据表明，两种做法都可能带来问题。

愤怒和心血管反应作用

愤怒的表达和冠心病之间的桥梁被称为**心血管反应作用**（cardiovascular reactivity, CVR）。心血管反应作用通常被定义为由挫折、困扰或者任何压力任务导致的血压和心率的上升。以往对于心血管反应作用的研究通常采用实验室研究方法，即研究者向被试呈现不同的情景以唤起被试的愤怒情绪，并对他们的生理反应进行监测，其中包括血压和心率等一系列指标。这些测量有时候还包括这些心脏反应的持续性。

在一项包含上述程序的研究中（Suarez, Saab, Llabre, Kuhn, & Zimmerman, 2004），非裔美国男性比欧裔美国男性、女性以及非裔美国女性都表现出了更强的血压反应。这一结果表明，非裔美国男性中普遍存在的高血压可能与他们较强的心血管反应作用有关。另一项研究（Merritt, Bennett, Williams, Sollers, & Thayer, 2004）关注非裔美国男性的教育水平和愤怒应对策略。研究发现，低受教育水平和高投入的应对方式与较强的血压反应有关。对于非裔美国人来说，他们在生活中体验到的种族歧视会成为他们的愤怒之源，而对于种族歧视的感知和血压反应之间的关系也被相关研究所证实（Clark, 2003）。另一项研究比较了非裔美国女性和欧裔美国女性，发现了同样的反应差异（Lepore et al., 2006）。因此，心血管反应作用可能与非裔美国人的高血压有关。

压抑愤怒情绪

如果对一些人来说表达愤怒有害健康，那么压抑愤怒情绪是否会有所裨益呢？无论是早前的研究（Dembroski, MacDougall, Williams, Haney, & Blumenthal, 1985；MacDougall, Dembroski, Dimsdale, & Hackett, 1985）还是最近的研究（Harburg, Julius, Kaciroti, Gleiberman, & Schork, 2003；Jorgensen & Kolodziej, 2007）都表明，压抑愤怒情绪可能会比彻底地表达愤怒更为有害。压抑情绪的一种反应就是情绪反刍，即在心中反复出现关于某一事件的消极想法，从而使消极的感受和抑郁情绪更强烈（Hogan & Linden, 2004）。因此，这些压抑了自己的愤怒却反复咀嚼这些情绪的人，事实上是在使用一种对自己极为有害的应对方式。然而，过分地表达愤怒（以及其他消极情绪）也可能会诱发心血管疾病，从而进一步引起心脏病发作或者脑卒中（Suls & Bunde, 2005）。

回到是否表达愤怒情绪这个问题，所以最终结论是"做也不是，不做也不是"吗（Dorr, Brosschot, Sollers, & Thayer, 2007）？那么当人们面对愤怒的情境时究竟应该怎么办呢？Aron Siegman（1994）建议，人们应该学习如何识别他们的愤怒，并且通过一种平和且理性的方式来表达这些情绪，表达情绪的最终目的应该是解决问题，而不是引起又一轮纷争。事实上，一个人表达愤怒情绪的方式会影响他们的心血管健康。那些能够理性表达并分析愤怒情绪以解决问题的人通常拥有更健康的心血管系统，对于男性尤为如此（Davidson & Mostofsky, 2010）。反之，那些通过责怪别人来发泄自己愤怒的人长此以往更容易出现心血管健康问题（Davidson & Mostofsky, 2010）。因此，带来心血管问题的并不只是愤怒情绪本身，还有那些因为表达了敌意和愤怒、疏远了他人而造成的额外压力。

情理之中的是，当愤怒伴随了焦虑和抑郁等消极情绪后，会给心血管带来更大的风险（Bleil, Gianaros, Jennings, Flory, & Manuck, 2008；Suls & Bunde, 2005）。此外，敌意和愤怒密切相关，而当这些消极情绪和高血压等其他风险因素一

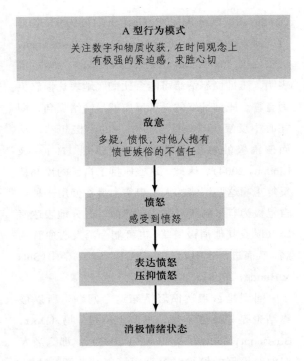

图 9.9 从 A 型行为模式到消极情绪状态的概念演变

起出现时，个体患上心脏病的风险就会大大提高。图 9.9 呈现了从 A 型行为模式到敌意，到愤怒，再到表达或者压抑愤怒情绪，再到最终的消极情绪状态的整个演变过程。

小结

尽管心血管疾病的病因尚不明晰，但大量研究已经发现了与其相关的几个特定的风险因素。这些风险因素包括一些先天因素，比如增长的年龄、心脏疾病的家族病史、性别以及种族背景。其他的一些风险因素包括生理因素，比如高血压、葡萄糖代谢问题以及高血清胆固醇水平。除了年龄之外，高血压是冠状动脉疾病最好的预测因子；对于心脏疾病而言，高血压等同于高发病风险。虽然总体胆固醇水平也和冠状动脉疾病有关，但是总体胆固醇水平与

高密度脂蛋白的比例在风险预测中扮演了更为重要的角色。

一些行为因素，比如吸烟和不合理的饮食，也与心脏疾病有关。吸烟在世界范围内都与心脏疾病的高风险有关。戒烟固然可以降低这一风险，但是想要维持心血管健康，最好的方法还是永远不要吸烟。富含饱和脂肪的食物会引发肥胖，而肥胖也是心血管疾病的风险因素之一。此外，蔬果的摄入量不足也会增加心脏疾病的风险。

与冠状动脉疾病有关的心理社会因素包括低受教育水平、低收入水平、低水平的社会支持、低婚姻满意度以及高水平的压力、焦虑和抑郁。A 型行为模式中的愤怒和敌意分别会增加心脏疾病的风险。不管是表达愤怒还是抑制愤怒情绪，都有可能增加冠心病的风险。较之于以暴力方式表达愤怒，或者是极力地克制愤怒，更好的应对方式是以一种柔和的、冷静的方式来表达愤怒。

降低心血管疾病风险

心理学方法对心血管健康做出的最主要贡献之一，就是在不健康行为导致心脏疾病之前，改变这些不健康的行为方式。此外，心理学家还可以帮助那些已经被诊断出心脏疾病的人，即帮助进行心脏康复治疗的病人坚持健康锻炼计划，遵循医嘱，保持健康膳食以及远离烟草。

确诊之前：预防首次心脏病发作

人们做些什么能降低心血管疾病的风险呢？最理想的状态是防患于未然，早在心血管疾病的迹象出现之前就改变所存在的风险因素。Jerry Stamler 及其同事所进行的一项长期研究（1999）

显示，降低风险因素的水平可以有效预防心血管疾病。这项研究包含了5个年龄组的青年和中年男女，以考察个体的低风险因素特质是否能够降低心血管疾病死亡率和其他原因的死亡率。研究将被试划分为不同的风险组，并在随后最长达57年的追踪研究中对其进行评测。研究结果显示，低风险被试组不仅因冠心病和脑卒中导致的死亡率更低，其他因素所导致的死亡率也较低。因此，处于青年期和中年期的男女可以通过降低自身的风险特质来降低心血管死亡率的风险，同时也降低其他的死亡风险，并可以由此延长6～10年的寿命。

Stamler等人（1999）在研究中考察了心血管疾病的三项主要风险因素：吸烟、胆固醇水平、血压。而坚持健康的生活方式所产生的积极意义可能比我们期待的更早出现（Beilin & Huang, 2008）——往往开始于童年期，并持续进入青春期。保持低健康风险的生活方式能够对之后许多年的生活大有裨益（Matthews, Kuller, Chang, & Edmundowicz, 2007）。当人们已经习惯于吸烟或者不健康饮食这些高健康风险的生活方式后，改变这些风险因素就变得更为困难。这时候心理学家就可以大显身手，他们的很多技术都能够用于改变这些心血管疾病的行为风险因素。

行为风险因素中最严重的就是吸烟。吸烟不仅会增加心血管疾病的风险，也会增加其他疾病的风险，尤其是肺癌。因此，我们会在整个第12章中对烟草使用进行详尽的讨论。尽管高血压水平和血糖胆固醇水平都不属于行为因素，但这两个因素都可以通过改变行为方式间接地得到改变，因此我们也将这两者列入干预方案之中（Linden, 2000）。

人们必须认识到自己的某些行为方式正将自己置于健康危险之中，才会积极地配合那些致力于改变行为方式的训练项目，而做到这一点对于那些并没有表现出心血管疾病症状的个体显得尤为困难。这些人可能已经意识到自身存在的一些行为习惯会带来健康风险，但是在评估自身的风险时，他们往往会表现出 Neil Weinstein（1984）所说的乐观偏见。也就是说，他们倾向于相信那些能将他人置于健康风险之中的因素，对自己不会产生作用。根据跨理论模型，这些想法使人们停留在所谓的意向前期或者意向期，并没有准备好改变自己的行为方式（Prochaska et al., 1992, 1994；关于该模型的讨论详见第4章）。对此，动机性访谈等技术能够挑战人们固有的思维，从而帮助人们积极地改变自己的行为方式。一项旨在增加个体蔬果摄入的干预计划就成功地使用了这项技术（Resnicow et al., 2001）。因此，对于致力于改善心血管健康的健康心理学家而言，最主要的挑战就是让人们意识到自身的问题，从而积极培养健康的生活方式。

缓解高血压

想要将较高的血压水平降低到正常范围非常困难，因为个体的生理机能会努力将血压维持在原有的设定值（Osborn, 2005）。在发现血压值偏离了原有设定后，各种各样的反馈系统都会行动起来以升高或者降低血压，以回到原值。机体甚至可能会通过这些反馈机制来维持高血压，即将血压维持在原有的较高的水平，而不是修正到正常的范围。正因为这些复杂的反馈系统往往会阻碍血压到达正常水平，高血压问题变得尤其难以控制。

针对高血压的干预方案通常使用那些抗高血压的处方药来控制血压水平。干预的目标通常是将血压水平控制在130/80毫米汞柱及以下（USDHHS, 2003）。高血压通常并不会造成不适，而且这些药物会带来一些副作用，因此很多患者不愿意服药。（在第4章中我们讨论过这些影响病人遵循医嘱的因素。）

一些行为因素和高血压的形成和治疗都密切相关，因而相应的干预方案也特别针对了这些因素。肥胖与高血压有关，并且很多人通过减肥成功地将他们的血压水平降低到了正常范围（Moore et al.，2005）。因此，减肥是控制血压的一种方法。（在第15章中，我们将讨论一些减肥的方法和策略。）受到高血压困扰的个体通常也会收到一些建议，比如控制钠盐的摄入，以及改善饮食结构（Bhatt, Luqman-Arafath, & Guleria, 2007）。高血压防治饮食方案（Dietary Approach to Stop Hypertension，DASH）在最开始是作为一个控制高血压的计划而提出的。这一计划包括一套富含蔬果、全谷物、低脂的饮食方案，以及其他生活方式上的改变。表9.3给出了一份高血压防治食谱，包括一份普通方案和一份低钠方案。高血压防治饮食方案不仅有助于降低血压水平，还能够降低女性脑卒中和冠心病风险（Fung et al.，2008）。定期参加体育锻炼同样能够有效地控制高血压，尤其是对于那些长期久坐的人而言（Murphy, Nevill, Murtagh, & Holder，2007）。（我们在第15章中也将对体育锻炼这一问题进行讨论。）其他一些降低血压的干预技术包括压力管理、冥想以及放松训练，我们在第5章和第8章中都分别讨论了这些技术。由此我们可以看到，控制高血压的干预技术可以同时包含药物方案和行为方案。

降低血清胆固醇

旨在降低胆固醇水平的干预方案包括药物方案、饮食习惯的改变、体育锻炼，或者以上几种的综合。预防高胆固醇最好的方法就是低饱和脂肪、高蔬果的饮食方案，以及定期的体育锻炼。饮食干预和体育锻炼干预是控制胆固醇水平最为关键的两个方面（USDHHS，2003）。然而，一旦个体已经出现高胆固醇的问题，小心的饮食和体育锻炼就很难再将胆固醇水平降低到可接受的范围内。因此，很多有高胆固醇问题的人并不能通过合理膳食和体育锻炼来大幅降低自身的胆固醇水平。

医生可以使用一些降低胆固醇的药物，比如抑制素类药物，来帮助那些总体胆固醇水平偏高或者低密度脂蛋白水平偏高的个体（Grundy，2007）。这些药物能够阻断肝脏用于产生胆固醇的酶，从而对机体产生作用。它们对降低低密度脂蛋白水平尤为有效，并且能够降低心血管疾病的风险，从而提高风险个体的存活率（Brugts et al.，2009；美国胆固醇治疗合作项目，2010）。虽然这些药物很有效，但是它们都是处方药，需要花不少钱，并且还有一定的副作用。

如何才能有效降低胆固醇水平并没有确定的答案。第一，单纯依靠药物来降低胆固醇水平，而不改变现有的行为习惯，并不是一个好方案。行为干预能够帮助人们定期参与体育锻炼，并且保持低脂的饮食习惯，这对男性和女性都有效。这些习惯能够帮助降低低密度脂蛋白水平，并改善总体胆固醇含量与高密度脂蛋白的比例。如果生活方式的改变不能有效地降低胆固醇水平，那么可以考虑寻求药物的帮助，但是绝对不要在一开始就依赖于药物，尤其是对于那些疾病风险并不高的人来说。第二，总体胆固醇含量与高密度脂蛋白的比例比总体胆固醇的绝对含量更为重要。抑制素类药物能够较好地降低低密度脂蛋白水平，而不是升高高密度脂蛋白水平。但这些药物能够降低胆固醇含量，从而降低心脏病发作和脑卒中的风险，因此对于那些胆固醇含量极高的个体来说是个不错的选择（Cheng, Lauder, Chu-Pak, & Kumana，2004）。第三，当个体面临的心血管疾病风险不止一个时（比如同时存在高血压、糖尿病或吸烟的问题），那么个体就更迫切地需要降低胆固醇水平（Grundy，2007）。

表 9.3 高血压防治食谱（含普通方案及低钠方案）

普通食谱（每2300毫克钠）	钠盐含量	低钠替代（每1500毫克钠）	钠盐含量
早餐			
3/4 杯麦麸麦片	220	3/4 杯小麦片	1
1 个中等大小的香蕉	1		
1 杯低脂牛奶	107		
1 片全麦面包	149		
1 茶匙人造黄油	26	1 茶匙无盐人造黄油	0
1 杯橙汁	5		
午餐			
3/4 杯鸡肉沙拉	179	不加盐	120
2 片全麦面包	299		
1 汤匙法式芥末酱	373	1 汤匙普通芥末酱	175
沙拉			
1/2 杯黄瓜片	1		
1/2 杯番茄碎	5		
1 汤匙葵花籽	0		
1 茶匙低卡路里意大利酱	43		
1/2 杯混合果汁	5		
晚餐			
85 克烤牛肉	35		
2 汤匙脱脂肉汁	165		
1 杯青豆	12		
1 个小烤土豆	14		
1 汤匙脱脂酸奶油	21		
1 汤匙低脂切达干酪	67	1 汤匙低脂低盐切达干酪	1
1 个小全麦面包	148		
1 茶匙人造黄油	26	1 茶匙无盐人造黄油	0
1 个小苹果	1		
1 杯低脂牛奶	107		
点心			
1/3 杯原味杏仁	0		
1/4 杯葡萄干	4		
1/2 杯脱脂无糖水果酸奶	86		

注：1 杯约 236 毫升；1 茶匙约 5 毫升；1 汤匙约 15 毫升。

Source: Adapted from *Your guide to lowering your blood pressure with DASH* (NIH Publication No. 06–4082), 2006, by U.S. Department of Health and Human Services (USDHHS). Washington, DC: Author.

改变心理社会风险因素

正如我们在之前所讨论的，一些研究发现了压力、焦虑、抑郁以及愤怒等心理社会因素与心血管疾病之间的关系。对于这些风险因素的研究发现引人关注，并倡导了行为心脏病学（Rozanski，Blumenthal，Davidson，Saab，& Kubzansky，2005）。行为心脏病学要求心脏病专家对患者的心理风险因素进行筛查，并且为其提供心理干预方法以降低患者的焦虑和抑郁水平，并帮助患者管理压力和愤怒。一项对血管成形术患者的研究（Helgeson，2003）表明，对自己和未来抱有更为积极的看法的患者在术后出现心血管疾病复发的风险更小。这一研究结果对于美国前总统比尔·克林顿来说是个好消息，因为即便在心脏手术前，他的心理状态就已非常积极（King & Henry，2004）。

愤怒以及其他消极情绪也是行为干预的目标。临床健康心理学家提供了一系列用于应对敌意、愤怒和抑郁情绪的方法。那些时常处于愤怒状态下的人可以学习如何辨别他人身上那些经常引起愤怒反应的线索，从而降低自己愤怒情绪中的有害因素。他们也可以在开始生气之前远离那些让自己生气的情景，或者是转向别的事情。在与他人的冲突中，容易生气的人可以通过与自我对话的方法，提醒自己这些事情很快就会过去。除此之外，幽默也是应对愤怒情绪的一种有效工具（Godfrey，2004），尽管有时候可能会带来一些额外的风险。讽刺或者嘲讽式的幽默会激起额外的愤怒感，而装糊涂或者夸张的模仿往往可以平息潜在的暴力情形。放松技术也是应对愤怒情绪的一种有效的手段。这些技术包括渐进式放松、深呼吸训练、缓解紧张感训练、通过缓慢重复"放松"这个词来进行放松等方法，以及放松表象技术，即通过想象一个平和的场景来进行放松。最后，通过以一种建设性的方法与他人讨论自己的情绪，那些容易生气的人也能够降低自己的血压水平（Davidson，MacGregor，Stuhr，Dixon，& MacLean，2000）。

通过与治疗师讨论自己的情绪感受，抑郁的

健康笔记

1. 了解你的心脏疾病家族史。虽然你无法改变这一风险因素，但是提前了解自己所面对的高风险，可以激励自己改变那些能够被改变的风险因素。

2. 检查你的血压。如果血压水平正常，那么你应该坚持体育锻炼，维持体重并控制饮酒，以保持这一良好的状态。除此之外，不妨也尝试一下第8章中所提到的放松技术。如果你的血压超过了正常水平，就算只超过了一点点，也一定要去看医生。

3. 检查你的胆固醇水平，要确保你拿到了一份完整的数据，包括高密度脂蛋白、低密度脂蛋白以及总体胆固醇与高密度脂蛋白的比例等一系列指标。

4. 如果你吸烟，而且之前想过戒烟却没有成功，请不要放弃。很多人都需要多次尝试才能成功戒烟。

5. 尝试记录每天的饮食情况，坚持至少一个星期。注意你每天摄入的饱和脂肪、蔬菜和水果，以及大概的热量。有益于心脏的饮食结构含有较低的饱和脂肪，并且每天需要至少五份的水果和蔬菜。

6. 如果你一直处于一种愤怒的状态，在面对让人生气的情景时常常大声并且突然地爆发，或者如果你在面对这种情绪时常常闷不做声，请试着改变你的做法，用一种温和的、安静的方式表达出你的挫折和不满。

人也能够得到帮助。只不过很多时候，医生并不了解病人存在抑郁问题。因此，对具有心血管疾病风险的个体进行抑郁问题筛查变得非常重要和迫切（Goldston & Baillie，2008）。抑郁症状在经历了心脏病发作或者其他心血管疾病的患者中非常常见。这些患者可能非常愿意通过改变这些行为方式来避免再一次的心脏病发作或者脑卒中。

确诊之后：心脏病人如何康复

在患者经历了心脏病发作、心绞痛或者其他的一些心血管疾病症状后，他们有时候会被转介到心脏康复项目中，通过改变他们的生活方式以降低再次出现（可能更为严重的）心脏病问题的风险。除了降低因心脏疾病而死亡的风险，心脏康复项目还能够帮助患者正确面对被确诊心脏疾病之后的心理问题，从而尽快回到正常的生活，并且转向更为健康的生活方式。

刚从心脏疾病中康复的患者，以及他们的配偶，通常都会经历一些心理上的问题反应，包括抑郁、焦虑、愤怒、害怕、愧疚以及人际冲突。对于心脏病患者来说，面对心肌梗死最常见的心理反应就是抑郁，而抑郁状态会使他们既不愿意接受治疗，也不愿意改变生活方式（Kronish et al.，2006），从而使他们的死亡风险比那些不抑郁的心脏病患者高出3.5倍（Guck et al.，2001）。

治疗和处理心脏病病人的抑郁问题相当重要，也相当棘手。两项大型干预研究尝试通过抗抑郁药物（Glassman，Bigger，& Gaffney，2009）和认知行为疗法（Berkman et al.，2003）来治疗心脏病病人的抑郁问题。尽管抗抑郁药物在治疗抑郁上有一些成效，但是并不能提升患者的存活率。认知行为疗法能够提高欧裔美国男性的存活率，但对女性和其他种族的男性都没有什么作用（Schneiderman et al.，2004）。

另一种与抑郁有关的常见心理反应是焦虑。

一项对于心脏病康复患者的追踪研究（Michie，O'Connor，Bath，Giles，& Earll，2005）显示，那些顺利完成了康复项目的患者不仅成功地降低了生理上的心脏病风险，还有效地降低了焦虑和抑郁的水平，并且提升了他们的控制感。心脏病患者和他们的配偶所遇到的焦虑问题部分来自于他们重新开始的性生活。这很可能是因为担心在性生活过程中，特别是在高潮时，心率会急剧增加。然而事实上，性行为对心脏病患者产生的影响微乎其微。此外，冠状动脉疾病患者并不会因为服用万艾可而增加自己再次出现心脏问题的风险，但是万艾可却可能会与患者正在服用的抗高血压药物产生不良的交互作用，从而导致危险（Jackson，2004）。

心脏康复项目通常会帮助患者达成以下目标：戒烟，养成低脂、低胆固醇的饮食习惯，控制体重，控制酒精摄入，学习管理压力和敌意情绪，以及遵循医嘱、按时服药。此外，心脏病患者还会参与渐进式的或者结构化的体育锻炼项目，逐渐增加体育锻炼的强度。换句话说，我们在一开始对于预防心脏病发作的生活方式建议同样也适用于这些经历了心肌梗死、冠状动脉搭桥手术以及脑卒中的幸存者。除此之外，我们也鼓励心脏疾病患者加入一个社会支持小组，参加健康教育项目，并从他们的照料者那里获取支持。研究（Clark，Whelan，Barbour，& MacIntyre，2005）显示，心脏疾病患者认为，他们所获得的这些社会支持以及与有同样问题的人在一起，是康复项目所带来的最大意义。

Dean Ornish 和他的同事们（1998）设计了一个综合性的心脏康复项目。这一项目包括调整饮食结构、压力管理、戒烟及体育锻炼等成分，旨在逆转心脏疾病患者冠状动脉的损伤。尽管与那些旨在改变风险因素的干预方案很相似，但这一项目更为综合，并且在改变（尤其是饮食结构）

的力度上更为强劲。在 Ornish 的项目中，心脏疾病患者需要将脂肪的摄入量降低到总体热量摄入的10%，而这基本上就意味着纯素食的饮食，并且不摄入任何来自油、鸡蛋、黄油或者坚果的油脂。对这一项目的评估采用了一组接受了传统心脏康复项目的控制组，与 Ornish 项目的实验组被试进行比较。

关于这一项目能够带来的好处，早期的研究比之后的研究描绘了更为乐观的图景。在这一项目实施一年以后，Ornish 和他的同事（1990）发现，治疗组内82%的患者都表现出冠状动脉斑块的消退。5年以后，接受了治疗项目的患者更少出现动脉阻断问题以及冠心病问题。之后的一项研究（Aldana et al., 2007）尽管并没能证实动脉斑块会因此消退，但确实发现 Ornish 项目中的患者比标准心脏康复项目中的患者在更大程度上降低了心血管病的风险，并且大幅减轻了心绞痛的症状。另一项研究也证明心绞痛的问题会由此得到改善（Frattaroli, Weidner, Merritt-Worden, Frenda, & Ornish, 2008）。其他研究则证明了饮食结构的改变可以消退动脉斑块（Shai et al., 2010）。像 Ornish 计划这样的项目所面对的最大的问题是，对于患者而言，遵循如此严苛的饮食方案非常困难（Dansinger, Gleason, Griffith, Selker, & Schaefer, 2005）。如果患者无法坚持或者中途退出，那么即便是再好的心脏康复项目也收效甚微。

总体来说，患者能否坚持参与是心脏康复项目所面临的主要问题。能够坚持完成整个康复项目的患者不足一半（Taylor, Wilson, & Sharp, 2011）。其中一个导致患者无法坚持下去的原因来自于医生，而不是患者本身：很多心脏病学家并不认可这些康复项目，从而使得他们的患者不太愿意参与这些项目。很多患者也表示他们很难找出时间专门跑去诊所参与这些康复项目。然

而，一些能够预测心血管疾病是否会发生的因素同样能够预测患者是否能坚持参与康复项目，这些因素包括抑郁、吸烟、超重以及高心血管疾病风险特质（Taylor et al., 2011）。因此，这些最需要接受干预治疗的患者，可能恰恰是最不容易坚持参与干预项目的。如果患者能够如项目所要求的那样参与康复项目，那么大部分的康复项目，包括一些简单的干预（Fernandez et al., 2007）和在家中进行的康复项目（Dalal, Zawada, Jolly, Moxham, & Taylor, 2010）都是相当有效的。

一项对于心脏康复项目中这两个方面的有效性所进行的元分析研究（Dusseldrop, van Elderen, Maes, Meulman, & Kraaj, 1999）发现，参与了健康教育和压力管理项目的心脏疾病患者，其心脏疾病死亡率下降了34%，而再次出现心脏病突发的概率也下降了29%。基于体育锻炼的心脏康复项目对于降低心脏疾病死亡率和降低心脏病复发概率也很有效（Lawler, Filion, & Eisenberg, 2011）。对于心脏病患者来说，体育锻炼可能会带来一些风险，但是他们从中的获益远远大于风险。比如说，渐进式的体育锻炼项目能够通过逐渐增加体育活动的强度，来增加患者的自我效能感（Cheng & Boey, 2002）以及自尊和身体的机动性（Ng & Tam, 2000）。在患者被诊断出心脏疾病后，他们参与的体育锻炼项目主要有三个目的（Thompson, 2001）：①体育锻炼能够维持和增强身体的机能；②体育锻炼能够改善生活质量；③体育锻炼能够帮助预防再一次的心脏病发作。因此，心脏康复项目需要得到充分的重视和更广泛的使用。

小结

健康心理学家能够帮助人们降低首次出现心血管疾病的风险，并且在人们被诊断出心血管疾病之后，帮助其进行康复。很多心血管

疾病的风险因素都与行为有关，包括吸烟、饮食习惯、体育锻炼以及对于消极情绪的管理。通过改变生活方式和服用治疗药物，人们能够降低心血管疾病的两大风险因素：高血压和高胆固醇水平。此外，健康心理学家还能够帮助人们改善消极的情绪状态，比如焦虑、抑郁以及愤怒，而所有这些都是心血管疾病的风险因素，并且常常出现在经历了心脏病发作的患者身上。健康心理学家还致力于帮助心脏疾病患者坚持康复，并加强体育锻炼。

关键问题答案

1. 心血管系统的结构和功能如何？可能患上哪些疾病？

心血管系统包括心脏和血管（静脉、小静脉、动脉、小动脉以及毛细血管）。心脏泵血流经全身，将氧气输送到体细胞中，并将废弃物运走。心血管系统会出现的疾病包括：①冠状动脉疾病，即向心脏输送血液的动脉因为斑块受到阻塞，从而限制了向心肌的供血而产生的问题；②心肌梗死（心脏病突发），由冠状动脉血管阻塞造成；③心绞痛，包括胸痛和呼吸困难等症状，但并不足以致死；④脑卒中，即向大脑的氧气输送被切断时出现的问题；⑤高血压，没有明显的症状，但是可以有效地预测心脏病突发和脑卒中。心脏病突发和脑卒中在美国的所有死亡中占比高达30%。

2. 心血管疾病的风险因素有哪些？

从弗明翰研究开始，研究者发现了一系列的心血管疾病风险因素，包括：①先天风险因素；②生理风险因素；③行为和生活方式上的风险因素；④心理社会上的风险因素。先天风险因素，比如增长的年龄、家族病史、性别和种族，都无法被后天行为所改变，但是那些存在先天风险因素的个体能够通过改变其他的风险因素，来降低自己发生心血管疾病的风险。

生理风险因素中最主要的两项是高血压和高胆固醇，而健康的饮食习惯有助于控制这两项风险因素。心血管疾病的行为风险因素包括吸烟、高饱和脂肪、低纤维和低抗氧化维生素的饮食结构，以及体育锻炼的缺乏。心理社会风险因素包括低受教育水平和低收入水平，缺乏社会支持，以及长期处于高水平的压力、焦虑和抑郁状态中。此外，敌意，以及无论是用暴力方式表达愤怒或者是压抑愤怒，都会增加心血管疾病的风险。

3. 生活方式和心血管健康有什么联系？

一些与生活方式有关的因素，包括吸烟、不健康的饮食习惯以及长期久坐的生活方式，都能够预测心血管的健康状况。在过去的30年间，美国因心血管疾病所导致的死亡比例出现了稳定的下降；大约有50%的下降要归功于行为和生活方式的改变。在这一时期内，数百万人成功戒烟，通过改变饮食结构控制了体重和胆固醇水平，并积极参与体育锻炼。

4. 哪些行为能够帮助人们降低心血管疾病的风险？

不管是在被诊断出心脏疾病之前还是在诊断之后，人们都可以通过多种方法来降低自己发生心血管疾病的风险。药物、限制钠盐摄入以及减肥都能够控制高血压。药物、饮食结构以及体育锻炼都能够降低胆固醇水平。降低总体胆固醇含量与高密度脂蛋白的比例相对而言更利于身体健康，而抑制素类药物也能够通过降低低密度脂蛋白含量来使人体获益。此外，人们也可以学习如何更有效地管理压力，通过干预治疗改善抑郁状态，以及学习如何管理愤怒情绪，将大声的、急速的情绪爆发转变为以温和的、平缓的方式来抒发他们的挫折感。

阅读建议

Holt-Lunstad, J., Birmingham, W., & Jones, B. Q. (2008). Is there something unique about marriage? The relative impact of marital status, relationship quality, and network social support on ambulatory blood pressure and mental health. *Annals of Behavioral Medicine, 35*, 239–244.

本文对社会支持进行了技术性的分析，指出高质量的婚姻提供了最高质量的社会支持。

Levy, D., & Brink, S. (2005). *A change of heart: How the Framingham Heart Study helped unravel the mysteries of cardiovascular disease*. New York: Knopf.

这份弗明翰研究的报告不仅包含了对这一了不起的项目的历史总结，还包括了该研究的各项主要发现，以及有关心脏健康的科学建议。

Miller, G. E., & Blackwell, E. (2006). Turning up the heat: Inflammation as a mechanism linking chronic stress, depression, and heart disease. *Current Directions in Psychological Science, 15*, 269–272.

这篇短文探讨了炎症及其风险，同时提出了一个有关心脏疾病发展的模型，试图将压力和抑郁整合到其中。

Yusuf, S., Hawken, S., Ôunpuu, S., Dans, T., Avezum, A., Lanas, F., et al. (2004). Effect of potentially modifiable risk factors associated with myocardial infarction in 52 countries (the INTERHEART study): Case-control study. *Lancet, 364*, 937–952.

"心脏之间"研究跨越全世界，找出了9个能够预测心脏病发作致死的因素。这篇研究报告详细介绍了这项研究以及各个因素的相对贡献。

第 10 章

癌症中的行为因素

本章概要

- 癌症是什么?
- 癌症流行情况的变化
- 无法人为控制的癌症风险因素
- 癌症的行为风险因素
- 与癌症共存

关键问题

1. 癌症是什么?

2. 癌症所导致的死亡率是在上升还是在下降?

3. 可能导致癌症的内在风险因素有哪些? 环境风险因素又有哪些?

4. 可能导致癌症的行为风险因素有哪些?

5. 我们该如何帮助癌症病人应对他们的病痛?

✔ 测一测你的健康风险

关于癌症

☐ 1. 我的近亲属（父母、兄弟姐妹、叔叔阿姨或者爷爷奶奶）中有人在 50 岁以前就得了癌症。

☐ 2. 我是非裔美国人。

☐ 3. 我从来没有从事过会接触到辐射或者危险化学品的工作。

☐ 4. 我从来不吸烟。

☐ 5. 我曾经是个烟民，不过过去 5 年间戒了。

☐ 6. 我有吸食除了香烟以外的烟草的习惯，比如口嚼烟草、烟斗或者雪茄。

☐ 7. 我的膳食是低脂的。

☐ 8. 我吃很多熏制的、盐渍的或者卤制的食物。

☐ 9. 我很少吃水果或者蔬菜。

☐ 10. 我吃很多高纤维的食物。

☐ 11. 我皮肤很白，但是我喜欢每年至少去晒黑一次。

☐ 12. 我一生中有超过 15 个性伴侣。

☐ 13. 我从来不跟有艾滋病感染风险的性伴侣进行无安全套的性交。

☐ 14. 我是个年过 30 的女人，但是还没有孩子。

☐ 15. 我每天至少喝两次酒。

☐ 16. 我定期进行体育锻炼。

　　以上这些问题要么是关于某类癌症的已知风险因素，要么是关于能够保护我们健康的因素。第 3、4、7、10、13 和 16 题所描述的都是能够帮助我们远离癌症的因素。如果你在其中钩选的没几个，同时钩选了很多剩下的条目，那么你患上癌症的风险就要比别人高很多。与吸烟和饮食有关的行为（第 4～10 项）会比其他类型的行为（比如饮酒，第 15 项）带来更大的影响。

史蒂夫·乔布斯的真实生活记录

　　2003 年，史蒂夫·乔布斯（Steve Jobs）和他的苹果公司在全世界发起了一场技术革命。一年半以前，iPod 的问世改变了这个世界聆听音乐的方式。随即，乔布斯和他的团队开始着手于 iPhone 和 iPad 的开发，而这两件产品再一次彻底改变了手机和计算机产业。史蒂芬·乔布斯，这个充满魅力，追求完美，甚至是苛求完美的工作狂，已经 4 次登上了《时代周刊》的封面。苹果公司的市值也正与日俱增。

　　而在同年的一次肾结石检查的 CT 扫描中，医生在乔布斯的胰腺里发现了些许异样。结果很快就出来了，是胰岛细胞神经内分泌胰腺癌，一种罕见却极为致命的癌症。由于这类疾病在传统治疗方法下的存活率极低，大多数胰腺癌患者都会选择一些替代性疗法。对于医生所给出的手术治疗方案，乔布斯在一开始其实也是拒绝的，他说：

"我真的不希望他们打开我的身体。"（Issacson, 2011）。

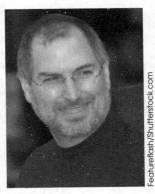

Featureflash/Shutterstock.com

　　乔布斯起初尝试了一系列替代性疗法，包括纯素食饮食、针灸、草药疗法，甚至还有巫术。在回避了常规治疗达 9 个月之后，乔布斯对于手术治疗的态度终于有所缓和。而在那时，癌细胞早已扩散到他身体的其他部位。乔布斯试图寻求最为先进的治疗方案，包括放射治疗和肝脏移植。这些治疗和移植手术都对乔布斯的身体造成了伤害，而他也随之变得越来越虚弱。

　　2011 年 8 月，他因为健康原因从苹果公司辞职。两个月之后，史蒂夫·乔布斯因胰腺癌晚期并发症所导致的呼吸衰竭而去世。

史蒂夫·乔布斯与癌症之间的战斗持续了整整8年，远远超出了他在最初诊断时所得到的预测。乔布斯的财富使他能够得到最好的治疗，这在一定程度上延长了他的生命。然而，他在后来也曾后悔过自己最初拒绝手术的决定。为什么乔布斯在最开始拒绝手术治疗？在和癌症的对抗中，乔布斯特别处理了哪些因素？乔布斯的"斗争精神"是否也帮助了他延长自己的生命？在这一章中，我们会逐一讨论这些问题，不过首先，我们需要知道什么是癌症。

癌症是什么？

癌症（cancer）是一类疾病的总称，这类疾病的特点是新细胞的生长和扩散超出了可控制的范围。19世纪时，生理学家 Johannes Muller 发现，肿瘤就像其他的组织一样由细胞组成，而不是原来所设想的那样是一团没有固定形状的物质。然而，肿瘤细胞的生长似乎并不像其他体细胞一样受到身体机制的控制。

有关肿瘤由细胞组成的发现没不能解释它们的成因。19世纪时，最广为接受的癌症理论认为这类疾病是由寄生虫或传染病引起的，然而研究者并没能找到相关的病原体。在这种理论破产之后，研究者又提出了突变学说。这一学说认为，癌症是由于细胞的改变，即突变所造成的。突变后的细胞继续生长，并且以突变后的形式繁殖，从而形成了肿瘤。

癌症并不是人类独有的。所有的动物都有可能患上癌症，植物也是。事实上，任何可以分裂的细胞都有可能转变为癌症细胞。癌症不仅有各种各样的病因，还有各种各样的类型。尽管这些癌症各不相同，但它们都多多少少地共享了一些特质，最为常见的一点就是这些癌症都与**肿瘤**（neoplastic）组织细胞有关。肿瘤组织细胞拥有几乎无限制的生长能力，它们会从宿主那里抢夺营养物质，而并不做出任何补偿性的贡献。所有真正的癌症都有这一特征。

肿瘤细胞可以是良性的（benign），也可以是恶性的（malignant），尽管两者之间的界限并不十分明确。两类肿瘤都由无限制生长和繁殖的细胞所导致。然而，良性的肿瘤生长会局限在身体的某一部分，而恶性的肿瘤则会扩散，并在体内建立自己的次级殖民地。正因为良性肿瘤只在局部发展的特性，它们通常比恶性肿瘤带来的威胁低。不过也并不是所有的良性肿瘤都是绝对无害的。恶性肿瘤相比之下十分危险，它们会入侵和摧毁周边的组织，并且可能通过血液或淋巴系统**转移**（metastasize），扩散到身体的其他部位。

肿瘤细胞最为危险的特质是它们的自主性，也就是说，它们能够无视其他细胞的需求无限制地生长，同时也无视其他细胞在生长过程中所受到的限制。肿瘤不受限制的生长特质使得它们能够制约其宿主，摧毁其他的器官或者生理过程，或者占用身体所必需的营养物质。肿瘤寄生在宿主之上，获得凌驾于所有其他细胞的优先权。

恶性肿瘤可以分为四类：癌、肉瘤、白血病和淋巴瘤。**癌**（carcinomas）指的是上皮组织处出现的癌症。上皮组织由身体外表面和内表面处的细胞所组成，比如皮肤、胃黏膜（stomach lining）以及黏膜（mucous membranes）等部位。**肉瘤**（sarcomas）出现于结缔组织的细胞，比如骨、肌肉和软骨。**白血病**（leukemias）是源于血液和血细胞的癌症，比如骨髓中的干细胞的癌症。95%以上的恶性肿瘤都属于这三类。第四类癌症被称为**淋巴瘤**（lymphoma），这类癌症出现于淋巴系统，较为罕见。

尽管有些人的基因型导致他们身上可能更容易出现癌症，但癌症几乎不可能遗传。行为和生活方式才是造成癌症的最主要原因，正因如此，癌症的发病率也可能在短时间内得到改变。

癌症流行情况的变化

20世纪90年代，美国癌症死亡率第一次出现了下降。癌症死亡率在此之前持续了一个世纪之久的上升趋势终于得到终结。这一数字在1993年达到最大值，那时候的死亡率是1900年时的三倍。图10.1呈现了1900年至1990年间，癌症在美国造成的死亡率的持续上升趋势以及之后的下降。死亡率自1990年以后的下降趋势同样非常显著：在男性中下降了22%，而在女性中下降了15%（Siegel, Naishadham, & Jemal, 2012）。

为什么癌症死亡率会下降呢？对此至少有两种解释。第一种解释认为，下降可能是进步的治疗手段延长了癌症患者的生命。通过比较癌症发病率和癌症死亡率，我们可以对这一解释进行检验。如果癌症发病率维持不变，甚至有所上升，而癌症死亡率则明显下降，那么优化的治疗方案就可以解释癌症死亡率的下降。然而，检验的结果并不支持这一假设，因为在20世纪90年代，无论是癌症的发病率还是癌症的死亡率都出现了下降（Siegel et al., 2012）。这样的下降一方面需要归功于某些类型的癌症发病率的下降，比如男性中的肺癌，而另一方面则需要归功于进步的早期诊断和治疗，比如前列腺癌和乳腺癌。因此，更好的治疗手段确实在一定程度上促成了癌症死亡率在近期的下降，但同时相比于十多年前，癌症的发病率也有明显的下降。比如说，相比于40年前，现在的美国人更少吸烟，同时也更注重健康饮食。吸烟、不健康饮食以及长期不锻炼这些生活方式上的因素导致了美国将近2/3的癌症死亡病例（American Cancer Society, 2012），因此在这些方面取得的进展能够降低癌症的发病率和死亡率。

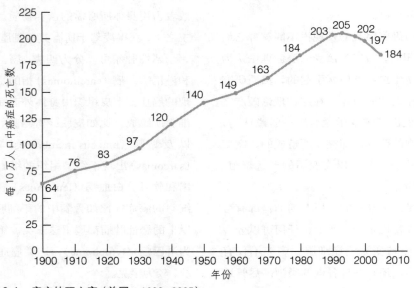

图 10.1 癌症的死亡率（美国，1900–2005）

Source: Data from *Historical statistics of the United States: Colonial times to 1970, Part 1* (p.68) by U.S. Bureau of the Census, 1975, Washington, DC: U.S. Government Printing Office; *Statistical abstract of the United States, 2008* (127th edition), by U.S. Census Bureau, (2007). Washington, DC: U.S. Government Printing Office; Cancer statistics, 2008, by A. Jemal et al., 2008, CA: *Cancer Journal for Clinicians, 58*, 71–96.

死亡率有所下降的癌症类型

肺癌、前列腺癌、乳腺癌以及结肠或直肠癌，这些类型的癌症在美国造成了大约一半的癌症死亡病例。而现在，所有这些类型的癌症所造成的死亡率都有所下降。

肺癌占了14%的癌症病例，却占了28%的癌症死亡——由此可见肺癌是多么致命。从1990年到2008年期间，肺癌在美国男性中导致的死亡率有所下降，但在女性中没有变化（American Cancer Society，2012）。从1965年到1995年间，美国女性中肺癌的死亡率急剧上升，而之后则维持基本不变。这一变化趋势在欧洲呈现出相似的模式，只不过1990年以后男性中的肺癌死亡率有所下降，而女性中的死亡率则持续上升（Ferlay，Parkin，& Steliarova-Foucher，2010）。吸烟是癌症死亡的首要元凶之一，因此近年来，美国女性吸烟率的下降最终使得女性肺癌死亡率随之下降。

除了前列腺癌以外，乳腺癌在美国位列癌症发病率（但不是死亡率）之首，占女性癌症病例的29%。男性也可能患乳腺癌，但女性的乳腺癌病例占所有病例的99%。从1980年到2001年，女性乳腺癌的发病率有所上升，而之后则开始下降。下降的原因之一可能是绝经后使用激素替代疗法的女性越来越少，而这些疗法中的某些方面与乳腺癌有关（Siegel et al.，2012）。而乳腺癌死亡率下降更主要的原因还是不断优化的早期诊断和治疗。

前列腺癌在美国男性中占据癌症发病率之首，但同样不是死亡率之首——每年因肺癌死亡的男性是因前列腺癌死亡的男性人数的两倍。2012年，被诊断出患有前列腺癌的男性人数甚至超出了被诊断出患有乳腺癌的女性人数（Siegel et al.，2012）。和乳腺癌的发病率相似，在20世纪80年代，当前列腺特异抗原（prostate-specific antigen，PSA）筛查首次投入使用，前列腺癌的新发病例数量出现了明显的上升。然而，在2000到2012年间，男性前列腺癌发病率——大约占男性中所有癌症总数的29%——出现了明显的下降。

结直肠癌在美国和其他发达国家都是导致癌症死亡的第二号元凶，仅次于肺癌。然而现在在美国，无论是结直肠癌的发病率还是死亡率都有所下降。不同种族之间的发病率和死亡率差异非常大，较之于拉美裔美国人和欧裔美国人，非裔美国人更容易被诊断出结直肠癌，并且更有可能死于这类疾病（Siegel et al.，2012）。尽管结直肠癌的发病率直到1985年前一直在持续上升，但其死亡率却从1945年就开始下降了。

胃癌曾经是癌症中的头号杀手，而现在无论对于男性还是女性，胃癌所造成的死亡率都非常低。我们之后会讨论到，现代社会的冷藏技术和腌制食品的减少很有可能是胃癌发病率和死亡率下降的主要原因。

发病率和死亡率都有所上升的癌症类型

总体来说，癌症中的四大元凶——肺癌、乳腺癌、前列腺癌和结直肠癌——的发病率目前都有所下降，尤其是对于男性。然而并不是所有类型的癌症在发病率上都有所下降。近年来，一些癌症的发病率有所上升（Siegel et al.，2012）。

类似于肺癌，肝癌的致死率也非常高，其死亡率（3.6%）几乎是其发病率（1.7%）的两倍。肝癌是唯一一类在男性和女性中的发病率都有所上升的癌症。并且相比于欧裔美国人，这类癌症在少数族裔男性和女性中的发病率和死亡率都更高（Siegel et al.，2012）。正如我们前面所提到的，肺癌在女性中依然缓慢地增长，而在男性中则持续下降。黑色素瘤是一种潜在致命形式的皮肤癌，在男性和女性中都有所上升。食道癌在男性中有所上升，在女性中则有所下降。

小结

癌症是一类疾病的总称，其特点是癌细胞的生长和扩散超出了可控制的范围。这些癌细胞可能会形成良性肿瘤，也可能会形成恶性肿瘤。良性肿瘤会局限在身体的某一部分，恶性肿瘤则会转移和扩散到其他的器官去。

在持续了多达一个世纪的上升之后，癌症的死亡率终于开始下降。这种下降趋势在四类致死率最高的癌症中表现最为明显，分别是：肺癌、乳腺癌、前列腺癌以及结直肠癌。从1992年开始，这四类癌症在男性中的发病率和死亡率都在缓慢且稳定地下降，而在女性中则下降得不那么多。无论是在男性中还是在女性中，癌症致死的头号元凶依然是肺癌。女性中乳腺癌的发病率和男性中前列腺癌的发病率都远高于肺癌，但是在美国，肺癌导致的死亡率却高于乳腺癌和前列腺癌。

无法人为控制的癌症风险因素

大部分致癌的风险因素都是由个体行为所带来的，尤其是吸烟。然而，有些因素并不受人控制。这些因素既包括先天因素，也包括环境因素。

可致癌的先天风险因素

影响致癌风险的先天因素包括遗传因素、家族病史、种族背景以及年龄。大部分人都会把自己所面对的致癌风险归于这几类，尤其是遗传因素。一项调查研究（"Practical Nurse"，2008）表明，10个受访者中会有9个高估自己在遗传上的风险，而高达60%的人认为遗传因素是癌症的首要风险因素。他们的认知和研究结果一致吗？遗

传在致癌问题上有多重要？其他诸如种族背景和年龄这样的内在风险因素呢？

种族背景

比起欧裔美国人来，非裔美国人的遭遇悲惨很多：他们在大多数癌症上的发病率都更高，而几乎在所有癌症上的死亡率都更高（Siegel et al.，2012）。然而，无论是综合所有癌症发病部位来说，还是仅就四类最为高发的癌症而言，拉美裔美国人、亚裔美国人以及美洲原住民的患病率都比非裔美国人和欧裔美国人更低（Siegel et al.，2012）。这些差异很有可能是由行为因素和心理社会因素所导致的，而并非生物因素所导致的。举例来说，尽管亚裔美国人的癌症死亡率在总体上低于欧裔美国人，但他们死于胃癌和肝癌的比例更高。这两类癌症都是由行为和环境因素造成的。胃癌在很大程度上受到饮食习惯和幽门螺旋杆菌慢性感染的影响，而肝癌在很大程度上受到丙型肝炎病毒感染的影响（Siegel et al.，2012）。因此，行为因素可能可以解释这些种族之间的差异。

种族背景在癌症存活率上所扮演的角色远大于其在癌症发病率上的角色。对于那些致死率较低的癌症类型，种族背景所造成的发病率和死亡率之间的差异较大。拿乳腺癌来说，欧裔美国女性的发病率高于非裔美国女性，而非裔美国女性却更容易死于这类癌症（Siegel et al.，2012）。

种族背景是如何影响癌症所带来的后果（存活的时间、生活的品质）的呢？尽管比起欧裔美国人来说，拉美裔美国人、非裔美国人、美洲原住民以及亚裔美国人在很多类型的癌症上的发病率都更低，但是他们往往在癌症发展较晚的阶段才得到诊断（Siegel et al.，2012）。这一差别就会影响存活率：诊断越晚，病情可能就越严重，而治疗也越困难，从而存活率就更低。一项对于非裔美国人和欧裔美国人之间癌症存活率差异的研

究（Du，Meyer，& Franzini，2007）显示，在控制了社会经济因素上的差异之后，种族之间的差异也就不复存在了。因此，社会和经济等因素可能是造成这一差异的原因。

年龄的增长

对于癌症以及很多其他的疾病来说，年龄的增长是影响最大的风险因素之一。随着年龄的增长，患上癌症、死于癌症的风险也越大。图10.2显示了随着年龄增长癌症死亡率的急剧上升。这一上升趋势在男性和女性中同样存在，但是对于男性更为明显。

对于1～14岁的儿童来说，癌症也是位列第二的致死因素，仅次于意外伤害（Siegel et al.，2012）。儿童中最常见的癌症类型包括白血病、脑和神经系统肿瘤以及非霍奇金氏淋巴瘤。睾丸癌是一例不遵循年龄守则的癌症：这类癌症多发于成年早期。这些癌症中似乎都包含一些遗传因素。

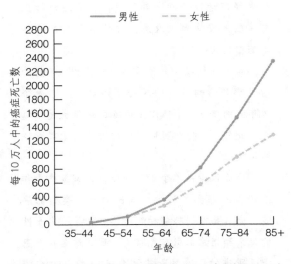

图10.2 不同年龄和性别人群的癌症死亡率(美国，2009)
Source: Data from *Health United States, 2011* (Table32), by National Center for Health Statistics, 2012, Hyattsville, MD: U.S. Government Printing Office.

家族史和遗传

最初有关遗传因素对癌症影响的实证结果来自于"护士健康研究"（Colditz et al.，1993）。这项研究显示，如果母亲在40岁之前被诊断出乳腺癌的话，那么女儿患上乳腺癌的概率会比普通女性高出一倍多。如果亲姐妹患有乳腺癌，那么本人患上乳腺癌的风险也会翻倍。如果母亲和姐妹同时患有乳腺癌，这一风险概率将会上升到2.5倍。研究进一步识别出与乳腺癌有关的两个基因：BRCA1型基因和BRCA2型基因。这些基因通过提供保护性蛋白的编码来使个体免受癌症侵害。BRCA1型基因出现变异（即基因不再能够编码保护性蛋白）的女性，其患上乳腺癌的风险是拥有这类健康基因的女性的7倍。BRCA1和BRCA2基因上的变异同样会导致男性患上乳腺癌，以及同时存在于男女性中的胰腺癌（Lynch et al.，2005）。这些变异的基因并不能完全保证你患上癌症，但是在这些基因出现变异的人群中，癌症的发病风险往往急剧上升。

与BRCA1型和BRCA2型基因有关的乳腺癌只占乳腺癌病例的不到10%，而其他与BRCA基因有关的癌症也只有很少部分病例是因为基因突变而造成的。因此可以说，很多与乳腺癌有关的基因还没有被识别出来，并且大部分导致乳腺癌的因素都来自于其他方面（Oldenburg，Meijers-Heijboer，Cornelisse，& Devilee，2007）。

在所有癌症中，只有大概5%~10%是由内在的基因突变所导致的（ACS，2012），而乳腺癌、卵巢癌、前列腺癌以及结直肠癌是最容易由基因突变导致的癌症类型（Baker，Lichtenstein，Kaprio，& Holm，2005）。研究者希望找到影响癌症发病的单个基因，但是大部分研究都以失败告终（Hemminki，Försti，& Bermejo，2006）。不过，研究者还是找到了使人容易患上特定类型癌症的基因组合。此外，一些癌症还有可能是由基因易感性和行为风险因素之间复杂的交互作用所导致的。比如，一些研究证据显示，BRCA2型基因突变的女性比起没有突变的女性，更容易患上与酒精滥用有关的乳腺癌（Dennis et al.，2011）。因此，基因在癌症发展过程中所起到的作用其实并不像宣传里说的那么巨大；相比之下，环境因素和行为因素的作用更为重要。

可致癌的环境风险因素

可致癌的环境风险因素包括暴露于辐射、石棉等风险环境下，或者与农药、除草剂、发动机废气以及其他化学药剂等污染物不当接触（Miligi，Costantini，Veraldi，Benvenuti，& Vineis，2006）。此外，砷、苯、铬、镍、氯乙烯以及很多石油产品都有可能会导致某些癌症（Boffetta，2004；Siemiatycki et al.，2004）。

长期暴露于石棉环境下会增加患肺癌的风险，风险的程度与石棉的类型、暴露的频率及时间长短有关。一项在瑞典开展的研究（Gustavsson et al.，2000）考察了石棉、柴油机废气、发动机废气、金属、焊接烟尘以及其他一些工作中的环境因素致癌的可能性。研究结果显示，比起没有接触这类环境的普通人，暴露于这些致癌物的工人患上肺癌的可能性高出9%。一项对中国石棉行业工人进行的为期25年的追踪研究（Yano，Wang，Wang，Wang，& Lan，2001）报告称，石棉行业的男性工人比起其他行业的工人，患上肺癌的可能性是后者的6.6倍，而患上其他癌症的可能性是后者的4.3倍。

暴露于辐射环境同样是一个风险因素。暴露于高强度辐射下的核电站工人在白血病、结肠癌、直肠癌、睾丸癌和肺癌上都面临着更高的风险（Sont et al.，2001）。然而，居住于核电站附近的社区之中并没有更大的风险，这些社区中癌症的发病率和其他社区没有差别（Boice，Bigbee，Mumma，& Blot，2003）。放射性气体氡同样会带来肺癌的风险，不仅对于那些暴露于这一有害气体的矿工，对于那些居住环境中这一辐射物质浓度较高的人也一样（Krewski et al.，2006）。

一些传染病和慢性炎症也会带来癌症的风险。幽门螺旋杆菌感染在全球范围内都比较猖獗，而且会增加胃溃疡和胃癌的风险（McColl，Watabe，& Derakhshan，2007）。肝炎病毒感染会带来肝癌的风险。慢性炎症可能会导致膀胱癌（Michaud，2007）以及前列腺癌（De Marzo et al.，2007）。然而，相对于环境暴露的影响，更多的感染和炎症是由行为因素所导致的。

小结

癌症的先天风险因素包括种族背景、年龄增长、家族病史以及遗传情况。非裔美国人，无论是癌症发病率还是癌症死亡率，都比欧裔美国人高，但其他种族的癌症发病率则较低。这一差异并不是由生物因素所导致的，而是由社会经济地位差异所导致的。社会经济地位与癌症的发病率以及患上癌症五年后的存活率都密切相关。

对于癌症以及其他很多疾病来说，年龄的增长都是影响最大的风险因素之一。随着个体年龄的增长，个体患上癌症的风险也越来越大。此外，年龄对男性造成的影响大于对女性的影响。

癌症很少由单个基因导致，但家族病史和遗传体质都会多多少少地影响一些类型的癌症，尤其是前列腺癌和乳腺癌。如果一名女性的母亲和姐妹都患有乳腺癌，那么这名女性患上乳腺癌的风险要比其他人高2.5倍。BRCA1型和BRCA2型基因的突变会增加个体患上乳腺癌或者胰腺癌的风险。然而，遗传因素在癌症发展中所扮演的角色其实很小。

　　环境因素也会影响癌症的发病与死亡。污染物、杀虫剂、辐射以及传染病都会增加各种癌症的风险。暴露于石棉环境或者辐射下的工人，以及生活在氡浓度高的环境中的人们，其患癌症的风险都更高。

癌症的行为风险因素

　　癌症是遗传、环境以及行为因素相互作用的结果。尽管这些因素中的绝大部分我们尚不了解，但就像心血管疾病那样，其中的一些行为因素是被大家所公认的。你可能还记得，风险因素并不一定会直接导致疾病，但是可以预测个体患上该疾病或者死于该疾病的可能性。大部分可能会致癌的风险因素都和个体的行为和生活方式有关，尤其是吸烟和饮食习惯。其他一些被大家所熟知的行为风险因素包括滥用酒精、缺乏锻炼、长期暴露于紫外线、性行为以及一些心理社会因素。

吸烟

　　"如果没有人吸烟的话，美国因癌症死亡的人可以减少三分之一"（USDHHS，2010）。

　　尽管绝大部分与吸烟有关的癌症致死案例都来自于肺癌，但是使用烟草导致的死亡绝不仅限于此，其他与之相关的癌症类型还包括白血病、胃癌、膀胱癌、上消化道癌、食道癌、结肠癌以及前列腺癌（Batty et al.，2008）。吸烟也会增加咽喉、口腔、鼻窦、子宫、胰腺、肝脏以及肾脏等部位发生癌症的风险（Gandini et al.，2008）。使用烟草和乳腺癌之间的关系尚不明确，但是在青春期吸烟的女性患乳腺癌的风险会比其他人高（Ha et al.，2007）。吸食烟草所带来的风险同样适用于美国以外的国家：吸烟已经成为全球范

围内癌症死亡的首要风险因素（Danaei，Vander Hoorn，Lopez，Murray，& Ezzati，2005）。因此，吸烟只会导致肺癌这一说法其实是错误的。图10.3展示了所有与使用烟草有关的癌症。

吸烟有什么风险？

　　流行病学家通过充分的证据发现，吸烟与肺癌之间存在因果关系。我们在第2章中做过相关的讨论，并且解释过流行病学家是如何通过非实验类研究得出因果关系的。通过我们所观察到的肺癌发病率随吸烟率变化而变化的现象，吸烟与肺癌之间紧密的联系也随之变得显而易见。随着吸烟率在男性中的上升，时隔25~40年之后的肺癌率也剧增；而随着男性烟草消耗量的下降，时隔25～40年之后的肺癌死亡率也下降（见图10.4）。女性吸烟率的下降较为平缓，因此肺癌死亡率的下降也较为平缓。

　　当我们对不同收入人群进行分析时，吸烟与肺癌之间的紧密联系依然存在。低收入男性比高收入男性更多地吸烟，而他们因肺癌导致的死亡率也高于高收入男性；低收入女性比高收入女性吸烟较少，而这些女性的肺癌死亡率也较低（Weir et al.，2003）。吸烟和肺癌之间的这种剂量－反应关系以及吸烟率和肺癌率之间密切的变化联系都为吸烟和肺癌发病之间的因果关系提供了充分的证据支持。

　　烟民中的肺癌死亡率究竟有多高呢？美国卫生及公共服务部（USDHHS，2004）对男性烟民做了一个估计，认为吸烟的男性死于肺癌的概率是从不吸烟的男性的23.3倍。吸烟带来的肺癌风险在所有行为因素与各主要致死因素之间的关系中，强度居于首位。

　　香烟并不是会增加致癌风险的使用烟草的唯一形式。抽雪茄或者使用无烟烟草——"嚼烟叶""吐烟""鼻烟"——都会增加不同类型癌症

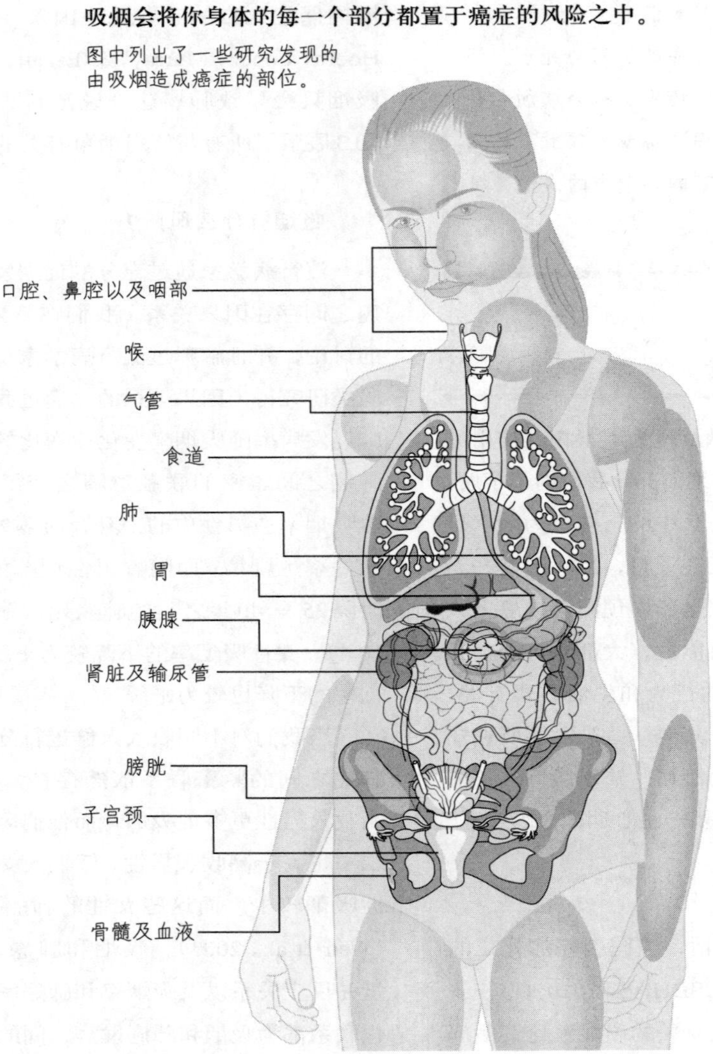

吸烟会将你身体的每一个部分都置于癌症的风险之中。

图中列出了一些研究发现的
由吸烟造成癌症的部位。

口腔、鼻腔以及咽部——

喉——

气管——

食道——

肺——

胃——

胰腺——

肾脏及输尿管——

膀胱——

子宫颈——

骨髓及血液——

图 10.3　与烟草有关的各类癌症

Source: Adapted from U.S. Department of Health and Human Services. A Report of the Surgeon General: How Tobacco Smoke Causes Disease: What It Means to You. U.S. Department of Health and Human Services, Centers for Disease Control and Prevention, National Center for Chronic Disease Prevention and Health Promotion, Office of Smoking and Health, 2010.

的死亡率，包括咽喉、口腔、食道或者胰腺等处的癌症（ACS，2012）。正如我们将在第 12 章中详细讨论的，烟草的使用永远都有害健康。

除了使用烟草之外，其他诸如空气污染、社会经济水平、职业、种族背景以及家中的装修材料等因素都和肺癌有关。这些因素与吸烟之间存在累加效应，也可能存在**协同效应**（synergistic effect）。因此，当针对烟民所展开的研究同时也关注了吸烟之外的其他风险因素时，基于不同人群和不同因素的研究常常会发现不同的风险水平。比如说，当中国男性烟民长期接触燃煤（中国家庭中供热和烹饪的常用能源）时，他们患上

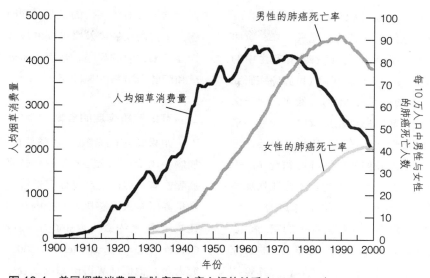

图 10.4 美国烟草消费量与肺癌死亡率之间的关系（1900—2000）

Source: Data from *Health United States, 2011* (Table 32), by National Center for Health Statistics, 2012, Hyattsville, MD: U.S. Government Printing Office.

肺癌的风险就会更高（Danaei et al., 2005）。

人们能意识到这些风险吗？

尽管吸烟会增加癌症风险，但很多烟民对此视而不见。正如 Neil Weinstein（1984）所描述的那样，他们在评估自己死于与吸烟有关的疾病的风险时表现出了乐观偏见。无论是烟民还是非烟民，众所周知，吸烟有害健康。而与之相反的是，不管是吸烟的高中生（Tomar & Hatsukami, 2007）还是成年人（Peretti-Watel et al., 2007），他们都认为自己不会面临吸烟所带来的死亡风险。这些成年的烟民认为，吸烟确实在一定程度上有害健康，但是就自己目前吸烟的情况还不至于危及健康。

在那些吸烟比较普遍并且对吸烟的态度比较宽容的国家中，这种否认自身所面对的风险的倾向显得尤为明显。丹麦就是这样的一个国家，因此丹麦人也比美国人更倾向于否定自身所面对的风险（Helweg-Larsen & Nielsen, 2009）。而当我们看到与烟草有关的疾病（比如肺癌、口腔癌、心血管疾病以及慢性阻塞性肺疾病）死亡率事实上在丹麦远高于美国（世界卫生组织，2010）时，这种否认自身风险的现象就更令人惊讶了。由此可见，对于吸烟风险的乐观偏见非常常见，而且与不同文化对吸烟的包容性有关。

饮食习惯

与癌症有关的另一个风险因素是不健康的饮食习惯。美国癌症协会（2012）通过估算得出，在美国，大约有三分之一的癌症死亡病例都是由不健康的饮食习惯和久坐不动的生活方式所导致的。不健康的饮食习惯与各种类型的癌症都密切相关，而健康的饮食习惯会降低这一风险。

可能致癌的食物

一些食物由于污染或者添加剂的缘故，被认为是**致癌**（carcinogenic）的（Abnet, 2007）。"纯天然"的食物不容易保存，容易滋生细菌和真菌，而相当一部分的细菌和真菌都有可能导致胃癌。近75年来，胃癌的发病率直线下降，这在一定程度上归功于冷藏技术的改良，以及人们对于腌制食品、烟熏食品以及常温保存食品的消耗量下降。黄曲霉毒素是一种滋生于储存不当的谷物和花生中的真菌；这种毒素会增加肝癌的风险（世界癌症研究基金，美国癌症研究学会，2007）。然而，用于保存食物的食品添加剂同样可能是致癌的。某些来自工业环境下的毒性化学试剂，比如二噁英，可能通过各种方式进入我们的生活环境和食品。因此，无论是那些没有保存得当的食物，还是那些通过防腐剂保存的食物，都有可能带来风险。

在第9章中，我们了解到膳食中的脂肪是心血管疾病的已知风险因素之一。同样，一些研究显示，膳食脂肪也会带来癌症的风险，尤其是结肠癌（Murtaugh，2004）。然而，相比于致癌风险，高脂饮食对于心血管疾病带来的风险更大。大部分针对膳食脂肪和癌症的研究都关注乳腺癌，这些研究发现，膳食脂肪给乳腺癌带来的风险不大，但很稳定（Freedman, Kipnis, Schatzkin, & Potischman, 2008）。高脂肪的饮食结构同样会导致高胆固醇水平，而男性中高水平的胆固醇会增加睾丸癌的风险（大约4.5倍）（Dobson, 2005）。

腌制后的肉类（比如火腿、熏肉和热狗）会增加结直肠癌的风险（Williams & Hord, 2005）。与牛羊肉有关的一种致癌风险与它们的烹饪方式有关，烧焦的、烟熏过的或者煮得过久的牛羊肉都会带来风险（Alaejos, González, & Afonso, 2008），腌制的肉类则会增加胃癌的风险（世界癌症研究基金，美国癌症研究学会，2007）。

比起这些饮食中的特定成分，结直肠癌更大的风险来自于超重和肥胖（世界癌症研究基金，美国癌症研究学会，2007；Williams & Hords, 2005）。肥胖所引发的癌症占所有与癌症相关的死亡病例的14%~20%（ACS, 2012）。肥胖和食道癌、乳腺癌（绝经后女性）、子宫内膜癌以及肾脏肿瘤等疾病都密切相关。腹部脂肪堆积不仅会增加心血管疾病的风险，同时也会增加胰腺癌、子宫内膜癌以及肾肿瘤的风险。尽管有些食物会带来致癌的风险，然而由不当饮食导致的超重和肥胖所带来的风险更大。

可能预防癌症的食物

如果特定的食物或者整体的饮食习惯会增加癌症风险，那么是不是一些饮食也可以预防癌症呢？有一组研究者就做了这样一个估算，如果全世界所有人能够摄入充分的蔬果，那么每年的死亡人数大约会下降260万（Lock, Pomerleau, Causer, Altmann, & McKee, 2005）。还是这组研究人员，他们估算得出如果饮食中含有足够的蔬果，那么胃癌发病率会下降19%，食道癌发病率会下降20%，肺癌发病率会下降12%，而结直肠癌会下降2%。另一组研究者（William & Hord, 2005）得出了与此一致的结论，认为高纤维的饮食结构可以预防结直肠癌。

我们已经知道高纤维和富含蔬果的饮食有益身体健康，而除此之外，我们并不清楚是否存在特定的营养元素能够预防癌症的发生和扩散。这可能是受限于分析饮食成分的研究方法。比如，人口学研究显示，在那些饮食富含纤维素的国家中，人们患上结直肠癌的概率要低于那些饮食中纤维素含量较低的国家。这一研究结果启发了之后的个案-对照研究，即对比那些饮食结构中富含纤维素的个体与纤维素含量较低的个体（参见第2章中对这一研究方法的描述）。比起人口学研究，这类研究中的个案较少，因此如果饮食中纤维素产生的影响较小的话，便很难通过这类研究得到明确的结论。此外，两组之间除了饮食结构中的纤维素含量这一因素以外的其他差异也可能造成结果上的差异，这使得研究结论更加模棱两可。而如果个案-对照研究能够显示某类营养因素有积极影响，比如纤维素对于结直肠癌的影响（WCRF/AICR，2007），那么研究者就可以继续进行实验研究。

随机临床实验是用于检测组间差别最好的一种实验研究方法。然而对于营养学研究，这一方法却存在一些问题（Boyd，2007）。因为这些实验性的研究方法需要通过操纵某一变量来进行，而在这种情况下就需要操纵某一营养成分。一半的被试摄入这一营养成分，而另一半被试不摄入这一成分，以清楚地比较两组之间的差别。然而，这种操纵通常只会持续很短的时间，很少有临床研究会持续几年之久，而且其中的大部分都很少有追踪。就算坚持两年的高纤维饮食也不一定能够充分地影响结直肠癌的发病情况，结直肠癌的发病通常会跨越许多年。再者就是，有些营养成分只有在儿童期或者青春期得到充分的摄入才能够产生最积极的作用，而这些研究大部分都只采用了成人被试。除此之外，随机临床实验通常将某一营养成分分离出来，并通过补充剂的方法来提供这一营养成分，而不是改变饮食方式。但服用补充剂可能并不能像食用富含这一营养物质的食物那样能对身体产生积极的作用。因此，特定营养成分所产生的积极作用可能是非常复杂的，而随机临床实验的方法可能会漏掉其中的重要方面。

研究方法上的限制使研究者无法对营养物质如何预防癌症得出明确的结论。一篇对大量研究发现做出的综述（WCRF/AICR，2007）列出了一些可能（而并非一定）能够预防癌症的营养因素。**β-胡萝卜素**（Beta-carotene）是类胡萝卜素的一种，也是维生素 A 的一种存在形态，常见于胡萝卜和番薯等食物。富含 β-胡萝卜素的饮食能够帮助降低患上口腔癌、喉癌、咽喉癌以及肺癌的风险；摄入充分的胡萝卜素和富含维生素 C 的饮食都能够帮助降低食道癌的风险。富含叶酸（维生素 B 的一种）的饮食可以帮助降低胰腺癌的风

险。这些营养物质对其他类型癌症起到的预防作用则较少得到研究支持。

相比之下，与硒盐摄入有关的研究证据更为明确（William & Hord，2005）。**硒**（Selenium）是一种微量元素，通常见于谷物制品或者用谷物饲养的动物肉类中。硒盐通过土壤进入食物链，但并非全世界各处的土壤都含有相同水平的硒盐。硒过量时具有毒性，但是如果含量适中，则可以对结肠癌和前列腺癌起到一定的预防作用。富含硒盐的食物能够帮助实验室大鼠预防结肠癌（Finley，Davis，& Feng，2000），而硒盐的补充剂也可以显著降低癌症的发病率，不过这一效果只见于男性（Bardia et al.，2008）。在很多的公共宣传中，钙都被认为能够预防骨矿物质缺失，而事实上，钙还能够在一定程度上预防结直肠癌（WCRF/AICR，2007）。

因此，大量研究分析认为，一些营养元素能够帮助预防某些癌症，但是只有在维持合理的整体饮食和维持理想体重的情况下，此类预防才会有效。健康的饮食结构包括大量的蔬菜和水果、全谷物、豆制品、坚果、鱼类和海产品以及低脂的奶制品。同时，饮食中需要少含腌制肉类、红肉、饱和脂肪、盐渍食品以及精加工食品。以上就是所谓的地中海式饮食，即注重基于植物的饮食结构以及食物多样性，使人们的生活方式更为健康（Williams & Hord，2005）。地中海式饮食的另一要素是酒精，不过仅仅是适量的酒精。

酒精

与吸烟或者无节制的饮食比起来，酒精带来的癌症风险并没有那么高。然而，酒精确实会增加口腔癌、食道癌、乳腺癌以及肝癌的风险（WCRF/AICR，2007）。肝脏主要负责排出酒精带来的毒素。因此，持续性的过量饮酒往往会导致肝硬化：一种会降低肝脏器官工作效率的退行性

疾病。出现肝硬化之后的肝脏比健康肝脏更容易发生癌症（WCRF/AICR，2007），不过酗酒者可能早在出现肝癌之前就已经死于其他情形。

饮酒会导致乳腺癌吗？最近的研究评估显示极有可能（WCRF/AICR，2007）。随着饮酒量的不同，乳腺癌的风险也不同。每天饮酒三杯以上的女性，其患乳腺癌的风险属于中等偏上，每天饮酒一到两杯或者更少的女性，其面临的风险则较低（Singletary & Gapstur，2001）。这种风险在各个国家各不相同。在美国，大约2%的乳腺癌

是由酒精引起的，而在意大利，酒精的饮用量相对更高，大约15%的乳腺癌能够归咎于酒精。表10.1总结了特定的膳食选择和酒精消费所带来的风险和裨益。

酒精和烟草之间存在协同作用，因此既吸烟又喝酒的人所面临的特定癌症风险会大大增加，这一风险甚至高于酒精或烟草单独带来的风险之和。既吸烟又喝酒的个体，以及那些有食道癌、胃癌或咽喉癌家族病史的个体，其患消化道癌症的风险会比其他人更高（Garavello et al.，2005）。

表 10.1　饮食及其对癌症的影响

食物类型	有关风险升高的研究发现	相关研究
"天然"、无防腐措施的食物	谷物和花生可能会遭到黄曲霉毒素的污染，而后者是致癌的。变质的食物会增加患胃癌的风险。	Abnet，2007
含有大量防腐剂的食物	防腐剂本身可能致癌。	Abnet，2007
高脂饮食	可能会导致结肠癌。 一定程度上会导致乳腺癌。 高胆固醇水平会造成较高的睾丸癌风险。	Murtaugh，2004 Freedman et al.，2008 Dobson，2005
大量食用腌制肉类以及红肉	会增加结直肠癌的风险，尤其是当肉类被熏制或者烧烤之后。	WCRF/AICR*，2007；William & Hord，2005
超重和肥胖	与结直肠癌、食道癌、乳腺癌、子宫内膜癌以及肾癌密切相关。腹部脂肪堆积会增加胰腺癌、子宫内膜癌和肾癌的风险。	WCRF/AICR，2007；William & Hord，2005
酒精	会增加口腔癌、食道癌、乳腺癌以及肝癌的风险，尤其是过度酗酒以及既吸烟又喝酒的情况。	WCRF/AICR，2007

食物类型	有关风险降低的研究发现	相关研究
富含蔬果的饮食	在全球范围内可降低19%的胃癌发病率，20%的食道癌发病率，12%的肺癌发病率以及2%的结直肠癌发病率。	Lock et al.，2005
高纤维饮食	预防结肠癌。	Williams & Hord，2005
富含类胡萝卜素的饮食（包括 β-胡萝卜素）	可能可以降低口腔癌、喉癌、咽癌以及肺癌的风险。富含 β-胡萝卜素的饮食（但不是补充剂）可以降低食道癌的风险。	WCRF/AICR，2007
维生素 C	可能可以降低食道癌的风险。	WCRF/AICR，2007
富含叶酸的饮食	可能可以降低胰腺癌的风险。	WCRF/AICR，2007
硒盐	能够预防实验室大鼠的结肠癌。能够预防男性中的多种癌症。	Finley et al.，2000 Bardia et al.，2008
钙盐	可能可以预防结肠癌。	WCRF/AICR，2007
总结	整体上健康的饮食结构和适中的体重，比起单一的饮食成分，前两者与癌症更为密切相关。	WCRF/AICR，2007 Williams & Hord，2005

*World Cancer Research Fund/American Institute for Cancer Research

这些数据表明，酗酒又吸烟的人可以通过戒烟或戒酒来大大降低自己所面临的癌症风险。当然如果同时戒烟和戒酒，效果会更好。

久坐的生活方式

久坐的生活方式会带来某些癌症的风险，包括结肠癌、子宫内膜癌、乳腺癌、肺癌以及胰腺癌（WCRF/AICR，2007）。因此，体育锻炼可以降低这些癌症的风险。充分的证据表明体育锻炼可以为预防结肠癌、子宫内膜癌和乳腺癌（更年期女性的）带来积极作用；而对于肺癌、胰腺癌以及绝经前女性的乳腺癌的作用则较为模糊。一些研究（Bernstein，Henderson，Hanisch，Sullivan-Halley，& Ross，1994；Thune，Brenn，Lund，& Gaard，1997）表明，在年轻时就开始健身并坚持每周锻炼4小时的女性，其罹患乳腺癌的概率会大大降低。

健身带来的效果与年龄有关，因此评估体育锻炼对绝经前女性预防癌症的效果较为困难。

体育锻炼还能通过调节体重，对预防癌症产生间接的积极作用。体育锻炼对于维持健康体重和良好的体脂水平来说非常重要，而后两者都与癌症风险密切相关。因此，一些强度较大的体育锻炼能够通过多种方式来降低癌症风险。在第15章中，我们将更为具体地讨论体育锻炼带来的积极作用（以及潜在的风险）。有关体育锻炼如何降低癌症死亡率的更多内容，参见"信不信由你"。

紫外线照射

众所周知，紫外线照射，尤其是来自阳光的紫外线照射是皮肤癌的元凶之一，尤其是对于那些肤色较浅的人而言（WCRF/AICR，2007）。

无论是长期暴露于紫外线之中，还是偶尔的

❓信不信由你　那些帮助你预防癌症的事情并不只是预防癌症

每三例因癌症致死的病例中就有一例与吸烟有关，因此预防癌症的最好方法就是不要吸烟。而其他能够预防癌症的行为习惯，比如保持正常体重、维持健康的饮食习惯、坚持体育锻炼以及适度饮酒（如果非要喝的话），又能在多大程度上帮助我们预防癌症呢？

最近的一项研究（McCullough et al.，2011）就考察了这个问题。在20世纪90年代初期，这个来自美国癌症协会的研究团队对超过10万名非烟民老年人进行了调查研究，对他们的体重、身高、饮食情况、体育锻炼情况以及饮酒情况进行了记录。研究者通过这些情况计算得出一个分数，这一分数能够反映受访者在多大程度上坚持遵循美国癌症协会所推荐的预防癌症指南。大约15年后，这一研究团队从美国国家死亡登记中心得到了两个额外的重要数据：该受访者是否已经死亡？如果已经死亡，那么致死原因是什么呢？

其中的一项研究发现可能并不令人惊讶：那些高度遵循预防癌症指南的受访者比起那些不怎么遵循这一指南的受访者，前者因癌症所导致的死亡风险低30%。因此，遵循这些健康的行为习惯无疑能够在很大程度上预防癌症。

然而，这些能够帮助预防癌症的行为并不只是预防癌症。这些严格遵循癌症预防指南的受访者因心血管疾病导致的死亡风险也比那些不怎么遵循指南的个体低48%。如果考虑所有类型的死亡的话，遵循指南者比不遵循指南者的死亡风险低42%。在这个研究团队所考察的所有行为习惯中，保持正常体重这一项与死亡率最为相关。

因此，通过远离烟草和遵循这些行为指南，你能够使自己所面临的死亡风险减少将近一半！

严重晒伤都会增加之后患皮肤癌的风险。美国皮肤癌的发病率从20世纪70年代中期开始升高。由于这类癌症的致死率并不高，因此并没有对整体的癌症死亡率造成较大的影响。然而，并非所有的皮肤癌都不会造成太大的伤害。皮肤癌中有一种恶性黑色素瘤，通常就是致命的。恶性黑色素瘤在长期暴露于阳光下的浅肤色人群中尤为普遍。

尽管皮肤癌通常与行为风险（长期主动地暴露于阳光下）密切相关，但这类癌症也与基因有关（Pho, Grossman, & Leachman, 2006）。浅肤色、金发碧眼的人较之深色皮肤的人更容易患上皮肤癌，而其中很大一部分是由于童年期暴露于阳光的照射过多所导致的（Dennis et al., 2008）。在过去的50年中，黑色素瘤死亡率与地理纬度之间的关系逐年减弱；而在美国，居住在高紫外线辐射地区也不再是黑色素瘤的风险因素，尽管这依然会带来其他类型的皮肤癌的风险（Qureshi, Laden, Colditz, & Hunter, 2008）。金发人群需要通过防护措施来避免长期或者频繁的阳光直射，包括使用防晒霜以及穿着衣物来遮盖。

人们还需要尽量避免使用那些位于室内的、用于照晒棕褐色皮肤的浴床，因为这也会增加黑色素瘤的风险。一项对于全球进行的综述性研究发现，在青少年期或者成年早期使用过这种浴床的个体，其罹患黑色素瘤的风险会增加75%（International Agency for Research on Cancer, 2007）。此外，这里也存在着剂量－反应关系：使用浴床的频率越高，黑色素瘤的风险也越高（Lazovich et al., 2010）。

并不是所有的阳光照射都有害身体健康。我们通过晒太阳来获取维生素 D，而维生素 D 可以帮助我们降低多种癌症的风险，包括乳腺癌、结肠癌、前列腺癌、卵巢癌、肺癌以及胰腺癌（Ingraham, Bragdon, & Nohe, 2008）。然而，我

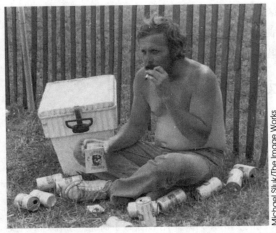

吸烟、喝酒以及阳光下暴晒可以产生协同作用，使癌症风险成倍增加。

们从食物中获取的维生素 D 水平并不足以帮助我们预防癌症。因此，较低程度的紫外线照射可以是一种提供维生素 D 的健康方式。那么究竟照射多少才不至于太多呢？除了从日常饮食中获取的维生素 D，只要每周两三次、每次5~10分钟的对于手臂和腿，或者手臂、手和脸部的阳光照射似乎就足够了（Holick, 2004）。日常饮食之外的营养补充剂也可以提供维生素 D，并预防癌症（Ingraham et al., 2008）。

性行为

某些类型的性行为会造成癌症引起的死亡，尤其是那些由艾滋病所导致的癌症。卡波氏肉瘤和非霍奇金氏淋巴瘤是两类常见的与艾滋病有关的癌症。**卡波氏肉瘤**（Kaposi's sarcoma）是一类恶性肿瘤，表现为出现在皮肤上的柔软的深蓝色或者紫色囊肿，通常伴随着较大的病灶。这些病灶在最开始可能看上去非常小，就像疹子，之后却会越长越大，造成毁容。除了遍布皮肤之上，这些病灶还可能会蔓延到肺部、脾脏、膀胱、淋巴结、口腔以及肾上腺。直到20世纪80年代，这一类癌症还非常罕见，并且基本仅出现于祖籍地

中海地区的老年男性中。然而，与艾滋病相关的卡波氏肉瘤如今见于所有年龄段的人群，无论男女。但并不是所有感染艾滋病的人都面临着相同的风险；感染了艾滋病的男同性恋比那些因为注射毒品或因异性性接触而感染艾滋病的人更容易患上卡波氏肉瘤（Henke-Gendo & Schulz, 2004）。

在**非霍奇金氏淋巴瘤**（non-Hodgkin's lymphoma）患者中，迅速生长的肿瘤蔓延至循环系统或者淋巴系统。类似于卡波氏肉瘤，非霍奇金氏淋巴瘤可能出现于各个年龄段的艾滋病患者中，无论男性还是女性。然而，大部分患有非霍奇金氏淋巴瘤的患者并没有感染艾滋病。会带来与艾滋病有关的癌症的最大风险因素依然是与艾滋病毒阳性患者之间的不安全性行为。

另一种通过性行为传播的病毒，人乳头瘤病毒（human papillomavirus，HPV）也会增加两类癌症的风险：宫颈癌和口腔癌。人乳头瘤病毒感染是宫颈癌发病的必要条件（Baseman & Koutsky, 2005；Danaei et al., 2005）。人乳头瘤病毒的感染概率非常高，尤其是对性行为频繁的年轻人而言（Datta et al., 2008）。因此，有多个性伴侣或者较早开始有性行为的女性最有可能患上宫颈癌，因为这些性行为将她们置于病毒感染的风险之中。男性的性行为同样可能增加其女性伴侣的宫颈癌风险。当男性拥有多个性伴侣，尤其是当他们的性伴侣同样有多个性伴侣时，他们的女性性伴侣患上宫颈癌的风险会大大升高。

人乳头瘤病毒也会导致口腔癌。在最近20年中，与人乳头瘤病毒有关的口腔癌比例大幅上升：在20世纪80年代后期这一数据是16%，而在21世纪初期这一数据达到了73%（Chaturvedi et al., 2011）。一些估算显示，到2020年，与人乳头瘤病毒有关的口腔癌将会超过宫颈癌（Chaturvedi et al., 2011）。此外，与人乳头瘤病毒有关的口腔癌在男性中的发病率两倍于女性（Chaturvedi,

Engels, Anderson, & Gillison, 2008）。口腔中的人乳头瘤病毒通常通过口交传播，而这类病毒感染尤其容易发生于烟民之中（D'Souza & Dempsey, 2011）。因此，性行为和使用烟草能够大幅增加罹患口腔癌的风险。

男性性行为还可能会增加前列腺癌的风险。Karin Rosenblatt和她的同事们（Rosenblatt, Wicklund, & Stanford, 2000）发现，前列腺癌和一生中女性性伴侣数量（而非男性性伴侣）、较早开始性交以及淋病感染史之间存在着显著的正相关。然而，他们发现一生中性交的频率与前列腺癌的风险无关。

癌症中的心理社会风险因素

早在古希腊名医盖伦的时代（131—201），人们就开始推测人格特质与特定疾病之间的关系，其中就包括癌症。然而，那些推测并没有得到科学研究的证实。比如，瑞典双胞胎登记中心所进行的一项前瞻性研究（Hansen, Floderus, Frederiksen, & Johansen, 2005）就发现，艾森克人格测试中所测量的外倾性和神经质都不能预测癌症。

这类研究在探究心理社会因素与癌症发病率及死亡率之间关系的尝试中非常典型。在过去的三四十年间，相当一部分的研究者探究了各类心理社会因素与癌症的发病及预后之间的关系。一些研究发现了一些似乎与癌症发病有关的人格因素，然而大型的研究及综述（Aro et al., 2005；Garssen, 2004；Levin & Kissane, 2006；Stürmer, Hasselbach, & Amelang, 2006）都只在心理社会因素和癌症之间发现了微弱的联系。其中最强的联系来自于消极情绪以及对消极情绪的抑制（而不是表达）。然而，比起与癌症发病之间的联系，这些特质与应对癌症诊断之间的关系更为密切。

小结

吸烟是导致肺癌的头号风险因素。尽管并不是所有的烟民都会死于肺癌，并且一些非烟民也会患上肺癌，但是清晰的证据显示吸烟会大大增加罹患某些类型癌症的风险，尤其是肺癌。个体每天抽的烟越多，烟龄越长，他们所面对的风险也就越大。

饮食习惯和癌症发病之间的关系比较复杂，一些类型的食物会带来癌症的风险，另一些则能够帮助我们预防癌症。"天然"的食物能够避免防腐剂所带来的风险，却会增加其他毒素所带来的风险。高脂的饮食结构与结肠癌和乳腺癌有关。不仅如此，这类会造成超重或肥胖的饮食习惯还会增加其他各类癌症的风险，包括结直肠癌、食道癌、（绝经后女性的）乳腺癌、子宫内膜癌以及肾癌。一些饮食成分能够预防癌症，包括水果、蔬菜以及其他高纤维的食物。有关食物中特定营养因素所起到保护作用尚没有得到明确的研究支持，而服用补充剂通常不能提供保护作用。

酒精对于癌症来说可能只是一个较弱的风险因素。然而，饮酒与吸烟之间存在协同作用，当两者相结合时，所带来的风险高于两者单独作用的加和。缺乏体育锻炼和过度暴露于紫外线中都会额外增加癌症风险。另外，某些性行为，比如在一生中拥有多个性伴侣，与宫颈癌、口腔癌、前列腺癌，以及艾滋病相关癌症有关。

一般来说，心理社会因素与癌症发病率之间仅仅存在弱相关。消极情绪和对于消极情绪的抑制都可能导致癌症，不过这一联系并不紧密。

与癌症共存

正如史蒂夫·乔布斯在2003年所经历的，每年有超过100万的美国人被诊断出癌症（ACS，2012）。这些人中的大多数在得到诊断时都体验到了恐惧、焦虑、愤怒，一部分是因为他们害怕这种疾病，而另一部分则因为当下对于癌症的治疗会对大部分癌症患者造成令人不愉快的后果。比如，史蒂夫·乔布斯就在将近一年的时间内拒绝胰腺癌手术治疗，因为他害怕治疗所带来的后果。心理学家致力于帮助这些病人应对他们面对癌症诊断时的情绪反应，为他们及他们的家庭提供社会支持，并帮助他们为癌症治疗可能带来的副作用做好准备。

癌症的医学治疗所带来的问题

几乎所有针对癌症的医学治疗都有一些副作用，从而为癌症患者及其亲友的生活增加了额外的压力。最主要的三种治疗方案同样也是最能够造成生活压力的方案，分别是手术、放射疗法以及化学疗法。近年来，一些**肿瘤学家**（oncologists）开始采用激素治疗和免疫治疗，但这些较新的治疗方法往往不如手术、放疗和化疗那么有效。

当癌细胞还没有转移，并且医生比较有把握通过手术更有效地控制肿瘤时，手术往往是受推荐的治疗方案。经历手术的癌症患者常常会感到被抛弃，觉得悲伤以及恐惧。相比其他手术患者，他们较少地得到情感上的支持。这些情绪反应尤其常见于乳腺癌患者（Wimberly, Carver, Laurenceau, Harris, & Antoni, 2005）和前列腺癌患者（Couper, 2007），因为手术会对他们的性功能产生影响。术后的压力和抑郁会导致免疫水平下降，从而延长康复的时间，并且使患者更容易患上其他疾病（Antoni & Lutgendorf, 2007）。

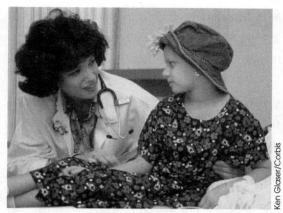

化学疗法所造成的副作用，比如脱发，会增加癌症患者的生活压力。

2009年，乔布斯接受肝脏移植手术之后，人们明显观察到他的精神状态有所衰退，这很有可能是由于癌症以及伴随的免疫功能下降所导致的（Lauerman，2011）。

放射性治疗同样会带来严重的副作用。相当多的放疗患者都在恐惧和焦虑中等待，害怕这些治疗可能带来的脱发、烧灼感、恶心感、呕吐、疲倦以及不育不孕。这些后果中的大部分都会发生，因此患者的恐惧并不是杞人忧天。然而，患者很少对放射性治疗做好充分的准备，因此他们的恐惧和焦虑感很可能反而加剧了这些副作用。

化学疗法也会导致类似放射疗法的这些副作用，而这些副作用往往会引起癌症患者的压力反应。接受化学疗法的癌症患者会经历恶心、呕吐、疲倦、丧失协调性、注意力下降、抑郁、体重变化、没胃口、睡眠问题以及脱发等多种问题。不仅这些副作用会对癌症确诊后的调适造成影响，患者对于化疗副作用的预期（Olver, Taylor, & Whitford，2005）以及他们对于疾病本身的信念（Thuné-Boyle, Myers, & Newman，2006）也都会产生影响。

癌症确诊后的调适

癌症确诊之后的调适对所有人来说都是一个挑战。这一挑战对于其中一些人来说尤为困难，而其他的那些人，比如史蒂夫·乔布斯，最终还是很好地应对了。那么乔布斯的人格特质（通常他被认为是自信并且极度乐观的）是否在他应对癌症的过程中起到作用了呢？

能够预测癌症确诊之后的不良反应的因素，其实正是与癌症发病相关的那几个因素，即消极情绪以及社会抑制（Verma & Khan，2007）。如果消极情绪会影响癌症确诊后的调适，那么乐观主义就应该带来明显的积极作用。这一假设得到了研究的普遍支持。乐观主义与癌症确诊之后的良好调适高度相关（Carver et al.，2005），但是这种关系长期看来并不明确（Segerstrom，2005，2007）。这一差别很有可能是因为患者在接受癌症治疗之后需要面对不同的调适任务，或者是因为患者对于癌症的乐观预期与治疗的结果相去甚远（Winterling, Glimelius, & Nordin，2008）。当治疗结果令人失望时，乐观主义者通常会比那些更为现实的患者在调适上出现更大的问题。尽管在应对癌症的人群中，乐观主义能够预测之后更好的健康状况（Rasmussen, Scheier, & Greenhouse，2009），但是这一关联相当弱。

这些研究结果与关于"斗志"的研究发现相一致。斗志反映了一种乐观的精神面貌，认为癌症可控的信念，以及对积极应对策略的使用。尽管斗志能够预测癌症早期更好的调适水平（O'Brien & Moorey，2010），但是长期看来并没能提高患者的生存率（Coyne & Tennen，2010）。一个研究团队据此提出："癌症患者并不迫切需要通过特定的应对方式来提高自己的生存率以及降低复发风险。"（Petticrew, Bell, & Hunter，2002）。

在得到诊断之后，癌症患者会在接受治疗的过程中和接受治疗之后表现出各种各样的反应以及不同的调适方法（Helgeson, Snyder, & Seltman, 2004）。大部分的癌症幸存者都认为他们的身体机能随着时间有所改善，但也有一些长期的幸存者将自己的精神不振、疼痛、性功能下降等问题归咎于癌症（Phipps, Braitman, Stites, & Leighton, 2008）。甚至在癌症康复八年之后，幸存者们还是会有一些问题，但这些问题更像是生理上的并发症，而不是心理问题（Schroevers, Ranchor, & Sanderman, 2006）。

能够提高心脏病患者存活率的那些情绪因素可能并不能为癌症患者提供同样的帮助。对于心血管疾病患者来说，平静地表达情绪能够帮助他们的康复，而对于癌症患者来说可能并非如此。对于癌症患者而言，表达情绪似乎是更好的策略。比如说，对于儿童（Aldridge & Roesch, 2007）和需要应对前列腺癌的男性（Roesch et al., 2005）而言，使用以情绪为中心的应对方法并不会带来常见的消极作用（详见第5章对于应对策略的讨论）。既表达积极情绪也表达消极情绪，可以带来积极的效果（Quartana, Laubmeier, & Zakowski, 2006）。然而，对于某些消极情绪的表达可能会造成一些负面的作用（Lieberman & Goldstein, 2006）。表达愤怒情绪有助于更好地调适，而表达恐惧和焦虑的情绪会造成生活质量下降以及更高程度的抑郁。患者们需要得到适当的社会支持，以便通过最有效的方式来表达情绪。

对于癌症患者的社会支持

社会支持能够帮助癌症患者更好地适应他们当下的处境，而这些支持能提供多大的帮助取决于支持的类型和时间。对于那些刚刚被确诊的个体，健康护理提供者可以通过提供信息和帮助做决断来提供支持。处于这个阶段的患者认为这类支持最有用（Arora, Rutten, Gustafson, Moser, & Hawkins, 2007）。而对于癌症治疗后的幸存者来说，来自家人和朋友的情感支持会很有用。在乳腺癌患者中，那些所获得的社会化支持更为结构化（即拥有更大的社会支持网络）的女性比起其他女性，癌症的发展会较为缓慢（Nausheen, Gidron, Peveler, & Moss-Morris, 2009）。社会支持对于男性也是非常重要的，比如前列腺癌幸存者如果从他人那里感知到更多的社会支持，那他们随时间进程所获得的情绪幸福感也会更高（Zhou et al., 2010）。不幸的是，并非所有来自家人和朋友的社会支持都会对癌症患者带来积极影响。有时候，癌症患者的伴侣会试图保护他们的配偶不受疾病真相的困扰，而这并不能带来任何帮助（Hagedoorn et al., 2000）。因此，来自家人的社会支持有时候能为癌症患者提供他们所需要的帮助，有时候却不能。很多癌症患者会从支持小组或者治疗师那里寻求情感支持。

支持小组可以由心理学家、护理人员或者肿瘤学家等专业人士引导，而小组成员通常由其他的癌症幸存者所组成。研究指出，有些人可以从支持小组中得到更多的积极影响。比如，那些没有从伴侣身上得到充分支持的女性乳腺癌患者能够从同伴群体中获得更多的益处，而那些从伴侣得到有力支持的女性并不会从同伴小组中收获太多（Helgeson, Cohen, Schulz, & Yasko, 2000）。一项系统性综述研究了同伴支持小组对于癌症幸存者的价值（Hoey, Ieropoli, White, & Jefford, 2008）。研究认为，这类小组有一定的帮助作用，但并不总是会带来帮助。总体来说，来自个体面对面的支持以及来自互联网小组的支持通常最有帮助；而对不同的个体来说，总有某些类型的支持小组更适合他们。

对于癌症患者的心理干预

心理学家可以通过个体干预技术和团体干预技术来帮助癌症患者应对他们的诊断。一项有效的干预技术，必须至少达成以下两个目标之一：能够提升患者的情绪幸福感，能够延长患者的存活时间。那么心理干预能够在多大程度上完成这两个目标呢？

两项综述研究（Edwards，Hulbert-Williams，& Neal，2008；Manne & Andrykowski，2006）总结出，心理干预通常能够在短期内帮助癌症患者管理和应对他们由疾病带来的痛苦。此外，一些针对女性乳腺癌患者的心理干预还能带来生理上的改善，比如皮质醇反应和一些免疫功能的指标（McGregor & Antoni，2009）。

一些心理干预通过认知行为方法让患者学习压力管理技能，另一些心理干预则专注于提供社会支持以及表达情绪的机会。证据显示，每一种类型的干预方法都能在某些方面带来一定的积极作用（Edwards et al.，2008）。比如，一项针对情绪调适的干预项目（Cameron，Booth，Schlatter，Ziginskas，& Harman，2007）就获得了成功。然而，关注情绪调适的方法并不一定适合所有人。正如一个研究团队所指出的，"干预方法可以一概而论吗？"（Zimmerman，Heinrichs，& Baucom，2007）这一问题说明，要想使心理治疗、社会支持、教育和多元素干预项目对所有病症患者都有成效，我们需要考虑他们的个人特质和需求，使其与干预项目相匹配。

尽管心理干预能够在短期内帮助癌症患者进行情绪上的调适，但并没有充分证据表明心理干预能够延长癌症患者的生命。David Spiegel 和同事们认为，干预方法可能也会带来这方面的效果，因此他们通过一项多成分干预项目（Spiegel，Bloom，Kraemer，& Gottheil，1989）来帮助乳腺癌患者调节其在患病和治疗过程中所体验到的压力。他们的干预不仅有效地帮助了患者管理自身的疼痛、焦虑和抑郁情绪，而且接受干预的女性比那些没有接受干预的对照组女性活得更久。这一发现促使研究者开始探究心理社会干预和补充性及替代性医学的干预方法能够如何延长癌症患者的生命。可能是干预对于免疫系统的积极作用以及对于生理功能的提升使得癌症患者能够更好地坚持同时进行的医学治疗（Antoni & Lutgendorf，2007；Spiegel，2004；Spiegel & Geise-Davis，2003）。

然而，对于心理社会干预能否延长患者生命这一问题的结论在最近遭到了质疑。尽管最近一项针对乳腺癌早期女性患者的心理干预显著地降低了复发率以及在之后11年间的死亡率（Andersen et al.，2008），但是更多的大规模综述研究并没有找到心理干预能够可靠地延长乳腺癌患者生命的证据（Edwards，Hailey，& Maxwell，2004；Smedslund & Ringdal，2004）。尽管可能确实存在这样一种机制，尽管我们也希望这一积极作用是真实的（Coyne，Stefanek，& Palmer，2007），但在目前并没有充分的研究证据显示心理干预能够延长癌症患者的生命（Edwards et al.，2008）。因此，心理干预主要还是对癌症患者的生活质量产生影响，而不是对他们的生命长度产生作用。

小结

人们在被诊断出癌症之后，往往会体验到害怕、焦虑、抑郁以及无助等情绪。针对癌症的常规医学治疗方法——手术、化学治疗和放射治疗——都有一定的副作用，可能带来更多的压力和不适。这些副作用包括脱发、恶心、疲劳、不孕不育以及其他的负面影响。通过从家人和朋友那里获得社会支持、参与支持小组以及通过心理干预得到情绪支持，一些癌症患者能够增强他们的心理功能，降低抑郁和焦虑水平，学会管理疼痛，并且提升自己的生活质量。没有充分的证据显示心理治疗能够延长患者的生命。

关键问题答案

1. 癌症是什么？

癌症是一类疾病的总称，特征表现为新生（肿瘤）细胞的生长和扩散超出了控制。这些细胞可以是良性的，也可以是恶性的，但这两类肿瘤细胞都非常危险。恶性肿瘤细胞可以通过血液和淋巴系统转移和扩散到其他的身体器官中，从而危及生命。

2. 癌症所导致的死亡率是在上升还是在下降？

在美国，癌症是导致死亡的第二大元凶，癌症所导致的死亡占总量的23%。在20世纪的前90多年中，癌症所导致的死亡率翻了三倍。但从20世纪90年代中期开始，癌症死亡率开始下降，尤其是由肺癌、结直肠癌、乳腺癌和前列腺癌所导致的死亡。这四者曾经是在美国致死率最高的癌症。如今，女性中由肺癌导致的死亡率也开始趋于平缓，可能很快就会开始下降。

3. 可能导致癌症的内在风险因素有哪些？环境风险因素又有哪些？

能够导致癌症的风险因素中，不可控的因素包括家族病史、种族背景以及年龄的增长。家族病史在很多类型的癌症中都起作用，一种特定基因的变异能使乳腺癌的风险翻两三倍。种族背景也是癌症的风险因素之一，比起欧裔美国人，非裔美国人中因癌症导致的死亡率大大高于前者，而其他的种族则较低。年龄的增长是提升癌症死亡风险的最主要因素，同时也是心血管疾病以及其他疾病死亡的头号风险因素。长期过度暴露于污染物、辐射以及病原体之中也会显著地增加癌症风险。

4. 可能导致癌症的行为风险因素有哪些？

在美国，大约有一半以上的癌症死亡病例与吸烟或不健康的生活方式（比如饮食习惯和体育锻炼）有关。吸烟会使肺癌的风险增加23倍，同时也会造成其他类型的癌症死亡。

饮食习惯和癌症之间的关系非常复杂；饮食既可能增加癌症风险，也可能降低癌症风险。食物中的毒素和污染物会增加癌症的风险，而富含蔬果、全谷物、低脂奶制品、豆类和种子的食物，以及少含脂肪、红肉、深加工肉类和盐分的食物能够降低多种癌症的风险。导致超重和肥胖的饮食也会增加这一风险。作为饮食的一部分，适量酒精并不是癌症的高风险因素，但是既吸烟又喝酒会急剧地增加癌症的风险。久坐的生活方式同样会带来风险，尤其是对于乳腺癌。暴露于紫外线之中以及某些性行为会增加各种癌症的风险。研究者还发现，消极情绪及抑郁与癌症之间存在着微弱的联系。

5. 我们该如何帮助癌症病人应对他们的病痛？

癌症患者通常可以从配偶、家人以及健康护理提供者那里得到社会支持，并由此受益，但社会支持能够产生的积极作用取决于支持的类型和时间。支持小组为患者提供另一种类型的支持，尤其是通过表达情绪对一些癌症患者产生积极影响。治疗师可以使用认知行为方法帮助癌症患者应对他们在治疗过程中遇到的消极方面，并调整和应对自身的疾病，从而提升癌症患者的生活质量。没有证据显示心理社会因素能够延长生命。

阅读建议

American Cancer Society. (2012). *Cancer facts and figures 2012*. Atlanta, GA: American Cancer Society.

这本年刊提供了美国癌症流行情况的最新最全面的信息，并进行了跨国比较。

Antoni, M. H., & Lutgendorf, S. (2007). Psychosocial factors in disease progression in cancer. *Current Directions in Psychological Science, 16*, 42–46.

这篇短文重点关注了癌症中的心理社会因素以及它们如何影响癌症的生理基础。

Danaei, G., Vander Hoorn, S., Lopez, A. D., Murray, C. J. L., & Ezzati, M. (2005). Causes of cancer in the world: Comparative risk assessment of nine behavioural and environmental risk factors. *Lancet, 366,* 1784–1793.

本文放眼国际，检验了9个行为与环境因素与不同国家癌症发病率之间的关系。

U.S. Department of Health and Human Services. (2010). *A report of the Surgeon General: How tobacco smoke causes disease: What it means to you*. Atlanta, GA: U.S. Department of Health and Human Services and Centers for Disease Control and Prevention.

这篇短文以通俗的语言细致地解说了吸烟与多种癌症发病及其他健康问题之间的关系。

第 11 章

与慢性疾病相伴

本 章 概 要

- 慢性疾病的影响
- 与阿尔茨海默症相伴
- 与糖尿病相伴
- 与哮喘相伴
- 与HIV和艾滋病相伴
- 面对死亡

关 键 问 题

1. 慢性疾病对病人及其家人有何影响?

2. 阿尔茨海默症有何影响?

3. 如何针对糖尿病进行调适?

4. 哮喘如何影响人们的生活?

5. 如何应对HIV感染与艾滋病?

6. 人们如何面对死亡与哀伤?

罗纳德·里根的真实生活记录

1983 年 9 月 30 日，时任美国总统的罗纳德·里根宣布将当年的 11 月定为国家阿尔茨海默月。在当时，研究者对阿尔茨海默症的现患病例还知之甚少。不过如今我们已经知道，有 1/8 的老龄美国人都患有阿尔茨海默症。在里根总统宣布国家阿尔茨海默月的 11 年之后，他向公众宣布自己被确诊为患有阿尔茨海默症（Alzheimer's Organization, 2004）。

从向世人宣布自己患病到 2004 年 6 月 5 日辞世，里根总统及其家人和其他上百万计患者及其家人一样经受着疾病带来的痛苦和无奈。里根的女儿，英琳，最早发现父亲不对劲是在 1993 年，当时她发现里根无法回忆起自己最喜欢的电影（Ellis, 2004）。不久之后，里根自己也意识到时常找不到回家的路。不过他的妻子南希却表示完全没有发觉任何异常，而且在得知丈夫被诊断为阿尔茨海默症时十分震惊（Ellis, 2004）。医学专家对此评论道（Ellis, 2004），越是亲近的人往往越容易忽略问题的存在，因为当仅有轻微症状出现时，亲近的人通常认为不必小题大做。

当里根的病情逐渐恶化时，南希才不得不面

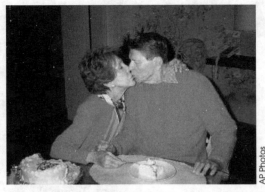

里根被诊断为患有阿尔茨海默症后，妻子南希逐渐学会如何与他一起应对这一慢性疾病。

对这一疾病问题，并开始承受日益增长的孤独感（Ellis, 2004）。尽管这对夫妻拥有常人无法想象的资源与名望，但这些并不能帮助南希缓解无助的情绪，而这种孤立无助的情绪在阿尔茨海默症患者的亲人或看护者中极为常见。她曾写道："当人们没有像我一样亲临这一困境时，没有人能够真正理解我——不过如今有越来越多人像我一样不得不勇敢面对。你知道，这是一种渐进性疾病，你只能眼睁睁地看着自己最亲近的人每况愈下。隧道的尽头并不总有灯光。你会因此感到疲倦，感到沮丧，因为你正在承受巨大的无助感与无力感。"（Reagan, 2000, p. 184）

与其他上百万阿尔茨海默症患者不同，由于罗纳德·里根身份的特殊性，这一病例激起了公众对阿尔茨海默症的极大关注，其家人的种种举措也间接推进了阿尔茨海默症的研究。美国国会通过签署《2005 罗纳德·里根阿尔茨海默症突破法案》（Ronald Reagan Alzheimer's Breakthrough Act）来进一步资助对阿尔茨海默症的研究，推进相关医疗服务，提高公民对此病的认识。像阿尔茨海默症这样的慢性疾病还有很多，尽管有越来越多的研究与实践都能帮助预防或缓解**慢性疾病**

（chronic diseases），这些慢性疾病的发病率仍旧以不可忽视的速度上升着。

在美国，慢性疾病每年会引发 7 ~ 10 人次的死亡，同时，有超过半数的成年人或多或少患有某种慢性疾病（美国疾病控制与预防中心，CDC，2009）。慢性疾病也会波及儿童，有 10% ~ 15% 的儿童有慢性健康问题（Bramlett & Blumberg，2008）。本章将重点探讨慢性疾病及其影响，主要涉及阿尔茨海默症、糖尿病、哮喘与艾滋病。这些慢性疾病之间存在某些相似之处。尽管它们的发生有各种不同的生理原因，但它们需要病人做出的生理与心理上的调整，给其他家庭成员带来的影响，对医疗服务的持续需求以及对疾病的自我管理却都是十分类似的。除了本章要详细讨论的慢性疾病，上述原则也适用于关节炎、心脏病、肿瘤与癌症、结石病、多发性硬化、头部受损以及脊柱受损。

慢性疾病的影响

慢性疾病给患者及其家人都会带来生理与心理上的巨大折磨。很多理论研究者认为慢性疾病的诊断是应对慢性疾病的关键因素（Moos & Schaefer，1984）。而另一些理论研究者指出，病人会在应对慢性疾病的过程中经历若干阶段。不过后文我们会谈到，很少有证据支持这种慢性疾病的阶段性理论。事实上，慢性疾病的应对是一个受许多因素影响的动态过程，这些因素包括慢性疾病的特征（如疾病恶化的速度）、患者的个体差异（如患者对病情的乐观程度）以及患者所处的社会环境（如患者可以得到的社会支持）。因此，我们可以认为，对慢性疾病的应对是一个差异化的过程，很多因素都会影响个体对慢性疾病的调整与应对（Parker，Schaller，& Hansmann，2003）。

慢性疾病对病人的影响

病人对慢性疾病的行为调整包括应对慢性疾病的症状，管理慢性疾病所引发的焦虑和压力，尽量过正常人的生活以及面对可能发生的死亡。由于症状严重性的不同以及应对症状所需要病人做出的努力的不同，一些慢性疾病比另一些慢性疾病更难应对。但同时，还有一些慢性疾病对病人的生活质量影响很小（Damschroder，Zikmund-Fisher，& Ubel，2005）。对慢性疾病患病群体的

研究（Arnold et al.，2004；Heijmans et al.，2004）发现，不同慢性疾病的患者之间存在各种相似性与差异性。例如，高血压与糖尿病的患者所报告的生活质量和生理机能与健康人群并不存在显著差异，而心脏病、类风湿关节炎、癌症的患者比高血压、糖尿病与哮喘的患者承受着更多的痛苦。实际上在慢性疾病的应对中，心理因素比生理因素更能影响患者的生活质量，更能帮助患者进行良好的适应与应对（Arnold et al.，2004）。面对慢性疾病所引发的压力，人们可以使用多种应对策略，不过，积极主动的应对策略比消极被动的应对策略能带来更好的效果（Stanton，Revenson，& Tennen，2007）。

接受慢性疾病的治疗同样需要人们做出调整和适应。有慢性疾病的患者更容易与医生或其他医护人员发生矛盾、问题与不愉快（Parchman，Noel，& Lee，2005）。当患者不得不与医疗系统打交道时，他们往往会感到权利和完整人格被剥夺。患者常常觉得自己受到了"非人"待遇，丧失对自身的掌控感，同时自尊心也会受到威胁（Stanton et al.，2007）。

对患者与医疗服务的提供者来说，医患关系发展与保持的过程中也存在一些挑战。当医生与患者都着眼于急性症状时，患者往往相信现代医学的作用并持颇为积极的态度；同时医生也认为他们可以帮助患者解决急性问题（Bickel-Swenson，2007）。这让医患之间很容易建立起积极与信任的关系。但是当处理慢性疾病的问题时，患者往往持悲观与不抱希望的态度，即认为现代医学并不能给他们提供太大的帮助。尽管医生起初坚信医学手段能帮助患者恢复，可一旦治疗不能起效时，这些医疗工作者的态度也会变得有些悲观（Bickel-Swenson，2007；Turner & Kelly，2000）。这样的情形会使医患关系十分尴尬甚至充满火药味，即患者会质疑甚至抗拒治

疗，医生则会因患者不配合治疗而感到不快甚至恼怒。幸运的是，这样的情形似乎很少在年轻医生中出现（Lloyd-Williams，Dogra，& Petersen，2004），这或许有助于建立较好的医患关系从而有助于治疗，甚至在一定程度上消解慢性疾病患者对美国健康服务体系的怨言。

医生往往不能很好地帮助患者应对慢性疾病中的消极情绪反应（Bickel-Swenson，2007；Turner & Kelly，2000），他们往往需要心理学家与其他支持团体的帮助。对很多慢性疾病来说，健康心理学家都可以帮助患者减缓慢性疾病所引发的焦虑和抑郁。支持团体也旨在帮助解决慢性疾病患者的情绪问题，他们会给感到无助的患者及其家属提供重要的情感援助。这些补充性的服务可以在常规医疗服务的基础上让患者产生更好的体验，帮助他们更好地恢复并且维持更为健康的医患关系。考察对癌症患者的心理社会干预有效性的研究（Barlow & Ellard，2004）表明，认知行为疗法能够有效地帮助慢性疾病的患者更好地管理自己的健康问题。

慢性疾病对患者最主要的影响是改变患者看待自身的方式，即慢性疾病会改变自我认知。慢性疾病的诊断和治疗会让很多患者重新思考自己的生活、与他人的关系以及自身的形象（Livneh & Antonak，2005）。被诊断为患有某种慢性疾病会给很多人带来失落感或丧失感（Murray，2001），且以一种略带悲伤的态度逐渐接受这种失落（Rentz，Krikorian，& Keys，2005）。在这种失落中重新寻找意义比单纯的悲伤更有价值，但理解失落本身的意义在慢性疾病的患者中更为常见，也更为重要。很多患者在悲伤中逐渐迷失了自我（Murray，2001），另一些患者则通过重新寻找意义获得了相对更为积极的生活。

事实上，患有慢性疾病的人比常人更容易发现生活中的积极方面（Folkman & Moskowitz，2000）。应对慢性疾病中很重要的一环是接受疾病给自身带来的改变。不过，有研究（Fournier，de Ridder，& Bensing，2002）认为，在这一过程中持积极期待甚至不切实际的乐观态度的患者能够更好地应对慢性疾病。正如 Annette Stanton 和她的同事（2007，p. 568）总结的，"疾病会给生活带来不便，但并不能剥夺人们享乐的权利"。因此我们可以理解，有些患者可以更为积极地应对失落感与悲伤感（Hogan & Schmidt，2002），这会让他们更少抑郁并体验到更多的幸福感（Helgeson，Reynolds，& Tomich，2006）。这种应对策略不仅适用于慢性疾病的患者，也同样适用于患者的亲人与朋友。

慢性疾病对家人的影响

慢性疾病不仅需要患者对自身行为做出适应，也需要患者的家人做出应对。亲人往往因目睹患者行动能力的丧失以及自我意识的丧失而感到悲伤与失落。

将家人纳入疗程计划中的心理干预措施对患者（Martire，Schulz，Helgeson，Small，& Saghafi，2010）与其家人（Martire，Lustig，Schulz，Miller，& Helgeson，2004）的幸福感都有提升的作用。但不同干预措施的效果之间存在着一定程度的差异。例如，强调沟通与互动，尤其是与康复相关的沟通的干预手段，比强调其他因素的干预手段更能让患者与家人获益（Martire & Schulz，2007）。慢性疾病的患者也可受益于一种被称为"视而不见"（Bolger et al.，2000）的干预手段，即让患者感受不到关心与照料的存在，而与往常一样。当人们没有生病时这做起来很容易；但当人们患有某种慢性疾病，突然转变为明显需要照料的对象时，尽管关心与照料能够帮助患者恢复，但患者本人往往会感到焦虑与压迫感。因此，热切的关心与照料并不一定能带来预想的积极结果。

尽管儿科疾病的发病率在20世纪得到了明显的控制，儿童慢性疾病的患病数目仍旧不容忽视（Brace，Smith，McCauley，& Sherry，2000）。虽然多数儿童的慢性疾病实际上并无大碍，但诸如癌症、哮喘、类风湿关节炎和糖尿病这样对儿童来说较为严重的慢性疾病会在很大程度上限制儿童的行动能力与其他活动能力。这些疾病会给整个家庭造成不小的影响。患病儿童的父母以及兄弟姐妹在帮助患病儿童康复的过程中也会努力尽量保持家庭日常生活的"正常化"（Knafl & Deatrick，2002）。不过父母还是会间歇性地体验到震惊、哀伤或者愤怒的消极情绪。父母需要在为患病儿童提供支持关心与照料的同时，帮助患病儿童从患病体验中寻找积极的意义。患病儿童的兄弟姐妹需要认识到他们作为患病家庭与其他"正常"家庭的区别并正视这种区别，但同时他们也会体会到既有同情又略带愤恨的复杂心情（Waite-Jones & Madill，2008a）。

对成年人来说，慢性疾病会影响他们的人际关系，并使他们重新定义自己，但对儿童来说，慢性疾病对他们的负面影响大得多。对一些儿童来说，慢性疾病带来的行动限制对他们的影响非常大，甚至会让他们变得抑郁、孤僻与恐惧，不过有一些儿童似乎能较好地解决这一问题（Melamed，Kaplan，& Fogel，2001）。年龄较小的儿童往往很难明白他们到底患上的是怎样的疾病，年龄稍大一些的儿童以及青少年则会对疾病导致的行动不便极为愤怒。家长与其他医疗服务提供者可以通过提供替代性的活动在一定程度上解决这一问题。

儿童患病的家庭所面临的一系列问题实际上与伴侣患病遇到的问题十分类似：他们都需要维持亲密关系，同时也得帮助患者更好地管理疾病（Knafl & Deatrick，2002）。患病儿童需要极大的情感支持。通常，患病儿童的母亲来承担这一职责，但这会占用大量她们原本需要花在丈夫身上的情绪能量，让丈夫感到自己被抛弃，对家庭的归属感下降。而父亲往往隐藏自己的悲伤，同时倾向于回避，这些都很难成为有效的应对方法（Waite-Jones & Madill，2008b）。

患病儿童的家人可以通过遵循一些有效的建议来更好地调适，以应对慢性疾病。例如，家人可以试着表现得更为灵活，并试着执行一些较为日常的惯例（Knafl & Deatrick，2002）。其中一种具体的方法是不去关注疾病，而去发现患儿与其他健康儿童与正常家人之间的相似之处。过分强调患病儿童的不同以及疾病给家庭带来的变化只会带来更糟的调适效果。家人也需要学会在不增加患病儿童焦虑与抑郁的前提下最大限度满足他们的需求（Brace et al.，2000）。慢性疾病的患者需要寻找意义，患者的家人也应当将注意力放在寻找意义与其他积极方面之上（Ylvén，Björck-Åkesson，& Granlund，2006）。

小结

慢性疾病对患者本人和患者的家人都会带来影响。患有慢性疾病的人需要应对疾病的症状，寻求适当的医疗服务，同时调整由患病所引发的心理状况的变化。医疗服务提供者在治疗中往往并不重视社会与情绪因素的作用，而只关心生理状况的变化。健康心理学家与支持团体对此确实能提供帮助。对慢性疾病的适应要么会带来持续的悲伤感与缺失感，要么会让患者重新思考，实现个人成长。

与阿尔茨海默症相伴

阿尔茨海默症是一种脑功能退化的退行性疾病，是一种十分常见的老年疾病（Mayeaux，

2003）。阿尔茨海默症在各个国家的现患病率迥异，但无论是在发达国家还是发展中国家，都是主要的认知功能疾病。阿尔茨海默症背后的脑功能异常最早是在19世纪末期被医学研究者发现的。1907年，一位名叫Alois Alzheimer的德国医生发现了死者尸检中的神经系统异常与生前精神病症状的显著相关。随后，其他研究者便开始称此类疾病为阿尔茨海默症（Alzheimer's disease）。

阿尔茨海默症在早年只能通过尸检来进行诊断，不过神经影像学的发展使阿尔茨海默症的准确诊断成为可能，其准确率高达90%（Vemuri et al.，2008）。此外，阿尔茨海默症患者也会表现出一些可以帮助初步诊断的行为症状，如认知功能退化、记忆减退等（Mayeaux，2003）。在尸检中，对脑部进行更为细致的显微镜观察发现，大脑皮质与海马处存在很多淀粉样斑块（plaque）和神经纤维缠结。

阿尔茨海默症最重要的风险因素是年龄。随着年龄的增长，患阿尔茨海默症的概率迅速攀升。对75岁以下的人来说，阿尔茨海默症的现患病例较少，这一年龄群体中只有9%是阿尔茨海默症患者（Fitzpatrick et al.，2004；Lindsay，Sykes，McDowell，Verreault，& Laurin，2004）。然而，在此基础上每增加5岁，患者在人群中的比例就增加一倍多。因此在85岁左右，人群中就已经可能有将近50%的阿尔茨海默症患者。不过患病比例增长与年龄增长二者之间的关系并不是稳定不变的；65～85岁没有相关症状的人群在日后患病的可能性比90岁没有相关症状的人群日后患病的可能性大得多（Hall et al.，2005）。85岁以上人群中有很大比例会出现疑似症状，这给很多发达国家和发展中国家的老年人都带来了不少悲观情绪，阿尔茨海默症也许将成为严重的公共健康问题（Haan & Wallace，2004）。

阿尔茨海默症的发病机制尚不清楚，但从表现上来看，有两种形式的阿尔茨海默症：60岁前患病的早发性阿尔茨海默症和60岁后出现的迟发性阿尔茨海默症。早发性阿尔茨海默症较为罕见，只占所有阿尔茨海默症患者的5%（Bertram & Tanzi，2005）。早发性阿尔茨海默症可能源于基因缺陷，至少第1、14和21号染色体上有3个不同基因对此有重要作用。

迟发性阿尔茨海默症与早发性阿尔茨海默症症状类似，只是发生在60岁以后，如里根就是一例。迟发性阿尔茨海默症似乎也受基因调控，主要与载脂蛋白 ε（apolipoprotein ε）——一种调节胆固醇代谢的蛋白质——有关。其中一种形式的载脂蛋白—— ε 4，能够促进淀粉 ε 蛋白的积累，进而形成前文提到的淀粉样斑块（Selkoe，2007）。这些斑块很可能就是阿尔茨海默症最为关键的病因。携带一条 ε 4基因的人患阿尔茨海默症的可能性是常人的3倍，携带两条 ε 4基因的话则是15倍。不过，携带 ε 4基因某一变体的未患病老年人认知功能退化速度较携带这一基因其他变体的老年人更为缓慢（Small，Rosnick，Fratiglioni，& Bäckman，2004）。 ε 2或许正是一种抵抗阿尔茨海默症的基因变体。

这些基因因素往往能增加老年人患阿尔茨海默症的概率，但并不保证一定会患病。很多行为与环境因素能够与基因共同作用，在阿尔茨海默症中扮演重要角色。例如，脑卒中、头部受伤的患者患阿尔茨海默症的可能性更高（Pope，Shue，& Beck，2003），对携带 ε 4载脂蛋白基因的个体来说，遇到上述情况后，发病可能性更高。II型糖尿病也会增加阿尔茨海默症的患病风险，对患有II型糖尿病并 ε 4基因的人来说，患病风险会再提升5倍（Peila，Rodriguez，& Launer，2002）。心血管疾病和某些炎症也会增加阿尔茨海默症的风险（Martins et al.，2006）。这种风险可能会贯穿生命全程，因为慢性炎症者患病的风险更大，这一作用甚至同样适用于年轻人与中年人（Kamer et al.，2008）。成年期脂肪摄入过多同样会增加患病风险（Laitinen et al.，2006），不过高胆固醇摄入对阿尔茨海默症的风险几乎没有影响（Reitz et al.，2008）。能够对很多疾病起到预防作用的身体锻炼也能延缓阿尔茨海默症的发生（Qiu, Kivipelto, & von Strauss，2011）。

有关阿尔茨海默症风险因素的研究也发现了其他一些预防性因素。认知活动可以降低阿尔茨海默症风险，因此从事需要更多认知活动的工作的人，他们患阿尔茨海默症的风险更低（见"信不信由你"）。在一项研究中，较少饮用酒精的人

的患病率是经常饮酒者的50%（Ruitenberg et al.，2002）。常规剂量的非类固醇抗炎药（nonsteroidal anti-inflammatory drugs）也可以降低阿尔茨海默症风险，对ε4基因携带者来说尤为有效（Szekely et al.，2008）。因此，行为活动可以调节基因的作用。阿尔茨海默症的风险因素与癌症或心血管疾病的风险因素有很多重合，它们的抗病因素也存在很多的相似性。总体来说，保持健康的生活习惯有助于抵抗多种类型的疾病。表11.1总结了这些风险因素和抗病因素。

阿尔茨海默症的很多行为症状，同时也是某些精神障碍的症状，这让阿尔茨海默症的诊断变

？信不信由你　多动脑或许可以减缓脑功能退化的速度

尽管年龄和基因会带来阿尔茨海默症的患病风险，但相同年龄、携带相同基因的人的风险水平却并不完全相同。人们的智力、受教育水平、工作类型甚至是看电视节目的习惯都可能影响患病风险。

受教育程度高的人患病风险更低。受教育水平和IQ水平通常呈正相关，因此很难考察受教育水平这一独立因素对患病风险的影响。但一项研究（Pavlik, Doody, Massman, & Chan, 2006）发现，IQ水平，而不是受教育水平，可以对阿尔茨海默症的患病风险进行更好的预测。结果表明更聪明的人患阿尔茨海默症的风险更低。不过其他很多研究也表明，光聪明是远远不够的，影响患病风险的因素还有很多。

人们用大脑做什么比人们本身的IQ有多高对降低患病风险更为重要。例如，人们工作的复杂程度会影响患病风险。在很多一人患有阿尔茨海默症另一人十分健康的双生子研究中（Andel et al.，2005），两人之间的一个重要区别是健康者所从事的工作较为复杂。因为双生子研究的特殊性，基因因素可以被很好地排除。这一结果表明，从事复杂工作，尤其是与人或数据打交道的工作的人，更不容易患阿尔茨海默症。一项对超过1000名瑞典成年人开展的研究也证明了这一结论（Karp et al.，2009），即多动脑可以抵抗疾病。你是否觉得退休——对很多人来说就是终止从事需要认知活动的工作——或许会增加认知退化的风险呢？近期一项研究表明这一现象的确存在（Roberts, Fuhrer, Marmot, &

Richards，2011）。

在保证休息的前提下，退休之后依旧保持一定的工作强度并不是解决上述问题的唯一方法，因为复杂的工作并不是降低阿尔茨海默症风险的唯一因素。一项关于闲暇时间人们所从事的活动的研究（Lindstrom et al.，2005）发现，活动可以分为抗病性的或风险性的。在闲暇时间依旧从事需要认知能力的活动以及参与社交活动有助于降低患病风险；而常将闲暇时间用来看电视的人患病的风险会更高。实际上一天之中看电视时间的延长会增加患病的风险。综上所述，青少年以及成年人都需要更多地用脑来降低自己老年之后患阿尔茨海默症的风险，即"要么使用它，要么失去它"。

表 11.1 阿尔茨海默症的风险因素与抗病因素

风险因素	抗病因素
年龄——65 岁开始患病风险逐渐增加	
携带载脂蛋白 ε4 基因	携带载脂蛋白 ε2 基因
脑卒中、头部受伤、糖尿病，对 ε4 基因携带者尤为严重	
炎症	服用非类固醇抗炎药（NSAIDs）
中年期摄入过量脂肪	
低教育水平	高教育水平
不需要太多认知活动的工作	需要大量认知活动的工作
	适量饮酒
久坐的生活方式	散步等多种身体锻炼方式

得更为困难。许多阿尔茨海默症患者都会表现出这些行为症状（Weiner，Hynan，Bret，& White，2005）。除了上文提到的记忆功能退化，行为症状还包括激动和易怒，睡眠困难，妄想、猜疑与偏执，不适当的性行为以及幻觉。阿尔茨海默症的患者比其他人更可能因这些行为问题而使自己遭遇危险（Starkstein，Jorge，Mizrahi，Adrian，& Robinson，2007）。即使阿尔茨海默症的程度较轻，患者所表现出的这些行为症状也与重度阿尔茨海默症患者的症状十分类似（Shimabukuro，Awata，& Matsuoka，2005）。这些严重的症状出现的频率越高，患者就越临近死亡，这让患者及其家人常常处在忧虑与哀伤的情绪之中（Weiner et al.，2005）。

阿尔茨海默症患者中最常见的精神问题是抑郁，有多达20%的患者表现出临床上的抑郁症状（van Reekum et al.，2005）。抑郁甚至可能发生在确诊阿尔茨海默症之前，这样抑郁也在一定程度上成了阿尔茨海默症的风险因素。消极情绪在阿尔茨海默症患病的早期与早发性阿尔茨海默症之中最为常见。对自身病情有清楚认识的人在日后往往体会到更为严重的痛苦、无助与悲伤。

阿尔茨海默症患者记忆功能的下降在最初通常表现为记不住日常小事，这也是阿尔茨海默症早期症状的代表（Morris et al.，2001）。随着病情的恶化，阿尔茨海默症患者会难以认出家人，无法进行日常生活的自理，里根就经历了这样的退化。在患病早期，患者往往能够意识到自己记忆功能的退化，但这一自我意识往往让患者更加感到现实的无助与残酷。

认知功能退化导致更多的猜疑与偏执。阿尔茨海默症患者往往忘记自己将东西放在了哪里，因为找不到自己的东西，他们更为易怒，更容易怪罪他人。当然猜疑与怪罪他人的行为表现并不只限于找不到东西，也会出现于其他生活场景。口头攻击在阿尔茨海默症患者中出现的比例是37%，肢体攻击的比例大约是17%（Weiner et al.，2005）。

很多老年人或多或少都有睡眠问题，不过阿尔茨海默症患者的睡眠问题尤为严重（Tractenberg，Singer，& Kaye，2005）。因为难以入睡，很多患者无论白天还是黑夜总是到处徘徊，无所事事。但这影响家中其他成员的睡眠，也难免磕磕碰碰伤到患者自己。此外在较为严重的阿尔茨海默病例中，大小便失禁也是一个十分常见的现象。行为症状的模式能够十分有效地预测阿尔茨海默症，同时也是除了尸检之外诊断阿尔茨海默症的唯一方法。

帮助病人

时至今日，医学尚不能给出彻底治愈阿尔茨海默症的方法。不过，不能治愈不代表不努力治疗，阿尔茨海默症的某些生理症状及与之相关的某些健康问题还是可以治愈的。尽管研究者一直致力于研制出可以治疗阿尔茨海默症的药物，可实际上市面上绝大多数药物的作用仅仅是延缓病情恶化。这些药物或延缓认知功能的退化，或减少患者的激动与易怒。然而，一项系统性综述（Seow & Gauthier, 2007）表明，现行的抗认知功能退化药物事实上仅有微弱的疗效。对很多病人来说，或许会使疾病的恶化延缓几个月，运气好的话可能是延缓几年，但无法阻止疾病恶化的脚步，也不能起到治疗的作用。一种名为多奈哌齐（donepezil）的药物可以延缓海马中神经元退化或死亡的速度。海马是帮助形成新记忆的脑区，这就解释了为什么多奈哌齐可以延缓记忆功能的退化。另一种名为美金刚（Mematine）的药物或许可以改善认知功能来帮助患者对抗阿尔茨海默症。另外，一些研究者（Langa, Foster, & Larson, 2004）发现，他汀类药物（statin）对阿尔茨海默症也有一定的帮助，这种通常用于心血管疾病的药物可以在一定程度上减缓阿尔茨海默症患者痴呆的速度。

很多行为方法也可以帮助阿尔茨海默症患者。其中，感知觉刺激（sensory stimulation）和现实定向（reality orientation）技术可以帮助患者们维持认知功能。很多研究综述（Hulme, Wright, Crocker, Oluboyede, & House, 2010；O'Connor, Ames, Gardner, & King, 2009；Verkaik, Van Weert, & Francke, 2005）都证明了这些行为方法对治疗阿尔茨海默症的有效性。其中最为有效的方法是给患者提供愉悦的感官刺激，如音乐、芳

香治疗、沐浴阳光、肌肉放松训练以及着眼于认知训练与问题解决的治疗方案。在所有感知觉刺激方法中，音乐刺激比其他类型的刺激更为有效（Svansdottir & Snaedal, 2006），并且可以持续地让阿尔茨海默症患者受益（Hulme et al., 2010；O'Connor et al., 2009；Verkaik et al., 2005）。一项针对认知功能训练的元分析（Sitzer, Twamley, & Jeste, 2006）表明，认知训练可以改善患者的记忆力，提高学习能力并促进日常活动。此外，患者的看护者可以通过增进与患者的交流以及优化居住环境来帮助病人更好地管理其行为问题（O'Connor et al., 2009；Yuhas, McGowan, Fontaine, Czech, & Gambrell-Jones, 2006）。举例来说，锁上大门可以阻止病人外出徘徊，对容易在家中迷失方向的患者，在门上贴上助记的标签很有帮助。

尽管没有一种方法能够彻底治愈阿尔茨海默症，上述这些方法依旧能够在一定程度上控制很多行为症状，并减轻由疾病所带来的麻烦。任何能够帮助延缓阿尔茨海默症的方法都可以改善患者和家人的生活质量，也都会降低管理疾病的开销（Haan & Wallace, 2004）。在阿尔茨海默症患病早期，患者和家属都会因症状的出现而感到无奈或是恐惧。随着患者病情的逐渐恶化和自我意识的逐渐丧失，亲属所承受的压力与无力感会更为严重。患者的家人在这一过程中感受到的负担的大小是他们决定是否将患者送去疗养机构的一个重要因素（Mausbach et al., 2004），而这也会加重家庭的财务压力。

帮助家人

和其他慢性疾病一样，阿尔茨海默症在影响病人的同时，也会给家人带来很大的影响。家人所承受的消极情绪反过来会在一定程度上阻碍他们对患者关照——当病情日益恶化，已经无法认

出其他家庭成员时，关照将更为艰难。认知功能的退化会让患者变得与往日相比判若两人。

家有患者的现状会影响很多家庭，无论发达国家还是发展中国家都无一例外：照料一名患有认知功能退化慢性疾病的成员对很多家庭来说都是一项不可忽视的重担（Prince，2004）。这一重担不单体现为精神折磨，还体现在许多更为实际的方面。例如，照料阿尔茨海默症病人需要大量的时间，需要习得照料病人的技巧，同时会极大程度地影响家庭其他成员的正常生活。

无论是在美国（Cancian & Oliker，2000），还是在全世界范围内（Prince，2004），患者的主要照料者都是女性。一项对照料记忆功能退化的老龄家庭成员的调查研究（Chumbler，Grimm，Cody，& Beck，2003）发现，70% 的照料者都是女性，患者女儿进行照料的比例是患者配偶的 2 倍。然而，上文提到的阿尔茨海默症患者的猜疑与易怒对女性照料者的影响比男性更大（Bédard et al.，2005），因此女性而比男性在照料中往往承受着更为沉重的负担。不过不论男女，日常照料的工作都是一项艰苦的任务。一项对阿尔茨海默症照料者的研究（Georges et al.，2008）显示，当患者处于病症晚期并表现出明显的痴呆症状时，这些照料工作每天需要占据照料者至少 10 小时的时间。

照料慢性疾病患者通常会导致家人承受慢性压力，因此他们希望寻求致力于探究慢性压力对免疫系统影响的心理神经免疫学家的帮助。Janice Kiecolt-Glaser 和她的同事们（Kiecolt-Glaser，McGuire，Robles，& Glaser，2002）对阿尔茨海默症患者的照料者进行了研究，他们发现这些照料者的生理和心理健康状况以及免疫系统的功能比不需要照料此类患者的常人要差得多。同时，病情的严重程度与照料者的压力水平呈显著正相关（Robinson-Whelen，Tada，MacCallum，McGuire，& Kiecolt-Glaser，2001）。此外，即使当患者去世后照料工作终止时，照料者的消极情绪水平也不会随之降低（Aneshensel，Botticello，& Yamamoto-Mitani，2004）。综上所述，照料工作会给照料者的生活增加不可忽视的负担，即使照料工作因患者去世而终止，这种负担也依旧会延续。

不过如今，照料者也可以从很多地方得到援助。例如，很多培训项目都可以帮助照料者习得更有效的照顾阿尔茨海默症患者的策略和技巧（Paun，Farran，Perraud，& Loukissa，2004）。当照料者掌握更多的知识和技能时，他们的负担和枯竭感就会减轻很多。对此类培训项目的综述（Coon & Evans，2009；Gallagher-Thompson & Coon，2007）表明，这些方法能够显著减轻照料者的压力与抑郁，并有助于提升他们的自我效能感和幸福感。支持团体也是照料者可以寻求帮助的地方，可以提供很多如何更好地照料患者以及如何向更广泛的人群寻求帮助的信息。能提供有用信息并为照料者提供情感支持的支持性群体有很多。除此之外，随着科技的发展，互联网也在发挥着重要的支持性功能。基于互联网和电话的支持服务是照料者在无法获取其他帮助时的重要补充性手段（Glueckauf，Ketterson，Loomis，& Dages，2004；Wilz，Schinkothe，& Soellner，2011）。

阿尔茨海默症的照料者面临的另一项挑战是，随着患者自我意识的逐渐消失，照料者需要承受重大的情感缺失；这种缺失感甚至当患者刚被确诊时就可能出现（Robinson，Clare，& Evans，2005）。接受患者的日渐痴呆并面对这种缺失感是阿尔茨海默症的照料者乃至整个家庭所面临的巨大折磨。不过实际上，仅有 19% 的照料者曾经明确表露过这种折磨感（Sanders，2005），大多数照料者都能在照料过程中找到较为积极的方面。比如随着照料工作的推进，照料者往往能越来越多地体验到掌控感，也往往能得到个人乃至精神层面的成长。在里根的例子中，妻子南希实际上在很多方面比常人家庭的照料者幸运得多。在实际的照料过程中，她可以雇佣很多人来帮助她，但同时，她和其他所有家庭成员依旧不得不面对由于病情日渐恶化所带来的无助感与沮丧感（Ellis，2004）。不过，很多人也在这一过程中提供了帮助或是寄来了慰问信。南希表示她非常需要这些安慰，也对此表示十分感激。南希所体验到的无助与沮丧在阿尔茨海默症患者的照料者中相当常见，不过她和家人也在此期间努力重新认识人生的意义与价值。其中之一便是，他们因此成为了社会活动家，积极地推动阿尔茨海默症的治疗与预防。

小结

阿尔茨海默症是一种渐进性的脑功能退化疾病，伴随着认知功能的下降，尤其是记忆功能的衰退。其他行为症状还包括激动与易怒、妄想、幻觉、睡眠障碍、抑郁和大小便失禁。很多这些症状也都是其他一些精神疾病的症状，这让阿尔茨海默症的诊断变得困难，也给患者及其家人带来更大的困扰。

年龄增长是阿尔茨海默症的一大风险因素，85岁以上的人群中有近50%是阿尔茨海默症患者。基因与环境因素在其中都起着重要的作用，且均作用于早发性阿尔茨海默症与迟发性阿尔茨海默症这两种类型。

当前，阿尔茨海默症治疗还只能延缓疾病的恶化，帮助患者更好地应对疾病症状，以及帮助疾病的照料者更好地管理照料过程中的压力。尽管旨在延缓疾病的药物治疗收效不尽如人意，但至少能够帮助一些患者减轻痛苦。应对症状的手段包括能够减缓认知功能退化的感

知觉刺激和认知刺激。改变环境因素也能在一定程度上改善对患者的照料难度。对照料者来说，因为照料工作会带来巨大的负担与心理压力，所以培训与支持对他们同样重要。

与糖尿病相伴

1989年，演员哈莉·贝瑞（Halle Berry）在电视情境喜剧中出演某一角色，这次出演比她过去的其他出演都要辛苦得多（Siegler，2003）。她十分劳累但没有时间充分休息，甚至连吃一根士力架来恢复血糖的时间也没有。贝瑞患上了**糖尿病**（diabetes mellitus）。同时由于没有照料好自己，她昏迷了长达7天的时间。尽管这一经历略显恐怖，贝瑞说，当她结束治疗出院时，她感觉自己比过去几年的状态都好得多。也因此，贝瑞视这一经历为一种警醒，提醒她要关心自己的健康。如今，贝瑞已经非常注意管理饮食、锻炼与压力水平。同时，她通过服用胰岛素来帮助自己控制血糖，不过在2007年，贝瑞宣布说她已经能够通过膳食调养控制自己的血糖水平，不再需要继续服用胰岛素了（Goldman，2007）。她的案例有个令人困惑之处。起先，贝瑞被诊断为患有Ⅰ型糖尿病，这种疾病没有治愈的方法；但如果她不再需要胰岛素的注射，那她一直以来患的应该是Ⅱ型糖尿病。综上，她病情的诊断，她所表现的行为以及她对自身疾病的误解都凸显出了治疗糖尿病过程中所要面临的挑战。

糖尿病的生理基础

在探讨应对糖尿病所带来的心理问题前，让我们先来探讨一下糖尿病的生理基础。位于胃下方的**胰腺**（pancreas）是分泌调控血糖的各种物质的核心腺体。胰腺中的**胰岛细胞**（islet cells）可以

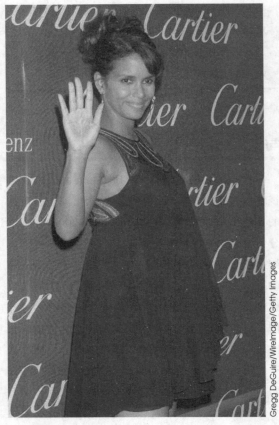

Gregg DeGuire/WireImage/Getty Images

女演员哈莉·贝瑞遵照饮食与训练计划来控制糖尿病，以管理自己的孕期健康。

分泌多种激素，其中的**胰高血糖素**（glucagon）和**胰岛素**（insulin）是最重要的两种激素。胰高血糖素可以促进葡萄糖的释放以提高血糖水平，胰岛素的作用则正好相反。胰岛素通过提高葡萄糖穿过组织细胞细胞膜的效率来降低血糖含量。因此，胰岛细胞出现问题会导致完全不同类型的糖代谢疾病。糖尿病是一种胰岛功能出现障碍导致的疾病。当胰岛细胞不再分泌足够的胰岛素时，血糖就不能从血液顺利进入细胞中。缺少足够的胰岛素，身体就不能正常地调节血糖水平，导致血液和尿液中的葡萄糖含量都异常之高。1989年，贝瑞陷入昏迷时，她以为自己就要死了或者已经死了。事实上，十分严重已经无法控制的糖尿病确

实会导致昏迷乃至死亡。

糖尿病有两种类型：①胰岛素依赖型糖尿病（insulin-dependent diabetes mellitus），即 I 型糖尿病；②非胰岛素依赖型糖尿病（non-insulin-dependent diabetes mellitus），即 II 型糖尿病。I 型糖尿病是一种免疫疾病，即人体自身的免疫系统破坏胰岛细胞阻碍产生胰岛素（Permutt，Wasson，& Cox，2005）。这一疾病通常发生在30岁以前，患者体内无法继续分泌胰岛素，因而需要依赖胰岛素的注射。当哈莉·贝瑞陷入昏迷期间，她被诊断为 I 型糖尿病。虽然她的年龄与症状都与 I 型糖尿病相符，但这一诊断似乎并不准确，因为 I 型糖尿病是无法治愈的。

诊断为 I 型糖尿病后，哈莉·贝瑞便在随后的若干年中一直遵照 I 型糖尿病的治疗方法注射胰岛素，坚持与私人教练一起锻炼身体，摄入低脂肪与低碳水化合物的食品，包括大量的蔬菜和鱼，同时很少摄入含糖量高的水果和其他甜品。2007年，贝瑞对外界宣布她已经不再需要胰岛素，且同时认为自己患上的其实是 II 型糖尿病（Goldman，2007）。医学专家对此表示非议，因为没有任何病例曾经从 I 型糖尿病过渡到了 II 型糖尿病。更可能的情况是，她最开始接受的诊断是错误的，其实从一开始就只是 II 型糖尿病。

II 型糖尿病是一种更为常见的糖尿病，占所有糖尿病患者的90% ~ 95%（CDC，2011c）。在若干年前，II 型糖尿病曾被称为成人发病型糖尿病（adult-onset diabetes），因为 II 型糖尿病通常发生在30岁之后。不过，II 型糖尿病在儿童以及青少年中的比例日益攀升，目前已占这一年龄群体糖尿病患者的33%（Ludwig & Ebbeling，2001）。II 型糖尿病的低龄化不仅出现在美国，也出现在世界上其他发达国家（Malecka-Tendera & Mazur，2006）。不论是青少年还是成人，II 型糖尿病在少数族裔中的患病率各不相同；此外，

糖尿病的患者往往较为肥胖、缺乏运动以及收入水平较低（Agardh，Allebeck，Hallqvist，Moradi，& Sidorchuk，2011；CDC，2011c）。表11.2罗列了两种类型糖尿病的特征。除此以外，还存在另外一种名为妊娠糖尿病（gestational diabetes）的糖尿病。顾名思义，这种糖尿病出现在一些怀孕的女性中。当怀孕结束时，妊娠糖尿病也随之结束。不过，这种糖尿病的存在会影响怀孕过程中的糖代谢，并会增加日后患Ⅱ型糖尿病的风险（Reader，2007）。

所有类型的糖尿病都需要患者调整生活方式以应对疾病，并及使自己的健康问题最小化。糖尿病患者需要每天监控自己的血糖含量，同时需要严格遵照医嘱，并严格控制自己的饮食以控制血糖。和许多其他慢性疾病一样，糖尿病可以被控制，但无法被治愈。

糖尿病除了有昏迷的风险外，还会导致很多其他的健康问题。口服或注射的胰岛素可以控制许多严重的症状，但它们与正常分泌的胰岛素还是存在着很大区别。即使用很多方法控制血糖，糖尿病患者的血糖水平仍高于正常水平，这可能会引发：①血管受损，从而导致心血管疾病（糖尿病患者患心脏病与高血压的风险是常人的两倍）；②视网膜受损，甚至有失明的风险（糖尿病患者失明的可能性是非糖尿病患者的17倍）；③肾病，即糖尿病会引发肾功能障碍。此外，糖尿病患者患胰腺癌的风险也高于非糖尿病患者，前者是后者患病可能性的两倍（Huxley，Ansary-Moghaddam，de González，Barzi，& Woodward，2005）。

糖尿病的影响

糖尿病会给患者带来很大影响：其一，得知自己患上一种终身无法治愈疾病会带来消极情绪反应；其二，在应对糖尿病过程中患者不得不调整自己的生活方式。对于糖尿病患儿及其家庭来说，他们必须要学会正视患儿健康状况的恶化（Lowes，Gregory，& Lyne，2005），并要使用多种手段应对疾病，这其中包括控制饮食、注射胰岛素并进行规律锻炼。控制饮食包括制订详细的食物与零食计划，并严格遵守哪些食物可以摄入以及哪些食物不可以摄入的标准。

糖尿病患者必须每天至少检查一次自身的血糖水平（条件允许的话应检查多次），且正确使用取血样以及化验血糖的设备。检查结果可以让糖尿病患者更为清晰地了解体内胰岛素的水平。注

表11.2　Ⅰ型与Ⅱ型糖尿病的特征

Ⅰ型糖尿病	Ⅱ型糖尿病
出现于30岁以前	30岁前后都可能出现
患者通常体重正常或偏轻	患者通常体重超重
时常伴有口渴感、尿意	不一定伴有口渴感、尿意
主要由基因致病	同时受生活方式（不健康的饮食、缺乏运动、肥胖等）与基因的作用
与社会经济因素没有相关关系	贫困阶层患者多于中产阶层
应对方式包括注射胰岛素与改变饮食	应对方式包括体育锻炼、改变饮食、服药以及偶尔的胰岛素注射
有肾功能损伤的风险	有心血管损伤的风险
约占所有糖尿病患者的5%	占所有糖尿病患者的90%～95%

射胰岛素是 I 型糖尿病的标准治疗方法,每日一次(或多次)的注射可能会引发恐惧和心理压力。很多患者希望使用替代手段,因为获取血样与注射胰岛素本身都会带来疼痛体验。事实上,很多糖尿病患者检查血糖以及注射胰岛素的频率都低于理想情况。

有些替代性方法可以用来检查血糖,但它们的准确性均低于标准方法。而对于胰岛素注射,可以使用包括植入胰岛素泵在内的一些措施。对很多糖尿病患者(包括患病的儿童和青少年)来说,胰岛素泵能够帮助他们有效地稳定血糖水平(Pickup & Renard, 2008)。尽管检查血糖和注射胰岛素对糖尿病患者至关重要,但它们在实践过程中也给很多患者带来了不小的难题。

II 型糖尿病通常不需要注射胰岛素,但依旧需要口服某些药物以及调整生活方式。非裔美国人、拉美裔美国人以及美洲原住民患 II 型糖尿病的风险都高于欧裔美国人(CDC, 2011c)。对任何种族来说,超重与肥胖都是 II 型糖尿病的风险因素。体重与患 II 型糖尿病的风险呈明显正相关(Black et al., 2005),哪怕是减重手术(bariatric surgery)也会帮助患者降低 II 型糖尿病的患病风险(Buchwald et al., 2009)。不过糖尿病患者更多通过类似减重与膳食控制这样的行为手段帮助自己管理疾病。

II 型糖尿病患者需要严格控制饮食并制订详细的服药计划。糖尿病还会影响男性与女性的性功能,患糖尿病的女性在怀孕时常常也会出现问题。哈莉·贝瑞于 2007 年对外宣布自己怀孕(Bonilla, 2007)。尽管她对自己怀孕略感担忧,但她更多体验到乐观与喜悦。她的名望与经济水平让她得以接受更好的治疗,她对饮食与生活习惯的严格控制让她避免了严重的健康问题。2008 年,贝瑞产下了一名健康的女婴。

II 型糖尿病容易引发循环系统问题,如心血管疾病,这会大大增加死亡的概率。患 II 型糖尿病的男性(Lotufo et al., 2001)与女性(Hu et al., 2000)因各种原因死亡的风险都显著高于常人,尤其是死于心血管疾病的风险。

一些糖尿病患者否认自身健康状况出现的问题,并忽视控制饮食与服药的重要性。另一些患者虽然能够认识到自身健康问题的严重性,但却不相信控制饮食能给他们的健康带来好处(Skinner, Hampson, & Fife-Schaw, 2002)。还有一些患者变得具有攻击性,他们或者向外发泄,拒绝膳食控制与治疗,或者向内发泄,变得沮丧和抑郁。还有许多糖尿病患者非常依赖于他人的照顾,而很少积极照顾自己。所有这些不配合的反应都会阻碍对血糖的控制,同时可能导致严重的健康问题乃至引发死亡。

健康心理学在糖尿病领域的应用

健康心理学家的工作既有助于糖尿病的研究,也有助于糖尿病的治疗(Gonder-Frederick, Cox, & Ritterband, 2002)。2006 年,心理学家 Richard Rubin 被选为美国糖尿病学会的主席。他一直以来都强调心理学在糖尿病中的作用,他曾说过"我希望越来越多的人能够认识到行为与情绪在糖尿病中的重要作用,以及由此带来的对社会与经济的影响"(Dittmann, 2005, p. 35)。

研究者始终十分关心糖代谢异常导致的心理压力、糖尿病患者如何理解与认识自身的疾病、儿童糖尿病患者与家人的互动以及糖尿病患者遵医嘱的程度。健康心理学家则主要致力于帮助糖尿病患者更好地遵照医嘱控制饮食与服药,从而帮助患者更好地控制血糖,并减少健康问题带来的影响。

压力在糖尿病中可能扮演着两种角色:或是糖尿病的病因,或是糖尿病患者血糖调节的影响因素。为了研究家庭压力对糖尿病的影响,一个研究团队（Sepa，Wahlberg，Vaarala，Frodi，& Ludvigsson，2005）对大量婴儿出生后第1年的情况进行了追踪研究。研究者考察了家庭压力的水平并抽取新生儿的血样用以检测Ⅰ型糖尿病背后自免疫反应的指标。如所预期的，家庭压力水平可以良好地预测自免疫水平。但另一项针对美洲原住民的回溯研究（Daniels，Goldberg，Jacobsen，& Welty，2006）没有发现Ⅱ型糖尿病发病与成年期压力之间的关系。

不过，很多研究明确证明了压力水平对糖代谢以及糖尿病患者血糖控制能力的影响。一项元分析指出，有压力倾向人格的个体以及经历压力事件都会导致更为糟糕的代谢控制能力（Chida & Hamer，2008）。一项对Ⅱ型糖尿病患者的研究（Surwit et al.，2002）表明，在糖尿病的治疗过程中加入压力管理，能够带来幅度虽小但却显著的血糖水平的降低。此外，抑郁也是影响糖尿病及血糖控制的影响因素（Lustman & Clouse，2005）。综上所述，消极情绪会使糖尿病恶化，对压力与抑郁进行干预能够帮助糖尿病患者对自身病情进行更好的控制。

社会支持对糖代谢的调控也至关重要，缺乏社会支持通常与失败的血糖调控有直接联系（Chida & Hamer，2008）。来自家庭成员与朋友的支持可以帮助患者更有效地监控自身的血糖水平与其他生理状况，来自医疗工作者的支持则能够帮助患者更好地遵从医疗计划（Khan，Stephens，Franks，Rook，& Salem，2012；Rosland et al.，2008）。在患有Ⅱ型糖尿病的拉美裔美国人中，来自家庭、朋友、健康服务提供者以及社区的支持能够有效预测更好的病情管理与更低的抑郁水平（Fortmann，Gallo & Philis-Tsimkias，2011）。另外，社会支持并不一定需要面对面的交流。例如，近来很多干预技术都是用短信来提供支持的。这些干预手段对儿童与青少年糖尿

病患者大多行之有效（Krishna & Boren，2008；Liang et al.，2011）。具体来说，短信干预已在苏格兰（Franklin，Waller，Pagliari，& Greene，2006）和奥地利（Rami，Popow，Horn，Waldhoer，& Schober，2006）帮助儿童与青少年更好地管理Ⅰ型糖尿病。

健康心理学家同样关心糖尿病患者如何理解自身疾病以及如何理解疾病对自身所造成的影响。患者与医疗服务提供者都假定患者能够理解疾病并能主动觉察高/低血糖水平所带来的症状。不过这一假定并不总是成立的。也就是说，患者乃至医疗服务工作者对糖尿病风险的认识可能既不精准，也未能基于已经存在的预测性风险因素。同时，当亲近的家人或好友患有糖尿病时，人们能够更好地理解疾病的易感性（Montgomery，Erblich，DiLorenzo，& Bovbjerg，2003）。对疾病的认识能够影响糖尿病患者如何照顾自己。患者形成对疾病的认识也影响他们对疾病的管理（Searle，Norman，Thompson，& Vedhara，2007）。例如，相信糖尿病会给健康带来问题能够帮助人们在日后更好地使用问题解决的策略，相信自己能够控制糖尿病的人则更可能遵照医嘱，执行有效的治疗方案。

对自身疾病存有偏差的认识会阻碍糖尿病的治疗。在一项探讨个人信念、人格特征与糖尿病应对行为的研究中（Skinner et al.，2002），研究者发现个人信念是其中最为重要的影响因素。患者主观感受到的治疗效果是治疗成功的重要预测指标。这一研究发现在客观上强调了对糖尿病患者进行教育的重要性，即通过教育手段帮助糖尿病患者更好地认识饮食、锻炼与药物对控制血糖水平的必要性。

在实际生活中，完全严格地遵照医嘱服药以及进行饮食控制的患者很少见（Cramer，2004）。如第4章中讨论的，有多种因素可以影响人们是

否严格地遵循医嘱，具体到糖尿病上，这些因素中很多也会起作用。第一，疾病越是复杂，人们越是难以遵照医嘱。第二，包括控制饮食在内的对生活习惯的改变比按时服药更为难以执行。糖尿病占据了上述这两种情况，因而糖尿病病人遵医嘱的行为更为困难。第三，糖尿病病人还需要每天多次采血测量血糖水平，即使当他们感觉身体状况良好时也需要随时进行测量。第四，遵照医嘱与控制饮食并不能从根本上治愈疾病，而并发症的风险也远在多年之后，这都让人们很难坚持当下的努力。综上所述，糖尿病病人中难以严格遵照医嘱的情形十分常见。健康心理学家帮助糖尿病患者的最主要工作就是帮助他们更好地遵照及执行医嘱以有效地控制疾病。

行为因素在帮助控制血糖水平中起至关重要的作用，健康心理学也因此在管理糖尿病中发挥日益重要的作用。已有研究表明，生活方式的改变可以有效阻止有血糖耐受性问题的患者的病情继续恶化（Gillies et al., 2007）。例如，在中国进行的一项改变生活方式的干预性研究（Li et al., 2008）发现，改变生活方式可以显著减少Ⅱ型糖尿病的新发病例。具体说来，接受为期六年的饮食与锻炼团体干预的成年糖尿病患者在干预期内报告了更少的病情恶化，且20年后的追踪调查表明由生活习惯改变所带来的益处可以长期发挥作用。另外，在针对糖尿病病人的教育项目中也可以加入行为成分。对糖尿病病人单纯的教育并不能有效地帮助他们更好地遵守医嘱和控制饮食（Rutten, 2005；Savage, Farrell, McManus, & Grey, 2010），因为类似焦虑和社会压力这样的情境因素会让人们食用本不该食用的食物；在教育项目中加入行为控制的干预则能够有效解决这一问题。一项帮助人们增进控制感的训练项目（Macrodimitris & Endler, 2001）已经在实践上证明其可以帮助人们更为严格地坚持控制饮食、定期锻炼以及血糖的每日检查。另一个使用了认知行为疗法范式的项目（Rosal et al., 2005）则通过提高自我管理能力帮助了低收入的拉美裔美国糖尿病患者。综上所述，心理社会干预手段能够切实帮助糖尿病患者更好地管理疾病（Savage et al., 2010）。

小结

糖尿病是一种因胰岛细胞分泌胰岛素的功能受损而导致的慢性疾病，表现为血糖高于正常水平并会影响其他器官的工作。Ⅰ型糖尿病是一种多发于儿童青少年的自身免疫疾病；Ⅱ型糖尿病也会在儿童青少年中发病但主要出现于30岁以上的成年人中。患有糖尿病的人必须严格控制饮食、定期锻炼乃至补充胰岛素才能避免心血管疾病、神经系统功能障碍以及肾功能障碍等更为严重的并发症。

与其他慢性疾病一样，诊断出糖尿病会给患者及其家人都带来很大负担。健康心理学家的工作正是帮助患者及其家人更好地适应疾病给生活带来的改变以及更好地应对疾病。很少有患者能够自始至终地严格进行血糖日常检测、饮食控制、锻炼等本应被坚持的行为。很多干预培训项目都可以帮助糖尿病患者更好地管理疾病，不过医疗工作者应当更着眼于提高患者对自身健康的责任感以及自我管理能力，从而让患者认识到自己才是健康的主人。

与哮喘相伴

足球是世界上最需要有氧活动的运动项目。从事这一运动长达20年的足球运动员大卫·贝克汉姆在世界范围内都享有盛誉，且至今都保持着英格兰国家队的世界杯比赛出场纪录。不过在球场上，观众对贝克汉姆气喘吁吁的样子似乎早已经司空见惯。

2009年，一名摄影师捕捉到了贝克汉姆在球场边线附近气喘吁吁的画面，不过这次不太一样，因为那时他正在使用哮喘吸入器（asthma inhaler）。在那以前，即使体育圈也很少有人知道贝克汉姆饱受哮喘的困扰，可实际上贝克汉姆从孩童时期起就患上了哮喘。自这张照片公之于众以后，贝克汉姆向公众承认自己在使用药物以对抗哮喘。尽管与其他人一样贝克汉姆也面临着哮喘带来的种种问题，但是他的态度始终乐观，他曾经表示"在过去20年中我每个赛季都踢了65场比赛，所以将来不会有什么问题"（Daily Mail，2009）。

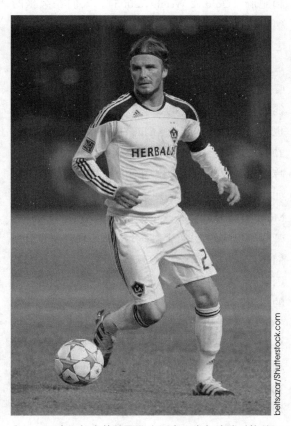

大卫·贝克汉姆在他的职业生涯中一直与哮喘对抗着。

在美国，哮喘患者的人数从20世纪80年代到90年代一直在上升，到了90年代末开始呈现了下降趋势（American Lung Association，2007）。美国约有2300万成年哮喘患者（7.7%），5～17岁儿童青少年中哮喘患者的比例更高。对所有年龄层来说，非裔美国人患哮喘的比例都高于其他各族裔。哮喘的致死率并不高，并且近年来一直呈下降趋势。不过，哮喘却是导致儿童青少年出现功能障碍和请假缺课的最主要原因，它业已成为今日美国严重的健康问题之一。

何为哮喘

哮喘（asthma）是一种慢性炎症性疾病，它使支气管收缩进而使空气在其中的流通受阻。哮喘发作时患者会气喘、咳嗽以及呼吸困难，这些都可能引发致命的后果。在哮喘不发作的时候，患者的表现较为正常，但这种慢性炎症依旧存在（Cohn，Elias，& Chupp，2004）。

哮喘与慢性阻塞性肺病（chronic obstructive lung diseases，如支气管炎和肺气肿）有许多相似的特征，但又有很多区别（Barnes，2008）。两类疾病都伴有炎症，尽管炎症的程度并不相同；也都会引发免疫系统的反应，但其作用机制并不一样。两类疾病最主要的区别在于，慢性阻塞性肺病患者持续地受疾病的困扰，而哮喘患者只在哮喘发作时饱受折磨。

哮喘的成因尚不明确。事实上，哮喘并不只是一种疾病，而是多种具有类似症状但病理却可能不同的疾病的合集（Wenzel，2006）。直至近期，专家都认为哮喘是对环境中某些特殊物质的过敏反应，不过最新的解释认为哮喘可能包含了一系列复杂的免疫系统反应（Cohn et al.，2004；Renz，Blümer，Virna，Sel，& Garn，2006）。一种观点认为，某种遗传易感性使得一些婴儿的免疫系统会对环境中的某些物质有过敏反应，而另一些婴儿则没有。这种素质-压力模型是哮喘乃环境中致敏原引发的过敏反应这一传统观点的变体。这些致敏原通常是一些常见的物质，如烟草、房屋灰尘（及尘螨）、蟑螂、动物皮屑以及其他环境中的污染物。具有这种遗传易感性的个体如果暴露在含有上述致敏原的环境中就会哮喘发作；当身处没有致敏原的环境中时，他们就不会出现哮喘，或者至少没有明显的可以识别的症状。

哮喘的另一种解释是卫生假说（hygiene hypothesis），这一假说认为哮喘是现代社会卫生日益提高的结果（von Hertzen & Haahtela，2004）。新生儿本身的免疫功能尚未发展完善，当新生儿置身于干净卫生的环境中时，由于鲜有灰尘、细菌以及其他有害物质，因此他们的免疫系统难以得到充分发展，日后面临此类物质时他们的免疫系统便无法对此进行很好的应对，于是引发激烈的反应，如发炎等。这便是卫生假说对哮喘的解释。一项对欧洲中部乡村儿童的研究支持了这一假设（Ege et al.，2011）。成长于乡间田野的儿童在他们的生活环境中比其他儿童接触到更多的细菌和真菌。结果与卫生假说相一致，接触这些微生物的机会越多，日后罹患哮喘的风险越低。对卫生假说的进一步修订（Martinez，2001）则将遗传易感性与早期影响免疫系统发展的环境因素进行了整合。

上述两种理论观点（以及新的整合观点）都得到了实证的支持。以往研究已经证实了哈特人（Hutterites，一群19世纪70年代开始迁往美国的欧洲宗教信徒）存在哮喘的遗传易感性（Shell，2000）。但哈特人很少患上哮喘，也很少出现哮喘的发炎症状。他们较为原始的、田园式的生活方式让他们鲜有机会能够接触到现代社会中的致敏原，因此很少表现出哮喘症状。不过，从发展中国家移民至发达国家的家庭中的儿童与本身就出生在发达国家的儿童相比，两者并没有

表现出显著的哮喘患病风险差异（von Hertzen & Haahtela，2004）。这表明，哮喘是遗传易感性、免疫系统不发达和接触致敏原的共同结果。

如卫生假说所指出的，哮喘在强调新生儿护理卫生水平与清洁程度的发达国家中更为常见。例如，与美国、瑞典、澳大利亚和新西兰相比，哮喘在中国农村地区几乎很少发生（von Hertzen & Haahtela，2004）。在美国，哮喘在城市中心居民中更为常见，因为城市中心往往有更多的空气污染，从而导致更高的哮喘风险（Islam et al.，2007）。此外，哮喘在各族裔中的风险各有不同，非裔美国人与其他族裔相比更易患有哮喘（American Lung Association，2007）。

哮喘的其他风险因素还包括久坐的生活习惯和肥胖（Gold & Wright，2005）。人们在久坐时很少进行深度呼吸，这很可能是缺乏运动与哮喘之间有正相关的原因。同时，久居室内会使人接触更多的室内致敏原进而导致哮喘发作。肥胖与哮喘之间也存在显著相关：肥胖人群患哮喘的可能性是体重正常者的2～3倍。此外，心理因素也与哮喘的发作有关（Chida，Hamer，& Steptoe，2008），心理因素既是哮喘患病的预测指标，也是哮喘患者应对和管理疾病中的重要影响因素。例如，抑郁是与哮喘有关的心理因素之一（Strine，Mokdad，Balluz，Berry，& Gonzalez，2008）。尽管哮喘患病的影响因素十分复杂，且时至今日人们还未能彻底了解，但是研究者对哮喘发作的诱因进行了较多的研究，已经能够较好地理解诱因的作用。

哮喘诱因（triggers）是指某些特定的物质或情境，它们会引发哮喘症状，并导致呼吸道变窄从而引发呼吸困难。诱发哮喘的物质包括：真菌、花粉、灰尘和尘螨、蟑螂、动物皮屑、呼吸道感染、烟草或木头燃烧的烟雾，以及空气污染物、化学喷雾或其他环境污染物等刺激性物质（Harder，

2004)。诱发哮喘的情境包括体育锻炼和恐惧焦虑等情绪反应。上述物质和情境都可能引发哮喘发作，不过通常来说哮喘患者可能只对其中的一部分较为敏感。对特定的哮喘患者来说，界定哪些物质和情况对其致敏也是对哮喘进行有效管理的重要组成部分。

应对哮喘

哮喘的应对和糖尿病的应对有许多相似之处。这两类疾病都需要患者较为频繁地与医疗服务系统进行互动，都有死亡风险，都会给儿童青少年带来影响，都对患者的生活施加某些限制，都可能会面临患者难以遵从医嘱的问题（Elliott，2006）。糖尿病患者可以通过每天管理血糖使自己的症状消失，而即使是最小心谨慎的哮喘患者也可能出现哮喘发作。对于哮喘患者来说，支气管中的炎症是始终存在的，却可能几个月都不发作。最大限度地降低哮喘发作的可能性是应对哮喘的最主要目标。时常关注和监控自身的症状以及身体状况的变化有助于避免哮喘发作，同时行为因素也在其中发挥重要的作用。

应对和管理哮喘需要使用一系列药物，同时哮喘患者需要了解自身对哪些特定的哮喘诱因更为敏感，并需要学会如何避免接触这些诱因（Courtney，McCarter，& Pollart，2005）。药物是降低哮喘发作概率的必要条件。通常患者通过服用抗炎性皮质类固醇或其他药物来减缓可能引发哮喘的呼吸道炎症。这些药物通常需要每日服用，并存在体重降低和身体乏力等令人不适的副作用。服药时间和疗程在多数情况下较为复杂，而正如第4章所讨论的，复杂性会让患者难以遵从医嘱，而副作用的存在让人们遵从医嘱的行为更加困难。综上所述，遵从医嘱、坚持用药是哮喘患者面临的最大问题，而对儿童和青少年患者来说更是难上加难（Asthma Action America，

2004；Elliott，2006）。

当哮喘发作时，患者会呼吸困难乃至无法呼吸。此时，哮喘患者需要通过使用吸入式支气管扩张药（bronchodilator）缓解症状，或是前往医院的急诊室进行治疗（Asthma Action America，2004）。如若使用不当，支气管扩张药会引发使用者兴奋过度"轻飘飘"的状态。很多专家都认为，大部分哮喘患者过于依赖支气管扩张药，同时没有使用足够的预防性药物。据统计，超过20%的哮喘患者曾不当使用吸入器，这反过来会降低药物的功效（Molimard & Le Gros，2008）。过度依赖急诊室的治疗则是一项昂贵的选择，将增加本已不菲的医疗费用。

一项大规模调查研究（Asthma Action America，2004）表明，许多哮喘患者及其看护者都对哮喘有着不容忽视的误解以及误读。误解包括未能充分了解疾病背后的原因，怎样才是有效的疾病管理；误读主要指不能正确估计儿童哮喘症状出现的频率。哮喘患者对哮喘还存在着一些不正确的信念（Elliott，2006）。例如，他们可能认为哮喘不是一种严重的疾病，或者认为哮喘只是一种间歇性的疾病因而不需要坚持日常护理。所有这些不正确的认识都会导致不适当的护理。

改善哮喘治疗的最主要目标是增进患者对自身健康的关注程度以及使患者更为遵从医嘱。这也是一些干预手段所要达到的目的，并且它们中的很多都颇为有效。在这些干预措施中，很多都包括对哮喘患者的教育干预。它们假设当患者能够充分意识和了解疾病的严重性以及充分掌握管理疾病的技术时，他们就会自觉地坚持执行这些行为并遵从医嘱。很多研究并不支持这一假设。教育性的干预手段或许可以扩展人们的知识，但对患者的行为改变并不见效（Bussey-Smith & Rossen，2007；Coffman，Cabana，Halpin，& Yelin，2008）。不过，一种专为年轻哮喘患者量

身定制的"短信干预法"通过推送有关哮喘的知识可以在一定程度上改善患者遵从医嘱的程度（Petrie，Perry，Broadbent，& Weinman，2012）。而囊括了行为成分的干预，如提高患者自我护理能力的干预（Guevara，Wolf，Grum，& Clark，2003）或提供书面行动计划的干预（Bhogal，Zemek，& Ducharme，2006），则是更为有效的干预手段。控制哮喘发作需要患者遵从医嘱与坚持特定的行为，这对很多患者来说都是巨大的挑战，但行为干预技术提供了能帮助患者坚持服药并避免致敏原刺激的方法，从而减少哮喘发作。

小结

哮喘是一种慢性支气管炎症性疾病，会导致呼吸困难。特定物质（如烟）或特定情境（如恐惧的情绪反应）都可能诱发哮喘，带来咳嗽、气喘和窒息等症状。哮喘炎症的成因尚不清楚，较为主流的两种对哮喘的解释是强调遗传易感性的素质－压力模型和强调免疫系统未能发育完善的卫生假说。

哮喘常于童年发病，且儿童青少年通常不能够很好地应对疾病。哮喘患者需要服用药物来降低哮喘发作的概率并且需要认识到自身对哪些特定的哮喘诱因较为敏感。服用哮喘药物的复杂性和药物本身的副作用会使哮喘患者难以遵从医嘱。哮喘治疗的一个主要目标是让患者服用预防性药物以减少哮喘的发生，而不是等到哮喘发作时依赖吸入式药物以及医院急诊室的治疗。旨在提高哮喘患者遵从医嘱和自我管理能力的行为干预手段能够帮助患者更好地应对疾病。

与 HIV 和艾滋病相伴

1991年退役的"魔术师"约翰逊当时是世界上最优秀的篮球运动员（Beacham，2011）。他宣布退役的决定非常突然，而他宣布自己被检验出 HIV 阳性则更令人吃惊。约翰逊是在一次例行的体检中发现自己感染 HIV 的。直到约翰逊宣布自己患病前，很多人还认为 HIV 感染只会出现在欧裔美国人的同性恋群体中，而约翰逊既不是欧裔美国人也不是同性恋。不过约翰逊对自己的 HIV 感染持非常坦然的态度，而这种态度影响了人们对艾滋病的看法，并且他作为一个名人，在很大程度上推动了有关 HIV 的教育和研究。在他确诊为 HIV 感染20多年后的今天，约翰逊依旧健康地活着，并且是一名鼓励少数族裔积极参与临床实验的倡导者。他表示，他如今健康的状态归功于曾经参与过无数 HIV 药物实验的志愿者们（Gambrill，2008）。

艾滋病是一种免疫系统丧失功能的疾病，即身体无法抵抗细菌、病毒、真菌、寄生虫、癌症以及其他条件性病原微生物。没有免疫系统的运作，身体就无法阻挡它们的入侵，也就无法避免因此导致的对机体的伤害（对免疫系统及其功能的讨论，详见第6章）。艾滋病是危险的，它的危险始于免疫系统不再能阻挡条件性病原微生物的侵害之时。在这个角度上，艾滋病患者和尚未发展出完善免疫系统的婴儿类似，即他们的免疫系统几乎没有任何功能，而且对几乎所有的感染都十分敏感。

艾滋病是感染一种传染性病毒的结果，这一病毒就是**人类免疫缺陷病毒**（human immunodeficiency virus，HIV）。到目前为止，研究者已经发现了 HIV 的两种变体：HIV-1，它是美国绝大多数艾滋病患者的病因；HIV-2，是非洲绝大多数艾滋病患者的病因，也是一部分美国艾滋病患者的病因。从 HIV 感染到患艾滋病的过程因人而异，例如约翰逊即使在被诊断为 HIV 感染多年之后，依旧没有出现过艾滋病的症状。

HIV 和艾滋病的发病率和死亡率

艾滋病是一种相对年轻的疾病，于1981年被发现并于1983年被界定。这一疾病最初起源于非洲一种可以感染猴子的病毒（Moore，2004）。这种病毒何时开始以何种方式感染人类则不得而知。第一例被确诊为艾滋病的病例于1959年出现在刚果，不过当时患者人数很有限。20世纪60年代期间，这一疾病开始蔓延到海地，后来由海地传至其他北美国家以及世界各地（Gilbert et al.，2007）。艾滋病的新发病例数和死亡人数都在20世纪80年代开始激增。

在20世纪90年代中期，美国艾滋病的死亡率骤降，不过直至最近才与世界其他地方持平（UNAIDS，2010）。不过，艾滋病依旧是世界范围内最主要的致死原因之一，并且是非洲最主要的致死原因。根据一项估计（Lamptey，2002），艾滋病是迄今为止历史上最为严重的致死性疾病。截至2001年，全球有超过4千万人感染 HIV，当这些感染者去世时，艾滋病造成的累计死亡人数就将超过14世纪黑死病所造成的死亡人数。每年有约260万人感染上 HIV 病毒，尽管感染率呈下降趋势，但这一不可忽视的数字仍旧表明艾滋病的扩张从未停止（UNAIDS，2010）。迄今为止没有任何疫苗对 HIV 奏效（Callaway，2011），不过今时今日的药物已经可以在很大程度上延长 HIV 感染者的生命（UNAIDS，2010）。

1992年，美国疾病控制与预防中心（Centers for Disease Control and Prevention，CDC，1992）修订了其对 HIV 感染的定义，因此1992年之后 HIV 感染新发病例数与1992年以前的并不直接等价。如图11.1所示，1992年开始，HIV 感染者的数量呈现激增，但这是由新算法所导致的，即新的算法囊括了那些在1992年之前并不会被划分为艾滋病患者的病例。由图中的趋势也可以看出，1992年之后每年所报告的艾滋病病例（新发病例）呈现稳定的下降趋势。

尽管数量呈现下降趋势，HIV 和艾滋病对美国不同族裔的影响却各不相同，且主要体现在异性传播与注射传播中。如约翰逊曾经指出的（Beacham，2011），非裔美国人是美国感染 HIV 的最大群体。虽然非裔美国人只占美国总人口的14%，但却占据了 HIV 感染新发病例的44%（CDC，2011a）。HIV 感染在非裔美国人中的性别差异更大，2009年新发女性感染者的比例占所有非裔美国人新发病例的57%（CDC，2011a）。拉美裔美国人受 HIV 感染影响的比例也较大，2009年拉美裔美国人 HIV 感染的新发病例是欧裔美国人的3倍。图11.2显示了各族裔男性与女性感染 HIV 的比例。

年龄也是 HIV 感染的一个风险因素。年轻的成年人比其他年龄群体更可能感染 HIV，这很可能是因为年轻人更热衷于冒险和尝试新鲜事物，缺乏有关 HIV 的知识，而且难以避免不安全性行为（Mantell，Stein，& Susser，2008）。举例来说，美国39%的新 HIV 感染者年龄在15 ～ 29岁之间（CDC，2011b）。近来的分析指出，这一情况已经得到了一些改善，至少在非裔年轻人中是这样。年龄超过50岁的成年人感染 HIV 的可能性低于年轻人，不过一旦他们感染上 HIV，他们病情发展与恶化的速度要比年轻人快得多（CDC，2008）。

美国 HIV 感染新发病例于1981年至1995年间呈现飞速增长的趋势，但紧接着便开始下降（Torian，Chen，Rhodes，& Hall，2011）。艾滋病死亡率的下降幅度则更大。从1993年至1998

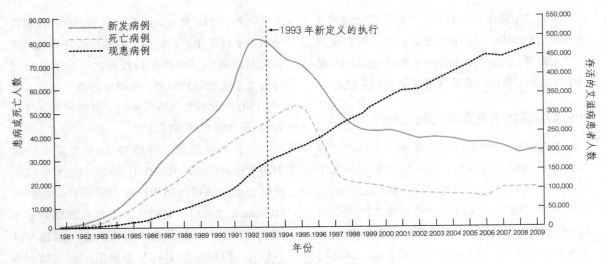

图 11.1   艾滋病新发病例、现患病例以及死亡病例随时间的变化

Source: "Update, AIDS—United States, 2000," by R. M. Klevens & J. J. Neal, 2002, *Morbidity and Mortality Weekly Report,* vol. 51, no., 27, p.593; *HIV/AIDS Surveillance Report, 2002,* by Centers for Disease Control and Prevention, 2004, vol. 14; *HIV/AIDS Surveillance Report, 2006,* by Centers for Disease Control and Prevention, 2008, vol. 18; *HIV/AIDS Surveillance Report, 2010,* by Centers for Disease Control and Prevention, 2012, vol. 22.

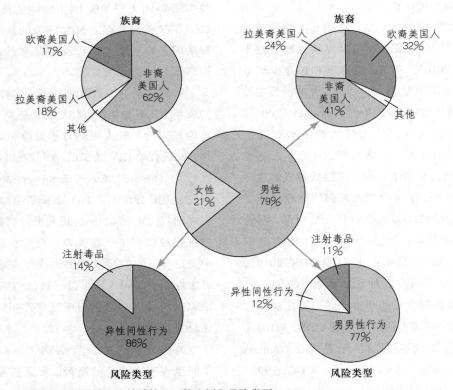

图 11.2   美国各族裔男性和女性感染 HIV 的比例和风险类型

Source: HIV/AIDS Surveillance Report, 2010, by Centers for Disease Control and Prevention, 2012, vol. 22 (Tables 1b and 3b).

年，艾滋病确诊数下降了45%，而死亡人数下降了63%。艾滋病死亡人数下降的一个重要原因是HIV感染者如今可以活更长的时间。1984年，被诊断为艾滋病的患者的平均存活时间是11个月（Lee, Karon, Selik, Neal, & Fleming, 2001），但随着药物与其他治疗手段的发展，HIV感染者已经可以活得更长。约翰逊便是这样一个实例：自从他被诊断为HIV阳性后，他已经活了超过20年的时间。

如图11.1所示，艾滋病现患病例的数字始终在上涨，然而抗逆转录病毒药物如今能够显著影响HIV感染的进程，并延长被感染者的生命（UNAIDS, 2010）。感染者存活时间的延长是更有效的药物、更早的诊断以及更为健康的生活方式的共同结果。戒掉不健康习惯（如吸烟、饮酒、使用违禁药物），对自身的健康状况更为敏感，坚持体育锻炼这些健康积极的生活方式都能显著改善HIV感染者的健康水平（Chou, Holzemer, Portillo, & Slaughter, 2004）。HIV感染者积极乐观的生活态度同样有助于其生命的延长（Moskowitz, 2003）。

HIV 和艾滋病的症状

通常来说，从HIV感染到艾滋病发病通常要几年甚至十几年，不过这一进程的发展因人而异。在HIV感染的最初阶段，感染的症状与其他很多疾病的症状并没有很大不同。在HIV感染后一周左右，被感染者可能会出现发烧、喉咙痛、皮疹、头痛等很多与流感十分类似的症状（Cibulka, 2006）。这一阶段通常持续几天到4周不等，接下来是很可能长达10年的潜伏期，感染者只会出现较少的症状甚至没有症状。不过在这期间，尽管被感染者往往不会意识到自身状况的恶化，可实际上他们的免疫系统功能却在逐渐被侵蚀。

未对HIV感染进行过治疗的患者会逐渐出现很多症状，这便是HIV疾病的开始（Cibulka, 2006）。具有明显症状的HIV疾病开始的标志是人体内CD4+ T淋巴细胞数量的下降及由此带来的免疫功能受损。当血液中每立方毫米内CD4+细胞的数量下降至200以下时（健康人CD4+的数量是1000），该感染者就患上了艾滋病。随着免疫系统功能的逐渐弱化，具有早期症状的HIV感染者会开始对条件性病原微生物的感染非常敏感。随之而来的，患者可能会出现体重下降、持续性腹泻、口腔溃疡、有痛感的皮疹、发烧和持续的疲劳感。

随着CD4+ T淋巴细胞数量的继续下降，人体免疫系统将完全丧失在细胞内对抗感染的功能。因HIV感染而产生的疾病有各种各样的病原，包括病毒、细菌、真菌和寄生虫。在机理上，HIV破坏的正是免疫系统抵抗病毒的功能，这使受到破坏的系统再也无法抵抗HIV。不过，HIV并不破坏免疫系统在体内已经产生的抗体，即免疫系统通过血液中的抗体发生作用的能力并未受损。因此，HIV的感染者并不会因免疫系统被破坏而无法抵抗类似细菌引发的咽喉炎或病毒导致的流感；多数HIV感染者体内的抗体都足以应对这些常见的疾病。

当HIV感染者体内的CD4+细胞下降至艾滋病水平时，患者的肺、胃肠道、神经系统、肝脏、骨骼和大脑也会因免疫功能遭受损害而受到各种不常见的有机体的损伤，以致产生诸如卡氏肺囊虫肺炎（Pneumocystis carinii pneumonia）、卡波氏肉瘤（Kaposi's sarcoma）、结核病（tuberculosis）和弓形体脑炎（toxoplasmic encephalitis）这样的疾病。在这一阶段，患者将会出现更大幅度的体重下降、全身疲劳、发烧、呼吸急促、干咳、皮肤疱疹以及与艾滋病相关的疾患。

HIV 的传播方式

尽管 HIV 是一种致死率非常高的传染性病毒，但事实上 HIV 在人与人之间的传染并不容易。HIV 最主要的传播方式是性传播、通过血液或血液制品传播以及怀孕、分娩和哺乳期间的母婴传播（UN AIDS，2007）。HIV 感染者血液或精液中的 HIV 浓度特别高。因此，接触感染者的血液或精液具有非常大的风险。但 HIV 感染者的其他体液并不具有如此高的 HIV 浓度，如接触感染者的唾液、尿液或泪水风险就小得多。此外，并没有证据显示与 HIV 感染者的日常接触会传染 HIV。与 HIV 感染者共用餐具不会传染 HIV，皮肤接触或接吻也不会传染 HIV。昆虫叮咬也不会传播 HIV，即使被 HIV 感染者本人咬伤，被咬者也不会感染 HIV。

最具 HIV 传染风险的主要是以下四种情况：男男性接触、使用注射型毒品、异性性接触和母婴传播。这四种情况下被传染 HIV 的风险不尽相同。

男男性接触

在艾滋病被发现初期，男性与男性之间的性行为是北美和西欧艾滋病病例的最主要传播方式。时至今日，男男性接触仍旧是美国最主要的 HIV 传染方式之一。这一传染方式所占的比例在 20 世纪 90 年代经历了一定程度的下降，不过在近年又有回升趋势；如今在美国，半数以上的 HIV 感染是由男男性接触导致的（Prejean et al.，2001）。

在男同性恋以及男双性恋群体中，无保护措施的肛交是风险最高的性行为，对接受肛交的一方来说，风险尤甚。肛交很容易破坏直肠黏膜的精细结构，因此如果施以肛交的一方是 HIV 感染者，那么肛交接受方将很容易被传染上 HIV。直肠受损会让 HIV 病毒更容易进入体内，而且精液中 HIV 浓度非常高。不使用保护措施的口交也同样有传染 HIV 的风险，因为感染者精液中的 HIV 可以通过任何细小的创口很容易地进入体内。

安全套的使用一度在这些男性中十分普遍，不过随着 HIV 治疗效果的日益提升，这些男同性恋变得不太在乎 HIV 的影响（Kalichman et al.，2007），在男同性恋群体的亚文化中，即使他们普遍了解肛交的风险，他们还是更偏好进行无保护措施的肛交（Shernoff，2006）。使用酒精和毒品会增加传染的风险，因为在使用这些物质后他们会更轻易地进行没有保护措施的性行为（Celentano et al.，2006）。此外，互联网已经成为男性寻找同性性伴侣的主要场所，通过这种方式认识的性伴侣使用安全套的概率更低（Garofalo，Herrick，Mustanski，& Donenberg，2007）。因此，具有风险的性行为始终是男性感染 HIV 的主要途径。

使用注射型毒品

引起 HIV 传染的另一种风险行为是注射型毒品使用者之间共用未经消毒的针头，HIV 可以通过这种方式经由血液直接传播。在美国，使用注射型毒品是 HIV 传染的第二大原因（CDC，2008）。而在世界上其他一些地方——如泰国、巴基斯坦和印度——使用注射型毒品是 HIV 传染的最主要原因（UN AIDS，2010）。神智不清或手头没有其他经过消毒的吸毒工具时，这些瘾君子就会共用针头摄入毒品。一些证据（Heimer，2008）表明，在不同社区内进行的小范围的针具交换项目可以有效控制 HIV 的传播。

因注射型毒品感染 HIV 存在族裔间的差异，非裔美国人和拉美裔美国人经由这一途径感染 HIV 的比例远高于欧裔美国人（CDC，2008）。此外，女性因使用注射型毒品感染 HIV 的比例也显著高于男性。影响使用注射型毒品的女性感染

HIV 的行为因素包括：她们性伴侣的数量以及她们是否通过性交易的方式换取金钱或毒品。这些因素都会增加异性性接触传染 HIV 的风险。

异性性接触

异性性接触是非洲 HIV 传播的最主要方式（UNAIDS，2007）。在美国，异性间性接触所造成的 HIV 感染病例也达到了约30%（CDC，2008）。非裔美国人和拉美裔美国人通过异性性接触传染 HIV 的比例高于其他族裔，而这两个族裔中的女性通过这一方式感染 HIV 的比例也高于男性。

这一性别差异源自男女性行为的不对称性。尽管男性也可以通过异性性行为感染 HIV，但由男至女传播 HIV 的比例是由女至男传播 HIV 的8倍。尽管女性通过异性性行为感染 HIV 的比例如此之高，女性却往往比男性更相信自己的异性伴侣是安全的（Crowell & Emmers-Sommers，2001）。

异性伴侣之间的信任和信心往往是感染 HIV 的主要原因。一项研究（Crowell & Emmers-Sommers，2001）指出，很多 HIV 感染者都表示，对自己的异性伴侣有相当程度的信任。另一项研究（Klein，Elifson，& Sterk，2003）发现，那些能够意识到自己正处于某种患病风险中的女性确实曾经进行过某些风险行为，但有半数并不认为自己处于风险中的女性也或多或少曾经进行过风险行为。综上所述，人们对异性伴侣过于信任和对自己可能面临风险状况的忽视是他们进行无保护措施性行为的主要原因。坚持使用安全套可以有效降低男女通过性行为感染 HIV 的风险，不过很多年轻伴侣使用安全套的目的并不是预防 HIV，而仅仅是防止怀孕（Bird，Harvey，Beckman，& Johnson，2000）。

母婴传播

最后一种传播 HIV 的途径是母婴传播。这种传播发生在被 HIV 感染的女性怀孕期间，哺乳也可能传播 HIV 病毒（Steinbrook，2004）。通过这一途径感染上 HIV 的新生儿会在成长过程中出现一系列的发展性问题，如智力与学业表现受损、精神运动功能障碍、情绪与行为问题等（Mitchell，2001）。此外，很多女性 HIV 感染者在怀孕期间同时得服药，这使得她们的新生儿面临更多的风险以及更多的发展性问题。

很多 HIV 感染者都处于生育年龄，尽管他们知晓母婴传播的风险，他们还是会做出繁殖下一代的决定（Delvaux & Nostlinger，2007）。HIV 男性感染者和女性感染者都会想要有自己的孩子，同时很多亚洲文化也会要求伴侣双方积极造人（Ko & Muecke，2005）。对于这些 HIV 感染者来说，繁殖意味着将自己的孩子置于感染 HIV 的风险中。携带着 HIV 病毒的精子可能感染胎儿，除非怀孕的母亲进行抗逆转录病毒治疗，否则胎儿将很可能感染上 HIV。因此，进行产前咨询和护理对想要孩子的 HIV 男女感染者都至关重要。尽早产前护理能将母婴传染的概率降至约1%。

心理学在 HIV 流行病学中的角色

自从艾滋病被发现伊始，心理学家就积极地参与着预防工作（Kelly & Kalichman，2002）。在艾滋病被发现早期，心理学家的工作对初级和次级预防措施都有重要的贡献。心理学家对初级预防的贡献是帮助塑造能够减少 HIV 传播的行为。对次级预防的贡献是帮助 HIV 感染者学会与疾病共处，为患者提供心理辅导，帮助患者提供社会问题与人际问题的解决方案，以及帮助患者更好地遵从复杂的医嘱。很多 HIV 感染者生命的延长都依靠高活性抗病毒疗法（highly active antiviral therapy，简称 HAART）。这一治疗方法需要 HIV 感染者严格依照时间表服药，同时服用多种药物。服药的复杂性使得患者遵从医嘱的行为更为困难，而心理学家的工作正是帮助患者增进遵从医嘱的行为。

鼓励使用防护措施

除了出生即携带 HIV 的新生儿，多数人都能够借助某些防护措施以防止自身感染上 HIV 病毒。幸运的是，HIV 在人与人之间的传播并不那么容易，目前来看，只能通过上文所讨论的 4 种方式进行传播，因而正常的人际接触并没有多少感染风险。而从事手术、急诊治疗以及其他需要和血液进行接触的医疗工作者应当使用防护措施以防止 HIV 感染。例如，牙医以及口腔卫生工作者需要佩戴安全手套，艾滋病患者的看护者需要遵从一整套安全防护标准。

HIV 感染的风险与医生或看护者的职业特征相关，不过对绝大多数人来说，HIV 主要通过性行为和使用受污染的针头进行传播。人们需要通过两种行为来使自己免受感染，即不进行无防护措施的性行为，以及不与 HIV 感染者共用针头。减少性伙伴的数量、使用安全套、避免共用针头是避免感染最重要的三种措施。不过，对已经有过这些风险行为的人来说，让他们改变自身的行为并不容易。下面这些因素阻碍了他们的行为改变。

因素之一是对风险的认识。绝大多数美国人不认为他们有感染 HIV 的风险，并且他们往往是正确的（Holtzman, Bland, Lansky, & Mack, 2001）。也就是说，绝大多数人并不会进行有 HIV 感染风险的行为。不过对另一些人来说，他们本身已经在进行有 HIV 感染风险的行为却浑然不知。例如，美国年轻男性在与同性进行性行为时，往往对自己正在进行的风险行为持超乎寻常的乐观态度（MacKellar et al., 2007），类似的情况也出现在尼日利亚的大学生中（Ijadunola, Abiona, Odu, & Ijadunola, 2007）。对风险的忽视和误读让他们持续进行有风险的性行为，同时文化因素也在其中起重要作用。

在男性占主导地位而女性很少占有经济资源的文化下，如撒哈拉以南非洲地区、加勒比海地区和拉美地区，异性性行为传播 HIV 的比例极高（UNAIDS, 2007）。女性在经济上依赖于男性以及甚少有机会接触经济资源时，往往很难自主决定性行为的对象，甚至很容易面临强迫或胁迫而进行性行为。因此，她们很少有机会要求对方使用安全套，而这会大大增加她们感染的风险。这一风险情境也适用于美国的女性。一项对非裔美国女性的研究（Lichtenstein, 2005）表明，在这一族裔中也存在男性主导甚至强迫，进而导致女性感染 HIV 的比例较高的情况。此外，另一项大规模调查研究发现，酒精和暴力会增加 HIV 在年轻成年人之间的传播（Collins, Orlando, & Klein, 2005）。

帮助 HIV 感染者

担心自己被 HIV 感染的人以及已经确诊被 HIV 感染的人，都可以通过一系列心理干预手段来让自己更好地应对。进行高风险行为的人往往对是否进行 HIV 化验显得很犹豫，不过，心理学家既能够提供最有用的信息，也能够提供最有效的支持。很多有高风险行为的人从未进行过 HIV 化验，他们通常是：①同性恋或双性恋男性；②注射型毒品使用者；③有多个性伙伴且不坚持使用安全套的异性恋者（Awad, Sagrestano, Kittleson, & Sarvela, 2004）。实际上，很多 HIV 感染者从未进行过 HIV 化验，因而并不知道自己已经感染。

决定进行 HIV 化验对个体来说利弊皆存，但进行 HIV 化验依旧是控制 HIV 感染最为重要的途径（Janssen et al., 2003）。很多患者在发病之后才进行 HIV 化验，这时治疗已于事无补。尽早发现，尽早治疗，能够显著延长 HIV 感染者的生命，并且患者也会注意自身行为进而避免传染他人。

　　进行 HIV 化验也存在弊端。在美国，患者预约和医生的会面已经足够麻烦，而知晓 HIV 感染的结果会给患者带来更大负担。当前的例行体检并不包括 HIV 化验，因此人们必须主动提出进行 HIV 化验（Clark, 2006）。至少 25% 的 HIV 感染者因为从未试图进行 HIV 化验而未意识到自己患病。此外，很多进行了 HIV 化验的人从未索要过化验的结果。除了进行标准 HIV 化验，人们还可以使用快速 HIV 测试和 HIV 家庭测试来了解自己感染 HIV 的可能性（Hutchinson, Branson, Kim, & Farnham, 2006）。

　　知晓 HIV 阳性的结果对很多人来说都是一个灾难性的打击，从而产生焦虑、抑郁、愤怒和压力。与 HIV 这一慢性疾病相伴的过程同样会产生上述这些消极情绪，而这都会使疾病的管理变得更加困难。对超过 30 项针对 HIV 感染者前瞻性研究进行的系统综述发现，消极情绪会导致多项 HIV 疾病指标的恶化，如血液中 CD4+ 细胞含量的下降，艾滋病症状较早出现及确诊，乃至因艾滋病而死亡（Chida & Vedhara, 2009）。人们对疾病的应对方式也会对疾病的进程产生影响。例如，主动采取应对措施、持积极乐观态度、乐于表达情绪的患者健康水平更高（Moskowitz, Hult, Bussolari, & Acree, 2009）。相反，拒绝承认患病、用酒精来逃避现实的患者疾病恶化更快，其健康状况更差（Chida et al., 2009；Moskowitz et al., 2009）。在特定情况下，有些应对方法会比另一些更为有效。例如，当被诊断为 HIV 感染后立即采取主动的应对措施对疾病的管理更有帮助（Moskowitz et al., 2009）。获得来自医生的帮助，同时有家人与朋友的支持，能够使患者更好地在心理层面进行调整（Moskowitz et al., 2009；Reilly & Woo, 2004）。

　　针对患者的情况与需求量体裁衣的干预措施比一般泛泛的干预措施更有帮助（Moskowitz & Wrubel, 2005）。通常，认知行为和压力管理

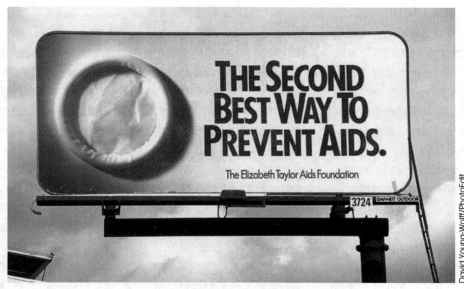

心理学家在预防 HIV 感染中发挥着日渐重要的作用，比如推广使用安全套。

干预能够有效帮助 HIV 感染者缓解焦虑、抑郁和压力，从而提高生活质量（Crepaz et al., 2008；Scott-Sheldon, Kalichman, Carey, & Fielder, 2008）。有些认知行为压力干预在帮助患者解决情绪问题的同时还会给患者的生理健康带来益处（Antoni et al., 1991, 2000），不过大部分干预并没有这样的生理作用（Scott-Sheldon et al., 2008）。

心理学家还可以帮助 HIV 患者更好地遵从复杂的医嘱以控制 HIV 感染（Simoni, Pearson, Pantalone, Marks, & Crepaz, 2006），特别是对那些难以坚持用药的人来说尤其有效（Amico, Harman, & Johnson, 2006）。HAART 需要综合使用一系列抗逆转录药物；病人同时还会使用其他药物来处理 HAART 药物的副作用以及对抗条件性病原微生物感染。这些用药流程需要患者每天至少服用十几种药物，且每种药物都需要患者精准地按时服用。若患者未能按时服药，药效就会大大降低。而心理学家可以通过使用多种干预技术帮助患者更好地坚持按时服药，并帮助患者提高自我管理技能。例如，动机性访谈技术就能够有效帮助患者更好地安排自己的用药计划（DiIorio et al., 2008）。

在应对 HIV 感染过程中，发现和寻找成长的意义与积极的体验也是一种重要的调适。艾滋病患者及其照料者往往都可以发现生活中的积极体验。在两项研究中（Milam, 2004；Updegraff, Taylor, Kemeny, & Wyatt, 2000），超过半数的 HIV 及艾滋病患者都体验到积极的改变。另一项研究（Folkman & Moskowitz, 2000）发现，超过99%的艾滋病患者与其照料者都能够回忆出积极体验。寻找积极意义甚至能影响 CD4+ 细胞数量，从而对病程发生作用（Updegraff & Taylor, 2000）。寻找积极意义在很多慢性疾病患者身上都会出现，当人们面临死亡时也会出现。

健康笔记

1. 如果你患有慢性疾病，请理解你的疾病，并与医生以及其他医疗服务提供者建立健康的合作关系。同时，请积极主动地对自己的健康进行管理，因为只有你才是自己健康的主人。

2. 如果你是慢性疾病的主要照料者，请不要忽视自身的生理健康和心理健康。请留给自己一些时间做自己的事情。

3. 如果你患有 I 型糖尿病，请不要对自己的朋友隐瞒病情。尽管你患有这种慢性疾病，你依旧可能长寿，也依旧可能活得精彩。但你必须严格遵照医嘱乃至改变自己的生活方式，包括要注意饮食、注射胰岛素以及定期锻炼。如果你是健康人，和一名糖尿病患者居住在一起，请不要吝惜社会支持和情感支持，要鼓励患者坚持遵循医嘱。

4. 监控你的血糖水平。II 型糖尿病患者可以出现在任何年龄段，而且症状往往不明显。

5. 如果你患有哮喘，你需要尽量减少哮喘发作的概率并使用支气管扩张药。你更加需要注意的是，预防哮喘发作。应服用预防发作的药物，并了解自己的身体对哪些诱因更为敏感，以更好地回避它们。

6. 做好 HIV 预防。HIV 最主要的传播途径是性传播，使用安全套会让你更加安全。

7. 如果你负责照料患有致死性慢性疾病（如艾滋病和阿尔茨海默症）的患者，请记得在提供照料的同时寻求相应团体提供的社会支持和情感支持。给自己安排休息期，让他人接管一会儿你的工作。

8. 如果你患有某种慢性疾病或者如果你是慢性疾病患者的照料者，可以从互联网上获取信息和支持。很多网站如今都会提供有用的信息，很多在线支持团体也可以提供有效的帮助。不过，要记住这些资源并不能替代常规治疗而仅仅是辅助手段。

小结

艾滋病是感染 HIV 使得免疫系统功能逐渐丧失的结果。当免疫系统丧失保护身体的功能时，机体就会很容易受到细菌、病毒、真菌、寄生虫等的感染，而健康人的免疫系统可以抵抗上述这些有机体的侵害。

HIV 的传播有其行为特征，接受肛交和共用未经消毒的针具是美国 HIV 传播最主要的两种途径。在世界范围内，无保护措施的异性间性行为则是 HIV 传播的最主要原因。母婴传播的比例由于抗逆转录病毒药物的使用而呈现下降趋势。

心理学家通过使用多种干预手段帮助 HIV 感染者减少风险行为，更好地应对和管理疾病，更好地遵从复杂的用药医嘱。此外，心理学家也可以为有进行 HIV 化验意愿的人以及 HIV 化验呈阳性的患者提供心理咨询。这些干预手段不仅能够使患者表现出更为积极的预防性行为，也同时强调积极健康心态在与艾滋病抗争中的重要作用。

面对死亡

人类的平均寿命在20世纪得到了明显的延长。这并不意味着人人都可以活得很长，但人们都希望活得长久——很多人都希望自己能活到85岁（Lang, Baltes, & Wagner, 2007）。不过即使是在生命终点，人们也希望对自己何时以何种方式离开有掌控感。该愿望与"善终"这一说法相一致，包括了生理上的舒适感、足够的社会支持、适当的医治以及当事人及其亲属的消极情绪最小化（Carr, 2003）。这一部分我们将了解到人们如何面对死亡，以及如何面对重要他人去世。

面对绝症

对很多人来说，都可能实现"善终"。美国以及其他很多发达国家居民最主要的死因是慢性疾病，如心血管疾病、癌症、慢性下呼吸道疾病、阿尔茨海默症、肾病、慢性肝病以及 HIV 感染。这些慢性疾病很多都是致命的，不过其致命性并不是突然爆发的，而是缓慢来临，这让患者及其家人有相对较长的时间来进行调整和应对。即使对慢性疾病的诊断表明其尚不致命，也一样会给患者和家人带来负面的影响，并需要他们进行应对（Murray, 2001）。

通常，人们面对绝症时要经过若干阶段。这其中最为流行的一个理论模型是 Elizabeth Kübler-Ross 的五阶段模型（1969），包括否认、愤怒、讨价还价、抑郁和接受。否认指拒绝承认患病或拒绝承认疾病的严重性。当人们获知自己的病情时往往使用这一防御机制来应对由此而来的焦虑（Livneh & Antonak, 2005）。愤怒是另一种情绪反应；讨价还价指的是试着向神明或者自己的医生申诉以求得某种更好的结果；抑郁是当患者认识到自己疾病进程时所常见的消极情绪；最后患者终于开始接受这一现状。

Kübler-Ross 的模型正确吗？尽管人们在面对慢性疾病时确实会出现否认、愤怒、讨价还价、抑郁和接受这样的反应，不过并没有证据表明人们在面对绝症时必然会按顺序出现这些反应（Schulz & Aderman，1974）；同时，也没有证据表明人们必然在面对绝症时出现全部这些反应。相反，当人们被诊断出患有慢性疾病以及当人们面对绝症时，他们既有消极的情绪反应，也有积极的情绪反应，即在患病过程中他们会体验成长以及寻找到新的意义。

临终角色（the dying role）这一概念对描述人们如何面对绝症更为实用（Emanuel, Bennett, & Richardson，2007）。这一角色是第 3 章中讨论到的病人角色概念的扩展。与病人角色类似，临终角色同时包含权利和责任，有多种表现形式，既可能对健康有益，也可能对健康无益。临终角色包括三项关键元素：实践元素、关系元素和个人元素。实践元素指人们在临终前需要安排的各项事宜，如处理财务问题以及安排医疗的日程。关系元素指患者需要协调好自己的临终角色与其他角色，如作为照料者、配偶、父母等角色。很多时候协调这些角色并不容易：临终角色往往与其他角色并不相容，因而患者往往需要付出很大努力才能将临终角色与其他角色整合到一起。个人元素指"结束一个人的生命旅程"（Emanuel et al.，2007，p. 159）。这一元素能促使人们重新检视自己的人生，思考其终点并从中发现新的意义。这一新的意义或许给患者带来人生的重新整合（Knight & Emanuel，2007），但也有可能带来某些消极后果。

临终调适面临着困难，包括体制障碍和缺少适当的照料。体制障碍指医生或医疗服务提供者并不认为患者需要建立临终角色，而依旧将他们保持在病人角色之内，即使这样并不恰当（Emanuel et al.，2007）。医疗体制提供医疗服务目的是治病，因此让医疗服务提供者接受医疗已无能为力、患者必须面对死亡这一事实并不容易。而适当的照料，通常指临终关怀或家庭护理，对很多患者来说并不可得。这使他们不得不继续住院，而这往往不能满足他们的需求。只关注临终患者的生理状况会忽视社会因素和个人因素，而这些因素往往能够帮助患者体验到圆满感与人生的重新整合。

进入临终角色通常意味着丧失与哀伤（Emanuel et al.，2007）。临终患者会面临生理机能、社会关系与生命延续感的丧失。人们往往认为上述这些反应是由对死亡的恐惧所带来的，但研究表明并非如此（McKechnie, Macleod, & Keeling，2007）。事实上，当患者想到死亡时，在他们脑海中出现更多的是焦虑——焦虑是否能完成已经计划的事宜，同时焦虑自己是否有足够的资源能够帮助自己没有痛苦地度过生命中最后一段时间。很多慢性疾病会给患者的行动带来不便，因而患者往往还会担忧自己已经没有能力"活到去世"（McKechnie et al.，2007，p. 367）。

面对哀伤

当人们面对亲人或朋友去世时，常会体验到丧失与哀伤，因此也需要进行调整与面对（Murray，2001）。因此，被诊断患有慢性疾病，意识到自己身患绝症与目睹亲近他人的去世会带来类似的情绪反应以及类似的结果。也就是说，当亲友去世时，人们也会产生或积极或消极的体验（Aneshensel et al.，2004），最终也可能收获成长（Hogan & Schmidt，2002）。

自己面对死亡与面对亲友离世的相似性使得它们适用于类似的理论，如阶段性理论。当面对亲友离世时，人们会产生难以置信、怀念、愤怒、抑郁，最终会接受这样的事实。不过就像 Kübler-Ross 面对死亡的阶段理论一样，并没有足够的证据支持上述阶段性理论（Maciejewski, Zhang,

Block，& Prigerson，2007）。一些人会产生全部这些反应，另一些人则只会出现其中某些反应，而还有一些人则完全不会出现其中任何一种反应。一个更为恰当的描述是，人们对亲友离世的反应各不相同。一项调查超过400名德国成年人如何面对亲友离世的研究（Mancini，Bonanno，& Clark，2011）发现了4种反应类型。研究中的多数人表现出了心理弹性（resiliency），从亲友离世之前直至亲友离世4年之后他们都表现出了较为稳定的主观幸福感。21%的成年人表现出了骤降－恢复（acute-recovery）反应，即亲友离世时主观幸福感骤降，过后缓慢回升至原有水平。约15%的成年人表现出了慢性低水平（chronic low levels）幸福感，这一反应相对来说并不受亲友离世的影响。令人意外的，有5%的成年人表现出了幸福感的提升（improvement），即在丧失亲友之后幸福感有所提升。（值得一提的是，这些幸福感提升的人多因亲友的去世而获得了一些收入。）综上所述，人们对亲友去世的反应各异，阶段性理论并不能很好地解释这些差异。

亲友去世往往会带来消极情绪体验，且人们往往难以接受。即使是阅尽悲欢离合的医疗工作者，当他们目睹强烈的消极情绪或是持续时间过长的消极情绪时也会感到异常。对去世亲友的怀念和哀思往往会持续很多年（Camelley，Wortman，Bolger，& Burke，2006）。很多专家认为这些人最能从心理干预中获益（Mancini，Griffin，& Bonanno，2012）。与之相反的，对很多未因亲人去世而表现出持续性或过度的消极情绪的人来说，心理干预意义不大。

另外，心理工作者及精神卫生工作者在提供干预时所使用的术语及词汇也可能给面对亲友去世的人造成负面结果。面对亲近他人去世进行调整的过程通常被称为恢复（recovering），即暗指他们需要回到"正常"状态，他们的哀伤反应预示着心理问题。这种将之"疾病化"的倾向应当避免（Tedeschi & Calhoun，2008）。尽管很多哀伤反应会给行为调适带来困难，不过如同对慢性疾病和绝症的调适一样，面对哀伤的过程中人们也会体验到某种超越与精神上的成长（Tedeschi & Calhoun，2006）。面对慢性疾病、面对死亡与面对亲友离世在这一点上是相通的。

小结

面对死亡需要患者本人及其亲友都进行调整与应对。尽管面对死亡的阶段性理论颇为流行，然而它并没有充足的证据支撑。实际上，患有绝症的人通常会体验到多种不同的消极体验，一个更为恰当的理论框架将之概括为实践元素、关系元素与个人元素。一些人能够经受临终角色带来的挑战，同时能够获取相应的资源以帮助自己"善终"，即在享有足够的社会支持、适当的医疗、较少的心理负担时没有太多生理痛苦地死去。这些调整能够让他们在去世时体验到生命的完整感乃至超越感。在应对亲友去世的哀伤时也会出现这种成长，不过同时需要人们应对亲友去世所带来的种种消极情绪。亲友去世所带来的消极情绪有很多，不过没有证据表明必然会经过特定的阶段。面对哀伤时产生的消极情绪不应被视为"异常"；平复哀伤或许需要很多年时间，不过这一过程同样有可能带来积极的改变。

关键问题答案

1. 慢性疾病对病人及其家人有何影响？

慢性疾病会给人们的生活带来变化，包括需要人们管理疾病症状、寻求医疗服务、改变自己与亲密他人之间的关系以及重新评估自己生活的意义。健康心理学与支持团体可以帮助患者应对患病过程中的消极情绪，而这恰恰是常规治疗容易忽视的。慢性疾病同时可能是某种绝症，这会促使人们重新思考人生意义并面对死亡。

2. 阿尔茨海默症有何影响？

阿尔茨海默症表现为大脑损伤、记忆丧失、语言功能障碍、冲动易怒、睡眠障碍、猜疑、盲目游荡、大小便失禁以及逐渐丧失日常行为能力。阿尔茨海默症的出现受基因与环境因素的共同作用。年龄是最主要的风险因素。健康的生活方式能有效延缓疾病的恶化。药物治疗可以在一定程度上延缓疾病的恶化，但阿尔茨海默症最主要的应对手段是致力于帮助人们维持认知功能的多种干预，以及咨询和支持性团体为患者家属提供的支持。

3. 如何针对糖尿病进行调适？

Ⅰ型与Ⅱ型糖尿病都需要患者做出生活方式的改变，如每天监控血糖、控制饮食、锻炼、定时服药等。Ⅰ型糖尿病需要注射胰岛素，而严格控制饮食、减少特定食物的摄入、定期看医生、坚持锻炼这些方法则同时适用于Ⅰ型与Ⅱ型糖尿病。健康心理学家通过提高糖尿病患者的自我控制与自我管理能力来帮助他们更好地应对疾病。

4. 哮喘如何影响人们的生活？

支气管的炎症是哮喘的成因。这一炎症始终存在，当诱因出现时患者会出现气管收缩并导致呼吸困难。哮喘可能是致命的，并且同时是导致儿童青少年出现功能障碍的最主要原因。哮喘的成因尚不清楚，不过医疗手段可以帮助患者控制炎症并降低哮喘发作的可能。哮喘患者需要遵从复杂的医嘱才能降低哮喘发作的风险。

5. 如何应对HIV感染与艾滋病？

感染 HIV 会损害免疫系统，使机体无法抵抗条件性病原微生物的感染。HIV 在美国有以下4种传播途径：男男性行为、使用注射型毒品、异性间性行为、母婴传播。心理学家的工作在帮助 HIV 传播中起重要作用：鼓励使用更多的防护措施，提供心理咨询与援助，提高患者遵从复杂医嘱的能力。

6. 人们如何面对死亡与哀伤？

自己面对死亡时人们会产生多种消极情绪体验，面对亲友去世亦然。与流行的理论相反，这一应对过程并不必然会经历若干阶段。取而代之的，面对死亡时的调适包括实践元素、关系元素与个人元素。面对哀伤也同样是一种会带来很多消极情绪，同时也可能带来个人成长的体验。

阅读建议

Asthma Action America. (2004). *Children and asthma in America*. Retrieved August 29, 2008, from http://www.asthmainamerica.com/frequency.html.

这项调查全面揭示了哮喘对儿童及其照料者的影响，检验了有关哮喘的误解和哮喘治疗的普及性，并推荐了一些有效的哮喘管理策略。

DeBaggio, T. (2002). *Losing my mind: An intimate look at life with Alzheimer's*. New York: Free Press.

作者 Thomas DeBaggio 于 57 岁时发觉自己出现

了阿尔茨海默症的症状，他决定记录下自己"失去心灵"的体验，最终成就了这本令人动容的作品。

Stanton, A. L., & Revenson, T. A. (2011). Adjustment to chronic disease: Progress and promise in research. In H. Friedman (Ed.), *The Oxford handbook of health psychology* (pp. 241–268).

书中的这一章探讨了有关慢性疾病调适的纵向研究，以及影响调适过程的各种风险因素和保护性因素。

UNAIDS. (2010). *UNAIDS report on the global AIDS epidemic, 2010*. Geneva: Joint United Nations Programme on HIV/AIDS.

这份报告详细介绍了世界范围内以及各个地理区域内 HIV 感染的情况，分析了每个地区的流行病学特点以及应对措施的进展。

第四部分

行 为 健 康

第 12 章

吸　烟

本章概要

- 吸烟与呼吸系统
- 烟草使用简史
- 选择吸烟
- 烟草对健康的影响
- 降低吸烟率
- 戒烟的影响

关键问题

1. 吸烟如何影响呼吸系统？

2. 哪些人更有可能吸烟？为什么？

3. 使用烟草对健康有哪些影响？

4. 如何降低吸烟率？

5. 戒烟会带来哪些影响？

✔ 测一测你的健康风险

关于烟草使用

☐ 1. 我吸过的香烟数量加起来不到 100 支。

☐ 2. 从小到大我吸过的香烟总数可能在 100 到 200 支之间，但我最近五年里都没有吸过烟，也没有想要吸烟的欲望。

☐ 3. 目前我每天至少要吸 10 支香烟。

☐ 4. 目前我每天至少要吸两包烟。

☐ 5. 我吸烟。我认为吸烟对健康的危害被夸大了。

☐ 6. 我吸烟。我认为吸烟很有可能是有害的，我计划在这些危害表现出来之前戒烟。

☐ 7. 我不吸香烟，但每天至少抽一支雪茄。

☐ 8. 我不吸香烟，但每天至少用烟斗吸烟一次。

☐ 9. 我抽雪茄，因为我相信它对健康的危害较小。

☐ 10. 我用烟斗吸烟，因为我相信它比香烟更安全。

☐ 11. 我家里有人吸烟。

☐ 12. 我每天都会使用无烟烟草（咀嚼烟草）。

除前两个题目外，其他题目都意味着你可能处于烟草制品带来的健康风险中。在美国，烟草制品每年导致约 443000 人死亡，他们大多死于心脏病、癌症以及慢性下呼吸道疾病。请将后 10 道题的打钩数量相加，评估你的健康风险。当你阅读这一章时，你将会看到有些题目所描述的行为比其他题目所描述的行为有相对更大的风险。

巴拉克·奥巴马的真实生活记录

美国总统奥巴马在与吸烟习惯抗争多年后，终于戒烟了（"Michelle Obama"，2011）。奥巴马从青少年时期开始吸烟，并逐步发展成为重度吸烟者。当他决定竞选美国总统时，他向他的妻子米歇尔承诺自己会戒烟，但在竞选过程中又复吸了。在签署一项禁烟法案后的记者招待会上，奥巴马承认自己违背了承诺，偶尔也会吸烟（"Obama Admits"，2008）。他说他努力尝试戒烟，但有时也会"搞砸"。

就任总统后的前两年，奥巴马偶尔会吸烟，到 2011 年 2 月，第一夫人米歇尔·奥巴马声称丈夫已经一年没有吸过一支烟了（"Michelle Obama"，2011）。奥巴马面临多方面的戒烟压力，包括重视健康的妻子持续不断地敦促，而且他吸烟的行为对他的孩子（以及其他年轻人）来说可能会是一个糟糕的榜样，他的医生也出于健康考虑力劝他戒烟。

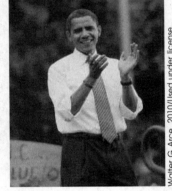

Walter G Arce, 2010/Used under license from Shutterstock.com

奥巴马反复戒烟的过程是美国超过一百万成功戒烟者的典型经历：从青少年时期开始吸烟，成年早期吸烟越来越多，想要戒烟，多次尝试，最终成功戒烟。

吸烟是当今世界上可预防的首要死亡原因。美国每年因烟草使用导致的死亡人数为 443 000（USDHHS，2010c）。看到 443 000 这个数字我们很难有直观的感受，让我们来看看将这个数字具体化会如何。每年，美国因吸烟致死的人数相当于蒙大拿州一半的人口，比亚特兰大的所有人口还要多。虽然各州间存在差异，但是美国平均每天约有 1213 人死于烟草使用。全世界范围的吸烟致死数约为每年600万人（美国癌症协会，2012），这相当于丹麦全国的人口。接下来，我们将总结香烟、雪茄、烟斗以及其他烟草制品带来的种种风险，包括被动吸烟和无烟烟草的危害。本章内容还包括烟草使用的流行情况，人们吸烟的原因，以及戒烟和减少吸烟率的方法。首先，由于呼吸系统是最直接受到吸烟行为影响的身体系统，我们将简要叙述吸烟对呼吸系统的影响。

吸烟与呼吸系统

每一次呼吸都让氧气进入体内，同时将二氧化碳排出体外。这一过程使空气进入肺的深处，通常也将各种颗粒带入肺部。因此，吸烟是导致肺部损伤和疾病的原因之一。

呼吸系统的功能

氧气和二氧化碳的交换发生在肺的深处。为了让空气进入肺部，**横膈膜**（diaphragm）和肋骨间的肌肉（肋间肌）收缩，胸腔容量增大。随着胸腔内空间的增大，胸内压强会低于大气压，空气被挤入肺部。

图12.1展示了空气进入肺部的通道，空气依次通过鼻、咽、喉、气管、支气管、细支气管进入肺。这些通道几乎没有吸收氧气的作用，但它们使吸入的空气变得温暖、湿润、干净了。在细支气管的末端有数以百万计的肺泡，这是氧气和二氧化碳发生交换的地方。富含氧气的空气进入肺，到达肺泡，在环绕肺泡的毛细血管中发生氧气和二氧化碳的交换。随后充满氧气的血液被输送回心脏，再输出到身体的各个部分。

空气是一种绝好的将异物带入身体的媒介。空气中的颗粒可能随着每一次呼吸进入肺部。呼吸系统的保护机制，如打喷嚏和咳嗽，可以排出部分有害颗粒。有害物质对鼻部通道的刺激可能会引发喷嚏反射，而对下呼吸道的刺激可能会引发咳嗽反射。

几种呼吸系统疾病引起了健康心理学家们的关注。吸烟和其他空气污染都会刺激呼吸系统黏液的分泌，削弱呼吸系统保护机制的作用，从而使呼吸系统更容易出现问题。随着黏液的积聚，人们会咳嗽，排出痰，但是咳嗽本身可能会刺激支气管壁。如果支气管壁受到刺激或感染，可能会损伤呼吸系统，支气管中的组织会被破坏。支气管出现疤痕组织，支气管组织细胞受到刺激或感染以及咳嗽都是**支气管炎**（bronchitis）的症状。支气管炎是慢性下呼吸道疾病的一种（之前也被称为慢性阻塞性肺病），它是美国人的第三大死因。

急性支气管炎由感染引起，抗生素通常能够很快起效。如果肺部刺激和疾病的潜在病因继续存在，则可能发展为慢性疾病。吸烟是慢性支气管炎的主要原因，但外界环境中的空气污染和职业性有害因素也可能导致慢性支气管炎。

最常见的慢性下呼吸道疾病是**肺气肿**（emphysema），这一疾病会在疤痕组织和黏液堵塞呼吸通道时发生。支气管失去了弹性，被破坏，空气残留在肺泡中损害肺泡壁，扩大肺泡体积。肺泡受损使得氧气、二氧化碳能够进行交换的面积减少。这一损伤也会阻碍血液流向未受损害的肺泡，让呼吸系统的功能受到很大限制。呼吸系统效率的下降意味着每一次呼吸只能提供有限的氧气。因此肺气肿患者会感觉呼吸困难，通常不能进行剧烈运动。

慢性支气管炎、肺气肿、肺癌都是与吸入刺激性有害颗粒（如吸烟）有关的呼吸系统疾病。图12.2描绘了吸烟是如何损伤肺部，导致支气管炎和肺气肿的。健康心理学家特别关注吸烟，因为它是人们完全可以选择不做的自愿行为，而空气污染和职业性危险因素则属于社会问题，人们很难避免。因此，减少吸烟是媒体宣传和行为干

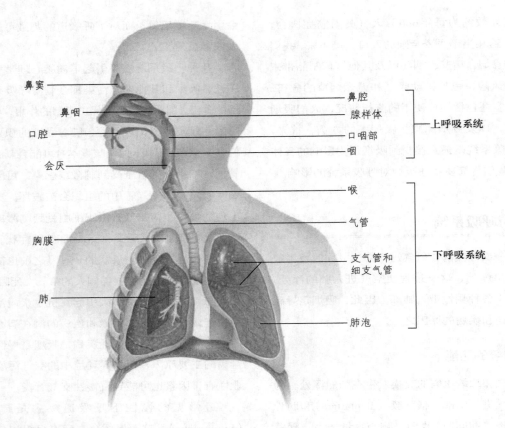

鼻窦

鼻咽

口腔

会厌

胸膜

肺

鼻腔

腺样体

口咽部

咽

上呼吸系统

喉

气管

支气管和
细支气管

下呼吸系统

肺泡

图 12.1 呼吸系统

Source: Introduction to microbiology (p.525), by J. L. Ingraham & C. A. Ingraham. From INGRAHAM/
INGRAHAM, Introduction to Microbiology, 1E. © 1995 Cengage Learning.

预的重要目标。但是，具体是什么原因让吸烟如此有害呢？

烟草中的有害成分

经过处理的用于制作香烟的烟草含有超过4000种化合物；其中至少有60种为已知致癌物。这些化合物都与潜在疾病的发生有关，但是香烟的烟本身是一种复杂的混合物（USDHHS，2010c），要具体分析其中哪一种物质导致了肺部损伤是很困难的，暂时没有明确的答案。不过我们已经知道，尼古丁是导致吸烟成瘾的罪魁祸首。尼古丁对身体有怎样的影响呢？

尼古丁是一种兴奋剂，能够同时作用于中枢神经系统和周围神经系统（USDHHS，2010c）。中枢神经系统存在尼古丁的特定受体，也就是说，脑对尼古丁能产生特定反应。吸烟能够快速将药物传递到大脑。例如，吸烟后7秒钟尼古丁就能到达大脑，比静脉注射药物到达大脑时间快一倍。尼古丁的半衰期（失去一半效力所需的时间）是30 ~ 40分钟。上瘾的吸烟者再次吸烟的间隔时间一般不会超过这一时间长度。

当尼古丁被运送到大脑，占据受体后，就会开始影响很多神经递质的释放和代谢，这些神经递质包括乙酰胆碱、肾上腺素、去甲肾上腺素、

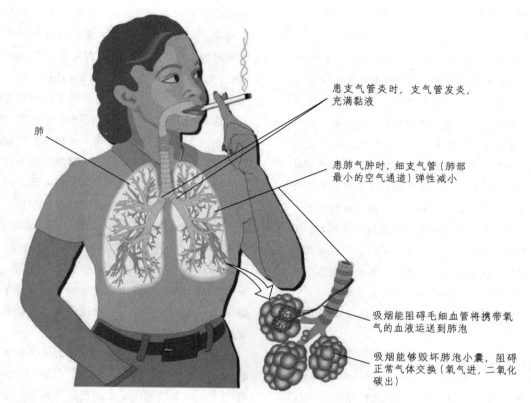

患支气管炎时，支气管发炎，充满黏液

患肺气肿时，细支气管（肺部最小的空气通道）弹性减小

肺

吸烟能阻碍毛细血管将携带氧气的血液运送到肺泡

吸烟能够毁坏肺泡小囊，阻碍正常气体交换（氧气进，二氧化碳出）

图 12.2 吸烟对肺部的影响

Source: An invitation to health (7th ed., p.493) by D. Hales, 1997, Pacific Grove, CA: Brooks/Cole. From HALES, Invitation to Health, 7E. © 1997 Cengage Learning.

谷氨酸和多巴胺（USDHHS，2010c）。其整体作用是提高大脑皮质的兴奋水平。另外，吸烟还能促进大脑释放天然阿片 β 内啡肽。吸烟带来的愉悦感可能源于这些神经递质的释放。尼古丁还能提高新陈代谢水平，降低食欲，这能够解释为什么吸烟者通常比非吸烟者瘦。然而，尼古丁可能不是吸烟危害健康的罪魁祸首，烟草中还有其他很多有害成分。

烟焦油是指香烟燃烧冷凝物中不溶于水的残留物，其中包括多种已经确定的致癌物或疑似致癌物。虽然烟草企业已经降低了香烟中烟焦油的含量，随着烟焦油含量的降低，吸烟有关的死亡

率也会降低，但低含量仍不安全。而且，吸低尼古丁香烟的吸烟者很可能提高其吸烟频率，烟雾吸入也更深，而这会让他们更多地暴露于烟焦油的危险中。

烟草燃烧的其他产物也可能带来健康风险。丙烯醛和甲醛都属于具有刺激性的醛类化合物。甲醛作为一种具有代表性的致癌物，能够破坏组织蛋白，导致细胞损伤。一氧化氮和氢氰酸是吸烟过程中生成的有害气体，能够影响氧气代谢。由于烟草公司不会向公众提供香烟具体成分的信息，消费者并不能充分了解吸烟的潜在健康风险（USDHHS，2010c）。

小结

呼吸系统能够让氧气进入肺部，在肺泡处与二氧化碳发生交换。各种颗粒也会随着空气进入肺部，其中一些有害健康。吸烟会导致肺部损伤、支气管炎。吸烟也很可能导致慢性下呼吸道疾病，如慢性支气管炎和肺气肿。

烟草本身含有的一些化学物质或在燃烧过程中产生的副产物，都可能损害身体。虽然大剂量的尼古丁属于剧毒，但要精确评估香烟中的尼古丁对普通吸烟者的危害仍然很困难。不同香烟产品所含的烟焦油量不同，其他潜在的有害物质含量也不同。因此，要确定香烟中与疾病和死亡相关的具体成分十分困难。

烟草使用简史

当克里斯托弗·哥伦布及其他早期欧洲探险家到达西半球时，他们发现印第安人有一种在欧洲人看来很奇怪的传统：随身携带干叶子裹成的卷，点燃这些卷，然后吸入燃烧的烟。没错，那些干叶子就是烟草。这些欧洲船员尝试了吸烟，觉得很喜欢，而且很快变得依赖烟草。尽管哥伦布不同意他的船员吸烟，但他很快发现"他们无力让自己不沉迷于这一习惯"（Kluger, 1996, p. 9）。在随后的一个世纪里，吸烟和烟草的种植扩散到世界各地，还没有任何一个国家在人们学会吸烟后成功禁止烟草的使用（Brecher, 1972）。

吸烟很快在欧洲流行起来，但也不乏反对者。伊丽莎白时代的英国社会开始了烟草的使用，尽管伊丽莎白一世并不赞同，她的继任者詹姆斯一世也同样不赞同。另一位伊丽莎白时代的著名人物，弗兰西斯·培根也公开反对烟草的使用，认为烟草会对使用者产生负面影响。众多烟草反对者都提出了一个共同观点：哪怕经济上负担不起，对烟草上瘾的人仍会花费大量的钱在烟草上。由于当时烟草还很稀缺，所以很昂贵。在1610年的伦敦，烟草的价格与同等重量的白银相当。

1633年，土耳其奥斯曼帝国苏丹穆拉德四世颁布法令，吸烟者一经发现会被处以死刑。然后，他在街道上采取了诱捕行动，并将那些吸烟的人斩首示众（Kluger, 1996）。从早期的俄罗斯罗曼洛夫帝国到17世纪的日本，对于使用烟草的惩罚都很严厉，然而使用烟草的地区依然在扩大。在西班牙的殖民地，牧师做弥撒时吸烟非常普遍，以至于天主教教会不得不禁止吸烟。1642年和1650年，烟草都是正式的教皇诏书的主题，然而在1725年，教皇本笃十三世废除了所有关于烟草的禁令——因为他本人喜欢使用鼻烟，而鼻烟也是烟草的一种。

几个世纪以来，烟草的使用有了多种不同的形式，包括香烟、雪茄、烟斗、鼻烟等。尽管在美国南北战争期间士兵们就已经开始抽香烟，但直到20世纪香烟才变得流行。在这中间的一段时间，很多男性认为抽香烟是很"娘"的行为。但讽刺的是，抽香烟并没有被社交场上的女性们所接受；也就是说，19世纪时很少有女性抽香烟。直到19世纪80年代，批量生产的香烟在市场上出现，香烟的使用才渐渐普遍。

1913年，"混合型"香烟（由风干的白肋烟、香料烟与烤烟混合而成）的开发促进了香烟的广泛使用。混合的过程造就了香烟令人愉悦的风味和香气，让烟雾更容易吸入体内。香烟的使用在第一次世界大战期间变得普遍；而后的20世纪20年代，即史上著名的浮华年代，香烟的使用在女性中变得普遍。

从哥伦布时代到19世纪中叶，烟草从来不乏批评者，但反对或谴责的理由通常是道德、社会、排外或经济方面的考虑，而非科学或医学方面的

（Kluger，1996）。尽管很多权威人物都反对烟草的使用，但烟草工业仍然持续发展。直到20世纪60年代中期，人们才开始看到吸烟有害健康的科学证据。事实上，在二十世纪四五十年代，很多医生都吸烟，而且会向他们的病人推荐这一放松和减压的方法。当然了，烟草企业很喜欢这一观念，并采取了一系列措施来提高吸烟率。除了投放各种广告，还在第二次世界大战期间向士兵们提供免费香烟，并在战后继续赠送免费样品。那时，只有很少一部分人怀疑吸烟可能会给健康带来不良影响，吸烟十分普遍。

选择吸烟

与其他很多健康威胁不同的是，吸烟是一种自愿的行为，每个人都能选择吸烟还是不吸烟。

有哪些因素影响这一选择呢？

美国一些历史和社会事件都让越来越多的人选择不吸烟。第一个事件是1964年美国卫生部发布关于吸烟对健康有负面影响的报告（USPHS，1964）。其他事件包括：在每一个香烟包装上设置警告，提醒吸烟的潜在危害；禁止在电视上投放香烟广告；划定公共建筑和公共区域为无烟区；提高香烟的价格；取消公共场所的香烟售卖机；规定购买香烟需出示身份证；设计并实施旨在预防吸烟、鼓励戒烟的项目等。随着这些措施的实施，美国的吸烟率逐渐下降。人均香烟消费量的最高纪录出现在1966年，正好是卫生部发布吸烟危害报告后两年。如图12.3所示，卫生部报告发表后，美国的人均香烟消费量开始下降。图中还标示出了其他可能导致人均香烟消费量提高或下降的历史事件。

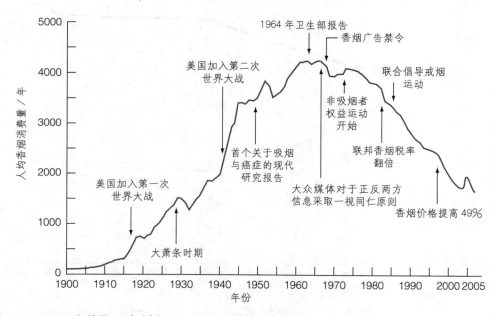

图 12.3　1900—2007 年美国 18 岁（含）以上人口人均香烟消费量

Sources: "Surveillance for Selected Tobacco Use Behaviors—United States, 1900–1994," by G. A. Givovino et al., 1994, *Morbidity and Mortality Weekly Report, 43*, No. SS-3, pp.6–7; National Center for Health Statistics, 2001, *Health, United States 2001*, Hyattsville, MD: U.S. Government Printing Office. "Trends in Tobacco Use," by American Lung Association, Research and Program Services, Epidemiology and Statistics Unit, 2011, Table 2. Retrieved September 27, 2011 from www.lung.org/finding-cures/our-research/trend-reports/Tobacco-Trend-Report.pdf

谁会选择吸烟？谁不会？

当前，美国有约21%的成年人为吸烟者，这一比例相当于1965年（42%）的一半（NCHS，2011）。最近，曾吸烟者的比例有所下降，而从未吸烟者的比例有所上升（见图12.4）；如今奥巴马总统就属于曾吸烟者群体中的一员。

吸烟者和不吸烟者有什么不同？

吸烟者与不吸烟者在多个方面都有不同，如性别、种族、年龄、职业、受教育水平等。就性别而言，美国成年人中有23.5%的男性和17.9%的女性吸烟（CDC，2010b）。从1965年到1985年，男性的戒烟率高于女性，因此出现了男性吸烟率的急剧下降。在近来的20年中，男性和女性的戒烟率几乎没有差别，因此两性的吸烟率都略有下降，男性吸烟率略高于女性。

就种族而言，印第安人（包括阿拉斯加原住民）的香烟消费比例最高（约为24%），亚裔美国人的吸烟率最低（低于11%）（NCHS，2011）。也许是因为很多长期吸烟者已经在较年轻的时候死于与吸烟有关的疾病，65岁及以上老年人的吸烟率最低，仅有7%的老年人为吸烟者。尽管吸烟的花销很大，但生活在贫困线以下人群的吸烟率（30%）高于经济条件更宽裕的人群（约14%）。即使只看非贫困的人群，吸烟率也与个人净资产负相关——吸烟者比不吸烟者整体上更穷，贫穷的吸烟者比相对高收入的吸烟者戒烟后更容易复吸（Kendzor et al.，2010）。

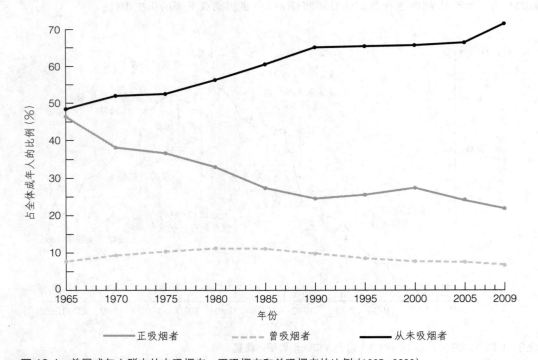

图 12.4   美国成年人群中从未吸烟者、正吸烟者和曾吸烟者的比例（1965—2009）

Source: "Trends in tobacco use," by American Lung Association, Research and Program Services, Epidemiology and Statistics Unit, 2011, Table 2. Retrieved September 27, 2011 from www.lungusa.org/finding-cures/our-research/trend-reports/Tobacco-Trend-Report.pdf. Used with permission © 2012 American Lung Association.

受教育水平也是预测吸烟率的一个很好的指标：受教育水平越高，吸烟率越低（CDC，2010b）。比如在美国，拥有研究生学历（硕士或博士）的人中仅有 5.6% 是吸烟者，而普通教育文凭（拥有高中同等学力证书）的人吸烟的比例超过 49%（CDC，2010b）。这一差异甚至在学生进入大学之前就已经出现了——想要上大学的高中生比不打算上大学的高中生吸烟的比例更低（Johnston，O'Malley，Bachman，& Schulenberg，2011）。图 12.5 展示了美国人吸烟率与受教育水平的负相关关系。

教育水平与吸烟率的负相关关系在绝大多数时候成立，但并不适用于所有情况，如欧洲某些地方。负相关关系在德国的一个大样本数据中得到了印证（Schulze & Mons，2006），但是另一项涉及欧洲 9 国的研究却发现了更为复杂的模式（Schaap，van Agt，& Kunst，2008）。吸烟与受教育水平的关系在年轻人中更强，而欧洲北部老年人的吸烟率则更多受职业地位的影响。欧洲南部居民的吸烟模式更加复杂多样，但受教育水平依然是一个有效的吸烟预测指标。

青年人群的吸烟率

和大多数吸烟者一样，奥巴马从青少年时期开始吸烟（"Barack Obama Quits，" 2011）。一项对危险行为的调查发现，9 年级学生中大约有 12% 的男生和 15% 的女生在过去一个月内吸烟至少一次（Eaton et al.，2010）。图 12.6 展示了不同性别学生的不同吸烟模式。整个高中阶段，男生的吸烟率一直在提高。到了 12 年级的时候，有相当一部分男生和女生为经常吸烟者。

不少青少年在中学时开始吸烟，但这很可能不是年轻人养成吸烟习惯的时期。这一习惯通常在 18 岁之后形成，之前尝试过吸烟的人可能成为

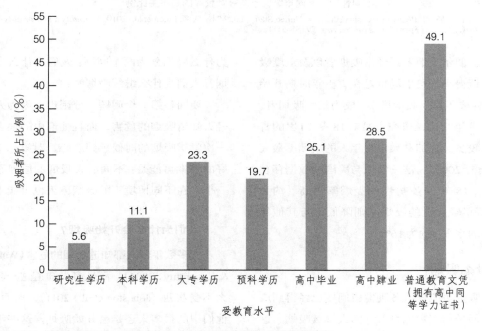

图 12.5 2009 年美国 18 岁（含）以上各种受教育水平人群的吸烟率

Source: "Vital signs: Current smoking among adults aged >18 years–United States, 2009," by S.R. Dube, A. McClave, C. James, R. Caramello, R Kaufmann, & T. Pechacek, 2010, *Morbidity & Mortality Weekly Report 59*, 35, p.1137.

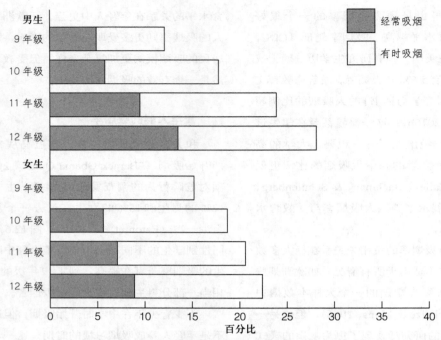

注：有时吸烟的定义是在调查之前的 30 天内有 1 天或几天吸过烟；经常吸烟的定义是调查之前的 30 天内有至少 20 天吸过烟。

图 12.6   2009 年美国不同性别、不同年级、不同吸烟频率的高中生比例

Source: "Youth Behavior risk surveillance—United States, 2009," by D. K. Eaton et al., 2010, *Morbidity and Mortality Weekly Reports Surveillance Summaries, 59* (SS-5), Table 28.

非吸烟者、偶尔吸烟者、经常吸烟者以及重度吸烟者。还记得吗？奥巴马也是在青少年时期开始吸烟，但在成年早期吸烟增多，成为重度吸烟者。

与青少年相比，研究人员对 18 ~ 24 岁的青年人关注较少。在加拿大，青年人的吸烟率最高（Hammond，2005）。这一发现与美国的数据存在一致之处，18 ~ 24 岁男性的吸烟率很高（约为 28%），而年轻女性的吸烟率则降低为与其他年龄组相当的水平（约为 16%）。

人们为什么吸烟？

尽管吸烟可能导致各种健康问题已经得到广泛宣传，但是仍有数以百万计的人继续吸烟。这种情况让人困惑，因为很多吸烟者其实知道自己的这一习惯可能带来的潜在危害。让我们把人们为什么吸烟分为两个问题：人们为什么会开始吸烟？人们为什么继续吸烟？

要回答第一个问题十分困难，因为大多数年轻人知道吸烟的危害，而且他们中的很多人在第一次尝试吸烟的时候感到恶心。对第二个问题最好的答案可能是：不同的人吸烟的原因不同，同一个人在不同情境下的吸烟原因也可能不同。

人们为什么会开始吸烟？

大多数年轻人都知道吸烟的危害（Waltenbaugh & Zagummy，2004），而且多少知道这一习惯有多么不受欢迎（Johnston et al.，2011），然而每一年，他们中的很多人还是会开始吸烟。这些年轻人的认知上大多存在乐观偏差，坚信吸烟的危害不会出现在自己身上。除了乐观偏差，研究人员还发现，至少有4种解释能够回答人们为何在知道危害的情况下开始吸烟，它们分别是：遗传倾向、社交压力、广告和控制体重。

遗传倾向

关于吸烟受到遗传因素影响的最初研究证据来自20世纪50年代的双生子研究（Pomerleau & Kardia，1999）。这些研究指出，同卵双生子在吸烟还是不吸烟这一选择上的一致性显著高于异卵双生子。最新研究已经涉及与开始吸烟、尼古丁依赖、戒烟成功率相关的基因（Furberg et al.，2010）。有多个基因能够影响吸烟行为，主要通过影响大脑中的神经递质来产生作用（Ju Wang & Li，2010）。

与吸烟（及其他成瘾行为）联系最为紧密的神经递质是多巴胺。这一神经递质对于大脑中的奖赏回路十分重要。参与多巴胺吸收和运输的某些基因的变异可能会导致人们更容易开始和继续吸烟（Clague，Cinciripini，Blalock，Wu，& Hudmon，2010；Laucht et al.，2008）。

大量证据表明，吸烟受到遗传因素影响，具体的基因及其定位的研究证据也开始出现。因此，基因突变会提高人们成为吸烟者以及继续吸烟的概率。然而，关于遗传的研究也证实了环境影响的重要性。一项关于开始吸烟的追踪研究（Slomkowski，Rende，Novak，Lloyd-Richardson，& Niaura，2005）对遗传因素进行了控制，结果发现遗传和社会环境都对开始吸烟有影响：那些报告说自己有一个关系密切的吸烟的兄弟姐妹的青少年，更有可能开始吸烟。这些研究结果都显示出社会因素和遗传因素对于开始吸烟的交互作用。

社交压力

青少年对于社交压力通常很敏感，拥有吸烟的朋友、父母或兄弟姐妹会极大地提高其吸烟的概率（Vitória，Salgueiro，Silva，& De Vries，2009）。青少年可能会在同伴的鼓励下开始并继续吸烟，同伴通常会提供香烟，但是这种外在的压力可能并不是必须的——青少年可能会为了融入一个社交团体而主动开始吸烟（Stewart-Knox et al.，2005）。朋友行为的影响十分重要；如果有一个吸烟的童年好友（Bricker et al.，2006）或吸烟的男/女朋友（Kennedy，Tucker，Pollard，Go，& Green，2011），青少年尝试吸烟的概率就会增加。正如奥巴马所说，吸烟的父母和兄弟姐妹可能不会鼓励青少年开始吸烟，但是他们本身就是有影响力的吸烟榜样。因此，家中有父母或兄弟姐妹吸烟的青少年比家里没有人吸烟的青少年更有可能尝试吸烟（O'Loughlin，Karp，Koulis，Paradis，& DiFranza，2009）。一些研究（Mercken，Candel，Willems，& de Vries，2007）指出，就开始吸烟而言，兄弟姐妹的影响力比父母要大。但是和吸烟者（哪怕是继父母）生活在一起也会提高青少年开始吸烟的风险（Fidler，West，van Jaarsvelt，Jarvis，& Wardle，2008）。

现实中的人并不是吸烟榜样的唯一来源，电影及其他媒体也是社交压力的来源之一。越来越多的证据都表明，电影对青少年开始吸烟有影响。John Pierce及其同事（Distefan，Pierce，& Gilpin，2004；Pierce，2005）研究了电影对青少年的影响，结果发现看到最喜欢的明星在电影里抽烟会影响他们。一项采用了美国青少年代表性样本的纵向研究发现，观看电影里的吸烟镜头会让他们对吸烟产生积极态度，同时能推动他们和吸烟的人交朋友。无论是对吸烟的积极态度还是吸烟的朋友都与开始吸烟密切相关。对大众媒体对吸烟影响的系统性综述（Nunez-Smith et al.，2010）发现，媒体上的吸烟镜头与吸烟行为之间存在很强的相关。

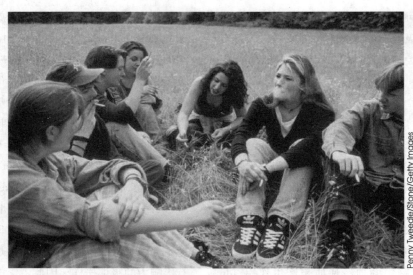

想要被某个社交群体接纳对于青少年来说很可能是一种有力的强化物。

电影对年轻人吸烟的影响在美国以外的其他国家也存在（尽管有吸烟镜头的电影大多来自美国）。一项对德国10～17岁青少年的研究（Hanewinkel & Sargent，2007）发现，观看有吸烟镜头的电影对他们开始和继续吸烟都有影响。因此，社会环境中的很多因素都可能影响青少年吸烟或戒烟，广告也为其中之一。

广告

除了社交压力，烟草企业还会利用广告手段来引起青少年对吸烟的兴趣。John Pierce 及其同事（Pierce，Distefan，Kaplan，& Gilpin，2005）研究了青少年是如何受到广告影响的。他们将12～15岁从未吸烟的青少年分为两个组：坚定的不吸烟组（对吸烟没有任何兴趣）和容易受影响的不吸烟组（对吸烟表现出一些兴趣）。两组被试间的一个重要区别是好奇心。坚定的不吸烟组更少有好奇心，通常很少关注烟草广告，不太可能开始吸烟。因此，好奇心也许是影响青少年做出吸烟还是不吸烟选择的关键因素。而引起好奇心是营销任何商品的有效手段，包括香烟在内。

多个纵向研究和系统性综述指出，广告能促进吸烟，对年轻人尤其有用。一项纵向研究（Henriksen，Schleicher，Feighery，& Fortmann，2010）关注商店里香烟广告的影响，结果发现那些经常光顾在显眼位置有香烟广告的商店的青少年比不经常来这样的商店的青少年更有可能开始吸烟。另一项纵向研究（Gilpin，White，Messer，& Pierce，2007）发现，有最喜欢的香烟广告的青少年或乐意尝试香烟促销产品的青少年在3～6年后更有可能成为吸烟者。一项系统性综述（Paynter & Edwards，2009）评估了卖香烟的地方出现的广告的影响，发现这种广告不仅能够让年轻人更容易开始吸烟，而且可能导致吸烟者购买更多的烟，以及让戒烟的人再次复吸。

如果倡导吸烟的广告是有效的，反吸烟的广告也同样有效吗？反吸烟的媒体宣传可能是有效的，但很可能并没有倡导吸烟的广告那么有效。大众媒体反吸烟宣传（Flynn et al.，2010）收效甚微。另一项研究发现，反吸烟广告和倡导吸烟广告都是有效的，但是反吸烟广告传递的信息的效力不足以抵消倡导吸烟广告的诱惑作用（Weiss et al., 2006）。因此，把反吸烟广告作为烟草广告解毒剂的话，其效果是远远不够的。

控制体重

很多女生和一些男生开始吸烟是因为相信吸烟能帮助他们控制体重。对荷兰青少年的一项纵向研究（Harakeh, Engels, Monshouwer, & Hanssen, 2010）发现，对体重的担忧与开始吸烟呈正相关。其他研究（Fulkerson & French, 2003）也发现，吸烟被当作一种体重控制方法，而且被广泛使用——只有非裔的年轻女性对这一方法免疫。这项研究还发现，年轻男性倾向于用吸烟的方法来控制体重，其中，印第安人和亚裔的年轻男性比其他种族的年轻男性更常采用这种方法。

正在节食的年轻女性也报告说她们把吸烟作为减肥的途径之一（Jenks & Higgs, 2007）。想要减肥的青少年吸烟者常常不只是用吸烟来减肥，还会采用其他有害健康的减肥方法，如服用减肥药或泻药（Johnson, Eaton, Pederson, & Lowry, 2009）。总之，吸烟是很多年轻人用于减肥的方法之一，而且这一危险的做法与其他危险的控制体重的做法密切相关。

人们为什么继续吸烟？

不同的人吸烟的原因各不相同，这些原因包括：尼古丁成瘾，受到正强化和负强化，存在乐观偏差，担心体重上升等。

成瘾

人们一旦开始吸烟，就会很快变得依赖它。美国疾病预防与控制中心（CDC, 1994）对10～22岁吸烟者进行调查后发现，参与调查之前至少吸了100支香烟的人中有大约2/3报告说"烟真的很难戒"，而参与调查之前吸烟数量不超过100支的人中仅有很少一部分有这种感受。而且，每天吸烟超过15支的人中有高达90%的人发现想要戒烟十分困难。这些研究结果表明，只要累计吸烟数量超过100支或每天吸烟超过15支，人们就会上瘾。奥巴马的情况也印证了这一点。随着吸烟数量的上升，他的烟瘾越来越大，戒烟十分困难。

当吸烟者只能抽低尼古丁香烟，即从每一支烟中仅能得到少量尼古丁的时候，他们会抽更多的烟来作为补偿。Stanley Schachter（1980）的一项早期研究以长期重度吸烟者为研究对象，提供给他们不同尼古丁含量的香烟。研究发现，低尼古丁香烟组的被试比高尼古丁香烟组的被试吸烟数量要多25%，而且对每一支烟会吸更多口。最近的一项研究（Strasser, Lerman, Sandborn, Pickworth, & Feldman, 2007）的实验操纵与此类似，也得到了类似的结果：当吸烟者只能吸低尼古丁的香烟时就会吸更多的烟来作为补偿。

成瘾的吸烟者不仅能意识到自己在吸烟，而且也能清醒地意识到自己没在吸烟。他们通常知道距离自己吸最后一支烟已经过去了多久，也能估计距离自己吸下一支烟还有多长时间。成瘾的吸烟者在离开家或办公室之前都绝不会忘记检查自己是否带了香烟。他们通常会在各个地方存放香烟，以备不时之需。成瘾的吸烟者还愿意抽味道不太好的香烟，而那些追求吸烟的快乐或放松效果的吸烟者则不愿意抽这样的烟（Leventhal & Avis, 1976）。

然而，尼古丁上瘾并不能解释为何有些人吸得少而另一些吸得非常多。而且，如果尼古丁是人们吸烟的唯一原因，那么其他形式的尼古丁应该可以作为吸烟的代替品。目前有各式各样提供尼古丁的方式，如贴片、口香糖、喷鼻剂、吸入器、含片等，这意味着吸烟者其实可以通过其他（危害相对较小）的方式获得尼古丁。然而，其他方式都不如香烟那样让吸烟者满意（Hughes，2003；Sweeney, Fant, Fagerstrom, McGovern, & Henningfield, 2001）。事实上，吸烟者认为去除尼古丁的烟草也比尼古丁吸入器更让人满意以及更有放松效果（Barrett, 2010）。这一研究表明，尽管尼古丁对于人们长期吸烟有着重要作用，但尼古丁成瘾并不是人们长期吸烟的唯一原因。

正强化和负强化

人们继续吸烟的另一个原因是存在吸烟行为的正强化或负强化，或两者都有。如果某一行为紧跟着一个愉快的事物，那么这一行为就被正强化了。能够增强吸烟行为的正强化包括：烟草燃烧的气味，放松的感觉，动手需求的满足。

负强化同样能解释人们为何继续吸烟（USDHHS, 2010c）。如果某一行为能立刻阻止或减少不愉悦的体验，那么这一行为就被负强化了。吸烟成瘾后，吸烟者必须继续吸烟以避免出现让人厌恶的戒断症状。也就是说，成瘾的吸烟者一段时间不再吸烟，就会感到紧张、焦虑或沮丧时，所以他们可能会通过再吸一支烟来消除这些不愉快的体验。

对吸烟者动机的研究证实了这两类强化的存在。到访戒烟门诊的吸烟者将缓解压力和无聊列为最主要的两个吸烟原因（McEwen, West, & McRobbie, 2008）。军队人员的吸烟理由与此类似（Poston et al., 2008）。缓解不愉快的情绪符合负强化的定义。吸烟者也报告说愉悦感和享受的感觉是吸烟的原因（McEwen et al., 2008），这属于正强化的范畴。

乐观偏差

除了成瘾和强化，很多人继续吸烟是因为他们有乐观偏差，他们相信自己因吸烟患病或死亡的概率比其他吸烟者要小（Weinstein, 1980）。例如，研究者让人们估计自己活到75岁的概率，从不吸烟的人、曾经吸烟的人以及偶尔吸烟的人的估计相对准确，而那些重度吸烟者会大大高估自己活到75岁的概率（Schoenbaum, 1997）。

Neil Weinstein（2001）回顾了一系列关于吸烟者对于自己健康受损可能性的认知研究，发现了强有力的证据支持吸烟者常常有乐观偏差这一假设。也就是说，吸烟者并不认为他们和其他吸烟者面临同等水平的健康风险。事实上，吸烟者承认吸烟会伴随着患心血管疾病、肺癌、肺气肿的风险（Waltenbaugh & Zagummy, 2004），但他们认为这些更可能在别人而不是自己身上发生。另外，对四个不同国家的吸烟者的研究也都发现了乐观偏差，他们认为自己所吸品牌的香烟比其他品牌的香烟更不容易致病（Mutti et al., 2011）。因此，吸烟者乐观偏差导致他们继续吸烟。

担心体重增加

并非只有青少年使用吸烟的方法来控制体重，成年人也常常因为害怕体重增加而继续吸烟。在本章稍后的部分将检验这些担忧是否合理，我们先来看看对于体重增加的担忧有多普遍。

不少吸烟者都担心体重增加，但是不同年龄、性别、种族吸烟者的担忧程度有所不同。控制体重可能是某些青少年开始吸烟的原因（Harakeh et al., 2010），这一担忧在成年早期继续存在（Koval, Pedersen, Zhang, Mowery, & McKenna, 2008）。对体重的担忧是成年人选择继续吸烟的重要原因（Sánchez-Johnsen, Carpentier, & King, 2011）。

谁会用吸烟来控制体重呢？性别是一个很强的预测指标。例如，受自身身体形象困扰的大学女生比没有这一困扰的大学女生更有可能吸烟（Stickney & Black, 2008）。一项对非裔美国人和美国白人的研究（Sánchez-Johnsen et al., 2011）发现，对体重的担忧对于所有族群的男性或女性都是有效的预测继续吸烟的指标，然而女性（尤其是白人女性）的担忧程度比任一族群的男性都更加严重。还有一项研究（King, Saules, & Irish, 2007）指出，对体重有强烈担忧的女性比没有这一担忧的女性更有可能吸烟，前者和后者的吸烟率分别为37.5%和22%。如果对体重高度担忧的女性开始戒烟，她们的担忧程度还会增加。曾经吸烟的正常体重女性比从未吸烟的正常体重女性更担心体重问题（Pisinger & Jorgensen, 2007）。以上研究结果均指向担忧体重这一因素。为了应对这一担忧，很多人选择吸烟，这一担忧对于正在戒烟的人也是一大威胁。

小结

从20世纪60年代中期起，美国吸烟率开始下降，然而这一下降趋势已经停滞。当前，美国有大约18%的成年女性和23%的成年男性吸烟。无论是对青少年还是成人，种族背景都是一个很强的吸烟预测指标，其中印第安人的吸烟率最高，其次是非裔美国人、欧裔美国人、拉美裔美国人，最后是亚裔美国人。目前受教育水平是比性别更好的吸烟预测指标，受教育水平高的人吸烟率比受教育水平低的人要低很多。

吸烟的原因可以细分为人们为什么开始吸烟和人们为什么继续吸烟两个问题。大多数吸烟者从青少年时期开始吸烟。遗传因素可能在开始吸烟过程中起作用，社会因素也可能导致人们开始吸烟，如拥有吸烟的朋友、兄弟姐妹和父母，再加上广告的作用，以及对体重的担忧。要回答人们为什么会继续吸烟十分困难，其背后的原因多种多样。在美国，几乎所有吸烟者都熟知吸烟的潜在危害，然而他们中的很多人并不觉得这些损害会发生在自己身上。也就是说，他们关于吸烟危害的认识被乐观偏见大大削弱了。对很多人来说，吸烟能够减轻压力、焦虑以及抑郁，这样吸烟行为就被负强化了。还有一些人吸烟是因为对烟草制品中的尼古丁上瘾，另一些人一直吸烟是因为担心体重增加。

烟草对健康的影响

在美国，每年有超过443000人死于烟草的使用，平均每天的死亡人数超过1200人（USDHHS, 2010c）；在全世界范围内每年死于烟草使用的人数约为600万人（American Cancer Society, 2012）。无论以哪种形式使用烟草都会危害健康，但是香烟是最为普遍的烟草使用形式，而且对健康危害最大。这些危害包括导致心血管疾病、癌症、慢性下呼吸道疾病以及其他疾病。

香烟的危害

抽香烟是美国历史上（很可能也是世界历史上）的头号致命行为，也是头号可预防的死亡/致残原因。在第2章中，我们已经讨论了在实验研究不能用于人类被试的情况下，科学家如何发现证据链以支持吸烟与众多疾病之间存在因果关系。吸烟有害健康的证据早在20世纪30年代就开始出现，到20世纪50年代，吸烟与癌症、心血管疾病、慢性下呼吸道疾病之间的关系已经得到确认（USDHHS, 2010c）。这些疾病目前是美国前三大死亡原因，且都与吸烟有关。

吸烟与癌症

癌症是美国人的第二大死因，并且是与吸烟有关的第一大死因。吸烟可能导致多种癌症，尤其是肺癌。已有充分的证据表明，吸烟是导致嘴唇、咽、喉、食道、胰腺、气管、膀胱、肾脏、子宫颈、胃等部位出现癌症的一大原因

（USDHHS，2010c）。男性吸烟者和女性吸烟者死于癌症的风险都非常高，其中男性的风险是不吸烟男性的23.3倍。这是迄今为止发现的与死亡有关的行为中风险最高的。

1950年到1989年，肺癌死亡人数大幅上升，相对于香烟消费的大幅度上升滞后了20～25年。在20世纪20年代中期，香烟消费量开始大幅下降，25～30年后，男性肺癌死亡人数开始下降。图10.4（见第10章）展示了美国男性和女性死于肺癌的人数和香烟消费量的升降趋势的详细追踪数据。这是证明吸烟与肺癌存在因果关系的强有力的证据。

有没有可能是其他因素，比如环境污染，导致了1990年前肺癌死亡人数的快速上升呢？一项前瞻性研究（Thun，Day-Lally，Calle，Flanders，& Heath，1995）有力地表明，既不可能是环境污染也不可能是吸烟以外的其他因素导致了1959年到1988年间肺癌死亡人数的显著上升。另一项反对吸烟的研究也发现，这一时期只有吸烟者的肺癌死亡人数显著上升，而非吸烟者的肺癌死亡人数基本保持不变（USDHHS，1990），这表明室内外污染、氡以及其他可能的致癌物都不是肺癌死亡人数上升的主要原因。这些研究结果和早期的流行病学研究结果都表明，香烟是导致患肺癌死亡的罪魁祸首。

吸烟与心血管疾病

包括心脏病和脑卒中在内的心血管疾病是美国人的第一大死亡原因。20世纪90年代中期之前，吸烟导致的死亡更多是死于心血管疾病，随后死于心血管疾病的人数开始快速下降，而死于癌症的人数下降较慢。如今，心血管疾病是与烟草使用相关的第二大死亡原因。

吸烟者患心血管疾病的风险水平具体是怎样的呢？总的来说，研究表明患病风险至少翻倍

（USDHHS，2010c）。男性吸烟者的风险比女性吸烟者略高，但无论是男性还是女性吸烟者，患致命或非致命的心脏病和脑卒中的概率都显著升高了。

吸烟与心血管疾病之间存在怎样的生理机制呢？吸烟会损害动脉血管内壁，加速动脉粥样硬化斑块的形成（USDHHS，2010c）。吸烟也与动脉血管壁血栓的形成有关，这是一种很危险的动脉损伤症状。而且，吸烟与炎症反应密切相关，不仅能引发肺部的炎症反应，还能引发整个身体内的炎症反应，而越来越多的证据表明炎症反应在动脉疾病的发展过程中有着重要作用。吸烟也会对脂肪代谢产生负面影响，可能与不利健康的胆固醇水平有关。吸烟还可能减少供应给心肌的氧气，同时提高心脏的耗氧量。这些生理反应背后的详细作用机制尚不清楚（USDHHS，2010c）。尼古丁可能有影响，一氧化碳也可能有影响。总之，吸烟能引发一系列生理反应，从而提高患心血管疾病的风险。

吸烟与慢性下呼吸道疾病

慢性下呼吸道疾病包括一系列呼吸道和肺部疾病。其中最致命的两种疾病是肺气肿和慢性支气管炎。这些疾病在不吸烟者中相对少见；大多数不吸烟的患者都有因配偶吸烟不得不被动吸烟的经历。

总之，美国人的三大死因正是与吸烟有关的三大死亡原因。据美国公共卫生服务部估计，大约有一半的吸烟者最终因吸烟而死（USDHHS，1995）。

吸烟的其他危害

除了癌症、心血管疾病和慢性下呼吸道疾病，吸烟还可能导致其他很多问题。例如，美国每年有多达1000人死于吸烟引发的火灾（USDHHS，

2004）。在英国，香烟及吸烟有关的物品（如打火机）是导致成年人和儿童死于火灾的最常见原因（Mulvaney et al., 2009）。饮酒后吸烟会加剧火灾及烧伤的风险，当然，这些火灾是由吸烟本身导致的，而非饮酒。

吸烟还可能导致口腔、咽、喉、食道、胰腺、肾脏、膀胱和子宫颈发生病变（USDHHS, 2004）。同时，吸烟者患牙周疾病（Bánóczy & Squier, 2004）和多发性硬化症（Hernán et al., 2005）的概率也更高，这可能与吸烟引发的炎症反应和免疫系统反应有关（Gonçalves et al., 2011）。吸烟还可能导致体力下降，平衡能力减弱，神经肌肉反应受损（Nelson, Nevitt, Scott, Stone, & Cummings, 1994），引发伤害事故，如

车祸（Wen et al., 2005）。吸烟者比不吸烟者更有可能自杀（Miller, Hemenway, & Rimm, 2000），更有可能患上急性的呼吸道疾病（如肺炎）（USDHHS, 2004），更有可能认知功能受损（Sabia, Marmont, Dufouil, & Singh-Manoux, 2008），更有可能患黄斑变性病（Jager, Mieler, & Miller, 2008）。吸烟也与多种精神疾病有关（详见"信不信由你"）。

女性吸烟者还会面临一些女性特有的健康风险。一些研究（Kiyohara & Ohno, 2010）表明，女性吸烟者比男性吸烟者更容易患肺癌。每天至少吸一包烟的女性患心血管疾病的概率会加倍，死于慢性下呼吸道疾病的概率则为普通女性的10倍。女性吸烟者出现流产、早产、胎儿出生

❓ 信不信由你　吸烟与精神疾病有关

大多数人都知道吸烟是导致多种生理疾病的风险因素，但少有人知道吸烟也与精神疾病相关。事实上，吸烟者被诊断出精神障碍的风险是不吸烟者的3倍（McClave, McKnight-Eily, Davis, & Dube, 2010）。越是严重的障碍与吸烟的相关就越高。美国人的吸烟率约为21%，因此精神疾病患者中吸烟者所占比例高于21%就表示吸烟者患病概率更高。恐惧症（一种相对不严重的精神障碍）患者中有约34%为吸烟者，而精神分裂症（一种非常严重的精神障碍）患者中有约60%为吸烟者。抑郁症患者（Strong et al., 2010）和人格障碍患者（Zvolensky, Jenkins, Johnson, & Goodwin, 2011）中吸烟者的比例

同样超过了21%。吸烟与精神疾病的相关并不是在成年期才开始出现的，在青少年时期就已经出现（Lawrence, Mitrou, Sawyer, & Zubrick, 2010）。随着精神疾病严重程度的提高，吸烟者在其中所占的比例也会提高（Dixon et al., 2007）。此外，被诊断出有多种精神障碍的患者中重度吸烟者的比例更高（McClave et al., 2010）。

重度吸烟者常常有严重的尼古丁依赖，这意味着有严重精神障碍的人也有更高的健康风险；他们戒烟的难度也超乎寻常（Tsoi, Porwal, & Webster, 2010）。戒烟困难的原因之一是患精神分裂症和双相情感障碍的人需要服用药物来控制病情。这些药物会影响大脑的生化反应，可能会通

过影响尼古丁受体来对大脑产生作用，这让服用这些药物的人对尼古丁的作用会更加敏感，导致更难戒烟。然而支持这一假设的证据尚不充分（Matthews, Wilson, & Mitchell, 2011）。研究者提出了关于吸烟和精神疾病间关系的其他假设。其中一种是精神疾病患者用吸烟作为自己应对疾病的一种方法。另一种是精神障碍患者所在的社会环境会鼓励、支持他们继续吸烟而非鼓励其戒烟。

尽管难度很大，但还是有一些严重精神障碍患者成功戒烟（Dickerson et al., 2011）。总之，对于患有精神疾病的吸烟者，吸烟带来的风险会更大，而且对其进行戒烟治疗需要克服更大的困难。

缺陷和娩出低体重婴儿等生育相关问题的概率会增加（USDHHS，2010c）。怀孕女性吸烟，孩子胎死腹中的概率会加倍，生出的婴儿在1岁前死亡的概率为不吸烟女性所生婴儿的3倍（Dietz et al.，2010）。吸烟的儿童和青少年的肺部功能发育会变缓，开始丧失肺部功能的年龄会比不吸烟的人要早（USDHHS，2004）。

男性吸烟者也会面临一些男性特有的健康风险。吸烟不仅会让男性看起来更老、更没有吸引力（Ernster et al.，1995），还会增加其患勃起功能障碍的概率（USDHHS，2004）。

每一年，至少有14%的吸烟者和曾吸烟者患上慢性疾病（Kahende，Woollery，& Lee，2007），有一半的吸烟者最终会死于与吸烟相关的疾病（American Cancer Society，2012）。吸烟的负面影响并不限于吸烟者个体，社会也因此付出代价。每年，美国吸烟相关疾病的医疗费用和因吸烟导致的经济损失高达2260亿美元（American Cancer Society，2012）。当然，这些代价除了影响吸烟者本人，也会影响支付了健康保险、弥补因吸烟而损失的社会生产力的每一个人。显然，吸烟者很难理直气壮地说，他们的吸烟习惯只会影响自己；这一习惯在影响到吸烟者个人的同时也会让全社会付出代价。

雪茄与烟斗的危害

抽雪茄或烟斗和吸香烟一样有害吗？一项在澳大利亚、加拿大、英国、美国进行的调查发现，人们认为抽雪茄或烟斗没有吸香烟危害那么大（O'Connor et al.，2007）。适用于雪茄或烟斗的烟草与用于制造香烟的烟草多少有些不同，但雪茄和烟斗所用的烟草同样致癌。

仅抽香烟的男性吸烟者患肺癌的概率大约是不吸烟者的23倍，而抽雪茄和烟斗的吸烟者患肺癌的概率为不吸烟者的5倍（Henley，Thun，

Chao，& Calle，2004）。因此，抽雪茄和烟斗的吸烟者的确面临较小的健康风险。然而，抽雪茄和烟斗的吸烟者的肺部功能也会受损，出现气道阻塞问题的概率也会增加（Rodriguez et al.，2010），但是这些吸烟者的预期寿命不会像抽香烟的吸烟者那样缩减那么多（Streppel，Boshuizen，Ocké，Kok，& Kromhout，2007）。抽香烟的重度吸烟者平均预期寿命会减少8.8年，而抽雪茄或烟斗的吸烟者的平均预期寿命会减少4.7年。和抽香烟的吸烟者一样，抽雪茄或烟斗的吸烟者也可能死于心脏病、慢性下呼吸道疾病以及各种癌症。研究表明，抽雪茄或烟斗的危害可能比抽香烟要小，但危害仍然存在。

随着抽水烟斗的广泛流行，人们越来越关注烟斗吸烟的危害（Maziak，2011）。抽水烟斗在中东成年人中十分普遍。在过去10年里，水烟斗已经扩散到世界各地，尤其在年轻人中特别流行。在美国，约有6%～34%中东背景的青少年和5%～17%其他种族背景的青少年抽水烟斗。专家们很担心这一趋势可能预示着全世界范围内新一轮烟草使用的盛行。

被动吸烟的危害

很多不吸烟的人都会觉得旁人抽烟是一件讨厌的事，对眼睛和鼻子的刺激尤其大。这种不得不暴露在吸烟环境中的情况时有发生，但相比从前已经大大改善（Kaufmann et al.，2010）。1999年有大约52%的不吸烟者会面临这一问题，到2008年这一比例降低到了40%。这一下降趋势出现在所有年龄、种族、性别群体中。

被动吸烟（passive smoking）也被称为环境性吸烟或吸二手烟。除了感觉厌恶之外，被动吸烟会危害不吸烟者的健康吗？在20世纪80年代，关于被动吸烟可能危害健康的研究证据开始出现。具体来说，被动吸烟与肺癌、乳腺癌、心脏

病和儿童患各种呼吸道疾病有关。

被动吸烟与癌症

由于被动吸烟的强度和持续时间很难测量，要确定被动吸烟对肺癌及其他癌症发生的影响十分困难。现有研究多关注工作场所的被动吸烟和与吸烟者共同生活的非吸烟者。总体上讲，人们被动吸烟的次数越多，时间越长，患癌症的风险就越大。

在工作中经常被动吸烟的人死于肺癌的风险会增大。一项研究综述（Siegel & Skeer, 2003）将这类工作归纳为"5B"工作——即在酒吧、保龄球馆、台球馆、赌博场所、游戏室工作。在这些地方工作的员工所处环境的尼古丁浓度为餐馆、住宅以及办公室的18倍。一项元分析（Stayner et al., 2007）对全世界范围的相关研究进行统计后发现，被动吸烟的工作者患肺癌的概率比普通人高24%，更严重者其患肺癌的概率会加倍。

和吸烟者共同生活的不吸烟者同样面临被动吸烟的危险，除非吸烟者不在室内吸烟——的确有越来越多的吸烟者这样做。事实上，对允许吸烟的地点做出限定是减少被动吸烟的主要举措（Kaufmann et al., 2010）。一项对来自三个大洲的研究的元分析（Taylor, Najafi, & Dobson, 2007）发现，不同地区被动吸烟的妻子患癌症的风险会增加15% ~ 31%。因此，研究证据表明，两种被动吸烟的人的患癌风险都会增加。

被动吸烟与心血管疾病

尽管被动吸烟只会中等程度的提高患癌症的风险，但对于患心血管疾病风险的影响却很大。和吸烟一样，被动吸烟也能够引发很多生理反应——炎症、血栓形成、动脉血管壁的变化——这些生理反应都会增加患心脏病的风险（Venn & Britton, 2007）。一项元分析（Enstrom & Kabat, 2006）发现，被动吸烟者患心脏病以及脑卒中的概率会增加25%（Lee & Forey, 2006）。然而，即使是小幅增加，每年也会让成千上万人因被动吸烟丧命——但这仅仅相当于因主动吸烟死亡的人数的十分之一。

被动吸烟对儿童健康的影响

婴儿和儿童更容易成为被动吸烟的受害者，面对烟草的危害也比成年人更加脆弱（Kaufmann et al., 2010）。吸烟对婴幼儿的危害在出生前就可能开始，童年期继续存在。例如，被动吸烟可能会增加儿童患婴儿猝死综合征（SIDS）的风险。对儿童健康的其他影响包括肺功能减退、患慢性下呼吸道疾病的风险增加、诱发哮喘等。总的说来，随着儿童年龄的增长，被动吸烟的危害性相对会下降，但被动吸烟的学龄儿童更容易患哮喘，更容易请假缺课，肺活量也更小。

总之，被动吸烟对健康有害，可能引发肺癌、心血管疾病和儿童的多种健康问题。整体上讲，被动吸烟越多，健康风险越大。

无烟烟草的危害

无烟烟草包括鼻烟和咀嚼烟草，这类烟草在19世纪时比现在更受欢迎。目前，欧裔和拉美裔美国男性青少年比其他群体更多地使用无烟烟草（Eaton et al., 2010）。无烟烟草的使用在世界上某些地区的青少年和年轻人群体中十分普遍，尤其是地中海东部地区（Warren et al., 2008）。尽管很多年轻人承认无烟烟草多少会带来健康风险，但他们相信无烟烟草比吸烟更为安全。

正是因为相信无烟烟草比吸烟更安全，所以无烟烟草在北美和欧洲部分地区越来越流行。从某种意义上讲，这一信念是正确的；无烟烟草并不会像吸烟那样带来特别高的患病风险（Colilla, 2010），但是它仍属于会危害健康的有毒物质，同时也是致癌物。支持这一因果关系的证据还不够有力，但是无烟烟草的使用的确与口腔癌、胰腺癌、肺癌、心血管疾病的死亡率升高存在相关。把无烟烟草作为香烟的替代品也是有问题的：使用无烟烟草的青少年比没有尝试过这一类型烟草的人更有可能吸烟（Severson, Forrester, & Biglan, 2007）。无烟烟草对健康的危害没有香烟那么大，然而它的确会危害健康。

小结

烟草使用可能产生多种严重的健康危害。在世界范围内，吸烟是头号本可预防的死因。在美国，每年死于吸烟的人数约为443000，其中大多数人死于癌症、心血管疾病和慢性下呼吸道疾病。吸烟还有导致一系列非致命疾病和障碍的风险，如牙周病、体力下降、女性不孕、呼吸系统疾病、认知功能受损、男性勃起功能障碍、黄斑变性病等。

许多不吸烟的人都会因旁人吸烟而困扰，被动吸烟也会增加不吸烟的人患呼吸道疾病的风险。研究表明，被动吸烟能中度提高患肺癌的概率，但会大大提高死于心血管疾病的风险。而且，儿童是受影响最严重的被动吸烟受害群体，被动吸烟会极大地提高他们患呼吸系统疾病的风险。

抽雪茄、烟斗和使用无烟烟草的危害比吸香烟要小。使用无烟烟草的青少年通常会认为无烟烟草很安全，但只要使用烟草就不可能没有危害。

降低吸烟率

尽管在很多高收入国家，吸烟率已经呈现下降趋势；但是在中等收入和低收入国家，吸烟率目前仍在上升。这意味着未来全世界范围内与吸烟相关疾病的发病率会继续增加（WHO, 2008a）。因此，降低吸烟率已经成为全世界的共同目标。旨在降低吸烟率的干预措施可分为两类：预防人们（通常是青少年）吸烟和鼓励吸烟者戒烟。

吸烟的预防

仅仅提供信息并不能有效地改变行为，这一结论也适用于预防吸烟。在美国（和世界其他许多地区），几乎每一位青少年都知道吸烟有害健康，然而依然有20%的美国高中生每月至少吸烟一次（Eaton et al., 2010）。

儿童青少年并不是因为缺乏关于吸烟危害性的知识而选择去吸烟。他们可以从大众媒体（Weiss et al., 2006）、卫生部门、慈爱的父母那里得到很多关于吸烟危害的信息。年满14岁的青少年很少会关注健康警告，健康警告对他们而言毫无作用（Siegel & Biener, 2000）。因此，提供关于吸烟危害健康的信息并不能成功地预防吸烟（Flay, 2009）。预防吸烟是一大挑战，需要各种不同类型的干预措施。

预防儿童吸烟最常见的是基于学校的干预项目。这些项目在信息传递者、干预持续时间、目标学生的年龄段等方面各不相同。其中最有名的是 DARE 项目，关注的焦点是包括吸烟在内的物质滥用行为。这一干预项目的信息传递者为警官，通常会持续一个学期。但对这一项目的评估（West & O'Neal, 2004）表明，它并不能有效预防吸烟或其他物质滥用行为。幸而，目前已经出现一些较为成功的干预项目（Dobbins, DeCorby, Manske, & Goldblatt, 2008）。这些项目用互动替代知识讲座，教授学生拒绝的技巧，引导学生承诺不吸烟。这些项目至少包括15次活动，一直延续到高中，将预防吸烟整合到综合的健康教育项目中，通过家长、媒体和社区提供干预信息

（Flay，2009）。一项针对以青少年为目标群体的大众媒体宣传的综述（Brinn，Carson，Esterman，Chang，& Smith，2010）发现，这些项目是有效的：参与项目的媒体越多，信息传递持续的时间越长，宣传效果越好。不幸的是，研究证明，这些项目的长期效果没有短期效果那么显著（Dobbins et al.，2008）。研究者 Brian Flay（2009）指出，那些让短期效果出现的关键因素（前文已指出）也能让预防效果持续下去。预防儿童青少年吸烟绝非易事——戒烟也同样不易。

戒烟

降低吸烟率的另一种方法是让吸烟的人戒烟。尽管戒烟很困难，但还是有数以百万计的美国人在过去50年里成功戒烟。因此，目前美国曾经吸烟的人比正在吸烟的人要多：曾吸烟者的比例约为23%，而正在吸烟者的比例为21%。如图12.4所示，吸烟率下降不仅因为选择开始吸烟的人更少，而且还因为有更多的吸烟者戒烟。

然而，戒烟会面临许多障碍。其中一个障碍是吸烟具有成瘾性质。大多数同时吸烟和喝酒的人都认为，戒烟比戒酒更困难。当吸烟且因酒精或其他物质依赖寻求治疗的人被问到物质滥用和吸烟相比，哪一个更难克服时（Kozlowski et al.，1989），绝大多数人会报告说戒烟更困难。

尽管存在这样或那样的困难，但仍有许多吸烟者都靠自己的努力成功戒烟，另一些人则在药物治疗、心理干预、社区戒烟运动的帮助下成功戒烟。

不经任何治疗的戒烟

大多数成功戒烟的人都是在不经任何正式戒烟项目的帮助下完全靠自己做到的。在美国，每年大约有44%的吸烟者试图戒烟，其中约64%的人没有接受任何戒烟治疗（Shiffman，Brockwell，Pillitteri，& Gitchell，2008）。那么，什么样的吸烟者最有可能靠自己成功戒烟呢？

Stanley Schachter（1982）进行了一项关于在没有任何帮助下戒烟的重要研究。研究者调查了两个群体：哥伦比亚大学心理学系的学生和纽约州阿默甘西特地区的常住居民。Schachter 发现，这两个群体的戒烟成功率都高达60%以上，平均戒烟时间超过7年。尤其令人惊讶的是，有约三分之一成功戒烟的重度吸烟者报告说戒烟并不困难。Schachter 解释说，如此高的戒烟成功率（即使是重度吸烟者成功率也很高）表明，戒烟的难度可能比临床估计的要低。他认为参与临床戒烟项目的大多数人可能都有过靠自己戒烟失败的经历，对戒烟项目参与者的研究（Shiffman et al.，2008）也证实了这一推断。Schachter 提出了以下假设：临床戒烟项目通常能达到20% ~ 30%的成功率，在某一戒烟项目失败的人会继续参与其他项目，在新项目中戒烟成功的概率很可能也为20% ~ 30%。而大多数靠自己成功戒烟的人都没有参加过临床戒烟项目。因此，参加临床戒烟项目的人大都有之前戒烟失败的经历。这一样本是自我选择的，所以这些人并不能代表整个吸烟者群体。只基于临床项目很可能会高估戒烟失败率。完全靠自己戒烟是可行的。

使用药物手段

那些无法只靠自己成功戒烟的人可能会寻求外部帮助，其中包括使用一些帮助戒烟的药物。目前可用的药物治疗包括尼古丁替代疗法、药物伐尼克兰和安非他酮。

尼古丁替代品包括口香糖、吸入器、含片、贴片、喷雾等。这种方法通过向身体释放小剂量的尼古丁来产生作用。吸烟者渐渐能够戒掉大剂量的尼古丁，接受剂量越来越小的尼古丁，直到他们不再依赖尼古丁为止。尼古丁替代疗法的效果如何呢？对大量设计规范的关于尼古丁替代疗法的研究分析发现（Hughes，2009；Stead，Perera，Bullen，Mant，& Lancaster，2008），这一疗法很成功，尼古丁替代疗法组被试成功戒烟的比例高于安慰剂组和没有任何治疗的控制组被试。奥巴马在第一次竞选总统期间就曾使用尼古丁口香糖帮助戒烟（"Michelle Obama"，2011）。其竞选助理一直随身携带尼古丁口香糖来防止他吸烟，其医生也建议他持续使用这一方法来戒烟。

使用伐尼克兰或安非他酮等药物也是有效的戒烟治疗方法（Cahill，Stead，& Lancaster，2011）。这些药物通过影响大脑的生化反应减少戒断症状，从而减少对吸烟的依赖。伐尼克兰可能比安非他酮更加有效（也更加昂贵），但二者都能起到替代尼古丁的作用。和所有的药物治疗一样，这些药物都可能带来副作用，其中大多数副作用并不严重，而且所有的副作用都没有继续吸烟危害大。不幸的是，这些药物对于青少年吸烟者的治疗前景并不乐观。一项元分析（Kim et al.，2011）指出，这些药物对于青少年没有显著效果。其他治疗配合药物治疗可以增强药物治疗的作用，让成年人更容易戒烟，而青少年可能需要通过药物治疗以外的其他途径来戒烟。

接受心理干预

针对戒烟的心理干预通常包括一系列方法的使用，如行为矫正、认知行为治疗、签订承诺戒烟合同、团体治疗、社会支持、放松训练、压力管理、预防复发的强化训练等。

大多数心理咨询师处理戒烟问题时都会从某一外显或内隐的理论出发，比如我们在第4章中已经讨论过的某个或多个理论模型。例如，很多研究者采用了 James Prochaska 提出的阶段改变模型。在这一模型中，处在意图前期的吸烟者还没有戒烟的意愿，因而不是接受心理干预的理想人选。动机性访谈法可以帮助处在这一阶段的吸烟者进入意图期。意图期的吸烟者已经意识到吸烟问题的严重性，也许会在未来的某个时候戒烟。事实上，一项系统性综述（Heckman，Egleston，& Hofmann，2010）发现，在戒烟干预中使用动机性访谈是有效的。然而，另一系统性综述（Cahill，Lancaster，& Green，2010）发现，采用行为改变阶段理论的戒烟干预很难让吸烟者进入准备改变阶段。而成功的戒烟项目并不一定要符合这一理论才能起作用。

个体咨询和团体咨询都能有效地帮助人们戒烟。心理咨询师、医生以及护士都可以提供帮助，戒烟的最终效果与吸烟者和治疗者的接触频率呈正相关。例如，从医生那里获得关于戒烟的建议能够提高戒烟率（Stead，Bergson，& Lancaster，2008），其中某些类型的建议会更有效。当医生提供的信息更多是帮助吸烟者做好戒烟的准备而非仅仅告知吸烟的危害时，吸烟者更有可能接受这些信息（Gemmell & DiClemente，2009）。然而，面对面的交流并不是必需的，通过电脑或网络接受帮助也会很有效（Myung，McDonnell，Kazinets，Seo，& Moskowitz，2009）。

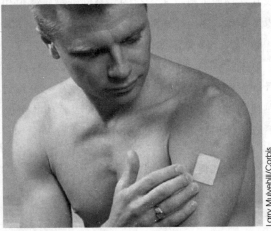

Larry Mulvehill/Corbis

尼古丁替代疗法能够帮助吸烟者应对戒断症状，与行为治疗方法配合使用效果会更好。

课时较多的戒烟项目比课时较少的戒烟项目更成功。例如，对于那些经历过心脏病发作的人，在戒烟课程结束后添加心理咨询和行为治疗会更加成功（Barth，Critchley，& Bengel，2008）。最有效的戒烟项目通常包括心理咨询和药物治疗两大部分。这两个部分中的任何一个都有助于戒烟，配合使用效果更好（Hughes，2009；Stead，Perera，et al.，2008）。

参与社区运动

还有人戒烟成功的原因是参与了某项覆盖全社区的健康运动。在人们发起戒烟运动的两个世纪之前，Cotton Mather 就已经用小册子和演讲说服波士顿民众接种天花疫苗（Faden，1987）。当前，社区戒烟运动依然在全世界范围内广泛存在，其中一部分运动的目标是创建无烟的生活环境（WHO，2009）。这些活动通常由政府机构或大企业出资，旨在提高大部分人的健康水平。一项关于无烟工作场所的系统性综述（Fichtenberg & Glantz，2002）指出，社区运动不仅能够减少职员吸烟的支数，而且能够降低吸烟职员的比例，是一种低成本的降低吸烟率的有效方法。另一种社区或国家层面降低吸烟率的有效方法是提高香烟价格，从而对吸烟者购买香烟的意愿产生影响。

仅有很小比例的人会因社区健康运动或媒体健康宣传改变自己的行为。但当人口基数够大时，即使是很小的比例也意味着几百万人，此时这种方法无疑是成功的。例如，美国佛蒙特州和新罕布什尔州进行了一项干预项目（Secker-Walker et al.，2000）：随机打电话给女性吸烟者，鼓励她们戒烟。4年后，这两个州经过此种干预后的戒烟率为24%，与它们配对的另外两个州的戒烟率为21%。戒烟率的差异似乎很小，但也意味着如果没有这一干预项目，有成百上千名女性吸烟者可能并不会戒烟。一项关于媒体宣传的系统性综述（Bala，Strzeszynski，& Cahill，2008）指出，媒体宣传能够有效地降低吸烟率，提高戒烟率，让其他戒烟措施更容易起效。因此，如果想要大规模倡导戒烟，媒体宣传依然是不错的选择。

哪些人更容易成功戒烟？

哪些人更容易成功戒烟？哪些人戒烟更困难？研究人员对可能的影响因素进行了检验，包括年龄、性别、受教育水平、是否需要戒断其他成瘾物质以及对体重的担忧情况（我们将在后面部分进行讨论）。年龄与戒烟的确存在关系。一般说来，年轻的吸烟者，尤其是吸烟较多的年轻吸烟者比老年吸烟者更可能继续吸烟（Ferguson，Bauld，Chesterman，& Judge，2005；Hagimoto，Nakamura，Morita，Masui，& Oshima，2010）。

男性比女性更容易戒烟吗？现实中成功戒烟的男性的确比女性要多，这让一些研究者提出了女性戒烟更困难的假设。有研究支持了这一假设（Torchalla，Okoli，Hemsing，& Greaves，2011），试图戒烟的女性吸烟者很可能需要克服更多的困难。例如，药物治疗对于女性效果并不理想。而且，女性更可能把吸烟作为应对压力、焦虑和抑郁的方法。这些情绪让她们更加脆弱，放弃这一应对方式可能会带来更多问题。把吸烟作为应对方式的人比只是为了获得愉悦感而吸烟的人更不容易戒烟（Ferguson et al.，2005）。有研究者提出，女性吸烟者的戒断反应会更严重，但也有一些研究指出，无论是戒断症状的严重程度还是戒烟的成功概率都不存在性别差异（Weinberger，Krishnan-Sarin，Mazure，& McKee，2008；Ferguson et al.，2005）。然而，戒断症状很严重的人的确更难成功戒烟，和其他吸烟者生活在一起的人也更难成功戒烟。

女性吸烟者在戒烟过程中得到社会支持的可能性较小，而拥有能够提供支持的社会网络对于戒烟很有帮助。不幸的是，在美国，试图戒烟的吸烟者中仅有24%的人报告说自己在戒烟过程中得到过社会支持（Shiffman et al.，2008）。如果向戒烟项目参与者的配偶提供关于如何支持伴侣的培训，该项目在预防复吸方面会更加有效。

我们已经知道受教育水平较高的人的吸烟率较低，那这部分人的成功戒烟率也会更高吗？对欧洲18国吸烟者的研究（Schaap et al.，2008）得出了肯定的答案。这一跨国研究发现，受教育水平高的人更容易戒烟，对所有年龄组的男性和女性吸烟者都是如此。

最后，吸烟的同时滥用酒精或其他物质的吸烟者会更难戒烟吗？成瘾治疗领域的研究者早就发现吸烟和饮酒之间存在很强的正相关。多年来的主流观点是：对于既吸烟又饮酒的人而言，戒酒比戒烟更加紧迫。再次评估这一观念后，研究者普遍认为需要在治疗中更加重视吸烟的危害。而且有研究（Nieva, Ortega, Mondon, Ballbé, & Gual, 2011）指出戒酒和戒烟完全可以同时进行。

预防复吸

复发的问题并不是吸烟所独有的。事实上，戒烟的复发率与戒酒、戒毒的复发率大致相当（Hunt, Barnett, & Branch, 1971）。那些试图戒烟的人中，的确有一部分成功戒烟或吸烟量减少，但有约22%的人吸烟状况比尝试戒烟之前更严重了（Yong, Borland, Hyland, & Siahpush, 2008）。

戒烟后的高复吸率促使 G. Alan Marlatt 和 Judith Gordon（1980）两位研究者开始研究复吸过程本身。对于一些已经成功戒烟的人而言，哪怕只是吸一支烟也意味着全面复吸，会带来彻底失败的感觉。Marlatt 和 Gordon 将这一现象命名为**破堤效应**（abstinence violation effect）。为了帮助戒烟者应对偶尔违反自己不吸烟的意愿所带

来的绝望感，他们将一系列策略整合到治疗过程中。他们对试图戒烟的人进行培训，告诉戒烟者一次"不小心"并不意味着复吸，防止因一次小的挫折导致全面复吸。即使是在最终戒烟成功的人群中，偶尔"不小心"也是常有的事（Yong et al.，2008）。因此，一次"不小心"不应该成为不再继续努力戒烟的理由。

独自戒烟的人复吸率很高，他们当中有多达2/3的人仅仅在两天后就重新开始吸烟了（Hughes et al.，1992）；在之后6个月内重新开始吸烟的比例高达75%（Ferguson et al.，2005）。关于预防复吸的一项系统性综述（Agboola, McNeill, Coleman, & Leonardi Bee, 2010）指出，向已戒烟者发放自助材料能有效预防他们在一年内复吸。戒烟一年后，复吸率会显著下降；此后这些曾吸烟者可能就不太需要外界帮助了（Herd, Borland, & Hyland, 2009）。

短期来看（戒烟后1～3个月），预防复吸最有效的是行为疗法（Agboola et al.，2010）。这1～3个月是曾吸烟者最容易在压力或欲望的作用下复吸的时期（McKee et al.，2011）。在戒烟后最为关键的第一年，药物治疗能够有效预防复吸（Agboola et al.，2010）。因此，在不同的阶段最有效的方法可能不同，研究者必须对戒烟者和治疗方法二者的特点都很了解，才能制订出更有效的预防复吸的方案。

小结

降低吸烟率的途径有两个，一是预防新的吸烟者产生，二是让已有吸烟者戒烟。向年轻人提供有关吸烟危害性的信息并不能有效预防吸烟，而且许多基于学校的预防项目的作用有限。带有互动性质的项目会更加有效，这些项目会教授学生拒绝吸烟的社交技巧，并使其很好地融入学校健康课程以及社区活动中。实践

健康笔记

1. 如果你不吸烟，千万不要开始。拥有吸烟朋友的大学生，可能仍然面临在同伴压力下吸烟的危险。成为不吸烟的人的最简单的方法是永远都不要开始吸烟。

2. 如果你吸烟，不要骗自己说吸烟对健康的损害不会发生在自己身上。请检查自己是否有关于吸烟的乐观偏差。不要相信低焦油香烟和低尼古丁香烟是安全的。研究发现这两类香烟和普通香烟一样危害大。

3. 的确，减少吸烟比继续大量吸烟要好，但是只有戒烟才能让你的身体健康状况改善。

4. 如果你吸烟，请试着戒烟。哪怕你觉得戒烟很难，也请迈出第一步。如果第一次尝试不成功，还可以再试一次。不停地尝试直到你成功戒烟为止。研究发现不断尝试戒烟的人成功可能性会变高。

5. 如果你曾经试过仅仅依靠自己戒烟，但是失败了，请寻找一个戒烟项目来帮助你。记住，并不是所有项目都同样成功。研究发现，那些最有效的戒烟项目通常包括心理治疗和某种形式的药物治疗。

6. 最好的戒烟项目通常能够进行个性化的调整，以满足每个人的需要。请尝试不同的戒烟方法，直到找到适合你的那一种。

7. 如果你想要戒烟，请建立一个能够支持你的社交网络，让朋友和家人增强你戒烟的动力，帮助你戒烟。远离那些试图阻碍你戒烟的人，警惕那些与吸烟联系紧密的地点或活动。

8. 抽雪茄在人群中有卷土重来的趋势。抽雪茄和用烟斗吸烟的危害性小于抽香烟，但请记住，没有哪种形式的吸烟是安全的。

9. 即使你不吸烟，也要知道被动吸烟会危害健康。被动吸烟的危害性比吸烟本身要小，但仍然不安全。无烟烟草的使用也会带来多种健康风险。

10. 如果你吸烟，不要让他人被动吸烟。尤其是儿童，他们最容易受到被动吸烟的伤害。吸烟的父母不在孩子面前吸烟，能够最大限度地减少儿童患呼吸系统疾病的风险。

证明这样的项目比那些涉及范围较为局限的简单项目更加有效。

人们都是如何戒烟的呢？大多数尝试戒烟的人没有寻求任何戒烟项目的帮助，少部分人会接受药物治疗或心理干预，其他人则是在媒体宣传和社区运动的影响下减少吸烟。由于停止摄入尼古丁会带来戒断症状，许多成功的戒烟项目都包括某种形式的尼古丁替代治疗，如尼古丁贴片、尼古丁口香糖或服用其他能够影响大脑生化反应的药物。这些药物治疗的效果比使用安慰剂或没有治疗要好。另一种帮助戒烟的有效方法是行为干预。大规模社区运动也能够降低吸烟率，其中通常包括反吸烟的大众媒体宣传。接触这些运动或宣传的吸烟者即使只有很小比例的人停止吸烟，也意味着有成千上万的人戒烟。有研究发现，男性比女性更容易成功戒烟。受教育水平高的人比受教育水平较低的人更容易戒烟。许多戒烟的人能够坚持几个月甚至一年不再吸烟，但复吸问题依然是一大挑战。旨在预防复吸的项目并没有预期的那么成功，复吸依然是戒烟者面临的严重问题。

戒烟的影响

戒烟能给吸烟者带来一系列的影响。几乎所有的影响都是积极的，仅有的一个负面影响是体重可能会增加。

戒烟与体重增加

很多吸烟者都担心戒烟后体重会增加；无论是男性（Clark，Decker，et al.，2004）还是女性（King，Matacin，White，& Marcus，2005）都有这一担忧。这种担心合理吗？在权衡戒烟的健康益处和可能增加的体重时，我们需要考虑以下几个因素。

对于大多数人而言，戒烟所带来的体重增加是很小的，但是，对于评估戒烟的健康益处而言，体重增加这一点会让评估结果有很大不同。一项关于戒烟的整体效益的研究（Chinn et al.，2005）发现，戒烟对于呼吸系统的一部分有益影响可能会被体重增加所抵消。

人们在戒烟过程中体重变化的个体差异很大。一部分人的尼古丁戒断症状包括食欲上升（John，Meyer，Rumpf，Hapke，& Schumann，2006），这让他们吃得更多。不幸的是，超重的戒烟者比正常体重的戒烟者更有可能出现体重大幅度上升的情况（Lycett，Munafò，Johnstone，Murphy，& Aveyard，2011）。然而，大多数人戒烟后的体重增加通常很小——女性和男性吸烟者分别大约增重2.7千克和5千克（Reas，Nygård，& Sørensen，2009）。而且，体重的上升可能只是暂时的。曾吸烟者在戒烟后的几年内的体重可能高于戒烟前体重，但研究发现，曾吸烟者在戒烟5年后的体重水平与从未吸烟的人没有显著差异。因此，即使是戒烟后体重有所增加的曾吸烟者之后体重也很可能会下降。

体育锻炼能够帮助曾吸烟者预防和应对体重增加。例如，对女性吸烟者的研究（Prapavessis et al.，2007）发现，那些提高运动量并同时使用尼古丁替代疗法的吸烟者比那些没有提高运动量的女性体重增加得少。一项对男性的研究（Froom et al.，1999）也发现，男性戒烟者的BMI体质指数会有轻微的提高，但那些经常运动的男性的BMI指数比久坐不动的男性增加更小。尽管维持理想的体重水平和戒烟都是人们想要的，但戒烟者体重的增加并不能否定戒烟带来的诸多健康益处。跟维持低体重相比，戒烟能够带来更多的健康益处（Taylor，Hasselblad，Henley，Thun，& Sloan，2002）。

戒烟的健康收益

戒烟能够降低吸烟者的全因死亡率吗？一项内容全面的综述（Critchley & Capewell，2003）对继续吸烟的吸烟者和已经戒烟的曾吸烟者进行了对比。结果发现：戒烟者的全因死亡率降低了36%。研究者认为，全因死亡率的显著下降强有力地证明了戒烟能够降低死亡率。然而为了获得这些健康益处，吸烟者必须戒烟，而不仅仅是减少吸烟的量（Pisinger & Godtfredsen，2007）。

要让吸烟者考虑戒烟的两个重要问题是：戒烟能够部分恢复吸烟者的预期寿命吗？戒烟后需要多久才能逆转之前吸烟带来的健康损害？美国卫生部1990年发布的报告（USDHHS，1990）总结了戒烟对于不同吸烟程度、不同烟龄的人的健康益处，其他国家的研究者也进行了类似的分析（Bjartveit，2009；Dresler，Leon，Straif，Baan，& Secretan，2006；Gielkens-Sijstermans et al.，2010；Hurley & Matthews，2007）。这些综述的研究结果是一致的：戒烟能够让吸烟导致的一系列健康问题得到一定程度的改善。更早的分析指出，曾经的轻度吸烟者（每天吸烟数量少于20支）戒烟

16年后的死亡率与从未吸烟的人大致相当。如图12.7所示，戒烟15年以后，女性曾吸烟者的死亡率大幅度下降。如图12.8所示，在戒烟后长达16年的时间里，男性曾吸烟者的死亡率一直稳步下降。

戒烟能让长期吸烟者死于心脏病的风险快速下降，但死于肺癌的风险则下降较慢。戒烟后10年甚至更长的时间内，他们患肺癌的概率依然较高，对于男性尤其明显。对于吸烟30年的男性，戒烟能够降低其患心血管疾病和肺癌的风险，但他们患肺癌的概率依然显著高于从未吸烟的男性。戒烟同样能够降低女性的患病风险，戒烟时越年轻，死于肺癌的风险越小（Zhang et al.，2005）。在较小的年纪戒烟也能更大程度地降低女性患心血管疾病的风险（Mannan，Stevenson，Peeters，Walls，& McNeil，2011）。

以上研究表明，戒烟能够让男女吸烟者患心血管疾病的概率降低，更接近非吸烟者的水平，但他们因吸烟提高了的患肺癌和其他癌症的风险的下降速度会缓慢一些。因此，从不吸烟比戒烟更有益健康，但戒烟还是能够部分偿还吸烟欠下的债，虽然成功戒烟很难。

戒烟到底有多重要呢？对于没有心脏疾病的吸烟者，控制饮食中来自饱和脂肪的热量比例，使其低于10%，能够延长3天到3个月的预期寿命（Grover，Gray-Donald，Joseph，Abrahamowicz，& Coupal，1994）。相比之下，在35岁时戒烟能够延长7～8年的预期寿命。越早戒烟的吸烟者预期寿命越长，而且不仅仅是活得更长，戒烟者到了老年能健康生活的年限也会增加（Hurley & Matthews，2007）。

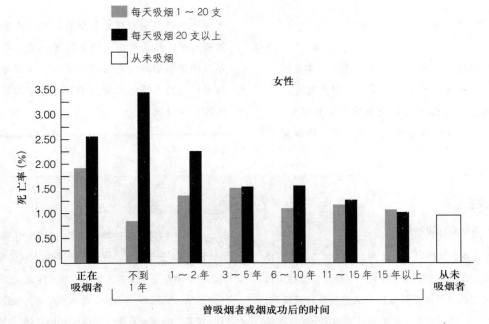

图 12.7 女性吸烟者、不同戒烟年限曾吸烟者和不吸烟者的全因死亡率

Source: The health benefits of smoking cessation: A report of the Surgeon General (p.78), by U.S. Department of Health and Human Services, 1990, DHHS Publication No. CDC 90–8416, Washington, DC: U.S. Government Printing Office.

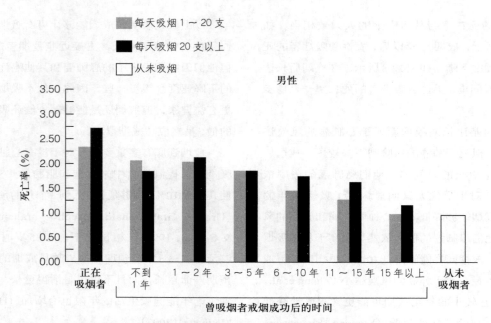

图 12.8 男性吸烟者、不同戒烟年限曾吸烟者和不吸烟者的全因死亡率

Source: The health benefits of smoking cessation: A report of the Surgeon General (p.78), by U.S. Department of Health and Human Services, 1990, DHHS Publication No. CDC 90–8416, Washington, DC: U.S. Government Printing Office.

小结

很多吸烟者都担心如果停止吸烟，体重就会增加。这种情况的确可能发生，但大部分人并不会增加多少体重。对大多数吸烟者来说，继续吸烟所带来的健康风险远高于增加的体重带来的风险。从积极的角度看，戒烟能够提高健康水平，延长寿命。研究证据表明，戒烟16年后的曾吸烟者的全因死亡率会下降到与不吸烟者相当的水平，尽管他们死于癌症的风险依然高于不吸烟者。

关键问题答案

1. 吸烟如何影响呼吸系统？

呼吸系统让氧气进入体内，同时将二氧化碳排出体外。吸入的烟最终会损害肺部健康。慢性支气管炎和肺气肿是两种与吸烟相关的慢性肺部疾病。烟草中含有包括尼古丁在内的几千种化合物，吸烟产生的焦油及其他化合物可能导致心脏病和癌症。

2. 哪些人更有可能吸烟？为什么？

当前，约有21%的美国成年人吸烟，曾吸烟者的比例略高于吸烟者，约有一半多的人从未吸烟。男性吸烟者略多于女性，但受教育水平是比性别更好的吸烟预测指标——受教育水平越高，吸烟率越低。大多数吸烟者从青少年时期开始吸烟，遗传因素对于开始吸烟和尼古丁成瘾都有影响。同伴、父母、兄弟姐妹、积极的媒体形象、广告都可能激发青少年吸烟的动机。吸烟是冒险、叛逆生活方式的象征之一，这正好符合很多青少年的自我期待。对于人们为什么会继续吸烟还没有明确的答案，但是尼古丁的成瘾特性可能在其中有重要作用，对部分吸烟者的作用尤其明显。吸烟者可能受到正强化的影响，如放松或减轻压力；也可以受到负强化的影响，如吸烟后戒断症状消失。还有一些吸烟者，尤其是年轻女性，把吸烟作为一种控制体重的方法。

3. 使用烟草对健康有哪些影响？

在美国，吸烟是头号可预防的死因，每年导致约443000人死亡。这些人多死于癌症、心血管疾病和慢性下呼吸道疾病。吸烟也会导致一系列非致死性的健康问题，如牙周病、体力下降、骨密度流失、呼吸系统疾病、认知能力受损、勃起功能障碍、黄斑变性病等。被动吸烟并不会显著提高死于癌症的风险，但会极大地提高死于心血管疾病的概率。被动吸烟也会增加儿童患呼吸道疾病的风险，甚至导致儿童死亡。抽雪茄和烟斗的危害比吸香烟要小，但它们也不安全。无烟烟草比香烟危害小，但无烟烟草的使用与口腔癌和牙周疾病的发病率正相关，还有可能导致冠心病。

4. 如何降低吸烟率？

降低吸烟率的途径之一是预防人们吸烟。这类项目通常基于学校开展，但若要取得良好的效果，项目的涉及面必须很广，需要让学生学会拒绝的技巧，引导学生做出不吸烟的承诺。大多数人全靠自己戒烟，没有参与任何戒烟项目，但他们会面临复吸这一难题。药物治疗可能会使用某种形式的尼古丁替代疗法，或使用能够改变尼古丁对大脑影响的药物。药物治疗能有效地帮助人们戒烟，但和行为干预配合使用时的效果更佳。心理治疗也能有效帮助人们戒烟，尤其是在戒烟的早期阶段。大众媒体宣传或社区运动也能帮助某些吸烟者成功戒烟。

5. 戒烟会带来哪些影响？

很多吸烟者担心戒烟会导致体重增加，戒烟后体重的略微增加（2.7 ～ 5千克）是很常见的。尽管如此，增加的体重远不如继续吸烟对健康的危害大。戒烟可以增进健康，延长寿命，但健康风险要降低到从不吸烟者的水平需要很多年。大多数曾吸烟者患肺癌的概率依然高于不吸烟者，除非他们在很年轻的时候就已经戒烟。事实上，在年轻时戒烟是一大健康优势。

阅读建议

Hughes, J. R. (2009). How confident should we be that smoking cessation treatments work? *Addiction, 104* (10), 1637–1640.

本书提供了各种戒烟项目有效性的证据，以树立对成功戒烟的乐观看法。

Kennedy, D. P., Tucker, J. S., Pollard, M. S., Go, M.-H., & Green, H. D. (2011). Adolescent romantic relationships and change in smoking status. *Addictive Behaviors, 36* (4), 320–326.

本文围绕青少年的恋爱关系，探讨了社会关系在开始吸烟和戒烟方面的重要影响。这一研究还纳入了其他社会因素，总结了与开始吸烟有关的复杂社会环境。

World Health Organization (WHO). (2008). *The WHO report on the global tobacco epidemic, 2008.*

Geneva, Switzerland: World Health Organization.

这份报告全面而翔实地反映了全世界范围内烟草的使用情况，并就美国和其他国家的烟草使用情况进行了有趣的比较。

第 **13** 章

酒精及其他药物的使用

本章概要

- 酒类消费的历史与现状
- 酒精的作用
- 饮酒的原因
- 饮酒问题的改变
- 其他药物

关 键 问 题

1. 酒类消费的主要趋势是怎样的？

2. 饮酒对健康有哪些影响？

3. 人们为什么要饮酒？

4. 如何改变酗酒行为？

5. 戒酒后复发会带来哪些问题？

6. 其他药物对健康有哪些影响？

☑ 测一测你的健康风险

关于酒精及其他药物的使用

☐ 1. 在过去一个月内，我至少有一天饮酒 5 杯或 5 杯以上。

☐ 2. 在过去一个月内，我至少有 5 天在同一场合饮酒 5 杯或 5 杯以上。

☐ 3. 当我饮酒太多时，我有时会记不清发生了什么。

☐ 4. 我有时会坐喝过酒的人开的车。

☐ 5. 在过去一年中，我曾在喝酒后驾车。

☐ 6. 我很少在同一天喝酒超过两杯。

☐ 7. 我不会在喝醉的状态下开车，但曾在喝酒后开车。

☐ 8. 我有时会在饮酒后运动，比如去游泳。

☐ 9. 有朋友或家人觉得我饮酒过多。

☐ 10. 我曾尝试少喝酒，但似乎从来没有成功过。

☐ 11. 我曾尝试过戒酒（完全不喝酒），但没有成功。

☐ 12. 我相信在有些场合（如舞会、球赛），饮酒是最好的享受方式。

☐ 13. 宿醉醒来后，我有时会再喝点酒来让自己感觉舒服些。

☐ 14. 有些事情，我在喝酒后能做得更好。

☐ 15. 从小到现在，我喝过的酒加起来不到十杯。

以上大多数题目意味着你可能处于饮酒带来的疾病或意外伤害的风险中。然而需要注意的是，题目 6 反映了适用于多数人的算得上健康的饮酒模式，而题目 15 是对部分人适用的一种健康选择。当你阅读这一章时，你将会看到其中的一些题目所描述的行为比其他题目所描述的行为有相对更大的风险。

查理·希恩的真实生活记录

如果要列出一个涉及酗酒或吸毒的名人名单，那这个单子会很长，但是很少有人会像查理·希恩（Charlie Sheen）一样有如此广为人知的物质滥用史，给公众留下了如此深刻的印象。从 20 世纪 90 年代开始，希恩经历了一系列因酗酒和吸毒带来的问题，让他多次陷入法律纠纷并被送进戒毒所（"Charlie Sheen"，2011）。从 2010 年 12 月开始，到 2011 年 3 月，有关报道逐渐升温，希恩成为媒体关注的中心，他因酗酒和吸毒愈演愈烈的异常行为备受关注。

据报道，希恩作为广受喜爱的某喜剧电视男主角，事业因物质滥用受损。他成为一系列广为人知的丑闻的主角，这些丑闻涉及宾馆房间、可卡因、酒精、色情明星、暴力以及对其孩子的忽视等（D. Brown，2011）。与其他在毒品作用下行为失常的名人不同的是，希恩丝毫没有歉意，而

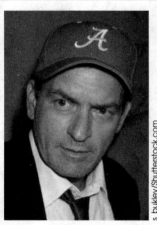

且不愿意住进康复中心接受治疗。相反的，他开始接受各种采访，并在采访中宣称自己是无敌的，甚至夸耀自己吸了多少强力可卡因。一些临床心理学家推测，除了物质滥用，希恩的失控行为可能源于另一种精神障碍。这两个问题同时出现并不少见。

希恩物质滥用的例子看似很极端，但其实很常见。很多吸毒的人同时也会酗酒，这些人常常因物质滥用面临一系列健康问题、人际关系问题（甚至是家庭暴力）、法律纠纷以及经济问题。这些物质滥用者也更有可能推卸责任，拒绝承认自

已行为失当，他们会像查理·希恩一样否认自己有问题。

希恩的财富与名望保护他免于因其失常行为而一败涂地。然而讽刺的是，财富与名望同时也预示着更高的物质滥用风险。相对于中产阶级家庭出身的孩子，富裕家庭出身的孩子物质滥用的风险更高（Luthar & Latendresse, 2005）。

酒类消费的历史与现状

无论是在美国还是在其他国家，酒精都是精神活性类药物中使用最广泛的（Edwards，2000）。查理·希恩的酗酒行为导致了很多严重问题，但是，是不是所有的饮酒行为都是有害的呢？什么样的饮酒模式是有问题的呢？本章将回答这些问题。但是首先，我们来看一看饮酒行为的历史，从中可以看出过去人们对于饮酒的态度变化。

酒类消费简史

追溯酒精的历史并不是一件容易的事；世界各地都发现了关于酒精的历史证据，可以追溯到史前时期。酿酒并不需要复杂的技术：负责产生酒精的酵母菌可以通过空气传播，在水果、果汁、混合谷物中发酵过程会自然地发生。从多个文明古国的历史中也能发现酒精饮料的身影（Anderson，2006）。古巴比伦人早已经发明了红酒（葡萄汁发酵而成）和啤酒（谷物发酵而成），古埃及人、古希腊人、古罗马人、古中国人以及古印度人也是如此。哥伦布发现美洲大陆之前，印第安人部落也饮用发酵饮料。

古代居民当然也发现了醉酒这一现象。在上面提到的一些国家，比如希腊，喝醉酒不仅是被允许的，在特定场合（仅限于节日）甚至是必要的。这与美国当代的做法类似，在某些聚会或庆典上，醉酒是可以被宽恕的。大多数社会对饮酒行为本身比较宽容，但是除非是在特定场合，一般情况下不允许喝醉。

古中国人发明了蒸馏技术，8世纪时的阿拉伯人进一步完善了这一技术。由于蒸馏过程多少有些复杂，直到能够商业化生产之后，蒸馏酒的饮用才变得普遍。在英格兰，酿造酒一直是最常见的酒精消费形式，直到18世纪，为了刺激商业发展，英格兰才开始鼓励蒸馏酒。饮用价格便宜的杜松子酒（也称金酒）逐渐普遍，随之而来的酒醉也变得随处可见。然而，喝蒸馏酒喝到醉仅在下层劳动阶级中比较常见，富裕阶级所饮用的是没有那么易醉的价格昂贵的进口葡萄酒。

在殖民时期的美洲，饮酒现象比现在要普遍得多。无论是男人、女人还是孩子，所有人都饮酒，无论是谁，饮酒行为都是可以接受的。这一做法与我们现在对清教徒的印象不同，当时清教徒们是不拒绝饮酒的。更确切地说，他们认为美酒是上帝赐给人类的礼物之一。事实上，在当时，酒类是比未经净化的饮用水和牛奶更为安全的饮品，所以清教徒们有正当的理由对消费酒精饮料持宽容态度。然而，喝醉是不能被接受的。清教徒们相信，美酒与世间万物一样，需要有节制地使用。因此，清教徒们严格禁止醉酒，但可以适量饮酒。

美国独立后的那50年里，美国人对酒精的态度逐渐发生重大转变（Edwards，2000）。某一致力于倡导戒酒、敢于发声的少数群体认为酒精是"魔鬼"，劝导人们完全戒酒。在英国也出现了类似的运动。最初，这一态度仅被上层和中上层阶级所接受，后来，禁酒逐渐成为中产阶级以及想要成为中产阶级的人的信条。不加节制地饮酒则常与下层阶级联系在一起，而人们所期待的"值得尊敬的"人群，尤其是女性，都不会过度饮酒。

19世纪中期，限酒团体在美国蓬勃发展。但是，这些团体却名不副实。他们所倡导的并非"节制"，即适量饮酒；准确地说，他们倡导的是"禁止"，即完全不饮酒。限酒团体认为：酒精会削弱自制力，动摇意志和激情，导致大量犯罪、贫困、破碎的家庭产生，而且很容易上瘾，因此，即使只是偶尔饮酒也是危险的。如图13.1所示，1830年后，美国人均酒精消费量大幅下降，直观显示了这一运动的直接影响。

随着限酒运动的不断发展，饮酒人群的构成以及饮酒地点都发生了变化。人们渐渐不再在家庭聚会和高级餐饮场所饮酒，酒类只在城市工人常光顾的酒吧被大量消耗（Popham，1978）。饮酒行为跟下层工人阶级愈发紧密地联系起来。酒吧被限酒运动描述为邪恶、道德沦丧的象征，是禁酒主义者关注的焦点。

1919年，以美国宪法第18修正案被批准为标志，禁酒主义者终于取得了胜利。该修正案宣布储存、销售或运输酒类饮料均为非法行为，这让人均酒精消费量大幅度下降（如图13.1所示）。但该修正案并没有得到广泛支持，这为非法的酒类交易创造了一个庞大的市场。1934年，宪法第21修正案宣布废除宪法第18修正案，禁酒令解除。如图13.1所示，在禁酒令被废除后，酒类消费量急剧回升。尽管目前人均酒精消费量比禁酒时期要高，但仍不到19世纪前30年消费量的一半。

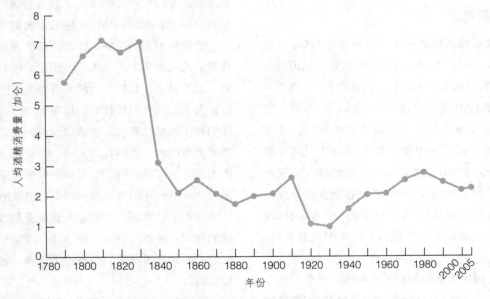

图 13.1　1790–2005 年美国 15 岁及以上人群人均酒精消费量（1 加仑约合 3.78 升）

Sources: The alcoholic republic: An American tradition (p.9), by W. J. Rorabaugh, 1979, New York: Oxford University Press. Copyright 1979 by Oxford University Press. Also, *Apparent per capita ethanol consumption for the United States, 1850–2005*, retrieved July 21, 2008, from http://www.niaaa.nih.gov/Resources/DatabaseResources/QuickFacts/AlcoholSales/consum01.html

酒类消费现状

美国大约2/3的成年人可以被划分为当前饮酒者（定义：有生以来喝过至少12杯酒，并且在过去一年中喝过至少1杯酒），大约一半的成年人为经常饮酒者，大约10%的成年人酗酒（每个月至少有一次在同一场合饮酒5杯或5杯以上），还有5%的人是重度酗酒者（男性每周饮酒14杯以上，女性每周饮酒7杯以上）（NCHS，2011）。图13.2所示的饮酒率是美国酒类消费连续下降20年后的水平。全世界范围内，大约有20亿的成年人为当前饮酒者，约占全世界成年人口的一半（Anderson，2006）。

美国不同人群的饮酒频率及酗酒的患病率并不相等。如图13.3所示，不同种族的饮酒率有很大不同。欧裔美国人的饮酒率比其他种族的饮酒率都要高（NCHS，2011）。不同种族人群酗酒及重度酗酒者的比例也有很大差异。印第安人中这两种饮酒者的比例最高，亚裔美国人中则比例最低。

年龄是饮酒的又一个影响因素。25～44岁的成年人饮酒比例最高，然而酗酒及重度酗酒的

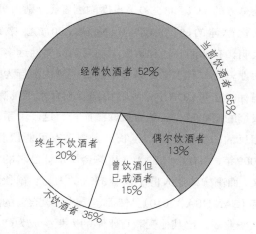

图 13.2 2009 年美国成年人饮酒类型

Source: Health, United States, 2010 (2011), Table 64, by National Center for Health Statistics, Hyattsville, MD: U.S. Government Printing Office.

比例最高的是18～24岁的年轻人。有超过1/3的18～24岁饮酒者酗酒（NCHS，2011），但是他们在之后更多地会成为适度饮酒者。年轻人这种酗酒率先上升然后下降的饮酒模式在一项对青少年酗酒现象的研究中也发现过（Tucker，Orlando，& Ellickson，2003）。但是研究者也发现了其他类型的饮酒模式。一项对英国酗酒青少年的研究（Viner & Taylor，2007）指出，他们在青少年时期的饮酒模式能够正向预测其成年后的酗酒行为。

酗酒会带来一系列的危害（尤其是对于刚开始喝酒的人），这些危害包括醉酒、判断力下降、身体协调性受损。某些特定场合会鼓励大量饮酒，尤其是在大学生群体中，无论是美国还是欧洲、南美洲的大学生都很容易面临这样的危险（Karam，Kypri，& Salamoun，2007）。大学男生会试着表现得"有男子汉气概"以符合某些男性化标准（如冒险、做个"花花公子"、喝到烂醉）的时候，容易面临酒精带来的危险（Iwamoto，Cheng，Lee，Takamatsu，& Gordon，2011）。兄弟会等秘密社团中的男生风险尤其大；这些团体中的社会规范能够促进这些态度和行为的产生。然而，当团体成员不再联系时，这一饮酒模式通常会改变。因此，大学时的饮酒习惯并不能有效预测毕业后的饮酒问题（Jackson，Sher，Gotham，& Wood，2001）。然而，年轻人酗酒是个长久以来持续存在，可能带来诸多危害的问题，这一年龄段前几位的死亡原因——意外伤害、他杀、自杀都与酗酒有关（Panagiotidis，Papadopoulou，Diakogiannis，Iacovides，& Kaprinis，2008）。

目前，12～17岁青少年饮酒量显著下降，这是因为美国能够购买酒类的法定最低年龄提高到了21岁。1985年，有超过40%的该年龄段青少年饮酒，然而到了1992年，仅有20%的该年龄段青少年饮酒。这一饮酒率在20世纪90年代末期又略微下降（Johnston et al.，2011）。然而，酗

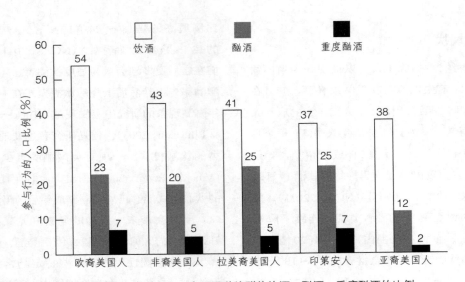

图 13.3 2010 年美国 12 岁以上人口中不同种族群体饮酒、酗酒、重度酗酒的比例

Source: SAMHSA, 2011, Results from the 2010 National Survey on Drug Use and Health: Summary of National Findings, NSDUH Series H-41, HHS Publication No. (SMA) 11-4658, Table 2.42B. Rockville, MD: Substance Abuse and Mental Health Services Administration. Retrieved September 30, 2011 from http://oas.samhsa.gov/NSDUH/2k10NSDUH/tabs/Sect2peTabs1to42.htm#Tab2.242B

酒在高中生和大学生中依然很常见。例如，高三男生和女生的酗酒率分别为28%和18%。尽管这些比例似乎并不高，但要注意：这些学生都是在非法饮酒。而且，达到法定饮酒年龄——即庆祝21岁生日——往往都是在饮酒狂欢中度过的，在那一天寿星喝的酒往往会达到他从小到大的最高水平（Rutledge, Park, & Sher, 2008）。

当年轻人的饮酒率下降时，专家推断非法药物可能正在取代酒类成为年轻人偏爱的东西。然而，这一假设并没有得到证实。"监控未来"项目（Johnston et al., 2011）发现，随着酒类消费量的下降，非法药物的使用量也在下降，并没有出现补偿效应，即上升趋势。这一趋势唯一的例外是大麻的使用：近年来，大麻已经取代酒精，成为美国高中学生使用最多的药物。

老年人的饮酒率最低（SAMHSA, 2010）。很多人一旦脱离大学校园的社交场合及饮酒压力，饮酒量就减少了。除此之外，饮酒量仍然与年龄呈负相关——年龄越大，饮酒越少。饮酒量随着年龄增长而下降的整体趋势可能是人们戒酒或减少饮酒量的结果。

性别和受教育水平也与酒精消费量有关。男性比女性更有可能是当前饮酒者（分别占男、女性总体的71%和60%）、酗酒者（分别占男、女性总体的33%和15%）、重度酗酒者（分别占男、女性总体的6%和4.5%）（NCHS, 2011）。数据表明，有酗酒问题和重度酗酒问题的男性远多于女性。受教育水平是另一个能够预测饮酒行为的指标。在第12章中，我们得知受教育水平越高，吸烟的概率越小。然而就饮酒而言，这一关系是相反的。受教育年限越长，人们越有可能饮酒。2009年，约有68%的大学生符合当前饮酒者的定义，而高中肄业人群中仅有35%的人为当前饮酒者（SAMHSA, 2010）。然而，受过大学教育的人在毕业后，比其他受教育水平的人更少成为酗酒者或重度酗酒者（SAMHSA, 2010）。高中肄业的人更有可能成为重度酗酒者，更容易在30多岁的时候出现饮酒相关的问题（Muthen & Muthen,

2000）。

这些酒类消费的规律并非美国独有，但具体的酒类消费量以及模式在不同国家会有差异。在全世界各地，有18% ~ 90% 不等的男性饮酒，有1% ~ 81% 不等的女性饮酒（Anderson，2006）。包括美国、加拿大、北欧国家在内的一些国家，对饮酒场所都有限制；而包括法国、意大利、希腊在内的其他国家，饮酒已经融入日常生活中（Bloomfield，Stockwell，Gmel，& Rehn，2003）。饮酒行为在后一类国家中更为普遍，但是醉酒现象却更多在前一类国家发生。然而，有更多饮酒的场合往往导致更多饮酒相关问题，无论具体的饮酒行为模式是怎样的（Kuntsche，Plant，Plant，Miller，& Gabriel，2008）。

小结

人们饮酒的历史可以追溯到史前时期，而滥用酒精的历史也差不多一样久。在大多数古代社会以及现代社会，适度饮酒是被允许的，但醉酒和滥用酒精会受到谴责。

美国的人均酒精消费水平在19世纪的前30年达到顶峰。从大约1830年到1850年，由于很多戒酒主义者的努力，酒精消费水平大幅度下降。目前，美国的酒类消费保持平稳：有大约一半的成年人为经常饮酒者，有大约10%的人为酗酒者，有约5%的人为重度酗酒者。欧裔美国人饮酒比例高于拉美裔美国人和非裔美国人。21 ~ 44岁年龄组成年人的酒精消费量高于其他年龄组，大学毕业生比高中辍学的人更可能饮酒，然而高中辍学的人在以后的生活中更有可能成为重度酗酒者。不同国家对饮酒行为的态度和饮酒行为模式有所不同。

酒精的作用

本质上讲，无论你喝酒还是不喝酒，酒精会发生的变化都差不多——它会变成醋（Goodwin，1976）。在体内，有两种酶能够把酒精分解为醋或醋酸。第一种酶叫乙醇脱氢酶，位于肝脏，专门用来代谢酒精。乙醇脱氢酶将酒精分解为乙醛，乙醛是一种高毒性的化学物质。第二种酶叫乙醛脱氢酶，负责将乙醛转化为乙酸。

酒精代谢过程至少会产生三大影响健康的生理指标改变：①乳酸增加，而乳酸与焦虑发作相关；②尿酸增加，而尿酸可能导致脑卒中；③肝脏和血液中的脂肪增加。

乙醇具有毒性。但是酒精中毒并不经常发生，而且几乎总是发生在短时间内喝了大量蒸馏酒的不常喝酒的人身上。一般情况下，酒类的摄入带有自发限制的性质：酒精的毒性常常导致人失去意识，这能够避免继续饮酒发生致命的中毒。

男性和女性受酒精影响的程度不同。导致不同的因素之一是体重，一个重55千克的人饮酒85克比一个重100千克的人饮同样量的酒受到的影响更大。但体重并不是导致性别差异的唯一原因。血液中酒精含量一样的情况下，酒精对男性的大脑比对女性的大脑影响大（Ceylan-Isik，McBride，& Ren，2010）。然而，女性的胃吸收酒精的效率更高，喝较少的酒就能让女性血液中的酒精水平升高（Bode & Bode，1997）。因此，女性和男性对酒精的生理反应有所不同，其中一些反应可能会让女性更容易受到酒精的影响。

与饮酒相关的问题包括对酒精产生耐受性、依赖性、戒断症状、成瘾等。尽管这些概念同时适用于很多药物，用它们来评估酒精的潜在危害是十分必要的。

耐受性（tolerance）是指当持续使用某种药物

时，身体对药物的反应性降低，需要使用越来越多的药物才能达到同样的效果。具有高耐受性风险的药物可能很危险，因为产生耐受性后人们需要使用更多的药物来产生想要或预期的效果。如果药物量越来越大，药物的有害作用或副作用的危害会显著增加。酒精是一种具有轻度耐受性风险的药物，但它对不同的人的影响似乎有很大不同。对一些人来说，需要较长时间内大量饮酒才会出现明显的耐受性。而对另一些人来说，仅仅在一周时间内每天少量饮酒就会出现耐受性。随着耐受性增加，酒精对身体的伤害也会增加。

依赖性（dependence）与耐受性相互独立，也是使用很多药物时可能发生的情况。当身体细胞需要某种药物才能"正常"发挥功能时，依赖性就产生了。如果停用该药物，身体对药物的依赖性会明显地表现出来，**戒断症状**（withdrawal）随之出现。这些症状是身体努力适应在没有药物帮助的情况下运转的信号。依赖性和戒断症状是身体对于药物使用的生理反应。一般说来，戒断症状与药物产生的效果相反，戒断药物会带来不安、易激惹、焦虑等症状。

众所周知，许多药物的戒断症状让人不愉快，酒精是其中最糟糕的几种之一。戒酒的过程会有多困难取决于很多因素，如喝酒的持续时间以及依赖程度。在某些情况下，戒酒对心血管系统的影响可能会带来生命危险（Bär et al.，2008），需要谨慎处理（Mayo-Smith et al.，2004）。通常第一个出现的症状是震颤，即快速抖动。重度酒精上瘾的人还可能发生**震颤性谵妄**（delirium tremens），出现幻觉，方向感丧失，甚至抽搐。戒断症状通常会持续2天到1周。这一过程的生理风险如此严重，以至于通常需要在正式治疗的帮助下才能顺利渡过。

耐受性和依赖性是两个相互独立的属性。某种药物可能会产生耐受性但并不会有依赖性；同样，某个人可能会对某药物产生依赖性但却没有耐受性。然而，有些药物同时会有耐受性和依赖性的风险。耐受性和依赖性在药物使用过程中并非不可避免（Zinberg，1984），酒精使用就是很好的例子。并不是每一个饮酒的人饮酒的频率和量都足够产生耐受性，而且大多数饮酒者也不会对酒精产生依赖性。

依赖性和戒断反应的结合有时被称为**成瘾**（addiction），但是外行人（Chassin, Presson, Rose, & Sherman，2007）和专家（Pouletty，2002）对成瘾的定义却不同。对药物强烈的渴望以及强迫性的使用是所有人定义的必要组成部分，但是青少年的观念里更强调强烈的渴望，而成年人对成瘾的定义更强调强迫性的药物使用（Chassin et al.，2007）。专家的定义与成年人的观念更一致，他们认为，成瘾不同于依赖性的重点在于强迫性的行为及其对人们生活的危害——"对药物使用失去控制，无视不良后果，强迫性地寻求和使用药物"（Pouletty，2002，p. 731）。有些专家甚至对物质滥用和成瘾做了区分，认为物质滥用是过度和有害的使用，哪怕当事人并没有产生依赖性或者上瘾。因此，讨论药物（如酒精）的耐受性、依赖性、成瘾、滥用等特点时，这些性质都是相互独立的。

有人会提到心理依赖或心理成瘾的说法，但这些术语并不等同于对药物（如酒精）的依赖性。很多行为都可能成为一个人习惯性的反应模式。养成习惯后，要放弃这些行为需要克服很大的困难。心理依赖可能适用于许多难以改变的行为，如赌博、暴饮暴食、慢跑、甚至是看电视，其中部分行为似乎满足强迫性行为这一成瘾标准。但心理依赖或心理成瘾的概念是否成立目前依然存在争议，因此，我们需要谨慎使用这一术语。

酒精的危害

酒精会产生各种各样直接或间接的危害。直接危害是指酒精本身导致的有害的生理反应，并不包括心理、社会、经济等方面的后果。有严重酗酒问题的人的死亡率是没有酒精相关问题的人的两倍（Fichter, Quadflieg, & Fischer, 2011）。间接危害是指酒精带来的心理或生理损害进而产生的不利后果。直接危害和间接危害都会导致重度酗酒者死亡率的升高（Standridge, Zylstra, & Adams, 2004）。

直接危害

酒精会影响身体内多个器官系统，但由于肝脏是负责酒精代谢的主要器官，对于长期重度酗酒者来说，肝脏损伤是最需要考虑的健康后果。酒精代谢过程中的氧化反应很可能是有毒的，能够破坏细胞膜，损伤肝脏（Reuben, 2008）。长期大量饮酒会导致瘢痕组织产生，进而导致**肝硬化**（cirrhosis），即肝脏部位失去功能的瘢痕组织大量积累。肝硬化是一种不可逆的肝脏损伤，也是酗酒者的主要死因之一。并不是所有的酗酒者都会发展成为肝硬化患者，没有酒精滥用史的人也可能患肝硬化，但在世界各国，肝硬化在重度酗酒者身上常有发生（Mandayam, 2004），也是美国排前几位的死亡原因之一。

长期大量酗酒与一种名叫 Korsakoff 综合征（也被称为 Wernicke-Korsakoff 综合征）的神经功能障碍的发生有关。Korsakoff 综合征的症状包括：慢性认知损伤，对近期发生事件的严重记忆问题，失去方向感，无法学习新知识。酒精与这一障碍的发生有关，因为酒精会干扰维生素 B_1（B族维生素的一种）的吸收。重度酗酒者会缺乏维生素 B_1，他们还可能营养不良，这会让情况更加糟糕（Stacey & Sullivan, 2004）。酒精还会加快

与维生素 B_1 有关的大脑损伤的发生，这一过程一旦开始，补充再多的维生素也无法逆转脑损伤。最糟糕的是，除非病情已经到了不可逆转的阶段，大多数酗酒者拒绝接受治疗。尽管长期重度酗酒是神经功能损伤的一大危险因素（Harper & Matsumoto, 2005），但少量或适量饮酒并不会导致认知损伤。事实上，研究发现，少量或适量饮酒者不容易患痴呆，其中包括阿尔茨海默症（Collins, 2008）。

酒精会影响心血管系统，但这些影响并不都是负面的。（后文将探讨适度饮酒可能为心血管系统带来的积极影响。）然而慢性重度酗酒或间歇性酗酒的确会给心血管系统带来直接伤害（Rehm et al., 2010；Standridge et al., 2004）。大剂量的酒精摄入将阻碍心肌中脂肪酸（心脏的主要能量来源）的氧化反应。心脏需要直接代谢乙醇，产生脂肪酸乙酯，从而损伤心脏的能量供应结构。酒精还会抑制心肌的收缩功能，可能导致心律失常。因此，重度酗酒者很容易患高血压、缺血性心脏病以及出血性脑卒中（Rehm et al., 2010）。

酗酒还可能增加患很多其他疾病的风险（Rehm et al., 2010），包括口腔、咽、食道、结肠、直肠、肝脏、乳房等部位发生癌症。此外，酗酒还会增加患肺结核、癫痫、糖尿病和肺炎的风险。

酒精对于女性怀孕和发育中的胎儿有两大直接危害。首先，饮酒会降低生育能力。重度酗酒的女性更容易不孕（Eggert, Theobald, & Engfeldt, 2004）。长期重度酗酒的女性也更可能闭经。导致月经停止的原因可能是肝硬化或酒精对脑垂体、下丘脑的直接作用，也可能因为酒精影响了激素的产生及其作用，还可能干扰排卵过程。

怀孕期间大量饮酒的另一个直接危害是胎儿更有可能出现发育问题，如先天性呼吸系统和运动系统畸形，导致胎儿酒精谱系障碍（Baumann,

Schild，Hume，& Sokol，2006；Rehm et al.，2010）。其中最严重的一种是**胎儿酒精综合征**（fetal alcohol syndrome）。胎儿的某些组织（如神经元）对于酒精尤其敏感，与酒精接触会导致胚胎发育出现问题，包括面部畸形、生长缺陷、中枢神经系统障碍、认知缺陷等。事实上，胎儿酒精谱系障碍是全世界范围内导致神经发育迟滞的首要原因（Murthy，Kudlur，George，& Mathew，2009）。尽管酗酒是导致胎儿酒精综合征的主要原因，但大量吸烟、压力和营养不良也与该疾病的发生有关，而这些因素在酗酒者身上并不少见。

那么在怀孕期间适度或少量饮酒呢？除非酗酒，少量到适度饮酒不太可能导致胎儿酒精

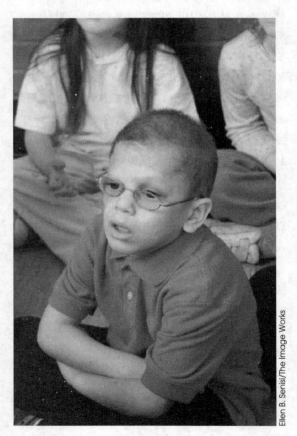

胎儿酒精综合征的症状包括面部畸形、生长缺陷、中枢神经系统障碍、精神发育迟滞等。

综合征，但任何水平的酒精摄入都有可能影响发育中的胎儿。即使是少量饮酒也会提高流产和胎死腹中的风险（Kesmodel，Wisborg，Olsen，Henriksen，& Secher，2002），而怀孕期间酗酒则会导致儿童认知功能缺陷（Bailey et al.，2004）和提高出现心理问题的风险（O'Leary et al.，2010）。即使是摄入少量酒精也可能对发育中的胎儿产生直接的危害，尤其是在怀孕早期的几个月危害会更大（Baumann et al.，2006；Goldsmith，2004）。不幸的是，在美国，有超过20%的育龄期女性存在有可能带来风险的饮酒行为（NCHS，2011）。

间接危害

饮酒除了会带来很多直接危害，也会带来间接危害。大多数间接危害源于酒精对攻击性、判断力和注意力的影响。酒精也会影响身体协调性，改变认知功能，增加发生意外伤害的可能，给饮酒者本人或他人带来伤害（Rehm et al.，2010）。

饮酒带来的最为常见的严重间接危害是增加意外伤害发生的概率。意外伤害是美国的第四大死亡原因，是45岁以下人群的头号死亡原因，也是全世界范围内的主要死亡或受伤原因之一（Rehm et al.，2010）。酒类消费量与意外致命伤害之间存在剂量－反应关系。也就是说，各种场合下的酒精消耗量越大，发生致命意外伤害的可能性越大。世界范围内，高达32%的致命意外伤害与饮酒有关。

与酒精相关的死亡事故中，车祸占了最大的比例。在美国，每年有超过44000人死于车祸，其中有40%的人（每年约17000人）死于酒驾事故（Yi，Chen，& Williams，2006）。全国药物使用与健康调查（SAMHSA，2010）发现，21～25岁年轻人酒驾比例最高，约25%的人报告有过酒后驾车行为。18～20岁年轻人中有17%报告说

自己曾酒后驾车。要注意，这一年龄段的人还没有达到购买酒类的合法年龄。欧裔美国人比其他种族的人更有可能酒后驾车，男性酒驾的概率是女性的两倍。这些酒后驾车的司机并不一定酗酒；酒驾事故的司机中约有一半的人并没有饮酒相关问题，但他们在酒后驾车是个大问题（Voas，Roman，Tippetts，& Durr-Holden，2006）。

对部分饮酒者而言，饮酒也可能导致更多的攻击行为。实验研究和犯罪统计数据结果均发现，酒精与攻击性之间存在相关，但这一相关并不适用于所有人。愤怒特质（个体容易感觉到愤怒并做出反应的倾向）是一个重要因素。毫无疑问，具有中等或较高愤怒特质的人比低愤怒特质的人更容易表现出攻击行为（Parrott & Zeichner，2002）。具备愤怒特质的人饮酒以后所受到的影响比其他人要大，而且影响时间更长，进而可能引发（无论是男性还是女性）更多的争吵（Eckhardt & Crane，2008）。酒精可能不是家庭暴力的根本原因，但它可能会让暴力升级（Graham，Bernards，Wilsnack，& Gmel，2011）。嫉妒加上酒精能够有效预测亲密关系中的暴力行为（Foran & O'Leary，2008）。因此，有些人比其他人更可能在酒精作用下表现出攻击行为。查理·希恩对其历任妻子和女友的家暴史与这些研究结果是一致的。

饮酒也与自杀意图和自杀行为相关（Schaffer，Jeglic，& Stanley，2008）。研究发现，与其他药物相比，饮酒更能预测自杀行为（Rossow，Grøholt，& Wichstrøm，2005）。

饮酒与犯罪也存在相关。两个早期研究（Mayfield，1976；Wolfgang，1957）指出，有2/3的杀人案件中，受害者或罪犯在案发前喝过酒。最近的研究（Felson & Staff，2010）证实了这一关系的存在，并且发现饮酒与侵犯行为也有关系，包括性侵犯、抢劫、入室盗窃等。饮酒的人不仅更有可能杀人，而且也更有可能成为犯罪的受害者。然而这些相关的存在，并不意味着饮酒必然导致犯罪。大多数罪犯都没有饮酒相关的问题，大多数滥用酒精的人也并没做出暴力犯罪行为。因此，饮酒与犯罪之间的关系是复杂的（Dingwall，2005）。

最后，饮酒可能影响人们的决策能力。一项群体决策研究（Sayette，Kirchner，Moreland，Levine，& Travis，2004）发现，群体成员喝酒后的决策比完全清醒时的决策更冒险。没有饮酒问题的人在饮酒后进行个人决策也会出现问题，会很难在决策过程中综合考虑各种因素（George，Rogers，& Duka，2005）。不幸的是，饮酒也会损害人的元认知，人们会意识不到自己的决策能力已经下降（Brumback，Cao，& King，2007）。

决策能力受损及随之而来的风险决策让酒后性行为十分危险。例如，哪怕旁人提醒存在风险，醉酒的年轻男性也比清醒状态下的男性更有可能与有吸引力的女性发生无保护措施的性行为（Lyvers，Cholakians，Puorro，& Sundram，2011）。其他研究也指出，喝过酒的人比其他人更可能卷入被强迫的性行为，可能成为受害者也可能成为加害者（Testa，Vazile-Tamsen，& Livingston，2004）。总之，饮酒可能带来各种各样的风险。

酒精的益处

饮酒有没有可能对人有益呢？很多早期研究已经涉及了这一问题（Room & Day，1974；Stason，Neff，Miettinen，& Jick，1976）。这些研究发现，酒精消费量和死亡率之间存在U型或J型的关系。也就是说，少量到适量的饮酒（每天饮酒1～5小杯）似乎最有益于延长寿命，而酗酒者和不饮酒的人的死亡风险都较高。尽管这看起来不可思议，后来的大量研究支持了这一结论——少量到适量的饮酒与更低的死亡率以及更低的患多种疾病的风险存在正相关（Holahan et al.，2010；Hvidtfelt et al.，2010）。

对饮酒益处的分析（Rehm，Patra，& Taylor，2007）发现，饮酒对有些人利大于弊，而对另一些人则弊大于利。饮酒行为的模式和年龄是决定饮酒危害性的关键因素。酗酒可能导致酒精中毒，损害判断力和协调能力。因此，酗酒行为的危害远远多于酒精可能带来的任何益处。而且，酒精的益处并不适用于年轻人，从中年时期才渐渐开始出现（Klatsky & Udaltsova，2007；Rehm et al.，2007）。老年人酗酒的可能性比年轻人要低，而且饮酒能降低患冠心病的概率，冠心病是老年人的头号死亡原因。

降低死于心血管疾病的概率

研究者在研究饮酒的益处时，最先发现的是少量到适量饮酒的人的整体死亡率更低（Holahan et al.，2010；Klatsky & Udaltsova，2007）。这一优势最先是在男性中发现，而后研究者发现少量饮酒的女性也显示出更低的死亡率（Baer et al.，2011）。死亡率下降的主要原因是他们更少死于心脏病（Klatsky，2010；Mukamal，Chen，Rao，& Breslow，2010）。世界范围内其他文化背景下的研究结果与此类似。

研究发现，饮酒对脑卒中的预防作用并没有心脏病那么强（Patra et al.，2010；Rehm et al.，2010）。事实上，饮酒会提高患出血性脑卒中的风险，这类的脑卒中是由于大脑中血管破裂、出血导致的。但是，少量到适量的饮酒能够帮助人们预防缺血性脑卒中，这类的脑卒中是由于大脑供血不足导致的。缺血性脑卒中比出血性脑卒中更常见，因此，饮酒能帮助降低死于脑卒中的概率。饮酒者也更少发生另一类心血管问题——外周血管疾病。

关于饮酒的益处一直存在争议，主要原因是

饮酒带来的危害是确信无疑的。然而，一项加拿大研究（Rehm et al.，2007）计算了饮酒的风险-效益比，发现饮酒对于少量到适量饮酒但不酗酒的中年人和老年人利大于弊。而对年轻人而言，饮酒并不是一个明智的选择，只会带来更多风险。对于总体人群而言，饮酒的风险多于收益（Danaei et al.，2009）。治疗饮酒相关问题的工作者发现，很难向任何人推荐饮酒；对于证明饮酒有益的诸多研究的质疑也一直存在，从研究方法到研究的效度都受到质疑。然而，一项研究（Holahan et al.，2010）在控制了这些误差后发现，即使这些缺陷会让研究结果打折扣，但与酗酒和不饮酒相比，少量到适量的饮酒的确能带来健康益处。在一些研究者质疑饮酒有益的同时，更多的研究者致力于对饮酒保护作用的生理机制进行研究。

研究发现，酒精能够作用于动脉粥样硬化过程，该过程是导致大多数心血管疾病的原因（Mochly Rosen & Zakhari，2010）。酒精能够改变体内胆固醇的组成，提高某一特定的有益健康的高密度脂蛋白水平，减少血栓的形成。此外，酒精能够改善身体的胰岛素敏感性，减少体内炎症（Mukamal et al.，2005；Rimm & Moats，2007）。以上效应都可能降低心血管疾病的发病率，这为理解饮酒对心脏病的预防作用提供了初步的合理解释。

饮酒的其他益处

中年和老年饮酒者比不饮酒者患病率更低的不只是心血管疾病。少量到适量饮酒的人患 Ⅱ 型糖尿病的概率比不喝酒的人更低（Hendriks，2007）。酒精能够改善葡萄糖耐受性和胰岛素阻抗，这能够解释糖尿病患病率的降低。酒精对于胆固醇代谢和胆汁酸的影响表明，饮酒者患胆结石的风险很可能更低（Walcher et al.，2010）。流行病学的研究证实了这一推测：适度饮酒者患胆结石的概率是不饮酒者的一半。

酒精还会作用于幽门螺旋杆菌，这种细菌会感染胃肠道系统，与胃炎、胃溃疡的发生有关，与胃癌的发生也可能有关系。饮酒者消化道里的幽门螺旋杆菌的浓度较低（Gao, Weck, Stegmaier, Rothenbacher, & Brenner, 2010）。（参见第6章关于幽门螺旋杆菌和胃溃疡形成的讨论。）幽门螺旋杆菌感染的减少可能降低胃溃疡和消化道癌症发生的概率。

令人惊讶的是，有研究发现饮酒也许能预防某些认知功能障碍（Collins, 2008；Lobo et al., 2010）。这一发现出乎预料，因为酗酒与Korsakoff综合征的发生密切相关，会导致记忆问题及其他认知障碍。然而，饮酒似乎能降低患阿尔茨海默症的风险，阿尔茨海默症是与年龄增长关系最密切也最为常见的痴呆类型。如第11章所述，阿尔茨海默症是一种灾难性的大脑功能退化障碍，目前几乎没有有效的预防措施。这一有趣的发现为我们在人口老龄化进程中对抗阿尔茨海默症提供了一线希望。

对于所有酒精可能起到保护作用的疾病，饮酒量和饮酒模式都是重要的影响因素（Klatsky, 2010）。大量饮酒只会带来风险。哪怕只是偶尔酗酒也很难发挥酒精的保护作用，只有少量到适量饮酒才能起到保护作用。在考虑饮酒多少才会受益时还需要考虑个体差异。让女性受益的饮酒量比男性要少，给女性带来风险的饮酒量也比男性要低。此外，饮酒的益处在年轻时并不明显，到中年时才会开始出现（Klatsky & Udaltsova, 2007）。对于年轻人而言，更安全健康的选择是不喝酒。

的确，饮酒对某些人来说弊大于利。然而，那些从不饮酒的人最好不要开始，而那些经常饮酒的人（包括约一半的美国人）应当努力将饮酒量保持在低水平，避免酗酒，这样饮酒才能有益健康。

小结

饮酒对健康既有利也有弊。饮酒不仅会影响个人的身体健康，还会对社会带来一些间接的负面影响。长期大量饮酒的直接危害包括：肝硬化，更高的癌症风险，患Korsakoff综合征的风险。此外，怀孕期间酗酒还会提高胎儿患胎儿酒精谱系障碍的风险，其中最严重的一种是胎儿酒精综合征，可能导致生长缺陷和严重的精神发育迟滞。酒精也是引发许多故意或意外的暴力行为的危险因素。提高这一风险需要的酒精消费量低于产生酒精中毒所需的饮酒量，但是人们喝酒越多，越有可能卷入伤害事故和暴力犯罪。最后，饮酒也可能导致糟糕的决策。

饮酒的主要积极作用是能够帮助预防冠心病和外周血管疾病，但这些益处只在中年人和老年人身上体现。其他的健康益处可能包括降低患糖尿病、胆结石、阿尔茨海默症的风险，减少幽门螺旋杆菌感染，但要注意酗酒或大量饮酒只会增加这些风险。

饮酒的原因

研究人员提出了一系列理论模型来解释饮酒相关的行为，以帮助人们更好地理解饮酒和酒精滥用。这些模型的内容已经超出了酒精的药理作用范畴，甚至超出了目前对饮酒行为的已有研究发现。一个有效的饮酒行为模型需要回答三个问题。第一，人们为什么开始饮酒？第二，为什么大多数人都能坚持适度饮酒，而非酗酒？第三，为什么有些人会大量饮酒以至于发展成为严重的问题?

直到19世纪,饮酒行为才在美国和欧洲社会被广泛接受,这一态度的改变让饮酒成为无须解释的社会规范的一部分。然而,醉酒在大多数情况下是不被允许的,出现醉酒的情况则需要解释。在这一时期,研究者提出了两个用于解释醉酒现象的模型:道德模型和医学模型(Rotskoff,2002)。

最先出现的是道德模型,该模型认为人们有选择自己行为的自由意志,其中也包括酗酒行为。因此,酗酒的人要么是罪恶的,要么道德上缺乏必要的自律来管束自己的饮酒行为。酗酒的道德模型在19世纪后期开始衰落,医学模型开始占据日益突出的地位。之前被认为是道德问题的不被接受的酗酒行为慢慢成为医学问题,需要科学的解释和接受医学治疗。但是,仍然有很多人,甚至包括酗酒治疗的工作人员,认为酗酒是一个道德问题(Palm,2004)。

酗酒的医学模型将酗酒看作一系列生理问题的症状表现,"酗酒具有遗传性"的观点就来源于此。其中一个假设认为,家族中存在的"体质弱点"导致了酗酒行为。

酗酒的确具有家族聚集性,但这到底是遗传还是环境的作用依然存在很大的争议。大多数权威专家认为遗传和环境因素对酗酒问题的形成都有作用(Ball,2008)。酗酒者的孩子比没有相关问题的饮酒者的孩子更可能出现酒精滥用或吸毒的问题。遗传因素可能部分导致了查理·希恩酗酒和吸毒的问题;他的父亲马丁·希恩终生都在与酗酒问题作斗争("Martin Sheen",2008),但是他的哥哥艾米利奥·艾斯特维兹并没有酗酒问题。

研究者如何能了解环境和遗传因素对酗酒问题影响的相对大小呢?研究者采用了多种研究方法,包括研究双生子饮酒行为的一致程度,以及养子女和养父母之间饮酒行为的一致程度(Foroud,Edenberg,& Crabbe,2010)。双生子研究通常包括对同卵双生子饮酒行为的一致性和异卵双生子饮酒行为的一致性进行对比。如果同卵双生子的饮酒行为比异卵双生子具有更高的一致性,则说明遗传因素起作用。事实上,大多数研究发现跟异卵双生子相比,同卵双生子的酗酒行为的确具有更高的一致性。这表明遗传因素对于酗酒行为确实有影响。

研究酗酒问题中遗传因素的作用的另一个途径是对收养子女进行研究(Ball,2008)。研究者对亲生父母是酗酒者的收养子女的酗酒情况进行调查。多项采用了这一方法的大规模研究发现,遗传因素在酗酒问题中发挥着作用。上述两类研究还发现,男性酗酒受遗传因素的影响比女性更大。

基因并不会决定饮酒行为。事实上,基因不会直接产生任何行为。基因控制着体内蛋白质的合成,在基因与行为之间还存在着很多干扰因素。研究者已经开始探索基因影响饮酒行为的分子基础。

基因对酒精代谢的一些影响已经得到充分的研究,但是这一遗传特性对饮酒行为问题更多是起到预防作用而非带来风险。当个体遗传到某一导致体内缺乏乙醛脱氢酶(参与酒精代谢的一种酶)的基因变异时,他们在喝酒时会体验到一种不愉快的"脸红"反应(Foroud et al.,2010)。相比其他种族的人,这一基因变异在亚洲人中更为普遍,携带这一基因型的人比其他人更少出现饮酒相关问题。

酒精代谢过程的各个环节为酗酒的发生提供了各种可能性。基因会影响大脑中的神经递质(如多巴胺、5-羟色胺、γ-氨基丁酸)的作用,神经递质又与酒精的作用相关(Foroud et al.,2010;Köhnke,2008)。某一特定的基因变异可能影响参与酒精代谢的另一种酶——乙醇脱氢酶的作用，导致人们更容易出现酗酒问题（Tolstrup, Nordestgaard, Rasmussen, Tybjærg-Hansen, & Grønbæk, 2008）。根据这一观点，酒精代谢的速度与饮酒量多少有关，这一基因缺陷会影响酒精代谢速度。然而，饮酒相关问题的出现并不是由某个单一基因决定的，数以百计的基因可能参与其中（Foroud et al., 2010）。此外，研究者也承认环境因素对于饮酒行为的重要作用。他们预计，对饮酒相关问题的基因研究将会发现有多个基因位点导致更容易发生饮酒相关问题，而不是发现能够决定酗酒问题发生的单一基因。也就是说，研究人员正在对导致饮酒行为问题的遗传、生物和环境因素进行多方面的研究。

疾病模型

将酗酒看作一种疾病的观点起源于医学模型，这一观点认为有饮酒行为问题的人患了酗酒的疾病。在历史上，不同研究者多次将醉酒描述为一种由酒精的固有性质导致的疾病。这种观点在20世纪30年代末和40年代初被广泛接受。1956年，美国医学会也接受了这一观点，直到现在这依然是精神病学取向和其他医学取向的治疗项目的主流观点（Lee, Lee, Lee, & Arch,

2010）。疾病模型对于心理学取向的治疗项目以及加拿大、欧洲、澳大利亚的治疗项目影响较小。

Jellinek（1960）的开创性工作让酗酒的疾病模型的科学性得到了提高，他对几种不同类型的酗酒及其特点进行了描述。其中最常见的两种类型是**伽马酗酒**（gamma alcoholism）（一旦开始饮酒就会失控）和**德尔塔酗酒**（delta alcoholism）（无法戒酒）。将酗酒看作单一的无法治愈的障碍太过简化了，哪怕指出了多种不同的酗酒类型的存在。

酒精依赖综合征

出于对 Jellinek 的疾病模型的不满，Griffith Edwards 及 其 同 事（Edwards, 1977；Edwards & Gross, 1976；Edwards, Gross, Keller, Moser, & Room, 1977）提出了酒精依赖综合征这一术语，拒绝使用酗酒这个词。Edwards 及其同事并不认为酗酒者对行为失去了控制，他们认为酒精依赖的人控制力受损，即他们酗酒是因为在某些时候出于各种各样的原因，他们没有对自己的饮酒行为施加控制。酒精依赖综合征的7个要素见表13.1。这一术语已经影响到了"官方"对物质滥用依赖诊断的概念基础，即根据《精神障碍诊断与统计手册》（DSM，美国精神病学协会，2000）

表 13.1 酒精依赖综合征的七要素

要素	相关的行为
饮酒日程固定	在一天的同一时间喝同一种酒
饮酒行为突出	饮酒开始优先于其他行为
酒精耐受性增加	饮酒者变得习惯在血液酒精浓度高的情况下进行日常活动
戒断症状	不安，易激惹，焦虑
避免戒断症状出现	喝更多的酒
对饮酒需要的意识	饮酒者承认自己有饮酒需要
戒酒后依赖性快速恢复	戒酒的人再次喝酒后会以更快的速度对酒精产生依赖；依赖性的发展与之前依赖性的严重程度负相关

Source: "Alcohol Dependence: Provisional Description of a Clinical Syndrome" by G. Edwards & M. M. Gross, 1976, *British Medical Journal, 1* (6017), 1058–1061.

做出诊断，这一术语将在略微改动后出现在即将出版的第五版手册中。

对疾病模型的评价

尽管酗酒的疾病模型被广泛接受，但是这一概念所获得的研究支持还十分有限——酗酒的生理基础尚未得到确认。这一模型无法回答我们提出的第一个问题：人们为何开始饮酒？它对于第二个问题的回答也并不充分，无法很好地解释为什么有些人无法满足于适量饮酒，只能说不酗酒的人对酒精没有依赖。

疾病模型中的一个关键概念是自控力丧失或者受损———一旦开始饮酒便无法停止或控制饮酒的量。这一概念很难被明确定义，关于它的影响，已有研究也尚未达成一致（Martin, Fillmore, Chung, Easdon, & Miczek, 2006）。G. Alan Marlatt 等人（Marlatt, Demming, & Reid, 1973；Marlatt & Rohsenow, 1980）进行了实验研究，他们认为，酒精的很多影响（包括自控力受损）多是期待的作用，而非酒精的药理作用。他们的实验设计范式被命名为平衡安慰剂设计，包括四组被试，其中

两组被试预期会得到一杯酒，另外两组被试则没有这一预期。有两组被试实际会得到一杯酒，另外两组实际得到的却是一杯饮料。四组实验条件组合详见图13.4。

使用平衡安慰剂设计的多个研究（Marlatt et al., 1973；Marlatt & Rohsenow, 1980）都发现，那些认为自己得到的是酒的被试会表现出喝了酒的样子（无论他们实际上是否饮酒）。即使是那些因为饮酒行为问题接受治疗的人，期待对于饮酒的渴望及实际饮酒量貌似也是一个控制因素。这些研究发现表明，期待在自控力丧失和渴望饮酒中发挥着重要作用。一项对饮酒期待的元分析（McKay & Schare, 1999）确认，期待对于酒精能发挥的作用有着重要影响。

一些研究者（Peele, 2007；Quinn, Bodenhamer-Davis, & Koch, 2004）对酗酒的疾病模型提出了批评，认为该模型没有充分考虑环境、认知和情感因素对酒精滥用行为的影响。也就是说，疾病模型强调酒精的固有特性，忽略了认知和社会学习因素对饮酒行为的影响。

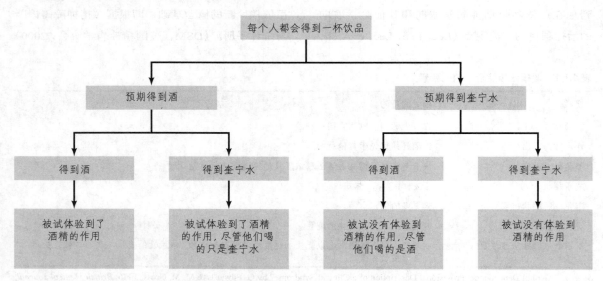

图13.4　平衡安慰剂实验设计的预期和酒精作用

认知－生理理论

在疾病模型以外的各种理论模型中，很多都强调饮酒过程中生理和认知变化的结合。这些模型并不认为酒精的使用和滥用仅仅是酒精的化学性质导致的，饮酒者的认知变化也会影响饮酒行为。

缓解压力假说

顾名思义，缓解压力假说（Conger，1956）认为，人们饮酒是因为它有缓解压力的效果。这一假说具有很直观的吸引力，因为酒精的确是一种让人放松、反应变慢的镇静剂。

尽管缓解压力假说很符合我们的日常观念，但实验研究对这一假说的支持很有限。通过操纵被试的紧张或焦虑情绪来观察其饮酒意愿的实验研究得到了有争议的结果：一些被试体验到的紧张情绪减少了，另一些被试则没有（Kambouropoulos，2003）。在更接近生活的背景下进行的研究（Frone，2008；Moore，Sikora，Grunberg，& Greenberg，2007）发现，除了压力和紧张，还存在其他与饮酒有关的因素。其中一个可能让缓解压力模型的评估变得复杂的因素是期待。当人们期待体验到压力的缓解时，他们就更容易得到期待的结果。德国的一项大规模研究（Pabst，Baumeister，& Kraus，2010）发现，缓解压力是饮酒者期待的饮酒结果之一，因此期待可能是导致这些影响产生的比酒精本身更加重要的因素。

然而，酒精对生理过程的影响并不简单，因此缓解压力假说需要重新构建。印第安纳大学的一组研究人员（Levenson，Sher，Grossman，Newman，& Newlin，1980；Sher，1987；Sher & Levenson，1982）发现，高水平的饮酒量能够降低压力反应的强度。他们将这一反应降低效应命名为压力反应抑制效应。饮酒者对生理或心理压力源的反应都没有不饮酒者那样强烈。那些具有饮酒问题高风险人格特征的人的压力反应抑制效应最为强烈，而具有饮酒问题低风险人格特征的人的压力反应抑制效应则较弱（Sher & Levenson，1982）。压力反应抑制效应只在部分饮酒者身上出现（Zack，Poulos，Aramakis，Khamba，& MacLeod，2007）；醉酒程度越严重，该效应越强（Donohue，Curtin，Patrick，& Lang，2007）。此外，压力反应抑制效应也会发生在饮酒的社交场合，意味着某些饮酒者似乎把饮酒作为一种应对压力的方式（Armeli et al.，2003）。然而，无论是最初的缓解压力假说，还是后来提出的压力反应抑制效应，都没有为饮酒行为提供一个总体解释，尤其是人们为何开始饮酒。

饮酒后短视

Claude Steele 及其同事（Steele & Josephs，1990）以酒精的物质特点和心理效应为基础，提出了酒精使用和滥用的一个模型。该模型假设，饮酒会对社会行为产生影响，他们用"饮酒后短视"来形容这一效应。"从字面意思上讲，这是一种目光短浅的状态，当前体验会对行为和情绪产生不成比例的影响，在这一状态下，人们只能朦胧地看见眼前的树木，却完全忽视森林"（Steele & Josephs，1990，p. 923）。根据这一观点，酒精会阻碍产生远见的认知过程，改变与自我、压力和社会焦虑有关的思维模式。

饮酒后短视的一个表现是醉酒后的夸张行为，饮酒越多的人行为表现越明显，越有可能表现出更多的攻击性，展现更友好、更性感的一面及其他很多夸张的行为。表现出这些极端行为的倾向通常情况下是被抑制的，但人们在喝酒后，抑制减弱，行为就变得夸张了。

饮酒后短视的另一个表现是自我夸耀，一种

提升自我评价的倾向。当被要求评价35种人格特质的重要性，并在这些维度上评价真实的自我和理想的自我时，醉酒状态下的被试在他们认为重要的人格特质维度上对自己的评价比清醒时高（Banaji & Steele, 1989）。因此，饮酒后人对自己的评价比不喝酒时要高，这证实了酒精具有提升自我评价的作用。

饮酒后短视的第三个表现是醉酒后放松（Steele & Josephs, 1990）。也就是说，饮酒过后，人们的担忧减少，更少关注自己的烦恼。大量饮酒之后，酒精本身就能产生醉酒后放松，但是喝相对较少的酒也可能会影响行为。例如，低自尊的女性饮酒后更容易与与之调情的男性发生性关系，没有喝酒的女性及高自尊的女性则很少出现这种行为（Monahan & Lannutti, 2000）。这一发现表明，醉酒后放松并不完全是酒精的作用，也可能是其他因素与酒精的协同作用。

有大量的研究支持饮酒后短视模型。醉酒的人对信息的分析很容易停留在表面，更容易受到分心事物的影响（Ortner, MacDonald, & Olmstead, 2003），对所经历的场景能够回忆出的细节比没有饮酒的人更少（Villalba, Ham, & Rose, 2011）。例如，使用在线赌博游戏的研究发现，饮酒后人们会更少关注那些让自己赢的概率最大化的提示（Phillips & Ogeil, 2007）。

此外，饮酒后短视为解释一系列酒后性行为模式的变化提供了理论框架。一项关于饮酒和高风险性行为的研究综述（Griffin, Umstattd, & Usdan, 2010）指出，醉酒的确会影响大学生的性决策。饮酒导致人们仅关注环境中的特定线索，这会让决策更加冒险或更加保守。例如，当醉酒的男性或女性专注于性行为的感受时，他们会比清醒的人更愿意发生高危性行为。当同样已经醉酒的人专注于高危性行为的危害时，他们会比清醒的人更不愿意发生高危性行为。也就是说，饮酒者对信息的加工受限了，更多受到当前线索的影响，而非减少整体抑制。总之，很多研究为饮酒后短视提供了强有力的支持证据。

社会学习理论

社会学习理论从某一角度解释了人们为什么开始饮酒，为什么大多数人都能坚持适度饮酒，以及为什么有些人会以损害健康为代价饮酒。这一理论模型将饮酒看作是习得的行为。

根据社会学习理论，人们开始饮酒的可能原因至少有三个。第一，酒类的味道和对身体的直接影响可能会带来愉悦感（正强化）；第二，饮酒可能让人暂时逃离不愉快的处境（负强化）；第三，人们可能因为观察别人饮酒而学会饮酒（榜样模仿）。以上每一种可能性都有相应的研究证据支持。

首先，世界各国的研究（Bergmark & Kuendig, 2008）均发现了人们对饮酒作用的积极预期。对美国（Read, Wood, & Capone, 2005）和英国（Orford, Krishnan, Balaam, Everitt, & van der Graaf, 2004）大学生饮酒原因的研究也支持了正强化的假设。研究发现，社交互动等人际因素和改善情绪是饮酒行为发生的关键原因。社会影响对于不饮酒的那部分人也很重要。终身不饮酒者通常会报告说自己对饮酒不感兴趣，或者宗教信仰或所受的教育让他们选择不饮酒（Bernards, Graham, Kuendig, Hettige, & Obot, 2009）。

其次，研究发现榜样和社会压力与大学生饮酒行为的增多有关。酗酒的大学生比喝酒较少的大学生更可能经常处在有较大社会压力的场合，同时他们的行为也更容易受到榜样的影响。榜样模仿和对饮酒作用的期待的综合效应，很可能是饮酒行为从父辈传递给子辈的潜在作用机制（Campbell & Oei, 2010）。酗酒者往往也认识其他有相同饮酒模式的人。因此，榜样模仿为人

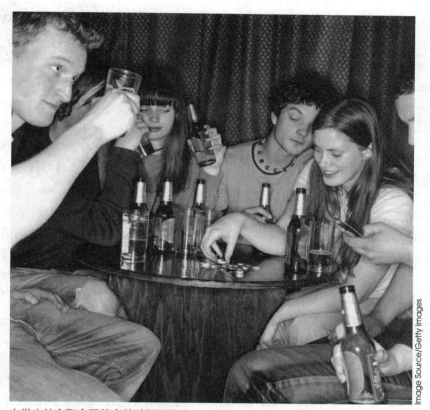

Image Source/Getty Images

大学生社交聚会可能会鼓励酗酒行为。

们为何开始饮酒和有些人为何会过量饮酒提供了解释。

社会学习理论对过量饮酒的最后一个解释建立在负强化原理的基础上。减少饮酒量会导致不适，喝更多的酒能够缓解这种不适。这一过程符合负强化的定义，也为人们为何继续饮酒提供了另一种解释（Lowman, Hunt, Litten, & Drummond, 2000）。

社会学习理论为人们为什么开始饮酒、为什么大多数人都能坚持适度饮酒以及为什么有些人会酗酒提供了较完备的解释框架。此外，社会学习理论也提供了许多治疗技术，帮助人们克服酗酒的习惯。其基本治疗理论是，如果饮酒行为是习得的，那么它就可以回到未习得的状态或再次习得，因此戒酒或适量饮酒都可以是治疗的目标。

小结

人们为什么饮酒可以分为三个问题：人们为什么开始饮酒？为什么很多人都能坚持适度饮酒？为什么有些人会过量饮酒？关于饮酒行为的理论多少能回答这三个问题。本部分内容讨论了三种理论模型，每一种理论模型都有一定的解释能力。疾病模型假设人们过量饮酒是因为患上了酗酒这一疾病。疾病模型的一个变式——酒精依赖综合征——假设依赖酒精的人因为这样那样的原因自控力受损，出现酗酒行为。认知-生理理论包括缓解压力假说和饮酒后短视，该理论认为人们之所以饮酒，是因为酒精能改变认知功能，让他们能够逃避压力或以不同的方式加工信息。社会学习理论假设人们习得饮酒行为的方式和习得其他行为一样，正强化、负强化和榜样模仿都在其中发挥着作用。这三种理论模型都多少能够解释人们为何继续饮酒，但只有社会学习理论就为什么饮酒的三个问题都给出了答案。

饮酒问题的改变

在美国，饮酒者的比例有所下降，但越来越多人因饮酒行为问题寻求帮助。2009年有大约300万人接受了酒精使用的治疗（SAMHSA，2010）。男性饮酒的比例是女性的两倍，而女性饮酒者比男性饮酒者更不愿意寻求治疗，而且她们更可能寻求心理健康方面的治疗而非戒酒治疗（Walter et al.，2003）。门诊治疗比住院治疗更普遍，但最常见的治疗形式是参与一个自助小组（SAMHSA，2010）。住院治疗的特点是私密性强，提供更多商业性质的服务，但可能只有最严重的酗酒者才能从这类项目中受益，而且花费很高。费用是治疗过程的影响因素之一，大约有一半需要接受治疗但放弃的人将保险不报销治疗费用列为放弃治疗的主要原因（SAMHSA，2010）。尽管接受合适的治疗对于改变饮酒行为十分重要，但还是有一些酗酒者在没有正式治疗帮助的情况下成功戒酒（Hodgins，2005；Scarscelli，2006）。

在没有任何治疗的情况下戒酒

很多问题（包括很多疾病）都可能在没有正式治疗的情况下消失，饮酒行为也不例外。我们会用**自发痊愈**（spontaneous remission）这一术语来表示疾病在没有治疗的情况下消失。很多饮酒行为问题领域的权威专家更倾向于用自发变化或自然恢复这两个术语来描述问题饮酒行为向正常饮酒行为的转变。这些术语可能会有误导性，因

为成功改变饮酒模式的人可能得到了家人、同事、朋友等很多人的支持和帮助，只是没有参与正式的治疗项目而已。这种情况的确会在现实中发生（Scarscelli，2006）。对被诊断为酒精依赖的患者的研究发现（Dawson et al.，2005），他们中仅有25%的人在一年后仍然符合这一诊断；有18%的人成功戒酒，还有18%的人成为适度饮酒者。能够依靠自己成功改变酗酒行为的人可能对酒精依赖程度较小（Cunningham，Blomqvist，Koski-Jännes，& Cordingley，2005），其他人可能需要专业人员或匿名戒酒会等传统戒酒组织的帮助。

目前，美国几乎所有治疗项目的目标都是戒酒，但其他国家的一些项目的目标可能是减少过量饮酒的伤害，而非戒酒，这种项目允许参与者适量饮酒。

戒酒治疗

所有正式治疗项目（包括那些允许以后适量饮酒的项目）都把立刻戒酒作为它们的目标。本节内容将对几个致力于彻底戒酒的项目进行探讨。

匿名戒酒会

匿名戒酒会（Alcoholics Anonymous，AA）是使用最广泛的戒酒治疗项目，它也常常是其他治疗项目的一部分。匿名戒酒会成立于1935年，由两位曾经的酗酒者创建，迄今已成为最有名的戒酒方案。该组织严格遵循酗酒的疾病理论模型，强调精神的力量，致力于让酗酒者成为团体的一员，接受经历过类似问题的人的支持和指导。

为了严格遵守匿名戒酒会的规则，成员必须永久彻底戒酒。匿名戒酒会的信条包括：需要加入该组织的人永远不能再喝酒；对酒精上瘾的酗酒者无力抵抗酒精的作用。根据匿名戒酒会的说法，酗酒者永远也无法恢复，但他们会一直在恢复的过程中。他们终生都是酗酒者，即使他们戒

酒后没有再喝一滴酒。

匿名戒酒会及其12步戒酒项目得到广泛接受，吸引了大量的参与者。每一年，美国有超过200万人因饮酒行为问题参与匿名戒酒会这样的自助项目（SAMHSA，2010），这些人中的大部分（约75%）参与的都是匿名戒酒会（Magura，2007）。

匿名戒酒会成员的匿名性让研究者很难对这一项目的有效性进行研究。一项系统性评估（Ferri，Amato，& Davoli，2006）发现，匿名戒酒会项目的有效性缺乏实验证据。实验方法要求将被试随机分到匿名戒酒会组和其他方法组，目前的大多数治疗并不是这么做的，相反，人们会自主选择参与的项目。对于某些有饮酒行为问题的人，参与匿名戒酒会的确有帮助。事实上，匿名戒酒会能够帮助参与者建立起不饮酒的人组成的社交网络，进而替代那些鼓励饮酒的有害的社会关系（Kelly，Stout，Magill，& Tonigan，2011）。对另一些人来说，匿名戒酒会声称"适合所有人"的12步戒酒项目并没有什么帮助（Buddie，2004，p. 61），很多人中途退出了匿名戒酒会。一些自助组织在匿名戒酒会产生之前就已经建立，并且继续在全世界范围内普及（White，2004）。包括非宗教戒酒组织、妇女戒酒会、SMART 恢复项目、理智恢复项目、适度饮酒管理等组织都能为参与者提供支持和小组讨论。它们持有与匿名戒酒会不同的理念，例如，很多项目并不强调终身不再饮酒。通过互联网联系的在线团体实施起来更便利，让人们更容易获得同伴支持的诸多好处。

心理治疗

几乎所有的心理治疗技术都已经用于酗酒治疗。但研究发现，很多技术并不能有效帮助酗酒者，而另一些技术则更加没有效果（Huebner & Kantor，2010；Kaner et al.，2007）。目前存在

多种行为疗法，这些疗法似乎比其他不那么直接的方法（如饮酒教育或咨询）更有效（Miller，Wilbourne，& Hettema，2003；Witkiewitz，& Marlatt，2010）。同样有效的短期干预项目越来越受欢迎（Kaner et al.，2007）。这些技术旨在改变动机，作用可能仅仅持续几个小时，简单方便是其优势。

例如，一种既是短期干预也致力于改变动机的方法是动机性面谈（Miller & Rollnick，2002）。动机性面谈的治疗师能够切身理解来访者的处境，分析他们问题行为的矛盾之处。这一过程旨在推动来访者做出行为改变，是一种较直接的心理干预方法。动机性面谈与行为改变阶段理论模型（详见第4章）的结合为理解和促进行为改变提供了框架。对动机性面谈的研究综述（Lundahl，Kunz，Brownell，Tollefson，& Burke，2010；Rubak，Sanboek，Lauritzen，& Christensen，2005）指出，这种类型的短期干预能够有效减少酗酒行为。除了行为疗法可能有效之外，某些药物疗法也能帮助控制酗酒行为。

药物治疗

很多酗酒治疗项目都会让参与者服用某一类药物，这些药物与酒精共同作用会产生不愉快的体验。其中一种药物是戒酒硫。单独服用这一药物只会产生很轻微的不愉快体验，但如果在服药期间饮酒，不愉快体验会变得严重，包括脸红、胸痛、心跳加速、恶心呕吐、出汗、头痛、眩晕、感觉虚弱、呼吸困难、血压下降等。这些药物的作用原理是通过建立饮酒与不愉快体验之间的联系，让参与者对饮酒行为产生厌恶感。这一过程也被称为**厌恶疗法**（aversion therapy），通过戒酒硫或其他方法的使用来制造厌恶感。让饮酒者服用一旦饮酒就会感觉恶心的药物是一大挑战，因此戒酒硫用于酗酒行为的治疗只有少许效

果（Krishnan-Sarin，O'Malley，& Krysta，2008）。

另一种治疗药物是纳曲酮，该药物能够作用于大脑中的阿片受体，阻止它们激活。纳曲酮对于饮酒者的作用是减少饮酒行为带来的愉悦体验（Mann，2004）。对纳曲酮研究的系统性综述（Rösner et al.，2010）发现，虽然其作用较小但的确有积极作用。相对于其他治疗阶段，纳曲酮可能在预防复发阶段更有作用，但其效果可能只是短期的，而不是长期的。

另一种可能会带来希望的药物是阿坎酸，它能够影响大脑中的神经递质 γ-氨基丁酸。它能够降低饮酒欲望（Mann，2004），提高戒酒成功的可能性（Carmen，Angeles，Ana，& María，2004）。与其他用于治疗酗酒的药物类似，阿坎酸也有少许效果。多项研究发现（Mann & Hermann，2010），根据对饮酒者的行为和生理特点进行分析，采取个性化的治疗，能够让药物干预更加有效。

有节制地饮酒

截至20世纪60年代末，所有酗酒治疗的目标都是彻底戒酒。随后发生了一些令人意想不到的事。1962年，伦敦的 D. L. Davies 发现，93个酗酒治疗成功者中，有7人在长达7年的后续治疗中能够"正常"饮酒（定义是每天饮酒量不超过1.5升啤酒的量）。尽管这些适度饮酒者在 Davies 研究中的比例不足8%，但这一发现令人瞩目，因为它意味着酗酒者成功转化为正常饮酒者的可能性切实存在。这一发现引发的争议一直持续到现在。

在 Davies 研究的影响下，美国研究者进行了一系列研究（Armor，Polich，& Stambul，1976；Polich，Armor，& Braiker，1980），结果发现能够有节制饮酒的人在以戒酒为目标的治疗项目参加者中仅占很小的比例。对这一研究的宣传导致了一波又一波的批评，批评者认为酗酒者永远都不应该再饮酒。当研究人员开始设计以有节制地饮酒为目标的治疗项目时，这一争议变得更加激烈。

酗酒者可以成为适度饮酒者。很多参与以戒酒为目标治疗项目的酗酒者后来都成为适度饮酒者（Miller，Walters，& Bennett，2001；Sobell，Cunningham，& Sobell，1996），一些人在能够控制自己的饮酒行为之后退出了项目（Dawson et al.，2005）。尽管存在支持有节制地饮酒的诸多证据，美国的大多数治疗中心依然拒绝接受酗酒者可以控制自己的饮酒行为这一可能，坚持彻底戒酒这一治疗目标。其他国家的态度则不同；在英格兰、威尔士、苏格兰，几乎所有的治疗中心都接受曾酗酒者可以继续喝酒这一观点。治疗的目标是减少饮酒带来的伤害，而非根除饮酒行为本身（Heather，2006；Rosenberg & Melville，2005）。

能够继续饮酒的观点会受到大多数饮酒者的欢迎，其中包括酗酒者。因此，有节制地饮酒对很多酗酒者有吸引力（Kosok，2006）。这种吸引力的存在是建议以适度饮酒为目标的原因之一。这种团体被称为适度饮酒管理，团体活动包括面对面或在线的活动。研究（Hester，Delaney，& Campbell，2011）发现，这两种形式的活动都能有效减少酗酒行为。参与适度饮酒管理项目的人很少有寻求其他治疗项目帮助的经历，原因也许是其他治疗项目都是以戒酒为目标（Hodgins，2005）。

复发的问题

成功完成戒酒治疗或适度饮酒治疗的酗酒者并不一定能维持治疗成果。和吸烟一样，完成治疗项目的人通常状态有很大改善，但复发的问题十分严重。有趣的是，完成戒烟、戒酒、戒毒治疗项目的人的复发时间以及复发率都差不多（Hunt et al.，1971）。大多数复发发生在项目结束后的90天内。项目结束12个月后，完成项目的人中仅有35%没有复发。虽然不同药物的药理作用存在差异，但是与药物习惯性使用相关的大脑机制存在一些共同点（Camí & Farré, 2003）。

有一种治疗观点得到了越来越多的认同，它认为酒精滥用是一种需要长期护理的慢性疾病（McKay & Hiller-Sturmhöfel, 2010）。因此，治疗项目应当进行后续随访，以预防复发问题。很多住院治疗项目通过要求参与者参加匿名戒酒会活动的方式做到了，这一做法能够为参与者提供反对饮酒、预防复发的支持性环境（Huebner & Kantor, 2011）。

大多数行为治疗项目都包括预防复发的训练，认为复发行为发生在复杂的环境中，受到多种因素的影响。理解这些影响因素的来源并知道如何应对十分关键：行为改变的发生不会很快，也不会太容易（Witkiewitz & Marlatt, 2010）。正如第12章讨论的那样，预防复发的训练旨在改变认知，让曾经成瘾的人相信一次"不小心"不代表全面复发。关注长期目标、将预防复发作为必要组成部分的项目成功率最高（McLellan, Lewis, O'Brien, & Kleber, 2000），但如果治疗的目标是终身不再饮酒，很多预防复发的项目的成功率就不会太高了（Miller et al., 2003）。然而，如果将评价标准改进为饮酒导致问题的减少，那么复发并不会太普遍，完成治疗项目的人中有60%能够达到这一成功标准。

小结

尽管在美国，饮酒者的比例有所下降，但因饮酒行为问题寻求帮助的人持续增长。很多酗酒者能够在没有任何治疗的帮助下成功戒酒，其他人则需要寻求正式治疗项目的帮助。传统的治疗项目以彻底戒酒为目标，如影响最为广泛的匿名戒酒会。很多酗酒者无法实现这一目标，仅有约25%的酗酒者在治疗结束一年后仍然滴酒未沾。但他们的饮酒量通常显著下降，饮酒带来的问题也显著减少。

一些行为治疗项目是有效的，其中包括动机性面谈这样的短期干预。这类短期干预的使用目前越来越普遍。药物治疗也被用于抑制饮酒行为，这些药物包括戒酒硫、纳曲酮、阿坎酸，都有少许效果。

对于部分酗酒者而言，有节制地饮酒也许是一个更合理的目标。然而，这一目标有很大争议，很多戒酒取向的治疗师并不认为有节制地饮酒是一个可接受的替代目标，这可能导致一些酗酒者不想寻求专业帮助。

复发对于所有治疗方法而言都是一直存在的难题。大多数复发发生在治疗结束的3个月内。预防复发的训练已经成为行为治疗项目的一部分，但是要实现彻底戒酒的目标依然很困难。

其他药物

在美国，非法药物导致了很多严重的问题，但这些问题主要是社会问题，而非危害身体健康的问题。在美国，因吸烟、酗酒、饮食不健康、久坐不动而死亡的人数占全部死亡人数的60%，因使用非法药物死亡的人数比例不足2%（Kochanek, Xu, Murphy, Miniño, & Kung, 2011）。当然，就算只有一个人死于非法药物的使用，也是不应该的，但合法药物和非法药物的使用都能带来负面影响。

研究人员已经开始研究药物是如何作用于大脑进而影响情绪和行为的。酒精和其他药物都能影响神经递质的作用，而神经递质是神经传导的化学基础。很多神经递质都会参与药物的作用，包括γ-氨基丁酸、谷氨酸、5-羟色胺、去甲肾上腺素等（López-Moreno, González-Cuevas,

Moreno, & Navarro, 2008), 但多巴胺的作用尤其重要 (Young, Gobrogge, & Wang, 2011)。多巴胺可能是参与大脑某子系统信息传递的最重要的神经递质，将信息从中脑腹侧被盖区传递到前脑伏隔核。多年前，研究人员就已经发现这一区域与大脑的奖赏和愉悦体验有关。然而，很多药物同样会作用于这一系统，包括上面提到的两个脑结构，以及海马、杏仁核和前脑部位 (López-Moreno et al., 2008)。也就是说，药物会激活大脑的奖赏回路。事实上，赌博类活动很可能激活的也是这些大脑区域 (Martin & Petry, 2005)。

精神活性类药物对这一子系统的具体作用可能存在差异，但所有药物都会影响子系统中的神经递质，尤其是多巴胺。这些神经递质水平的变化会暂时改变大脑的生化反应，但很少会损伤神经元。大脑生化反应的改变会带来风险，但脑损伤并不属于大多数药物可能对健康产生的影响。

其他药物对健康的影响

尽管大多数药物并不会损伤神经元，但是合法和非法药物都有潜在的健康威胁。然而，无论具体的药理作用怎样，非法药物的确会带来一些合法药物没有的风险。非法药物的卖家可能会用一种药物冒充另一种药物出售；买家对药物剂量也很难把握；非法制造的药物可能含有杂质，杂质本身就可能是有毒物质。而且，非法药物来源不明，可能来自很危险的人。合法药物则没有这些风险，但合法药物也并非没有危害，也不总是安全的。

尽管"是药三分毒"，但经美国食品与药品管理局 (FDA) 检验为"安全"的药物，其潜在收益会远多于潜在风险。很多药物（比如抗生素）尽管可能给某些人带来严重的副作用，但仍然被批准了。尽管存在让人不适的副作用，但是一种药物可能带来的收益越多，越有可能被打上"安全"的标签。

FDA 根据药物滥用的可能性和潜在的药物作用，将药物分为 5 大类。表 13.2 对此进行了总结，介绍了每一类药物的使用限制，并列举了每一类药物的例子。这种分类方法在过去 100 年里多少显得有些随意，因为它更多反映的是法律和社会规范，而非科学研究发现。

根据药物的作用对药物进行分类可能会更加实用。这种分类方法可以将药物分为镇静剂、兴奋剂、致幻剂、大麻类以及合成类固醇几个主要大类。**镇静剂**（sedatives）是能够诱发放松的药物，有时也会因降低大脑、神经元、肌肉、心脏的活动水平或降低新陈代谢水平带来危害 (Julien et al., 2010)。这类药物具体包括巴比妥类药物、大多数镇静剂、阿片类药物、酒精等。低剂量使用时，这些药物会让人感觉放松、愉悦。大剂量使用时，它们可能抑制大脑中控制呼吸的中枢系

表 13.2 FDA 药物分类、使用限制及各类药物举例

类别	描述	使用限制	举例
I	滥用可能性高，没有医疗作用	非法药物	致幻剂，大麻，海洛因
II	滥用可能性高，有医疗作用	处方药	吗啡，羟考酮，巴比妥类药物，安非他命，可卡因
III	低到中等的依赖性，有医疗作用	处方药	可待因，某些镇静剂
IV	低到中等的依赖性，滥用可能性低，有医疗作用	处方药	苯巴比妥，大多数镇静剂
V	滥用可能性低于第 IV 类药物	非处方药	阿司匹林，抗酸剂，抗组胺药等

统的作用，从而导致昏迷或死亡，这也是镇静剂使用最常见的危害。表13.3归纳了属于该类别的药物，并介绍了它们的作用和风险。

兴奋剂（stimulants）是精神活性类药物的另一个主要类别。属于兴奋剂范畴的药物都有提高唤醒水平、减少疲惫感、改善情绪、抑制食欲的作用，包括咖啡因、尼古丁、安非他命和可卡因等。人们常喝的咖啡、茶和很多饮料中都含有咖啡因，以至于很多人并不认为它是一种药物，但它的确能产生典型的兴奋剂药物的效果。安非他命是一种强力兴奋剂，包括甲基安非他命和冰

毒，由于具有改善情绪的作用，这一类药物经常被滥用。另一种兴奋剂可卡因是从古柯叶中提取的。可卡因常常以粉末的形式出售，其中，霹雳可卡因能够被吸食。饮酒的同时使用可卡因会增加这两种药物的危害，还会产生第三种化合物可卡乙碱（Hearn et al.，1991）。该化合物危害很大（Huq，2007），可能会提高患心脏病的风险（Tacker & Okorodudu，2004）。表13.3同样对这些药物及其特点进行了总结。

亚甲二氧基苯丙胺（MDMA），即俗称的摇头丸，是甲基安非他命的衍生品，人们因为它能

表 13.3　精神类药物特点总结

名称	耐受性	依赖性	效果	风险
镇静剂				
巴比妥类	有	有	放松，让人迷醉	失去意识，昏迷，死亡
安定类	有	有	放松，让人迷醉	影响判断力和协调性，昏迷
阿片类 　　阿片衍生药物 　　羟考酮 　　氢可酮	有	有	镇痛，产生欣快感，镇静	昏迷，呼吸暂停，死亡
酒精	有	有	放松，让人迷醉	影响判断力和协调性，失去意识
兴奋剂				
咖啡因	有	有	提高唤醒水平，减少疲惫感	神经过敏
可卡因	有	有	产生欣快感，抑制食欲	心律失常，心脏病发作
安非他命类（甲基 　　安非他命，冰毒）	有	有	提高唤醒水平，减少疲惫感	心脏病发作，偏执，更多暴力行为
尼古丁（烟草制品）	有	有	提高唤醒水平，抑制食欲， 　升高血压	患心脏病和癌症的概率增加
迷幻剂				
摇头丸（MDMA）	无	无	产生欣快感	暂时失去自我控制
致幻剂 LSD	无	无	导致认知扭曲，让人迷醉	认知及判断扭曲
大麻类				
大麻	无	有	放松，让人迷醉	影响判断力和协调性，出现呼吸 　问题（如果吸食的话）
类固醇				
合成类固醇	有	无	促进肌肉生长，提高血压， 　抑制免疫系统功能	睾丸萎缩，攻击性增强，免疫 　功能下降

产生温和的致幻效果而使用这一药物，致幻效果包括感觉平静和能够理解他人。这一效果的产生是由于神经递质5-羟色胺的大量释放，这一过程会暂时耗尽大脑里的5-羟色胺（Buchert et al., 2004）。包括麦角酸酰二乙氨（LSD）、麦司卡林和裸盖菇素在内的其他致幻剂药物能够对神经递质产生更为复杂的影响，但5-羟色胺也参与了这些药物的作用过程（Halberstadt & Geyer, 2011）。

大麻（marijuana）具有致幻的属性，但并没有致幻剂的其他特点。大麻中让人陶醉的成分是δ-9- 四氢大麻酚（THC），是从大麻植物的树脂中提取的。大脑中的许多位置都存在大麻受体，导致大麻摄入后产生一系列影响，包括思维过程的改变、记忆障碍、产生放松及欣快感、食欲增加、协调性受损等（Nicoll & Alger, 2004）。大麻是否可能导致严重健康危害尚存在争议。然而，大麻对认知、判断力、协调性的影响会提高意外伤害的风险。另外，吸食大麻的人患呼吸道疾病和肺癌的风险也会提高（Kalant, 2004）。尽管对于某些人有益，拥有大麻依然是违反联邦法律的行为。但是，越来越多的州通过了"医疗用大麻法令"，即允许以合法方式使用大麻。

合成类固醇（anabolic steroids）是用于提高运动成绩的合成激素（King & Pace, 2005）。合成类固醇的作用包括声带变厚、喉咙容积扩大、肌肉体积增加、体脂率下降。最后两个作用让合成类固醇对于运动员、健美运动者和想要改变自己外形的人十分有吸引力。不幸的是，合成类固醇会扰乱体内的化学平衡，产生毒害作用，让身体停止产生内固醇，让人更容易受到压力和感染的影响，还会损害生殖能力，而且会导致一系列心理行为问题，如攻击行为，高度欣快感，情绪波动，注意力分散，状态混乱等。表13.3同样对合成类固醇药物及其特点进行了总结。

非法药物的使用有多普遍呢？大趋势是增加还是减少呢？在美国，过去40年里非法药物的使用情况起伏很大，在20世纪70年代末期达到了顶峰，紧接着的是80年代的持续下降（SAMHSA, 2010）。非法药物使用在20世纪90年代早期再次上升，在90年代末期再次下降。各年龄段的整体模式大致相似，但具体使用水平则有很大不同：年轻人比老年人使用非法药物的频率更高。事实上，高中生的非法药物使用趋势通常能够预测几年后整个社会的药物使用情况（Johnston et al., 2011）。

在过去十年里，非法药物使用的整体趋势没有太大变化，但各个年份、各种药物的使用情况存在小的波动（SAMHSA, 2010）。（酒精和尼古

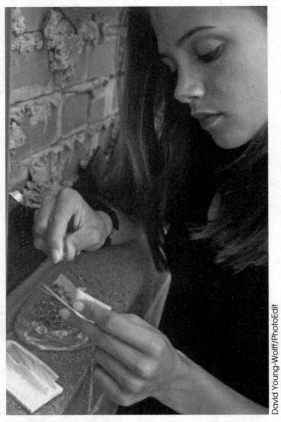

大麻是最为普遍使用的非法药物，尤其是在青少年和年轻人中。

丁的使用情况也有变化，但是使用这些合法药物的人的比例远高于使用非法药物的人的比例。）大麻仍然是最常见的非法药物，其使用水平远远超过其他任何一种非法药物。排第二位的是医疗药物用于非治疗目的，包括镇痛药（羟考酮、氢可酮）和甲基安非他命。可卡因的使用在过去十年里都没有增加，但可卡因依然是最为广泛使用的非法药物之一。摇头丸的使用略有增加。但是正如表13.4所示，这些药物的使用水平远远低于大麻。

药物误用和滥用

大多数人相信，有些药物是可以接受的，它们的药物效果是我们想要的。但是所有的精神活性类药物都能够穿过血脑屏障，改变认知功能，带来潜在的健康风险。大多数药物都会产生耐受性和依赖性（见表13.2）。即使是非精神类药物也可能会有让人不适的副作用。例如，青霉素可

能导致恶心、呕吐、腹泻、肿胀、皮疹等。而且，对青霉素过敏的人可能死于青霉素注射。在咖啡和可乐中很常见的咖啡因也可能导致符合DSM-IV物质依赖诊断标准的问题。对咖啡因戒断症状系列研究进行的综述（Juliano & Griffiths，2004）证实了这一问题的存在——习惯喝咖啡的人会体验到一系列戒断症状，包括头痛、难以集中注意力、情绪低落。因此，任何药物的使用都有风险。

几乎所有能带来潜在的医疗作用和健康益处的药物都有被误用或滥用的可能。例如适量饮酒能够降低死于心血管疾病的概率。然而酒精的误用（其定义是不适当地使用，但是尚未达到危害健康的水平）可能导致社交尴尬、暴力行为和意外伤害。而酒精的滥用（其定义是频繁、大量使用药物，出现成瘾现象）可能导致肝硬化、脑损伤、心脏病和胎儿酒精综合征。

服药或饮酒的人发展成为药物滥用者的可能

表13.4 2009年美国12岁及以上人群不同时期内的药物使用情况（包含合法药物用于非医疗目的）

药物	出生以来使用过（%）	过去一年内使用过（%）	过去一个月内使用过（%）
酒类	82.8	66.8	51.9
香烟	64.6	27.5	23.3
无烟烟草	17.8	4.8	3.4
镇静剂	3.4	0.3	0.1
安定类药物	8.6	2.2	0.8
海洛因	1.5	0.2	0.2
镇痛药	13.9	4.9	2.1
兴奋剂	8.7	1.2	0.5
可卡因	14.5	1.9	0.7
霹雳可卡因	3.3	0.4	0.2
大麻	41.5	11.3	6.6
致幻剂 LSD	9.4	0.3	0.1
摇头丸	5.7	1.1	0.3

Source: Results from the 2009 National Survey on Drug Use and Health: National Findings, by Substance Abuse and Mental Health Services Administration, 2010. List of Tables Containing Prevalence Estimates and Sample Sizes. Retrieved July 4, 2011, from http://www.oas.samhsa.gov/NSDUH/2k9NSDUH/tabs/TOC.htm, Tables 1.1B, 2.1B.

性并不相同。遗传和环境因素都会影响物质滥用的风险，另一重要的风险因素是存在精神障碍。使用非法药物的精神分裂症患者和双相情感障碍患者比不使用非法药物的患者很可能出现更严重的症状，治疗对他们的有效性更差（Ringen et al.，2008）。

药物滥用的治疗

对使用和滥用非法药物的治疗和酗酒治疗类似，两种治疗的原理和实施都差不多（Schuckit，2000）。在美国和其他国家，非法药物使用的治疗目标都是彻底戒断。很多情况下，药物滥用治疗项目的参与者与酗酒治疗项目的参与者有很大的重叠，因药物滥用问题接受治疗的患者可能也在接受酗酒治疗。那些用于指导匿名戒酒会的理论也被用于发展匿名戒毒会，这是一个致力于帮助药物滥用者戒断药物的组织。和戒酒治疗一样，自助团体是药物滥用治疗中的常见组成部分（Margolis & Zweben，2011）。

人们参与药物滥用治疗项目的原因与参与酗酒治疗项目的原因类似，主要是社会原因。和酗酒一样，非法药物的使用会导致违法、经济以及人际关系等多方面的问题。和酒精一样，大多数非法药物都会损害判断力，导致意外伤害和死亡，这类伤害也是药物滥用最主要的健康风险所在。大多数非法药物的滥用并不会像酒精那样对健康产生多方面的直接危害；然而，一旦出现健康问题，就可能是严重到危及生命的。这样的风险可能会促使人们寻求治疗，或在家人的强迫下接受治疗。查理·希恩曾多次因为滥用药物的问题接受治疗，他的父亲在治疗过程中发挥了作用（"Martin Sheen"，2008）。他几次接受住院治疗的地点也是美国的典型戒酒机构，它们的目标是彻底戒酒，与匿名戒酒会的观点相同。

药物滥用住院治疗项目与酗酒治疗项目惊人地相似，但在某些小的方面有所不同。药物滥用住院治疗的戒断阶段通常比戒酒治疗持续时间更短，也更容易。和巴比妥类药物、安定类药物、阿片类药物一样，酒精是一种镇静剂。因此，所有这些药物的戒断症状都很相似，都包括焦虑、震颤、胃部不适和可能出现知觉扭曲（Julien et al.，2010）。安非他命、可卡因等兴奋剂药物的戒断症状则很不同，如无精打采和抑郁。这些不同需要采用不同的医疗护理方案。

戒断药物之后，后续跟进对于治疗成功十分重要。通常情况下，后续跟进是通过参与支持性的团体实现的，如匿名戒毒会。让药物滥用者参与这类团体是一大挑战，这类干预的成功率低也是一大问题。其他干预措施则得到了更好的效果。对心理社会干预的元分析（Dutra et al.，2008）发现了多种有效的干预方式，其中包括权变控制疗法和认知行为疗法。这些干预对于大麻使用者最为有效，对于滥用多种药物的人效果最小。不幸的是，预防复发的干预并没有明显的效果。

药物滥用治疗和酗酒治疗的一个共同点是复发率都很高。正如前面已经提到的，戒酒、戒烟、戒毒治疗均面临很高的复发率（Hunt et al.，1971），治疗后的头6个月十分关键。为了应对这一问题，药物治疗项目（如戒酒干预项目）通常包括后续跟进或巩固疗效部分，实际内容可能只包括参与匿名戒毒会这样的支持性团体。"适用于所有人"的方法在预防复发方面可能不会很成功，因为人们复发的原因各不相同（Zywiak et al.，2006）。有些人是受到负面情绪的作用，另一些人是无法忍受对药物的渴望，还有些人则是屈从于来自滥用药物的朋友的社会压力。通过干预，解决每个人特有的问题和弱点，可能能改善这一情况。

预防和控制药物使用

第12章的内容提供了关于降低儿童青少年吸烟率的信息，多种干预措施都旨在阻止他们吸烟和使用无烟烟草。类似的干预已经被应用于控制酒精和其他药物的使用（Lemstra et al.，2010；Roe & Becker，2005；Soole，Mazerolle，& Rombouts，2008）。致力于阻止儿童青少年尝试使用药物的预防项目想要推迟或抑制首次药物使用。与预防吸烟的努力类似（见第12章），这些目的在于预防药物使用的项目的成功率并不高。依赖于恐吓、道德说教、提供药物危害信息、提高自尊水平的项目通常是无效的。例如，涉及范围十分广泛的药物滥用预防教育项目（DARE）几乎没有效果（West & O'Neal，2004）。

然而，某些类型的预防项目比其他项目要有效。生活技能培训项目（Botvin & Griffin，2004）同时表现出了短期和长期效果。这一项目教授参与者社交技能，既能帮助抵抗药物使用的社会压力，又能提高社交能力和个人能力。而且，研究证据（Springer et al.，2004）表明，为目标群体量身定制的干预项目具有更好的文化兼容性，会比一般性的项目更有效。对各类干预项目的系统性综述（Lemstra et al.，2010；Roe & Becker，2005；Soole et al.，2008）指出，具有互动性、强度大、关注生活技能的学校项目比缺乏这些要素的项目更加有效。针对11～13岁儿童的干预最有效，但针对儿童和青少年的干预项目并不是控制药物使用的唯一方法。

更常见的控制方法是限制药物的获得途径。这一策略在所有的西方国家都很常见，通过立法对获得药物的合法途径进行限制。然而，立法对

健康笔记

1. 避免酗酒——即避免在同一场合饮酒5杯或5杯以上。酗酒不会带来任何健康益处，只是会带来很多风险。

2. 对于中年人和老年人而言，滴酒不沾也许不是最佳的健康选择，但是如果你不喝酒也不想喝酒，那么不需要开始饮酒。如果你年龄低于40岁，饮酒不太可能带来任何健康益处。

3. 偶尔饮酒——不管是少量饮酒还是大量饮酒——都会带来一些风险，并没有太多益处。最有益健康的饮酒模式是每天（或差不多每天）少量饮酒。

4. 每天饮酒1～2杯也会影响判断力和协调能力。这是饮酒可能带来的最大风险，饮酒的人应当找到合适的方法来应对这一风险。

5. 饮酒后不要驾车，不要操作机器，不要游泳。

6. 不要增加饮酒量，保持每天饮酒1～2杯（而不是平均每天饮酒1～2杯）。

7. 孕妇不要饮酒。

8. 如果你父母中的一方或两方出现过酗酒问题，那么你出现酗酒问题的风险会比较高。通过控制饮酒量来应对这一风险。

9. 如果你在首次尝试某种药物（包括酒精）时有非常愉快的体验，要小心，继续使用这一药物可能给你带来麻烦。

10. 不要混合使用药物。混合使用药物比单独使用其中一种要危险得多。

11. 有依赖性的药物比没有依赖性的药物更危险。谨慎使用这类药物，包括酒精、尼古丁、巴比妥类药物、安非他命等。

12. 非法药物（哪怕是没有耐受性和依赖性的药物）很可能是危险的。一种药物被判定为非法药物一定有其理由。

药物使用做出限制可能会带来一系列副作用，其中一些副作用可能会导致其他社会问题（Robins，1995）。例如，在美国立法禁止酒类制造和销售的时期，酒类的非法生产和销售蓬勃发展，造就了一个庞大的犯罪产业，产生了高额的利润，税收减少，执法机构普遍存在腐败现象。因此，限制获得药物的途径可能带来积极和消极的后果，到底应该在多大程度上采用这一方法目前还存在争议。

还有一种策略是控制药物使用带来的危害。这一策略假设人们可能需要使用精神类药物，尽管不明智，但减少药物使用带来的健康后果应当成为首要考虑（Heather，2006；O'Hare，2007；Peele，2002）。这一策略并非在道德上赞同药物使用，而是倡导采取实际的方法减少药物使用带来的危害。减少伤害策略的一个例子是帮助药物注射者将用过的注射器换为无菌注射器，从而降低 HIV 感染的风险。另一个例子是指定没有喝酒的人负责驾车，以避免交通事故。围绕着这些项目的争议可以代表减少危害策略所面临的

争议。然而，对这一策略的系统性综述（Ritter & Cameron，2006）表明，这一策略应当被采用，以帮助应对非法药物。此外，这一领域的一些专家（Lee，Engstrom，& Petersen，2011）认为，以戒断药物为目标的方法和以减少危害为目标的方法并非像争议的那样不兼容。两种方法都能帮助控制药物使用。

小结

酗酒是大多数发达国家都面临的严重健康问题，然而其他药物（包括镇静剂、兴奋剂、致幻剂、大麻和合成类固醇）的使用也可能危害健康。这些药物的滥用常常会导致许多个人和社会问题。药物滥用的治疗与酗酒治疗类似，旨在预防药物滥用的项目与旨在预防吸烟的项目类似。减少危害这一新策略通过改变药物使用相关政策，致力于减少药物使用带来的社会问题和健康风险。

关键问题答案

1. 酒类消费的主要趋势是怎样的？

人类在史前时期就已经开始饮酒。美国的酒精消费量在 19 世纪前 30 年达到顶峰，然后由于戒酒运动，酒精消费水平在 19 世纪中期大幅度下降，随后保持平稳，禁酒时期再次下降。目前，美国的酒精消费水平在经过一段时间的缓慢下降后一直保持稳定：有约 2/3 的成年人饮酒，大约一半的成年人为规律饮酒者，大约 10% 的人为酗酒者，大约 5% 的人为重度酗酒者。欧裔美国成年人饮酒比例高于其他种族。不同国家的饮酒行为模式有所不同。

2. 饮酒对健康有哪些影响？

饮酒对健康既有利，也有弊。长期大量饮酒可能导致肝硬化和其他严重的健康问题，如心脏病和脑功能障碍。适量饮酒可能带来一些长远的健康益处，包括降低患心脏病、胆结石、Ⅱ型糖尿病、阿尔茨海默症的风险。但是这些益处仅适用于中老年人，不适用于年轻人。总的说来，饮酒弊大于利。

3. 人们为什么要饮酒？

关于饮酒行为的理论模型应当能解释人们为什么开始饮酒，为什么很多人都能坚持适度饮酒，为什

么有些人会过量饮酒三个问题。疾病模型假设人们过量饮酒是因为患上了酗酒这一疾病。认知－生理理论包括缓解压力假说和饮酒后短视，该理论认为人们之所以饮酒，是因为酒精能让他们逃避消极的自我评价。社会学习理论假设人们通过正强化、负强化、榜样模仿以及认知中介习得饮酒行为。

4. 如何改变酗酒行为？

很多酗酒者能够在没有任何治疗的帮助下成功戒酒；另一些人则需要寻求治疗项目的帮助。仅有约25%的酗酒者在治疗结束一年后仍然滴酒未沾，但很多人能够将饮酒量控制在不足以成为问题的水平。在美国，大多数治疗项目以彻底戒酒为目标，无法彻底戒酒会被认为是治疗失败。匿名戒酒会是最流行的治疗项目，能够为一些酗酒者提供帮助。然而其他方法可能会更有效。其中包括如动机性面谈这样的致力于提高动机的短期干预；这类短期干预表现出了更好的效果。戒酒硫、纳曲酮、阿坎酸也可能是有效的治疗项目的组成部分。把有节制地饮酒作为治疗目标还有争议，尽管对于部分酗酒者而言，这也许是一个更现实更合理的目标。

5. 戒酒后复发会带来哪些问题？

复发在已戒酒的曾酗酒者中十分常见，尽管很多人能够保持滴酒不沾或控制饮酒量。大多数复发发生在治疗结束的3个月内。治疗结束一年之后，完成治疗的戒酒者有约65%已经重新开始喝酒，其中一部分甚至会酗酒。对复发常见性的认识直接导致了预防复发的后续治疗的产生。

6. 其他药物对健康有哪些影响？

其他药物（包括镇静剂、兴奋剂、迷幻剂、大麻和合成类固醇）的使用可能发挥医疗作用，也可能危害健康。大多数药物使用导致的主要是社会问题，但是它们也会带来健康风险，其中包括昏迷、心脏病、呼吸暂停等。药物滥用的治疗与酗酒治疗类似，旨在预防药物滥用的项目与旨在预防吸烟的项目类似。

阅读建议

Lee, P. R., Lee, D. R., Lee, P., & Arch, M. (2010). 2010: U.S. drug and alcohol policy, looking back and moving forward. *Journal of Psychoactive Drugs, 42* (2), 99–114.

本文审视了历史上有关药物和酒精使用的政策，以促进对美国现行的药物和酒精管理法规的理解。另外还包含了人们为控制这些物质使用所做的努力，以及有关的治疗方案选项。

Nestler, E. J., & Malenka, R. C. (2004, March). The addicted brain. *Scientific American, 290*, 78–85.

本文详细介绍了奖赏和成瘾背后的脑机制，指出了各种强迫性用药之间的共同点。

Rehm, J., Baliunas, D., Borges, G. L. G., Graham, K., Irving, H., Kehoe, T., et al. (2010). The relation between different dimensions of alcohol consumption and burden of disease: An overview. *Addiction, 105* (5), 817–843.

本文总结了酒精在导致疾病方面的危害，详细解析了其背后的机制，并指出了最具危险性的饮酒模式。

Witkiewitz, K., & Marlatt, G. A. (2004). Relapse prevention for alcohol and drug problems. *American Psychologist, 59*, 224–235.

本文提供了经过修订的有关复发问题的理论模型，并由此指出了能够更好地防止复发的办法。

第 14 章

饮食与体重

本章概要

- 消化系统
- 体重维持的相关因素
- 饮食过量与肥胖
- 节食减肥
- 进食障碍

关 键 问 题

1. 消化系统是如何运作的？

2. 与维持体重有关的因素有哪些？

3. 什么是肥胖？它对健康有何影响？

4. 节食是减肥的好方法吗？

5. 什么是神经性厌食症？如何治疗？

6. 什么是神经性贪食症？它与暴食障碍有何不同？

✔ 测一测你的健康风险

饮食与体重控制

- [ ] 1. 我对我目前的体重很满意。
- [ ] 2. 尽管我没有吃太多，但我还是比我理想的体重要重。
- [ ] 3. 在过去两年里，我至少瘦了7千克。
- [ ] 4. 在过去两年里，我至少胖了7千克。
- [ ] 5. 我超重了至少15千克。
- [ ] 6. 在过去两年里，我的体重上下浮动了2~5千克，但我对此并不太担心。
- [ ] 7. 如果能再瘦一点，我想我会更幸福。
- [ ] 8. 我的腰部跟臀部一样粗 / 我的腰部比臀部还要粗。
- [ ] 9. 迄今为止我参加过至少10个不同的减肥项目。
- [ ] 10. 为了减肥，我曾经禁食、使用泻药或其他减肥药物。
- [ ] 11. 我的家人曾担心我太瘦，但我并不那么认为。
- [ ] 12. 曾经有运动教练或教师指出：适度减肥能提高我的运动成绩。
- [ ] 13. 有时我吃东西会失控，比计划吃得多很多。
- [ ] 14. 为了减肥，我考虑过接受抽脂手术或胃旁路手术。
- [ ] 15. 为了控制体重，我曾经在吃东西后马上催吐。
- [ ] 16. 食物是危险的，我得再三考虑和做好意志准备才能应对吃多的风险。

第1题和第6题反映的是健康的体重态度，其他题目意味着你可能处于不适当的饮食状况及不健康的饮食态度所带来的健康风险中。不健康的饮食行为与多种疾病的发生发展有关，过度关注体重、频繁节食也是不健康的。

柯斯迪·艾黎的真实生活记录

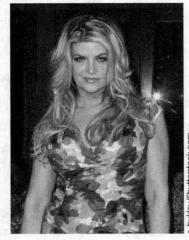

s_bukley/Shutterstock.com

很多名人都在努力控制体重，而柯斯迪·艾黎（Kirstie Alley）的体重则成了她名望的一部分。在二十世纪八九十年代，当时作为影视演员的她还很瘦。然而2004年，柯斯迪·艾黎一度胖到了90千克以上（"Gaining it Back", 2006）。当她在奥普拉脱口秀节目上亮相时，她发誓要减肥，然后在一项商业减肥项目的帮助下减肥成功，并在2006年再次出现在这一节目，身着比基尼炫耀其苗条身材。可是，和太多曾经减肥成功的人一样，她的体重又反弹了（"Kirstie Alley's Weight", 2009）。

然后，她再次开始了一项减肥项目（James, 2010）。在参与"与星共舞"节目期间，她的体重快速下降。减肥过程并不神秘，她每天锻炼至少5小时，同时只摄入1400卡能量（"Only Eating", 2011）。她的减肥目标是能够穿进XS号的裙子（M. Brown, 2011）。

像柯斯迪·艾黎这样的体重波动有多普遍呢？她努力变瘦的行为到底是很典型还是很极端？她这样严格的节食行为是否常见？这些减肥方法是否危害健康？这样极端的身体意象和节食方法是否是饮食障碍的信号？本章将就这些问题以及其他关于饮食与体重的问题进行探究。

本章详细介绍了四种饮食行为问题——饮食过量与节食、神经性厌食症、神经性贪食症、暴食障碍——每一种都会给维持体重带来困难。以此为背景，我们先来了解一下消化系统的器官组成及其功能。

消化系统

人体能消化各种各样的动植物组织，将食物转化为人体可利用的蛋白质、脂肪、碳水化合物、维生素以及矿物质。人体的消化系统摄入食物，将它们加工为能够被吸收的颗粒，排出未被消化的废料。通过消化系统吸收的颗粒由血液循环系统运输到身体的其他部分，为全身细胞所用。这些营养成分滋养着身体，提供身体活动所需的能量和身体生长、维持、修复所需的材料。

消化道是一条"定制"的通道，由一系列专门化的结构组成。除了消化道，消化系统还包括一些通过导管与消化道连接的附属结构。这些带导管的腺体分泌的物质对消化过程至关重要，导管是这些物质进入消化系统的通道。图14.1为消化系统示意图。

对于人类和其他哺乳动物来说，消化过程是从口腔开始的。牙齿负责撕裂和磨碎食物，将它们与唾液混合到一起。**唾液腺**（salivary glands）让口腔保持湿润，使得食物能被品尝。如果没有唾液的湿润，舌头上的味蕾将无法发挥作用。唾液还含有能消化淀粉的酶，因此，在食物颗粒尚未离开口腔时，消化过程就已经开始了。

吞咽是一项主动的生理活动，然而一旦食物被吞咽，它经过**咽**（pharynx）和**食道**（esophagus）的过程很大程度上就是无意识地自动进行的了。从食道开始，消化道的**蠕动**（peristalsis）推动食物在消化系统里通过。消化道蠕动的原理是环绕消化道的肌肉有节律地收缩和放松。胃有节律地

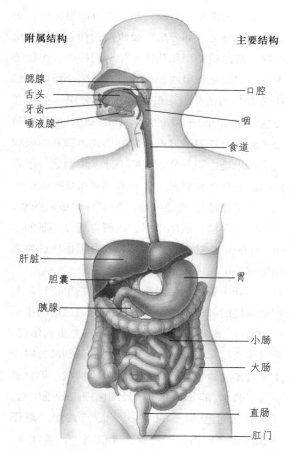

附属结构　　　　　　　　主要结构

腮腺　　　　　　　　　　　口腔
舌头
牙齿　　　　　　　　　　　咽
唾液腺

食道

肝脏　　　　　　　　　　　胃
胆囊
胰腺

小肠
大肠

直肠
肛门

图14.1　消化系统

Source: Introduction to microbiology (p.556), by J. L. Ingraham & C. A. Ingraham. From INGRAHAM/INGRAHAM, Introduction to Microbiology, 1E. © 1995 Cengage Learning.

收缩，让食物和胃腺分泌的**胃液**（gastric juices）充分混合。胃几乎不吸收营养，只有酒精、阿司匹林及一些脂溶性药物能够通过胃黏膜吸收。胃的主要功能是将食物颗粒与胃液混合，为营养成分在小肠吸收做好准备。

食物颗粒与胃液的混合物分批进入小肠，一次只有少量混合物进入小肠。胃液具有强酸性，使得混合物也呈酸性，而小肠不能在强酸性环境下工作。为了降低酸度，胰腺分泌的多种能够中和酸的酶进入小肠。**胰液**（pancreatic juices）对于碳水化合物和脂肪的消化也是至关重要的。

淀粉的消化从口腔开始，在小肠里完成。小肠的上三分之一部分负责吸收淀粉和其他碳水化合物。蛋白质的消化从胃开始，同样也在小肠的上部完成消化和吸收。而脂肪在进入小肠的时候还没有开始消化。由**肝脏**（liver）分泌、储存在**胆囊**（gall bladder）里的**胆盐**（bile salts）能将脂肪分子乳化为胰腺酶可以分解的形式。脂肪的吸收发生在小肠中间三分之一的部分。协助这一过程的胆盐会在小肠后三分之一的部分被重吸收。

大量的水会通过小肠。除了身体摄入的水，消化液也会增加液体体积。在所有通过小肠的水中，有90%会被吸收。这一吸收过程也让维生素和电解质进入人体。

离开小肠，消化过程继续在大肠里进行。与消化系统的其他部分一样，大肠也通过蠕动推动食物前进。然而，大肠的蠕动比小肠要更加缓慢，而且没有规律。大肠中生长着的很多细菌能够产生多种维生素。尽管大肠具有吸收功能，但它通常只吸收水、部分矿物质以及细菌产生的维生素。

消化过程剩下的物质形成了粪便。**粪便**（feces）由未能消化的纤维、无机物、营养物质、水和细菌组成。肠道的蠕动让粪便通过大肠、直肠，最终经由肛门排出体外。

总而言之，消化系统将食物转化为营养物质。这一过程开始于口腔把食物分解为微小的颗粒。胃中的消化液继续作用于食物颗粒，但绝大多数类型的营养物质的消化发生在小肠。未消化的食物残渣被排出体外，标志着消化过程的完成。与其他身体系统相比，消化系统受到更多疾病和障碍的困扰。健康心理学并不直接关注与消化系统有关的障碍（如肥胖、神经性厌食症、神经性贪食症和暴食障碍），而更多的是关注与这些障碍相关的行为。另外，体重的维持也取决于行为——包括饮食和身体活动。

体重维持的相关因素

当人体从食物中摄入的能量与身体新陈代谢和身体活动所消耗的能量之和相等时，体重将维持稳定。这一能量平衡并不是一项简单的计算，而是一系列复杂的身体活动及其交互作用的结果。不同食物中能量物质的组成不同；脂肪比碳水化合物和蛋白质含有更多的能量。营养物质的吸收程度取决于食物通过消化系统的速度和食物的营养物质构成。而且，不同的人在不同时间的新陈代谢率是不一样的。身体活动水平是另一个变量，更大的活动量需要消耗更多的能量。

为了获取能量，人类（及其他动物）需要进食。神经系统具有调节饮食－体重平衡的功能。一系列不同的激素和神经递质组成了短期和长期的调节系统（Majdič，2009）。**瘦素**（leptin）是1994年发现的一种蛋白质激素，它由白色脂肪组织产生，作用于中枢神经系统的感受器，作为一种信号物质参与体重的长期调节。瘦素水平低意味着脂肪储存量少，会促进进食。瘦素水平高则意味着脂肪储存量足够，让人产生饱感。胰岛素是另一种参与体重维持的激素。它由胰腺产生，促使身体细胞利用葡萄糖。（胰岛素的产生或利用存在问题将导致糖尿病，详见本书第11章。）胰岛素水平高会导致细胞摄入过多的葡萄糖，超出部分会转化为脂肪。胰岛素还会作用于大脑中的下丘脑，传递饱感信号，抑制食欲。

胃饥饿素（ghrelin）是一种肽类激素，发现于1999年，同样参与饮食调节（Majdič，2009）。这一激素由胃壁细胞产生，在饭前水平升高，饭后水平降低；由此，该激素似乎通过促进食欲参与短期的进食调节。另外，胃饥饿素还会作用于下丘脑，激活神经肽Y，促使其分泌Agouti信号蛋白。该蛋白能促进食欲，降低新陈代谢，这样从两方面影响能量–体重平衡。

　　除了这些促进进食的激素，还有另外一些激素与饱感相关，能够减少或停止进食。**胆囊收缩素**（cholecystokinin，简称 CCK）是一种由肠道产生的肽类激素，作用于大脑让其产生饱感。CCK、胰高血糖素和酪酪肽都是由肠道产生，作用于下丘脑，产生饱感的激素（Majdič，2009）。总而言之，与饥饿和进食相关的激素和神经递质构成是很复杂的，至今未能被完全搞明白。似乎有一个系统负责促进进食，另一个系统负责产生饱感，从而减少进食。表14.1罗列了一系列激素及其产生部位。需要注意的是，很多激素是在下丘脑产生的，所有这些激素可能作用于下丘脑的不同回路，构成了负责短期和长期体重调节的复杂机制。

　　为了帮助理解身体新陈代谢和体重维持的复杂性，让我们来看一个极端的例子：一项让参与者挨饿的实验。

饥饿实验

　　60多年前，Ancel Keys 和他的同事们（Keys，Brozek，Henschel，Mickelsen，& Tayler，1950）开展了一项关于饥饿的生理效应的研究。这一研究是在第二次世界大战期间进行的，实验被试均为拒服兵役的人，他们自愿参加这项研究以代替服

兵役。从多个方面来考量，这些志愿者都是正常的年轻男性：他们的体重正常，智商介于正常到聪明的范围，而且情绪稳定。

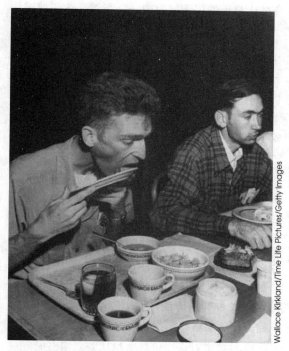

Wallace Kirkland/Time Life Pictures/Getty Images

饥饿实验导致了志愿者对食物的过度关注和一系列负面的行为变化。

　　在项目开始前的3个月，研究者先让36位志愿者规律地进食，以建立他们正常的能量需求的基线水平。然后，所有被试的食物供应量均减半，

表 14.1　与食欲和饱感相关的激素

提高食欲的激素		提高饱感的激素	
激素	产生部位	激素	产生部位
胃饥饿素	胃	瘦素	脂肪组织
神经肽Y	下丘脑	胰岛素	胰腺
食欲素	下丘脑	胆囊收缩素（CCK）	肠道
Agouti 信号蛋白	下丘脑	胰高血糖素	肠道
黑色素聚集激素（MCH）	下丘脑	酪酪肽	肠道

目标是让他们的体重减轻至之前的75%。尽管研究者让被试的食物摄入量减半了，但他们还是很细心地让他们摄入足够的营养，以确保这些人不会处于真正的饥饿危险中——当然，这些被试几乎总是处于饿着的状态。

刚开始，被试体重下降得很快，但是开始阶段的减肥速度并没有持续。为了让体重持续减轻，被试们不得不摄入更少的能量，这让他们遭受了很大的折磨。尽管如此，绝大多数被试都完成了全程6个月的实验，他们中的大部分都完成了减轻25%体重的目标。

与半饥饿状态相伴的行为让 Keys 和他的同事们很吃惊。在最开始，不少被试是乐观、愉快的，然而这种积极的情绪很快消失了。这些人变得易激怒、有攻击性，开始与自己较劲，这些行为表现与他们之前的个性完全不符。虽然这些人在6个月的挨饿阶段都表现出了好斗的行为，但他们同时也变得冷漠，尽可能地避免身体活动。他们开始忽略自己的宿舍、外表甚至女朋友。

这些被试对食物也越来越执着。用餐时间成为他们生活的中心；他们倾向于吃得很慢，对食物的味道也越来越敏感。在能量减半的最初阶段，研究者觉得没有必要对被试施加物理限制，以避免他们对饮食作弊。但是在挨饿阶段持续快3个月的时候，有些被试发现如果他们能单独离开宿舍就能设法作弊。为此，研究者规定只能两个或两个以上的被试一同出去。在半饥饿状态下，这些之前表现得认真投入、礼貌又情绪稳定的年轻人变得行为异常而且很不开心。

在恢复摄食阶段，对食物的执着和负面的情绪态度仍然是显著特点。恢复摄食的目标是让被试恢复之前3个月减掉的体重。这一阶段持续了3个月，提供给被试的食物量逐渐增加。但被试抗议得很激烈，以至于增加食物的速度大大加快了。结果是，被试们都尽可能多而且快地进食，

有些人甚至每天要吃5次大餐。在恢复摄食阶段结束的时候，大多人都恢复了实验之前的体重；实际上，很多人比实验前还要重一些。差不多有一半的人仍然对食物很痴迷，还有很多人并没有重拾实验前的乐观和开心。

过量进食实验

饥饿实验看起来没什么吸引力，但是很多人一定会对过量进食的实验感兴趣。Ethan Allen Sims 和他的同事们（Sims, 1974, 1976；Sims et al., 1973；Sims & Horton, 1968）找了一群囚犯进行了这项实验，按常理推断这群人对这一实验应该十分感兴趣甚至心存感激。这些囚犯来自佛蒙特州监狱，他们自愿参加这项过量进食实验，目标是在实验期间增重10～15千克。Sims 的实验兴趣点与 Keys 类似，他想要了解过量进食所带来的生理和心理变化。研究者为这些囚犯进行了特殊的生活安排，其中包括供应丰富又美味的食物。而且，实验对被试的身体活动进行了限制，目的是让增肥变得更容易。

过量的能量摄入和减少的身体活动量似乎能确保体重增加。这些被试的体重增加了吗？一开始他们增重十分容易。但是很快，增肥速度放缓了，被试不得不吃更多才能让体重继续上升。和饥饿实验里的被试一样，这些被试每天大约需要3500卡路里来维持正常体重，但是很多人不得不将卡路里摄入量加倍，才能让体重继续增加。不管他们努力吃了多少东西，并不是所有人都达到了研究者设置的增重目标。其中一个被试尽管每天摄入超过10000卡路里，也没有完成增重目标。

这些参加过量进食实验的囚犯是不是比参加饥饿实验的人更悲惨呢？不是的，但是他们的确觉得过量进食很不开心。尽管那些食物是高品质的、精心准备的，他们开始厌恶食物，不得不强迫自己进食，很多人甚至考虑过退出实验。

这项研究的增肥阶段结束后，这些囚犯的食物摄入大幅度减少，开始减肥。并不是所有人的减肥速度都很快，其中两名被试遇到了问题，没法回到之前的体重。对这两名被试从医学角度进行背景分析发现，尽管两人在实验之前都不超重，但他们都有家族肥胖史。这些结果表明，正常体重的人群很难快速增加体重，即使他们做到了，那些增加的体重也很难维持。

小结

体重维持很大程度上依赖于两个因素：通过食物摄入的能量和用于身体新陈代谢以及身体活动的能量。二者平衡的背后是一系列复杂的激素和神经递质，它们选择性地作用于不同的脑区，如下丘脑。当摄入的营养物质超过身体新陈代谢和活动的需要时，体重会增加。当摄入的营养物质不能满足身体新陈代谢和身体活动的需要时，体重会下降。一项饥饿研究发现体重减轻过多会导致易激惹、攻击性强、情感淡漠、缺乏性欲和对食物的执着。另一项过量进食研究发现，对某一部分人而言，增肥和减肥一样，都很困难。

饮食过量与肥胖

过量进食并不是肥胖的唯一原因，但进食的确在体重维持过程中扮演着重要角色。正如饥饿实验和过量进食实验所示，身体的新陈代谢水平会随着食物摄入量的不同而发生变化，而且能量的消耗也能改变身体利用营养物质的效率。因此，身体新陈代谢的个体差异让一些人的能量燃烧得比其他人要快。两个摄入同样食物的人很可能拥有不同的体重。

尽管很多超重的人报告说自己比别人吃得

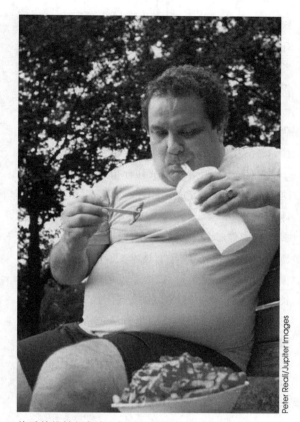

体重的维持很复杂，但过量进食是肥胖的一个原因。

少，但这些自我报告可能并不准确，客观的测量方法通常发现超重的人吃得更多（Jeffery & Harnack，2007；Pietiläinen et al.，2010）。他们尤其可能摄入含有丰富脂肪的食物，而脂肪比碳水化合物、蛋白质拥有更高的能量。他们可能的确吃了较少的食物，却摄入了更多的能量。超重人群比苗条的人群更可能不爱运动，这也会导致体重超标。这些行为都会导致肥胖，带来相关的健康问题。但是对肥胖背后的深层次原因，甚至肥胖的定义，仍然存在争议。

什么是肥胖？

对肥胖的定义随着个人标准、社会标准的不同而不同。应该根据什么来判断是否肥胖呢？健康？外表？身体质量？体脂百分比？体重图表？还是总体重？对肥胖下一个好的定义不应该仅仅考虑体重，因为有些人的骨架较小，另一些人的骨架则较大；有些人的体重构成更多是肌肉，另一些人更多是脂肪。肌肉和骨骼比同样体积的脂肪更重，所以有些体重较重的人事实上可能更瘦，最常见的例子是运动员。

要确定体脂百分比及其分布并不能通过查表这样简单的方法完成，如今已有多种不同的评估体脂的方法（Skybo & Ryan-Wenger, 2003）。很多新的影像学技术都能用于体成分的评估，如计算机断层扫描成像（CT技术）、超声技术、磁共振成像（MRI技术）、正电子发射断层扫描（PET技术），但这些技术的缺陷是它们都很昂贵且不够方便。较简单的体脂测量方法包括皮脂厚度测量术和生物电阻抗技术。皮脂厚度测量是用工具测量捏起的皮下脂肪层的厚度。生物电阻抗技术是让无害的电流通过身体，以测量身体各部分的脂肪含量。生物电阻抗技术的测量精度比皮脂厚度测量要高。

但即使是皮脂厚度测量也没有传统的评估超重及肥胖所用的查表方法简单。身高体重表很常用，**身体质量指数**（BMI）是另一个可用的选择。BMI是用以千克（kg）为单位的体重数除以以米为单位的身高的平方（m²）得出的数字，即 $BMI = kg/m^2$。尽管BMI指数并没有考虑到个人的年龄、性别以及身体组成成分，这一评估方法还是从20世纪90年代初流行起来。体重表和BMI指数都不能评估体脂含量，但BMI指数可作为评估超重和肥胖的标准之一（National Task Force on the Prevention and Treatment of Obesity, 2000）。BMI指数在25～29.9之间属于超重，在30或30以上则属于肥胖。若一个1.78米高的男性BMI为30，则他的体重为94千克；若一个1.63米的女性BMI为30，则她的体重为79千克。

评估是否超重的另一有效方法是评估脂肪分布，用腰围与臀围的比值来表示。腰围和臀围很接近的人通常有更多的身体脂肪分布在身体中部。

除了研究者用于研究肥胖的这些标准，人们常常还会根据社会标准及流行审美来判断是否超重。这些标准与健康几乎没有什么关系，而且随着不同文化背景和时代而变化。人类历史上可以举出的例子数不胜数。在食物供应不充足的年代（这在历史上频繁发生），身体多储存一些脂肪是一种保险，因而被认为是有吸引力的（Nelson & Morrison, 2005）。脂肪也被认为是富裕的象征；身体脂肪向他人宣告其主人有经济能力保障充足的食物摄入。这一标准在最近才发生了改变。在1920年以前，瘦被认为是没有吸引力的，因为它往往和疾病、贫穷联系在一起。

如今，人们不再认为瘦意味着没有吸引力。事实上，今天的人们，尤其是女性，都很想变瘦，正如之前几个世纪的女性都很想变丰满一样。之前有研究者分别研究了1959—1978年（Garner, Garfinkel, Schwartz, & Thompson, 1980）、1979—1988年（Wiseman, Gray, Mosimann, & Ahrens, 1992）、1922—1999年（Rubenstein & Caballero, 2000）《花花公子》杂志中间插页模特和美国小姐候选人的体重变化，发现相对于整体人群的平均体重，这两组人的体重均显著下降。对杂志中间插页模特的新近研究（Seifert, 2005；Sypeck et al., 2006）确认了这一趋势，在过去50年里，杂志模特越来越瘦。这些理想的身体榜样如此瘦削，以至于99%的杂志中间插页模特和100%的美国小姐优胜者都属于低体重的范畴（Spitzer, Henderson, & Zivian, 1999）。

尽管大家都追求瘦，在美国以及全世界范围内肥胖还是更普遍。正如 Barry Popkin（2009）所总结的："世界是肥胖的"。在美国，从20世纪80年代初到90年代末，成年人肥胖率提高了50%

（NCHS，2011）。极端肥胖的人在20世纪90年代增加了1倍多。这一上升趋势已经变得平缓，但是并没有下降。而且不只是成年人出现肥胖的上升趋势，这一趋势甚至不限于人类。跟人类生活得比较近的动物如狗、猫、老鼠，在过去的几十年里也变得更加肥胖了（Klimentidis，2011）。

研究者提出了很多可能的原因，来解释过去20年来肥胖率的快速提高，包括快餐食品和甜饮料（加糖汽水）的消耗量增多，食物分量增大，身体活动减少。不只是美国人（Pereira et al.，2005），其他很多国家，包括发展中国家的人（Popkin，2009）也开始消耗更多的快餐食品，花更多的时间看电视或视频。这两类行为均会导致BMI上升和体重增加。事实上，如果青少年所就读的学校周围1.5千米范围内有快餐店，那么相对于学校周围没有快餐店的青少年，他们超重的可能性更大（Davis & Carpenter，2009）。研究发现，甜饮料的消耗是导致超重率上升的另一（可能）因素（Bermudez & Gao，2011；Bray，2004；Must，Barrish，& Bandini，2009）。食物分量大也会导致肥胖率上升，尽管健康专家多次呼吁，但

诸多快餐店仍然继续提供"超大"套餐（Young & Nestle，2007），其后果是产生加大号的用餐者。相对于欧洲和亚洲国家，这一趋势对美国的影响更大，但肥胖越来越成为世界性的流行病（James，2008）。

按照BMI大于等于30可判为肥胖这一定义，有33%的美国成年人肥胖；另外还有34%的成年人超重，即BMI在25～29.9之间（NCHS，2011）。儿童和青少年肥胖的比例要低一些，分别为10.4%和19%，但也比20年前要高。肥胖和超重是普遍现象，存在于不同性别、种族、地区、受教育程度的人群中。然而，如图14.2所示，不同性别、不同种族背景的超重和肥胖率存在差异。美国的超重和肥胖率较高，一些国家（如日本）则较低（Kobayashi，2007）。但是，在全世界范围内的很多地区，肥胖率快速上升，这些国家或地区包括加拿大（Bélanger-Ducharme & Tremblay，2005）、英国（Wardle & Johnson，2002）、澳大利亚（Thorburn，2005）、拉丁美洲（Fraser，2005）、伊朗（Rashidi，Mohammadpour-Ahranjani，Vafa，& Karandish，2005）以及很多欧洲国家（Berghöfer

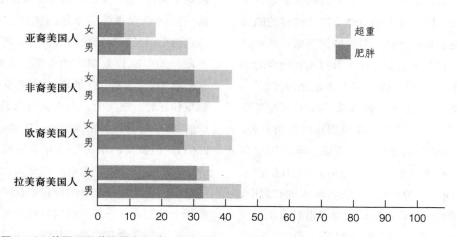

图14.2 美国不同种族男女超重、肥胖百分比

Source: Data from *Statistical Abstract of the United States adults and national health interview survey, 2009, 2010,* by J.R Plei, B.W word and J.W lucas, National center for health statistics. *Vital health statistics, 10* (249) Table 31, p.106.

et al.，2008）。

为什么有些人更容易肥胖？

要搞清楚饮食－能量调节的生理机制已经是一大挑战，要解释为什么这一调节机制对有些人不起作用则更为困难。研究者提出了一系列模型用于解释为什么有些人肥胖，而有些人则能维持正常体重。这些模型包括调定点模型、基因理论和积极诱因模型。

调定点模型

调定点模型认为，每个人都有他的体重平衡调定点，类似于一种内在体温调节器。当身体脂肪水平超过或低于某一特定水平时，身体就会启动一系列生理和心理机制，让体重回到调定点。瘦素和其他与体重调节有关的激素的发现支持这一观点。饥饿实验与过量进食实验的研究结果同样支持调定点理论，因为实验结果发现无论是想要减轻体重还是增加体重都没那么容易。当身体脂肪水平低于调定点时，身体会开始储存脂肪。具体包括降低新陈代谢水平，让身体需要更少的能量、使用能量时更加节省。节食的人很难让体重持续下降，因为他们的身体会阻止储存的脂肪继续被消耗。如果严格的节食持续下去，低水平的新陈代谢在行为层面会以无精打采和冷漠的形式表现出来，饥饿实验中的参与者就是如此。

饥饿感提高也是体脂肪低于调定点时身体的修正反应。这一机制同样与瘦素的作用有关，Keys 等人的研究也支持这一假设。当脂肪储存量下降时，瘦素水平会上升，作用于下丘脑产生饥饿感（Majdič，2009）。在 Keys 等人的研究中，随着节食进程的进行，被试会变得很痛苦，这种痛苦持续到体重回到实验前水平才消失。在他们的体重低于正常体重（很可能也低于调定点）的时期，他们会对食物出现强迫症状。每当被允许进食时，他们会偏爱高热量的食物，而这些食物能让他们的体脂肪水平快速上升。这也印证了调定点理论：其行为表现就好像他们收到了身体发出的进食指令。一项对超市消费者的研究（Paradis & Cabanac，2008）也证实了这一观点。该研究发现，与没有节食的人相比，最近在节食减肥的人会更多地选择高能量的食物。

过量进食实验的结果同样支持调定点理论。试图增加体重的被试需要对抗其身体自然的调定点和新增脂肪细胞所产生的瘦素的作用。这些信号似乎会转化为"停止进食"，令被试越来越觉得进食是件不开心的事。

调定点模型存在一些问题，包括调定点的个体差异为何如此大，为何有些人的调定点会在肥胖范围内等。一种可能的解释是调定点至少部分由遗传决定。

基因理论

从基因角度解释人体为何更容易增肥可以追溯到史前时期。一种假设是，人类（以及其他动物）进化出"节约型"的新陈代谢模式，会本能地倾向于储存脂肪（Cummings & Schwartz，2003）。这一倾向在食物供应不足的年代是具有适应性的，而史前及人类历史的大部分时期均食物供应不足。如今高收入国家的大部分人能够得到丰富的食物，"节约型"的新陈代谢模式就会导致超重和肥胖。事实上，有人认为充足的食物供应让肥胖几乎无可避免（Walker，Walker，& Adam，2003）。但真实的情况是，并不是所有人都会肥胖，在任何环境中，总有一部分人比另一部分人要肥胖。人类普遍拥有的储存能量的倾向并不能解释个体差异——另有原因导致个体差异。

肥胖常常会在家庭中延续，这意味着有可能存在某一特定的肥胖基因；然而，同一家庭的成员也可能具有同样的饮食模式。所以，研究者选择了双生子和被收养儿童为研究对象，以区分基因和环境对体重的影响。对被收养儿童的早期研究（Stun-kard et al., 1986）和对在一起抚养及分开抚养的同卵双生子的研究（Stunkard, Harris, Pedersen, & McClean, 1990）发现，体重更多受遗传影响。被收养儿童的体重更接近其生物学父母而非养父母，双生子的体重则高度相关，哪怕他们是分开抚养的也一样。BMI指数（Schousboe et al., 2004）和体脂肪分布同样受遗传影响。

这些研究均发现，体重和脂肪分布很大程度上受遗传因素影响，但是目前还没有发现任何导致大多数人肥胖的单一基因（Cummings & Schwartz, 2003）。事实上，即使是支持体重很大程度上由基因决定的研究者，关注的也是不同基因与环境的交互作用，以更好地理解体重调节以及肥胖（Levin, 2010; Morrison, 2008; Rooney & Ozanne, 2011; Wells, 2011）。某些基因组合在表达过程中出现错误，会导致体重调节系统失调，进而产生肥胖。另一种解释则强调，母亲怀孕晚期和哺乳期的营养过剩可能会激活某些基因，让身体新陈代谢系统产生永久性的变化。其他可能的解释包括，某些基因组会对所在环境中的食物产生反应（如环境中是否有高脂肪食物或甜食），从而导致肥胖。

我们有充分的理由关注所在环境中的食物——肥胖总是在特定的环境中产生，假如环境中没有充足的食物供应，人就不会肥胖。尽管在特定环境中，遗传因素能解释体重的一部分变异，但全世界范围内肥胖率的急剧上升不太可能是基因的作用。研究者需要超越遗传，对肥胖做出更全面的解释（参见"信不信由你"，了解另一可能导致肥胖的环境因素）。

？信不信由你　你可能需要小睡一会儿而不是节食

你相信缺乏睡眠会导致肥胖吗？这并不是指醒着的时间更长会让人有更多进食的机会（这当然可能是真的），也不是指吃夜宵会导致肥胖（这当然也可能是真的）（Coles, Dixon, & O'Brien, 2007），而是指睡眠与体重调节有关，缺乏睡眠会导致这一系统的失调。

关于睡眠对体重调节有重要作用的假设，源于研究者观察到人们缺乏睡眠的趋势越发普遍，同时肥胖比例也越来越高。研究者开始思考：肥胖率升高和睡眠缺乏的相关仅仅是巧合呢？还是背后有因果关系？

首先，研究者致力于弄清楚一个更基本的问题：睡眠不足与超重是否存在实质性的相关？一项对美国人睡眠习惯进行的抽样研究（Wheaton et al., 2011）发现：平均每天睡眠不足7小时的人相比那些睡得更多的人，超重或肥胖的可能性更高。这一相关关系在肥胖儿童中也得到了印证（Seegers et al., 2011）。进一步的研究发现，睡眠不足常常出现在体重增加之前（Lyytikäinen, Rahkonen, Lahelma, & Lallukka, 2011），这为因果关系的假设提供了必要证据。

然后，研究者对睡眠不足导致肥胖背后的作用机制进行了研究：睡眠不足可能与一系列激素的作用有关，从而导致肥胖。这些研究（Knutson & van Cauter, 2008; van Cauter et al., 2007）的结论是，常见的部分睡眠剥夺会影响负责食欲和进食行为的激素对体重的调节作用，从而导致体重增加和身体胰岛素抵抗。睡眠不足尤其会增加能增进食欲的胃饥饿素的分泌，减少能让人产生饱感的瘦素的分泌（Knutson & van Cauter, 2008）。缺乏睡眠会扰乱大脑调节体重的生理机制，进而增加患肥胖和糖尿病的风险。因此，保证充足的睡眠不仅能让你精力充沛，还能让你更不容易发胖。

积极诱因模型

调定点理论和基因理论并不能解释肥胖的所有原因，为了克服这一缺陷，研究者构建了积极诱因模型。该模型认为，对进食行为的正强化对体重维持有重要作用。人们进食的动机有多种，包括个体的愉悦感、社会环境因素和生理因素（Pinel, Assanand, & Lehman, 2000）。个体的愉悦感主要来自食物的种类和味道。社会环境因素包括文化氛围及进食的周边环境、是否有其他人在场、在场的其他人是否也在进食。生理因素包括距离上次进食的时间以及血糖水平。另外，一些积极诱因模型的支持者从进化的角度出发，提出只要有食物出现在眼前，人类就会本能地倾向于吃掉它们。食物的缺乏让动物形成了依赖脂肪才能存活的本能，进食和挑选食物成为进化而来的重要能力。因此，该模型虽然包含生理因素，但是它认为进食是一个涉及自我管理、与重要他人是否在场有关、习得的、带有文化因素的过程（Epstein, Leddy, Temple, & Faith, 2007; Finlayson, King, & Blundell, 2007）。

调定点模型忽略了进食过程中食物的味道、学习和社会环境等因素的作用，而这些因素无疑是很重要的（Bessesen, 2011; Rozin, 2005; Stroebe, Papies, & Aarts, 2008）。每个人在特定环境中所选择的食物与其个人经历和社会学习有关。但是，某一偏爱的食物并不是在所有情境下都同样吸引人。例如，人们（至少大多数人）很少把泡菜和冰激凌放一起吃，哪怕这两种食物单独吃起来都很美味。

社会环境对进食行为也很重要，进食行为常常是一项社会活动。他人在场通常会让人倾向于吃得更多，除非他们认为他人会评判自己，这样反而会吃得更少（Vartanian, Herman, & Polivy, 2007），这意味着社会规范同样会影响进食行为

（Herman & Polivy, 2005）。文化氛围则为进食行为提供了更大的背景，不同文化背景关于进食的内容、时间和分量都有不同的限制或要求。通常人们快到吃饭时间了就会饿。美国人在早餐（而不是午餐）时可能会摄入更多的谷物，而西班牙人则不吃冷的谷物制品，这让谷物制品在西班牙的营销十分困难（Visser, 1999）。文化和学习因素同样会影响人们所选择食物的热量和实际进食量，进而影响体重。例如，当人们选择"暖心食物"时，他们要么选择承载着个人怀旧情感的食物，要么选择意味着宠爱自己的食物（Locher, Yoels, Maurer, & Van Ells, 2005）。

积极诱因模型包括了一系列影响体重的因素，如食物的可得性、个人经历、文化因素的鼓励作用、理想体重的社会文化标准。因此，丰富的食物供应是产生肥胖的必要非充分条件。人们需要多吃才可能变得肥胖，而摄入的食物量与食物本身的美味程度有关。通过味蕾品尝一些味道（比如甜味）是人类与生俱来的能力，但甜食摄入过多是导致体重失控的因素之一（Swithers, Martin, Clark, Laboy, & Davidson, 2010）。在众多高收入国家，庞大的食品产业通过大量投放广告刺激人们对产品的购买欲，其中很多产品富含糖和脂肪。这一现象直接影响到个体的食物选择，进而导致了群体中普遍的肥胖（Brownell & Horgen, 2004）。事实上，当环境中的食物线索很充分时，就连老鼠也会吃得更多（Polivy, Coelho, Hargreaves, Fleming, & Herman, 2007）。

导致人们过量进食的另一原因是食物种类的极大丰富。在饱餐某一食物之后，人们对该食物美味程度的评价会降低（Brondel et al., 2009）。也就是说，对任何一种食物，人们都会餍足。当食物种类有限（食物供应量无限）时，餍足现象会让人们的进食量减小，但是这时如果来了另一种食物，哪怕是已经吃饱的人也会被诱惑，想要

吃更多。事实上，如果吃了足够量的食物就能让人停止进食，那饭后甜点就不会如此受欢迎了（Pinel，2009）。

食物种类的丰富性甚至也会让老鼠吃得更多。很多研究（Ackroff et al.，2007；Raynor & Epstein，2001；Sclafani，2001）一致发现，无论是对人类还是对老鼠，食物种类都是影响食量的重要因素。一项早期研究（Sclafani & Springer，1976）发现，"超市式"饮食模式让实验室老鼠的体重在实验期间增加了269%。这一饮食模式由不停更换不同种类的食物而构成，食物均购自超市，包括巧克力曲奇、意大利香肠、奶酪、香蕉、蘑菇、巧克力、花生酱、加糖炼乳等。这些高脂肪、高糖分食物不断变化的种类组合导致了老鼠体重的急剧上升。

人类的情况会有很大不同吗？食物种类的极大丰富导致肥胖越来越普遍，这的确是如今很多国家都存在的情况。食物种类的极大丰富让人们总是可以吃到不同味道的食物，这种情况下人们对所有能吃到的食物产生餍足的情况几乎不可能发生。

然而，食物中的脂肪比其他成分更容易导致肥胖。脂肪不仅能量密度更高，而且有很多证据表明，脂肪的摄入会影响身体体重调节的生理机制。其中一种假设（Niswender，Daws，Avison，& Galli，2011）认为，高脂肪高糖分食物的摄入会干扰大脑饱感信号的传递，放大食欲信号。因此，高脂高糖饮食会提高食欲，让人更不容易感觉饱。另一项双生子研究（Rissanen et al.，2002）的结果也支持了这一结论。为了控制基因的影响，研究者以一个肥胖、另一个体重正常的同卵双生子为被试。这一设计确保了每一对双生子体重差异的原因来自环境因素而非基因。研究结果指出，双生子中肥胖的那个不仅比瘦的那个饮食中含有更多的脂肪，而且回溯报告也表明，他们

从青少年、青年早期开始就表现出对高脂食物的偏爱。

因此，关于进食和体重维持的积极诱因理论考虑到了调定点模型所忽视的那些因素，包括个人的食物偏好、影响进食和身体成分的文化因素以及食物多样性与肥胖的关系。这两个模型都考虑了遗传和生理因素，很多调定点理论的支持者都承认，积极诱因理论所强调的因素对于体重调节和肥胖的产生是很重要的。

肥胖如何威胁健康？

在时尚领域，超重和肥胖都是不受欢迎的，但超重会危害健康吗？其对健康的影响部分取决于超重的程度和体脂肪的分布情况。轻微超重并不会带来明显的健康风险（McGee，2005）。但是肥胖会将人们置于多种健康问题和夭折的风险中。

体重与健康问题常常呈倒 U 形曲线的关系。也就是说，最瘦和最胖的人有着最高的全因死亡率；欧洲（Pischon et al.，2008）和美国（Flegal，Graubard，Williamson，& Gail，2005）都是这样。体重偏低并不像肥胖那样危害健康，一些研究者甚至认为体重偏低的人比正常体重的人更健康，因为超重的人由于更容易患心血管疾病，有着更高的死亡风险（Heir，Erikssen，& Sandvik，2011）。

毫无疑问，肥胖是一大死亡风险因素，但是那些仅仅只是超重、尚未达到肥胖标准的人的风险水平比正常体重的人可能高不了多少。例如，美国（Flegal et al.，2005）和欧洲（Banegas，López-García，Gutiérrez-Fisac，Guallar-Castillón，& Rodríguez-Artalejo，2003）的研究发现，相对于正常体重的人群，超重人群的死亡风险并不会显著上升，而肥胖的人则面临很高的风险。表14.2对不同人群的风险水平进行了总结。

其他研究也得到了类似的结果，肥胖不仅与

表 14.2 根据 BMI 划分的肥胖类型及其对应的全因死亡风险水平

肥胖程度	BMI	男性风险水平	男性相对风险水平	女性风险水平	女性相对风险水平
轻度肥胖	25 ~ 32	没有	1.0	很低	1.1
中度肥胖	32 ~ 36	低	1.3	低	1.2
重度肥胖	36 ~ 40	高	1.9	低	1.3
病态肥胖	超过 40	很高	3.1	很高	2.3

Source: Based on Bender et al. (1998).

较高的死亡率有关，而且与较高的就医频率相关（Bertakis & Azari, 2005）。肥胖的人更容易患 II 型糖尿病、关节炎、高血压、心脏病、脑卒中（NCHS, 2011）。肥胖同样会提高患胆囊疾病（Smelt, 2010）、偏头痛（Peterlin, Rosso, Rapoport, & Scher, 2010）、肾结石（Taylor, Stampfer, & Curhan, 2005）、睡眠呼吸暂停、呼吸系统疾病、肝病、妇科疾病、大肠癌的风险（国家预防与治疗肥胖工作组，2000）。欧洲的一项大规模研究发现，女性 BMI 低于 24.3、男性 BMI 低于 25.3 的人群的死亡风险最低（Pischon et al., 2008）。

年龄和种族因素让对肥胖风险的解释变得复杂。对中青年人而言，肥胖是全因死亡的一大风险因素，尤其是心血管疾病所导致的死亡（McGee, 2005）。事实上，儿童和青少年时期超重可以预测未来很长一段时间内的死亡率提高（Bjørge, Engeland, Tverdal, & Smith, 2008）。但 55 岁之后超重和较高死亡率之间的相关不再存在（Lantz, Golberstein, House, & Morenoff, 2010）。

与疾病和死亡率相关的另一体重因素是体重分布。腹部肥胖的人比臀部和大腿肥胖的人有更大的健康风险。不同的体重分布趋势是由遗传因素决定的（Fox et al., 2004）。一系列研究表明，体重分布模式和腰臀比是优于身体质量指数 BMI 的预测全因死亡率的指标（Pischon et al.,

2008）。多余的腹部脂肪会提高患 II 型糖尿病（Hu, 2003）和心血管疾病（Pi-Sunyer, 2004）的风险。

早在 25 年前，人们已经意识到了"啤酒肚"的危险（Hartz, Rupley, & Rimm, 1984）。但是直到最近，这一脂肪分布模式才被整合到"代谢综合征"中，代谢综合征是指一系列会提高心血管疾病和糖尿病患病风险的指标。除了腹部脂肪堆积，代谢综合征还包括高血压、胰岛素抵抗、体内两种胆固醇异常。腰围过大是代谢综合征最明显的特征。研究发现，腹部脂肪与代谢综合征呈正相关，大腿脂肪则与代谢综合征呈负相关（Goodpaster et al., 2005）。

综上所述，肥胖人群出现特定健康问题的概率更大，尤其是糖尿病、胆结石和心血管疾病。表 14.3 对相关研究进行了总结，肥胖和腹部脂肪均会提高死亡风险，尤其是心脏病导致的死亡。

小结

肥胖可以从健康和社会标准两个角度来定义，不同角度的定义有时并不一致。对体脂肪进行精确的测量需要复杂的技术，因此身体质量指数 BMI 成了最常用的衡量是否超重或肥胖的指标。然而社会标准中的"瘦"所对应的体重却低于有利健康的正常体重范围。

研究者提出了调定点模型、基因理论和积极诱因模型来解释肥胖的原因。调定点理论

表 14.3 体重与疾病／死亡的关系

研究结果	样本	作者
肥胖对健康的影响		
肥胖是全因死亡的一大风险因素。	美国人群	Flegal et al., 2005
肥胖和低体重都是全因死亡的风险因素。	来自欧洲 9 个国家的成年人	Pischon et al., 2008
肥胖的危害比超重要大，但两者均为死亡风险因素。	欧盟 15 个成员国的成年人	Banegas et al., 2003
肥胖成年人比正常体重成年人就医频率更高。	肥胖和正常体重的成年人	Bertakis & Azari, 2005
头痛在肥胖人群中更为普遍，尤其是腹部肥胖的人。	美国成年人大样本	Peterlin et al., 2010
肥胖是患肾结石的风险因素。	男性，老年女性，年轻女性	Taylor et al., 2005
肥胖会提高全因死亡率。	年轻人和中年人	McGee, 2005
超重并不会提高 55 岁以上人群的死亡风险。	美国成年人	Lantz et al., 2010
儿童、青少年时期超重会提高之后人生阶段的死亡风险。	超重的儿童和青少年	Bjørge et al., 2008
腹部脂肪对健康的影响		
腹部脂肪与全因死亡率密切相关。	来自欧洲 9 个国家的成年人	Pischon et al., 2008
中心性肥胖与 Ⅱ 型糖尿病、全因死亡率呈正相关。	女性	Hu, 2003
中心性肥胖与心血管疾病呈正相关。	对多个研究的综述，包括跨文化比较的研究	Pi-Sunyer, 2004
腹部脂肪与代谢综合征呈正相关。	老年女性和男性	Goodpaster et al., 2005

用对体脂肪敏感的生理控制机制来解释体重调节。这一模型提出，该控制机制存在缺陷导致了肥胖的产生。该缺陷同时也是基因理论的主要内容。基因理论假设肥胖是因为个体遗传到了缺陷基因，这些基因会影响主管饥饿感和饱感的神经化学信号的作用。然而这两个模型都没有考虑学习和环境因素。积极诱因理论填补了这一空缺。该理论认为，当美味的食物供应充足且种类丰富时，人类（以及其他动物）就会增重。

节食减肥

在美国，很多人已经意识到了肥胖的危害，甚至知道腰臀比过大可能带来的风险，但媒体对理想中清瘦身材的塑造才更让人有节食的动力（Wiseman，Sunday，& Becker，2005）。尽管人们都想要变瘦，但美国的肥胖率在20世纪90年代急剧上升，之后再也没有下降过（NCHS，2011）。人们普遍接受理想的身材应该是瘦的，同时超重现象却越来越普遍，这让节食和减肥成为人们关注的话题。为了减肥，人们都采用了哪些方法呢？这些策略的效果如何？

人们被无处不在的有关节食的信息淹没了——电视、杂志和报纸都有神奇套餐的广告，声称能够帮助人们毫不费力地减轻体重。这些套餐好得让人难以置信——事实上也真不能信。2002年9月，美国联邦贸易委员会发布报告指出，这类虚假的、带有误导性的广告广泛存在（联邦贸易委员会，2002）。尽管有客户评价和使用前后对比照片竭力证明其有效性，但事实上这些神奇套餐并没有效果。美国卫生部前部长 Richard Carmona 指出："并没有什么神奇的药物可以帮助人减肥。最安全可靠的减肥方法是健康的饮食结合运动。"尽管有来自专业人员的以上忠告，当人们想要减肥时，还是很可能做出不明智的选择。例如，人们专注于减少饮食中的脂肪，却没有控制糖和甜点的摄入量（Bray, Nielsen, & Popkin, 2004）；或者他们只是减少碳水化合物的摄入量，却摄入大量高脂肪食品。

不合理的饮食选择普遍存在。在过去几十年，节食的趋势越来越明显。20世纪60年代中期，仅有10%的超重成年人在节食（Wyden, 1965），之后这一比例一直急剧上升。到2009年，有52%的高中女生和28%的高中男生在减肥（Eaton et al., 2010）。成年人也同样热衷于节食。一项以成年人为对象的调查（Kruger, Galuska, Serdula, & Jones, 2004）发现，大约有38%的女性和24%的男性在减肥。然而，在这些减肥的青少年和成年人中有很多人并没有胖到损害健康的程度，而且他们中的很多人采取了不恰当的方式来达到减肥的目的。

减肥方法概述

为了减肥或预防体重上升，人们有很多选择。他们可以：①减小食物分量；②限制食物种类；③增加运动；④采用极端的医学手段，比如禁食、减肥药物、手术；⑤以上方法相结合。无论采用哪种方法，减肥都是通过限制能量水平来实现的。

限制食物的种类

由多种类、小分量的食物构成的饮食结构是很合理的，有利于健康。"慧俪轻体"项目强调应摄入多种多样有益健康的食物。对多个节食项目进行评估发现，该项目被证明是最有效的

（Dansinger et al., 2005），减肥效果显著且中途退出率低。然而，健康、平衡的饮食并不是最为普遍使用的节食策略，很多减肥项目都限制摄入食物的种类。

常见的限制食物种类的饮食包括两类：限制碳水化合物的摄入（如阿特金斯饮食法）和限制脂肪的摄入（如 LEARN 饮食法）。就减肥效果和可能的健康风险而言，这两类饮食略有不同（Gardner et al., 2007；Hession, Rolland, Kulkarni, Wise, & Broom, 2009）。低脂肪饮食对于减肥更加有效，但坚持低碳水化合物－高脂肪摄入的超重人群同样能成功减肥。尽管营养学家对低碳水化合物－高脂肪饮食可能带来的健康风险提出了警告，但使用者很少出现胆固醇水平或心血管疾病的不利变化（Gardner et al., 2007）。而且，相对于低脂肪饮食，这类饮食更容易坚持，中途退出率较低（Hession et al., 2009）。但这两类饮食都不能带来十分明显的体重变化，平均只能减重4.5～5.5千克。

还有些更加极端的饮食计划，节食者只能吃特定种类的食物，甚至只能吃某一种食物。全水果代餐、鸡蛋代餐、卷心菜汤代餐、冰激凌代餐都属于这一类型。毋庸置疑，这类饮食简直就是营养灾难。它们通过限制能量摄入让体重下降。节食者很快会对单调的食物产生厌烦情绪，比有多种食物可供选择时吃得更少。例如，尽管可以随便吃煮鸡蛋，最终会发现根本就吃不下多少。

比上述饮食更单调的饮食莫过于流质饮食。它形式多样，多个食品品牌都有。流质饮食比大多数限制种类的饮食营养均衡。但流质饮食和其他同类饮食（如营养布丁和营养棒）一样，具有单调、重复、低纤维的缺点。和其他节食计划一样，这类饮食也是通过限制能量摄入让体重下降。尽管研究者至今未能就低脂肪饮食或低碳水化合物饮食的益处达成共识，但他们都同意来自

水果蔬菜中的膳食纤维是不错的选择（Schenker，2001）。流质饮食也能让人减肥成功。一项使用代餐的密集行为训练项目发现，流质饮食对严重超重的人十分有效，参加者体重下降了23～45千克，而且减肥后的体重保持率比大多数节食项目要高（Anderson，Conley，& Nicholas，2007）。

总之，所有限制食物种类的方法都能帮助人们有效减肥，但其中很多方法并不是好的选择。这些方法中的大多数无法让人们养成能够长期保持的新的饮食习惯。这一问题正是柯斯迪·艾黎失败的原因。她多次成功减肥，但总是不能保持减肥后的体重。她知道如何快速减肥，也知道如何把减掉的体重吃回来，但她在减肥过程中并没有学会怎样做到适度饮食（"Kirstie Alley's Weight"，2009）。

行为改变项目

尽管适度饮食应当成为想要保持身材的人的长期饮食习惯，但这很困难。行为改变方法的假设是，饮食是能够改变的行为。行为理论在减肥领域的应用是从 Richard Stuart（1967）开始的，其成功率比其他节食方法要高得多。大多数行为改变项目关注的是饮食和运动，帮助超重人群监控并改变其行为。这些项目的参与者常常需要坚持写饮食日记，对自己摄入的食物种类和进食环境保持觉察，同时为治疗师提供数据，作为制订改变不健康饮食习惯个性化方案的依据。一项减肥实验（Hollis et al.，2008）结果指出，那些坚持写饮食日记的节食者减掉的体重是同一项目中没能坚持记录的节食者减掉体重的两倍。而且，设置运动计划也是行为改变项目的典型组成部分。这些项目最常见的形式是组成一个每周碰头的团体，通过营养指导和个人监控，达成各自的目标（Wing & Polley，2001）。几乎所有的体重控制项目都包括饮食行为或运动习惯的改变，这些项目都可以看作行为改变项目（Wadden，Crerand，& Brock，2005）。

减肥并不等同于某种行为；这些行为改变项目更强调良好饮食习惯的养成，而非体重下降的数量。换句话说，行为本身而非行为的结果是奖励和改变的目标所在。超重人群以及轻度肥胖人群很容易通过参与这类项目减肥成功（Moldovan & David，2011），其目标是，让体重逐渐下降并一直保持。参与者平均在6个月内能减轻约10千克体重，但一年后仍然能保持的比例仅为60%（Wing & Polley，2001）。因此，即使是温和的、逐渐的体重下降也很难长期保持。

运动

减肥过程中运动的重要性已经越来越明显（Wu，Gao，Chen，& van Dam，2009）。单纯通过运动来减肥并不会太有效（Thorogood et al.，2011），但在改变饮食习惯的过程中加入运动是十分重要的。食物摄入减少会让新陈代谢速度下降，身体活动能抵消这一效应，阻止新陈代谢下降，这对于减重项目常常是不可或缺的部分。一项面向节食者的大规模调查发现（"联邦贸易委员会减肥评估"，2002），成功减肥的人中有73%每周至少锻炼3次。一项对减肥项目成功要素的元分析（Wu et al.，2009）同样指出，身体活动是成功要素之一。运动能够改变身体成分，在节食导致脂肪水平下降的同时，运动能够增加肌肉成分（运动的作用将会在第15章进行详细探讨）。

极端的减肥方法

为了减肥，人们有时会采取极端的方法，医生有时也会向严重肥胖的病人推荐极端的减肥方法。但即使是在医生的指导下，有些减肥项目依然有风险，有时甚至会威胁生命。

已经被证明有很大风险的方法之一是使用

抑制食欲的药物。在二十世纪五六十年代，安非他命是一种广泛使用的减肥处方药，其作用是提高神经系统的活动水平，加快新陈代谢并抑制食欲。不幸的是，这些效应都是短期的，药物依赖可能会成为比肥胖更加严重的问题。随着证明安非他命有害性的证据越来越多，其他减肥药物应运而生，但要开发出安全有效的减肥药依然很困难。新近投入使用的减肥药包括西布曲明和奥利司他，这两种药物都只能让体重轻微下降（Czernichow et al., 2010；Osei-Assibey, Adi, Kryou, Kumar, & Matyka, 2011）。随着对体重调节相关激素和神经递质的了解越来越多，要开发出更有效的减肥药理论上是有可能的，但仍未实现，因此很多肥胖人群开始寻求外科手术的帮助来控制体重。

有多种手术能影响体重，但最近实施最多的是通过胃束带手术（环绕胃放置一根束带）或胃旁路手术（改变食物通路，让食物绕过绝大部分胃和部分肠道）限制胃容量的大小（Buchwald et al., 2004）。这两个手术适用于 BMI 超过35且肥胖已经造成严重健康问题、必须减肥的人。手术能够成功地让体重大幅度下降，同时改变饮食行为（Moldovan & David, 2011）。这些变化能够进一步改善糖尿病、高血压及其他心血管疾病的风险水平。跟所有的手术一样，手术中和术后，病人都会面临很多风险，病人必须时刻注意监控食物摄入情况，同时需要终身服用营养补充剂（Tucker, Szomstein, & Rosenthal, 2007）。尽管存在这些风险和护理需要，从20世纪90年代到2004年，接受这类手术的人数急剧上升，2004年之后有轻微的下降，但每年还是有约125000人接受了这类手术（Nguyen, Masoomi, et al., 2011）。

另一种能够减肥的手术方法是通过抽脂手术移除脂肪组织。这一方法实际上是对身体进行整形而非整体减肥（Sattler, 2005）。它并不能控制肥胖带来的多种健康问题，它是一种改变体型的美容整形手段，不是减肥或提升健康水平的方法。尽管这一手术会带来不适且花费昂贵，但它依然是全世界范围内最流行的整形手术（Sattler, 2005）。跟其他手术一样，抽脂术也会面临感染、麻醉不良反应等风险。

对大多数人而言，极端的减肥方法都是很糟糕的肥胖解决方案，然而它们并不少见。高中女生自我报告使用这些极端减肥方法的比例分别为：禁食（14.5%），服用抑制食欲的药物（6.3%），使用泻药（5.4%）；还有大多数（52%）女生承认自己长期节食（Eaton et al., 2010）。有使用这些极端减肥方法的朋友会提高青春期女生采取同样做法的风险（Eisenberg, Neumark-Sztainer, Story, & Perry, 2005）。超重的青少年中，有高达40%的女生和20%的男生使用过极端的减肥方法（Neumark-Sztainer et al., 2007）。所有这些极端的减肥方法都是很危险的，而且它们很难长期坚持。即使是用这些方法成功减肥的人，体重常常也会很快反弹，因为这些方法并没有让他们学会如何选择食物来保持体重。事实上，无论是用哪种方法减肥成功，减肥后的体重保持才是大挑战。

减肥后的体重保持

在第12章和第13章，我们已经知道大约2/3戒烟或戒酒的人最终都会复发。对于已经成功减肥的人来说，要保持减肥后的体重是比减肥更困难的事。一项对商业减肥项目进行评估的系统性综述（Tsai & Wadden, 2005）指出，在这些项目中成功减肥的人（并不是所有人都能减肥成功）有很大的可能在之后的一到两年内增重之前减掉体重的50%。然而，这一综述所评估的是精心选择的减肥者，包括那些极端肥胖的减肥者和在减肥过程中寻求专业帮助的减肥者。对于这些人而言，体重管理被看作慢性疾病管理，需要持续不断的专业帮助来维持减肥后的体重（Kubetin，2001）。柯斯迪·艾黎可以作为该研究发现的一个例证：在节目中成功减肥后，她的体重反弹到了减肥前的水平，甚至还略高于减肥前的水平，然后开始寻求另一种减肥方法、再次减肥。

有效的减肥干预项目通常包括治疗后干预，从而帮助减肥者保持减肥后的体重。这些项目比那些没有治疗后阶段的项目更为成功。例如，研究者进行了一项对减肥者进行后续干预的比较研究（Svetkey et al., 2008），参与者为已经完成一项6个月减肥项目的减肥者。他们被分为三个组：第一组没有任何后续干预，第二组的后续干预是每月有一次简短的个体沟通，第三组的后续干预是一系列互动式的以技术手段为基础的干预。结果发现个体沟通组的效果最好，但两个后续干预组都多少保持了减肥的成果。因此，后续干预不必是高强度的，也不必太复杂，简单的方法也能奏效。例如，减肥成功而且每天称体重的人比那些不经常称体重的人更容易保持减肥后的体重（Wing et al., 2007）。

《消费者报告》杂志的一项调查（"The Truth About Dieting"，2002）提供了大量有关减肥者的信息，包括减肥成功的和减肥失败的。他们调查了超过32000名减肥者，其中仅有25%的人减掉了起始体重的10%并保持了至少一年。这一数字证明减肥本身和保持减肥后的体重都是困难的事，但有些人的确成功做到了。

《消费者报告》调查中的大多数减肥者都是自己减肥，而非参加正式的减肥项目。与之前提到的对商业项目的系统性综述（Tsai & Wadden，2005）的发现一致，减肥不成功的减肥者中参加"慧俪轻体"、Jenny Craig 等项目的比例为26%，多于减肥成功的减肥者（14%）。减肥成功的人大多采用了多种减肥方法，包括增加身体活动、吃更少的高脂高糖食物、多吃水果蔬菜、减小食物分量等。不必惊讶，那些成功维持减肥后体重的人几乎没有用过之前提到的任何一种极端减肥方法，手术方法除外；接受减肥手术的人体重会大幅度下降，而且在一定程度上能够保持（Douketis，Macie，Thabane，& Williamson，2005）。使用非手术方法减肥成功并完全保持住的人通常会改变他们的饮食和运动习惯，养成能够保持减肥后体重的新习惯。

近年来儿童肥胖率大幅上升，即使是学前儿童也是如此，儿童肥胖已经成为世界性的流行病，引发了极大关注（Spruijt-Metz，2011）。其干预措施包括：预防超重、饮食项目、家庭干预、运动项目、基于学校的项目以及以上措施的组合。尽管饮食的改变能让超重儿童减轻体重（Collins，Warren，Neve，McCoy，& Stokes，2007），但如果能加强运动则能让减重的效果更为明显（Safron，Cislak，Gaspar，& Luszczynska，2011）。一项对基于家庭的行为干预项目的元分析（Young，Northern，Lister，Drummond，& O'Brien，2007）和一项社区儿童减肥项目（Kelly & Kirschenbaum，2011）发现，这两类干预均能有效改变饮食和运动习惯。

节食是好的减肥方法吗？

尽管节食能减肥，但它并不适用于所有人。节食需要付出心理代价，可能不能提高健康水平，大脑可能会把它当作身体需要得不到满足的信号，而这是饮食障碍的风险因素之一。在节食的开始阶段，节食者认为他们的总体体验是积极的（Jeffery，Kelly，Rothman，Sherwood，& Boutelle，2004），然而随着节食过程的进行，积极的体验明显减少了。部分节食者会有强烈的反应，表现出类似饥饿实验被试的行为：易激惹，对食物出现强迫症状，对食物口味很挑剔，很容

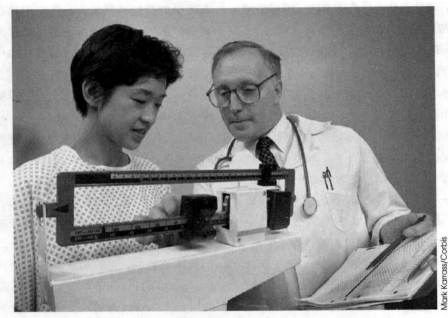

Mark Karrass/Corbis

节食行为普遍存在，即使是从健康角度来讲不需要减肥的人中也不乏节食者。

易分心，总是处在饥饿状态。考虑到这些行为反应，对于那些很接近最佳健康体重的人，节食简直就是愚蠢的行为。而对于那些体重明显超标、威胁到健康的人，节食也可能是一个不明智的选择——养成合理、健康的饮食模式是比节食更好的选择。也就是说，节食并不等同于杜绝过量进食（Herman，van Strien，& Polivy，2008）。前者对于很多人而言都不是一个好的选择，而后者则适用于所有人。

讽刺的是，体重下降对于一些人来说是健康保护因素，对另一些人来说则是健康风险因素。不自主的体重下降常常与疾病有关，非自愿的体重下降与死亡概率间的相关并不令人奇怪。老年人更有可能因疾病而导致体重下降，一项考虑了被试年龄的研究（Kuk & Ardern，2009）发现，超重会给年轻人带来健康风险，然而对于超过65岁的老人，超重不再是死亡率的有效预测指标。但是，有研究者把超重和肥胖的成年人随机挑选并分配到减肥项目中（Shea et al.，2010），那些成功减肥的人的死亡风险并没有提高，而确实下降了。

总之，减肥的益处可能并不适用于所有人。对于肥胖的人来说，即使是很小的体重下降且能够保持住也是很重要的。然而，节食的危害可能比轻度且长期稳定的超重的危害要大（Gaesser，2003）。但是，肥胖是不健康的。

小结

我们文化中对瘦的过分痴迷让大量节食减肥方法泛滥成灾，其中很多既不安全，也难以产生长期的健康效果。绝大多数节食减肥方法通过限制能量摄入使得体重在最初阶段有所下降，然而保持减肥后的体重需要进食习惯和运动行为的永久性改变。尽管存在各种各样变瘦的方法，但由于摄入能量的增加和身体活动水平的下降，如今的美国人比之前任何一个时期都要重。

减肥本身比减肥后保持体重要容易，但是那些包括减肥后定期跟进的干预项目能够有效帮助人们保持健康体重。无论是作为正式项目的一部分，还是只是个人行为，吃多种健康食品配合运动比极端的减肥方法更能产生长期的减肥效果。和成人项目一样，针对肥胖儿童和青少年的项目面临同样的挑战，也包含同样的有效因素——健康的食物选择和身体活动。

节食对于一部分人而言是好的选择，但并不适用于其他人。肥胖人群和腰臀比过高人群需要努力减肥并保持减肥后的体重。然而，大多数仅仅为了变美而节食的人如果停止节食会健康快乐许多，即使是轻微超重的人也可能难以从节食中受益。

进食障碍

大众媒体和科学文献广泛关注的进食障碍包括神经性厌食症和贪食症，但暴食障碍也是其中一种。**进食障碍**（eating disorder）是指会造成不利健康后果的进食习惯严重紊乱。进食障碍的定义排除了因无法获得充足的食物导致的挨饿和因缺乏营养知识导致的不健康饮食，同时排除了异食癖（如吃毫无营养的塑料和木材等东西）等异常进食行为，以及婴儿反刍障碍（没有恶心症状和胃肠道疾病的食物返流）。对于成年人而言，这些障碍并不能反映严重的健康问题，在健康心理学中的重要性相对较低。

从字面上看，神经性厌食症是指神经或心理问题导致的食欲缺乏，神经性贪食症是指持续不断的病态的饥饿感。然而这两个定义都不够准确。**神经性厌食症**（anorexia nervosa）是以有意禁食和对身体意象的认知扭曲为特点的进食障碍。神经性厌食症患者并没有丧失食欲。通常他们总是处在饥饿状态中，但他们坚持说自己不想吃东西。

神经性贪食症有比持续不断的病态的饥饿感更丰富的内容。这一进食障碍的首要标志是反复暴饮暴食，然后设法清除食物，通常发生在摄入大量食物（特别是富含碳水化合物或脂肪的高能量食物）之后。大量食物摄入也是暴食障碍定义的关键组成部分，但暴食障碍者并不会设法清除食物，从而导致超重和肥胖。

很明显这些进食障碍有很多共同点。事实上，一些权威专家把神经性厌食症和贪食症视作同一疾病的两个维度。其他专家把这三种进食障碍看成是相互分离但又互相关联的障碍（Polivy & Herman，2002）。例如，三种障碍都可能出现暴饮暴食的行为。而且，三种障碍的核心成分都包括对身材的不满以及对食物、体重、体型的过分关注。导致对身材不满意的原因很好理解：超重和肥胖越来越普遍，然而理想的身材却是纤瘦型的。这一冲突导致了文化中所有人对身材的不满。即使小学生也已经表现出了对身材的不满意（Brown & Slaughter，2011；Harriger et al.，2010），具有正常体重的女性对自身身材的不满是如此常见，以至于这几乎成了一种社会规范（Grogan，2007；Rodin，Silberstein，& Striegel-Moore，1985）。然而，对自己身材不满的人群仅有一小部分发展成为进食障碍患者，这表明还有其他因素导致了进食障碍（Tylka，2004）。

Janet Polivy 和 Peter Herman（2002，2004）指出，对身材的不满意是罹患进食障碍的重要前提，然而那些真正发展为进食障碍患者的人还必须认定变瘦是人生其他问题的解决方案。这些通过对身材的关注转移内心痛苦、专注于身材以解决内心不满的人通常都具有导致进食障碍的错误认知（Evans，2003）。这些认知包括认为只要变瘦就可以让自己变得幸福。

进食障碍的其他风险因素包括家庭和人格相关因素，如消极的家庭互动、童年遭受过性虐待、低自尊、强烈的负面情绪、焦虑以及抑郁（Polivy & Herman，2002）。另外，一些遗传或神经内分泌的先天倾向也可能导致饮食障碍，研究发现神经递质5-羟色胺与此有关（Kaye，2008），瘦素也会对大脑产生多方面的影响（Zupancic & Mahajan，2011）。研究者对不健康的体重控制策略相关因素进行检验后发现，对体重的担忧是引发进食障碍的首要因素（Liechty，2010；Neumark-Sztainer，Wall，Story，& Perry，2003）。

神经性厌食症

尽管厌食症在最近才得到关注，但无论是这一障碍还是这一术语都不是新鲜事物。最早有记录可查的两例有意自我禁食的案例由 Richard Morton 记录于1689年（Sours，1980）。Morton 写到，在大约25年前，一名18岁左右的英格兰女孩死于厌食，还有一名同样18岁的男孩勉强存活了下来。这两人均表现出对饥饿的无动于衷，以及悲伤和焦虑的情绪。19世纪60年代，伦敦的 William Gull 爵士（1874）对多例有意自我禁食者进行了研究。他认为这是一种心理障碍，并把它命名为神经性厌食症，指出食欲的丧失是由神经性的原因，即心理因素导致的。

二十世纪四五十年代，精神分析取向的心理医生假设该疾病源于对女性特质的否定和对母性的恐惧。其他流派则认为这一疾病反映了年轻女性尝试重新建立与其母亲的联结。不幸的是，这些假设并不能从科学角度拓展我们对神经性厌食症的理解。过去50年里，研究者开始抛弃这类猜测，提出了新的观点，越来越多的研究者认为神经性厌食症涉及一系列复杂的社会文化、家庭以及生理因素（Polivy & Herman，2002）。近年来，

研究者更加强调从行为、生理效应、人口学变量、有效的治疗方法等角度对这一障碍进行描述。

什么是厌食症？

神经性厌食症是一种以有意自我禁食或半禁食为特征的进食障碍，严重者甚至有死亡的危险。厌食症患者非常害怕体重增加，对自己身体意象的认知是扭曲的——尽管他们已经非常瘦了，但还是觉得自己很胖。使用脑成像技术对厌食症患者进行研究（Sachdev，Mondraty，Wen，& Gulliford，2008）发现，厌食症女性加工自己的身体形象时的大脑反应和加工其他女性的身体形象时的大脑反应是不同的，哪怕两者体重相同，厌食症患者也会觉得很不一样。

根据美国精神病学协会出版的《精神障碍诊断和统计手册》（第四版修订版）（DSM-IV-TR，APA，2000），神经性厌食症的诊断标准如下：有意将体重减至正常体重（大都会人寿保险表格中对应的正常体重）的85%以下或 BMI 指数小于等于17.5，而且对体重增加十分恐惧，对自己身体意象的认知扭曲，女性患者出现闭经，即月经停止超过3个周期以上。

DSM-IV-TR（APA，2000）区分了神经性厌食症的两个亚型：限制型和暴食－清除型。限制型厌食症患者几乎不吃东西，靠节食、禁食、锻炼或同时使用这些方法来减肥。暴食－清除型厌食症患者可能会先吃下大量食物，然后用催吐的方法或泻药来清除所吃的食物。总之，厌食症患者要么吃很少，要么想办法清除所吃的食物。研究表明这两种亚型是相互独立的（Kaye，2008）。清除行为也是神经性贪食症的典型特点，但是贪食症患者使用清除方法是为了维持正常体重，而厌食症患者则是为了减肥。

厌食症在所有群体中都存在，但年轻女性比年长女性以及男性患厌食症的风险更大。通常情

况下，她们对食物非常关注，经常为他人下厨，坚持让别人吃自己做的食物，但是自己几乎不怎么吃。她们减轻了15%～50%的体重，但仍然认为自己超重。这些年轻女性往往是完美主义者、雄心勃勃、来自高成就的家庭、对自己的身材不满意。厌食症患者十分关注体脂肪水平，常常参加剧烈的运动项目——跳舞、慢跑、健身操或打网球。她们会一直保持过量运动的状态，直到身体疲劳或虚弱，无法再参加运动。

减去大量体重之后，患者间的个体差异往往会消失，对患者的记录显示，她们的症状会非常相似。有趣的是，她们的许多特征与Keys等人（1950）实验记录的被试反应十分相似。因此，这些特征很有可能是有意禁食的结果而非原因。当减掉的体重超过之前正常体重的25%时，患者会经常感觉身体发冷，身上会长出一层绒毛，脱发，失去性欲，表现出对食物不寻常的关注。当禁食继续发展到危险水平后，厌食症患者会表现出对尝试劝说其停止减肥的亲友的敌意。

包括Hilde Bruch（1973，1978，1982）在内的许多权威专家认为，神经性厌食症是一种获得控制感的方法。Bruch四十多年来一直致力于研究进食障碍和饥饿的影响，其报告指出，在开始节食之前，患者常常是因感觉自己无力改变生活而烦恼的女孩。这些年轻女性通常认为父母对自己要求高，对她们的生活有强烈的控制欲，然而她们对父母过于顺从，不会公然反抗。她们试图用最个人化的可行的方式重获对自己生活的控制感，即改变自己的身材。除非强制进食，没有人能阻挡这些年轻女性控制自己的身材。患者以做到有难度的事为乐，常常和超重或不运动的人比较，以显示其超常的意志力。Bruch（1978）指出，厌食症患者享受饥饿的感觉，最终甚至会认为胃里有食物是肮脏、有害的。

哪些人更容易患厌食症？

尽管厌食症与西方文化有关，但它在非西方国家（Keel & Klump，2003）以及各个种族群体（Marques et al.，2011）中都有发生。从前，患厌食症的更多是北美和欧洲的中上层或上层阶级的欧裔女性，然而，最近对多个种族群体的评估发现（Marques et al.，2011），厌食症在拉美裔、亚裔、非裔美国女性中也都广泛存在。如今厌食症患者比50年前更为常见（Keel & Klump，2003），但是在整体人群中神经性厌食症依然是一种罕见的障碍。据DSM-IV-TR（APA，2000）估计，女性一生中患厌食症的概率是0.5%，男性的患病概率是女性的十分之一。另一些分析（Hudson，Hiripi，Pope，& Kessler，2007）则得到了较高（但依然很低）的估计结果：女性患病率为0.9%，男性患病率为0.3%。然而，某些特定群体的患病率要比这高很多。例如，参加过选美比赛的年轻女性中，有26%的人报告说她们觉得自己患有某种进食障碍或已经收到了此类诊断（Thompson & Hammond，2003）。舞蹈、模特专业学校竞争性强、关注体重的氛围也促进了厌食症的发生，有6.5%的舞蹈专业学生和7%的模特专业学生符合神经性厌食症的诊断标准（Garner & Garfinkel，1980）。对参与戏剧、舞蹈、拉拉队、体育运动等活动的大学生的一项调查（Robles，2011）发现，其中12%的人曾因进食障碍接受治疗。参与强调外表、纤瘦的体形、低体脂率项目的女运动员的患病风险尤其大（Torstveit，Rosenvinge，& Sundgot-Borgen，2008）。对这类活动卷入水平越高，患病风险越大。例如，越是顶尖的舞者越可能频繁地出现进食障碍的症状，而且症状也更严重（Thomas，Keel，& Heatherton，2005）。

厌食症常常会伴随家庭关系问题，但是很难判断家庭关系问题是发生在进食障碍之前，还是

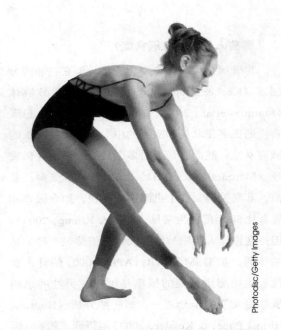

Photodisc/Getty Images

进食障碍在模特、舞者、要求体形纤瘦的体育项目运动员群体中患病率更高。

进食障碍的结果（Polivy & Herman, 2002）。家庭环境的重要性体现在方方面面。孩子患进食障碍的家庭常常充满负面情绪或极度缺少情绪支持。家庭暴力是进食障碍的另一风险因素，无论是家庭暴力的旁观者还是受害者，无论是男性还是女性（Bardy, 2008）。另外，家庭内有一个进食障碍患者也会提高其他家庭成员的患病风险（Tylka, 2004），身边有使用不健康方法控制体重的朋友（Eisenberg et al., 2005）、加入姐妹会（Basow, Foran, & Bookwala, 2007）同样会提高患病风险。因此，进食障碍一定程度上受社会环境以及家庭互动的影响。此外，厌食症患者中遭受过身体虐待或性虐待的人也比普通人多（Rayworth, 2004）。

多年来，女性占厌食症患者中的大多数，她们也是厌食症研究和治疗关注的焦点。厌食症患者中仅有约10%为男性（APA, 2000）。这一估计（至少90%的厌食症患者为女性）多年来一直保持稳定，但它更多是依据临床数据做出的估计，

而非根据整体人口的统计得到。对男性进食障碍患者的研究综述指出，对进食障碍患者进行样本更具代表性的研究发现了高得多的数字，男性至少占厌食症患者的20%。因此，进食障碍男性患者实际上可能比临床印象所揭示的要更常见。

男性厌食症患者的社会阶层、家庭结构、症状、治疗和预后都与女性厌食症患者类似，但直接导致他们患进食障碍的影响因素则不同（Ricciardelli, McCabe, Williams, & Thompson, 2007）。而且，有研究发现性取向也是男女进食障碍患者的不同之处，男性厌食症患者中更多为同性恋（Boisvert & Harrell, 2009）。但对不同性别患者的症状和特征进行对比后发现（Crisp et al., 2006），他们的共同点远多于不同点。

和女孩以及年轻女性一样，男孩和年轻男性同样可能采用极端的方法来获得理想的身材（Olivardia, Pope, & Phillips, 2000）。男性的理想身材是肌肉型的，想要逃避这一标准就和女孩想要逃避纤瘦的理想身材标准一样困难（Mosley, 2009）。然而，这两种理想身材都对脂肪深恶痛绝。因此，男性和女性都可能受身材问题困扰，并发展出进食障碍。

厌食症的治疗

不幸的是，厌食症的治疗依然很困难：这一障碍是所有精神疾病中死亡率最高的一种，目前还没有高效的治疗方法（Cardi & Treasure, 2010）。大约有3%的厌食症患者死于与该疾病有关的问题（Keel & Brown, 2010），其中大多数死于心律失常。自杀也是暴食－清除型厌食症患者常见的死亡原因（Foulon et al., 2007）。神经性厌食症不仅面临很高的死亡风险，而且是最难以治疗的行为障碍之一，以住院治疗为基础的病人的状况比接受以社区为基础的治疗的病人预后状况更差。

治疗开始阶段会遇到的问题是，减肥是大多数厌食症患者关注的焦点，反感别人告诉他们"你已经过瘦了"，抗拒任何想要改变他们饮食模式的尝试。这一态度出现在很多由厌食症患者主导的网站上，而且他们会推广这一态度，认为这是一种生活方式的选择，并不是一种心理障碍（Davis，2008）。愿意做出改变是治疗成功的重要预测因素（McHugh，2007）。因此鼓励厌食症患者寻求治疗是一项主要挑战，也许可以用动机性面谈来解决（Hogan & McReynolds，2004）。该技术直接对患者进行干预，改变其对问题的态度，让其更有意愿为做出改变而行动。

随着饥饿状态的继续，厌食症患者最终可能会出现疲劳、耗竭的状态，甚至身体会崩溃，被迫接受治疗。谁都不想使用强制手段，但是即使是被强行送去治疗的患者之后也会同意这一做法是合理的（Tan，Stewart，Fitzpatrick，& Hope，2010）。几乎所有治疗项目的首要目标都是稳定患者的生理状态，治疗饥饿带来的生理损害。然后，厌食症患者需要努力恢复正常体重和健康的饮食方式，改变对身体意象的扭曲认知。对于以上目标的实现并没有普遍适用的建议，系统的研究综述发现，到底什么样的治疗方法对厌食症患者最有效也没有得出明确的结论（Bulik，Berkman，Brownley，Sedway，& Lohr，2007；Fisher，Hetrick，& Rushford，2010；Hay，2004）。

自20世纪70年代中期以来，用认知行为疗法治疗神经性厌食症越来越受欢迎，实践证明它能够有效改变患者对自己身体意象的扭曲认知以及饮食行为（Fairburn & Harrison，2003）。认知疗法在挑战那些不合理信念的同时，会对患者保持温暖、接纳的态度。该疗法引导厌食症患者抛弃绝对化、"全或无"的思维方式，这些思维方式常常以各种自我对话的形式表达出来，如"如果我长胖了一点，我就会继续长成大胖子"。改变

扭曲的认知可能比之前认为的更重要，越来越多的研究指出，厌食症患者加工食物相关词语的认知模式是扭曲的（Nikendei et al.，2008）。而且，厌食症患者比其他人更容易感到不能控制自己的思维，大约有一半的厌食症患者报告说他们对自己状况的认知让他们感觉更糟糕了（Woolrich，Cooper，& Turner，2008）。认知行为疗法对认知的改变可能能解决这一问题。

但认知行为疗法并不比其他心理疗法或多渠道干预疗法更有效，如厌食症标准化治疗项目包括个人和团体治疗、饮食监督、饮食计划、营养教育等（Williamson，Thaw，& Varnado-Sullivan，2001）。这类项目对部分厌食症患者是有效的。不幸的是，没有一项治疗表现出令人印象深刻的成功率（Hay & de M. Claudino，2010）。研究者仍在努力改进这些疗法，尤其是治疗成人厌食症患者的方法。

青少年厌食症患者的治疗前景多少要乐观一些。由伦敦莫兹里医院开发的一种治疗方法强调家庭和家人参与在厌食症治疗中的作用（Locke，le Grange，Agras，& Dare，2001）。该疗法并不把父母看作问题的组成部分，而是把他们作为解决问题的重要组成部分。尽管青少年厌食症患者在医院接受治疗的话体重增加会相对容易些，但是这一方法强调给父母提供必要的让青少年愿意进食的策略，让他们在家接受治疗。青少年厌食症治疗应重视家人的作用，这一做法已经得到广泛认可（Cardi & Treasure，2010）。

厌食症的治疗可能还会用到抗抑郁药物和抗精神病性药物的帮助。一项对氟西汀（百忧解）使用情况的系统性综述指出，支持在厌食症治疗中使用百忧解的证据不足（Claudino et al.，2006）。另一项系统性研究（Court，Mulder，Hetrick，Purcell，& McGorry，2008）也发现，鲜有证据支持在厌食症治疗中使用抗精神病性药

物。因此，治疗这一疑难疾病的"弹药"依然紧缺。

治疗后复发的可能性始终是存在的。尽管已经有针对不合理的饮食习惯、身体意象的扭曲认知的治疗方法，但是一些厌食症患者依然会保留那些不具有适应性的自动化思维过程。一些患者会再次开始禁食，一些患者甚至试图自杀，一些患者变得抑郁，还有一些患者会发展出其他类型的进食障碍（Carter，Blackmore，Sutandar-Pinnock，& Woodside，2004；Castellini et al，2011）。综合性的治疗项目通常包括后续随访；认知行为疗法在预防复发方面尤其有效（Pike，Timothy，Vitousek，Wilson，& Bauer，2003）。

神经性贪食症

神经性贪食症（bulimia）常常伴随神经性厌食症一起出现，有些患者曾被诊断为这两种障碍中的一种，随后又转变成另一种（Eddy et al.，2007）。厌食症患者主要依靠严格的进食让体重下降，而贪食症患者不可控制地大量进食，然后用催吐或使用泻药的方法来清除食物。这种在暴饮暴食后又清除食物的做法看似奇怪，但并不新鲜。古罗马人有时就沉迷于类似的饮食意识。在享用了大量油腻食物之后，古罗马人会暂时离开，使用药物催吐，将胃清空，然后又返回宴会现场吃更多的食物（Friedländer，1968）。与贪食症不同的是，他们这样做并不是为了控制体重。如今，贪食症已经被定义为进食障碍的一种，影响人数达数百万。

什么是贪食症？

根据 DSM-IV-TR（APA，2000），神经性贪食症的诊断标准如下：反复出现暴饮暴食，感到对进食行为失去控制，暴食后采用不恰当的极端措施作为弥补。一些贪食症患者也会禁食或者过度运动，但大多数患者会使用自我催吐的方法或

泻药来维持相对正常的体重。

把贪食症与厌食症区分开来的一大特征是贪食症患者失去了对进食冲动的控制（Polivy & Herman，2002），尽管这一特征在贪食症患者中也存在程度上的差异（Myers，Wonderlich，et al.，2006）。贪食症患者常常会有冲动控制问题的相关经历，如酗酒或其他药物滥用、性滥交、试图自杀、偷窃等。这一因素可能十分关键，如果一个人很难控制想要吃东西的冲动，那么他/她更有可能发展成为贪食症患者而非厌食症。而对自己的身材不满意是这两种障碍的共同特征。

童年时有过性虐待、身体虐待、创伤后应激经历的人患贪食症的可能性更大（Rayworth，2004；Treur，Koperdák，Rózsa，& Füredi，2005）。而且，在近期遭遇过性侵犯也会提高这一风险（Fischer，Stojek，& Hartzell，2010）。对美国贪食症女性的一项代表性抽样调查（Wonderlich，Wilsnack，Wilsnack，& Harris，1996）表明，大约有1/4童年期性虐待的女性受害者日后表现出了贪食症症状，而且这部分女性的症状比其他患者要更严重（Treur et al.，2005）。贪食症也与抑郁有关，而童年性虐待经历同样与抑郁以及试图自杀有关。对青春期女生的研究（Blodgett Salafia & Gondoli，2011；Kaye，2008）发现，身体意象的认知扭曲和进食障碍症状通常出现在抑郁之前，从时间发展顺序上为贪食症发展因果关系链的建立提供了证据。

同样是暴食然后清除，贪食症患者表现出的个人特点各不相同，可以被细分为不同的类型（Duncan et al.，2005；Wonderlich et al.，2005）。其中一种亚型的患者比其他亚型的患者表现出更多的病理学症状，如伴随暴食出现的心理障碍、更严重的贪食症状；而另一种亚型的患者的病理学症状和严重贪食症状都较少。不过，贪食症患者大都常常体验到抑郁和焦虑情绪。

哪些人更容易患贪食症？

贪食症有一点与厌食症类似：这两种进食障碍均多见于女性，临床诊断发现女性患者占两类患者总体的90%～95%（APA，2000）。贪食症在美国各社会阶层、各种族人群中的患病率差不多（Franko et al.，2007）。

贪食症有多普遍呢？它的发病率是在上升还是下降？大约1%～3%的美国女性和0.2%的男性符合当前对贪食症的诊断标准（APA，2000），可见贪食症比厌食症要常见。一项对高中生的调查（Eaton et al.，2010）发现，5.4%的女生和2.6%的男生报告自己曾经使用催吐或服用泻药的方法来减肥或避免体重增加。这些数字反映出这类行为的比例是很高的，贪食症可能会越来越多。对贪食症的历史进行分析（Keel & Klump，2003）发现，它的发病率在20世纪后半叶有了显著上升。另外，贪食症的发现仅限于西方文化背景或受到西方价值观影响的文化背景中，所以这一进食障碍是文化限定性综合征。

贪食症有害吗？

对很多人而言，暴饮暴食后清除食物是一种可以接受的控制体重的方法。有些人在这一过程中却不可避免地会有罪恶感，而且该进食障碍还会伴随一些别的心理健康问题。贪食症不像厌食症那样有高达3%的死亡率（Keel & Brown，2010），它很少会致命（Steinhausen & Weber，2010）。然而，贪食症依然会带来严重的危害。

暴饮暴食然后清除食物的做法会带来多方面的危害。第一，大量摄入糖类食物会导致低血糖，即血液中缺乏葡萄糖。这看起来似乎是矛盾的，因为典型的暴食摄入了大量的糖类。但是，糖类的代谢会刺激身体分泌胰岛素，进而让血糖水平急剧下降。低血糖会导致头晕、疲劳、抑郁的症状，令人渴望摄入更多的糖类，而这又会导致新一轮的暴饮暴食。第二，很少有暴食者饮食平衡，而营养不良可能会导致困倦和抑郁。第三，暴饮暴食本身花费巨大。贪食症患者可以在一天内购买超过100美元的食物，这一开销可能会带来其他问题，如财务困难或偷窃。此外，贪食症患者对食物会出现强迫症状，会不由自主地思考或计划下一次暴食。强迫症状可能导致贪食症患者无暇参与其他活动（Polivy & Herman，2002）。

清除行为本身也会带来一系列健康问题（Mehler，2011）。频繁的呕吐导致的最常见的后果之一是牙齿受损。胃液中的盐酸会腐蚀牙釉质。很多长期暴食者都需要各种牙科护理。因此，牙医有时是最早发现贪食症的健康专业人士。盐酸也可能对口腔和食道造成伤害。食道出血或撕裂在贪食症患者中发生率不高但十分危险。一些长期暴食者在适量进食后会出现消化道的逆向蠕动，即消化道无意识地让食物返流。频繁清除食物的其他潜在危害包括：贫血，即血液中红细胞数量减少；钠、钾、镁、钙等矿物质流失导致电解质失调；碱中毒，因胃酸减少导致身体组织中碱性水平异常升高。这些状况可能会导致虚弱和疲劳。过度使用泻药和利尿剂来清除食物则会导致肾脏损伤、脱水、结肠痉挛以及失去对排泄功能的随意控制。而且，泻药可能本身就含有一些有毒成分，对身体危害更大（Steffen, Mitchell, Roerig, & Lancaster，2007）。总之，贪食症并不是对身体无害的体重控制方法，而是会带来许多潜在危险的严重障碍。

贪食症的治疗

至少在一个重要方面，贪食症的治疗比厌食症的治疗有着显著的优势——贪食症患者更有可能愿意改变其饮食行为。不幸的是，这并不能保证暴食症患者会主动寻求治疗。

认知行为疗法被认为是贪食症治疗的首选疗法（Cardi & Treasure，2010）。认知行为治疗师致力于同时改变扭曲的认知（如对身材的强迫性担忧）和暴饮暴食、催吐、使用泻药等行为。他们使用的具体技术包括：每天记录与暴饮暴食可能相关的因素以及清除行为后的感受，监控能量摄入量，放慢吃饭速度，规律饮食，改变关于饮食和体重控制的不合理信念等。一项关于贪食症治疗的系统性综述（Shapiro et al.，2007）发现，治疗后的长期随访表明，认知行为疗法是有效的。

人际关系心理疗法也被成功用于贪食症的治疗（Tanofsky-Kraff & Wilfley，2010）。人际关系心理疗法是一种非内省性质的短程疗法，最初被用于抑郁的治疗。该疗法重点关注的是当下的人际关系问题而非饮食行为，它认为饮食行为问题多出现在青少年晚期，是因为此时人际关系问题成为成长过程中的主要挑战。按照这一观点，饮食行为代表着一种应对适应不良问题的方法。人际关系疗法的成功率与认知行为疗法不相上下，但它没有后者见效那么快。有研究（Constantino，Arnow，Blasey，& Agras，2005）指出，根据患者的特点及其对治疗干预的期待进行治疗方法的匹配，能够提高认知行为疗法和人际关系疗法的成功率。

尽管抗抑郁药物氟西汀（百忧解）对于治疗厌食症没有什么作用，但其用于治疗贪食症的结果要乐观很多（Shapiro et al.，2007）。对于大多数病人而言，心理治疗是比单纯药物治疗更好的选择，但是对于某些贪食症患者来说，药物结合心理治疗可能也是不错的选择。

贪食症的治疗通常都能成功（Keel & Brown，2010）。有大约70%的贪食症患者在治疗后完全康复，其他患者的情况多少会有改善。然而，还是有11% ~ 14%的患者治疗效果不佳，这些患者暴食然后清除的问题行为可能会持续很多年。

贪食症的预防比治疗更为可取，一些项目试图改变可能让人们患贪食症的态度。这些项目的对象是拥有风险因素（如低自尊、身体意象认知扭曲、高度认同理想的瘦削身材、强烈的完美主义倾向、反复节食、其他不合理的饮食行为或态度等）的年轻女性。其中一些项目是以学校为基础的，而另一些项目则针对高风险的年轻女性。其中一个典型策略是进行心理方面的引导，试着改变对瘦削身材的高度认同，并提高自尊水平；同时向参与者传授以养成健康饮食习惯为基础的体重控制方法能够让项目效果更好（Stice，Presnell，Groesz，& Shaw，2005；Stice，Trost，& Chase，2003）。另一有效策略是鼓励参与者驳斥瘦削身材是理想身材的观点，通过创造认知失调改变其不合理信念（Stice，Rohde，Shaw，& Gau，2011）。因此，致力于改变贪食症的认知成分并提供保持体重的健康方法的项目，对于治疗这一进食障碍会更加有效。

暴食障碍

很多人都会偶尔吃多，比如在聚会时或节假日，但是暴食障碍不仅仅是偶尔的放纵。和贪食症一样，暴食障碍同样会出现暴饮暴食的失控症状，但是没有任何清除行为。尽管暴食障碍并没有被DSM-IV收录，但它将被收入即将出台的DSM-5中（美国精神病学协会，2011）。这一障碍的诊断标准包括：患者表现出频繁的失控的暴饮暴食行为（连续三个月平均每周至少一次），并因此感到痛苦。

哪些人更容易患暴食障碍？

吃大量食物似乎是肥胖的风险因素，事实也的确如此（Stice，Presnell，& Spangler，2002）。很多肥胖的人都有过暴饮暴食的经历。一项对进食障碍女性患者的分析（Striegel-Moore et al.，

健康笔记

1. 通过获得高质量的营养信息并使用这些信息选择健康饮食提高吃的能力（Stotts et al., 2007）。

2. 不要节食，也不要饮食过量。

3. 根据 BMI 指数而不是时尚杂志来确定适合自己的正常体重范围。

4. 多关注饮食结构是否健康，而非体重的细微变化。

5. 多使用运动的方法而非限制饮食的方法来改善体形。

6. 不要用省掉三餐中的一两顿饭的方法来减肥，尤其不要不吃早餐。不吃早餐的人比按时吃早餐的人更有可能超重（Purslow et al., 2008）。

7. 不要跟模特或演员比身材。媒体所提供的这些不切实际、几乎不可能达到的身体形象只会让你对自己的身材更不满意。

8. 要明白，减肥并不能解决生活中的所有问题。

9. 如果你正在减肥，要确保自己知道何时该停下来。如果身边人提醒你已经足够瘦了，听他们的。

10. 不要为了不让家人、朋友发现你已经很消瘦而穿宽松的衣服。

11. 当你做出某种饮食改变时，请设法让自己觉得吃东西仍然是一项让人愉悦的活动。被剥夺感和吃不喜欢的食物可能会让你感觉痛苦，从而不能坚持健康的饮食。

12. 即使你很胖，也不要用减肥药、禁食、超低能量食谱来减肥。

13. 不要使用催吐的方法来防止体重上升。

14. 试着欣赏有着正常体重或轻微超重的人的魅力。在新闻或媒体上寻找这类榜样。

2004）发现，暴食障碍患者比其他类型的进食障碍患者拥有更高的 BMI 值，而且对自己身体形象更加不满意。暴饮暴食现象在贪食症患者中很常见，在厌食症患者中也有出现。因此，不同进食障碍的患者都表现出相似的低自尊、对身材不满意和对体重的担忧（Decaluwé & Braet, 2005；Grilo et al., 2008），这一发现并不让人吃惊。贪食症患者和暴食障碍患者还常常有酗酒的问题（Krahn, Kurth, Gomberg, & Drewnowski, 2005）。这些症状与柯斯迪·艾黎试图控制体重的案例相一致：她因暴饮暴食体重上升，还曾经吸食可卡因（Mock & Wang, 2011）。

和厌食症一样，暴食障碍患者更多是女性，但是暴食障碍男性患者要比厌食症和贪食症男性患者更常见（Hudson et al., 2007）。对进食行为失去控制这一暴食障碍的特征甚至在不到 12 岁的儿童（Tanofsky-Kraff, Marcus, Yanovski, &Yanovski，2008）以及青少年（Goldschmidt et al., 2008）身上就有出现，这也是该年龄段肥胖人群的显著特征。此外，暴食障碍在所有种族群体中都有发生，非西方文化背景中该障碍的患病率与美国、欧洲差不多（Becker, Burwell, Navara, & Gilman, 2003）。而且，暴食障碍比厌食症、贪食症都要常见，据估计，其在人群中的患病率为 2% 以上。和其他进食障碍一样，大多数具有暴食障碍症状的人都不会看医生，因而也不会接受治疗。

和其他进食障碍患者类似，暴食障碍患者很可能也有其他行为或精神问题，使得该障碍的诊断变得复杂（Hilbert et al., 2011；Stunkard & Allison, 2003）。事实上，是否存在某种人格障碍是把暴食障碍患者与没有暴食症状的一般肥胖患者区分开来的标准之一（van Hanswijck de Jonge, van Furth, Lacey, & Waller, 2003）。表 14.4 对厌食症、贪食症和暴食障碍进行了对比。

表 14.4　厌食症、贪食症、暴食障碍的比较

	厌食症	贪食症	暴食障碍
体重（BMI）	< 17.5	正常	超重
身体意象的认知扭曲	有	有	有
患病率			
女性	0.9%	1% ~ 3%	3.5%
男性	0.3%	0.5%	2%
风险因素			
性别	女性	女性	女性
年龄	青少年或成年早期	青少年或成年早期	成年
种族	欧洲人／欧裔美国人	所有	所有
显著特征	雄心勃勃，完美主义，焦虑障碍	冲动，寻求感觉	人格障碍
酗酒或其他物质滥用问题	不常见	常见	常见
强迫性思维	身体脂肪和控制感	食物和下一次暴饮暴食	食物和下一次暴饮暴食
健康风险	死亡率达 3%	低血糖，贫血，体液中电解质紊乱	肥胖
治疗成功率	较低；有复发风险	较高；有复发风险	控制暴饮暴食行为成功率较高，但减肥很困难

暴食障碍的治疗

治疗暴食障碍面临的挑战包括改变既定的饮食模式和帮助患者减肥。认知行为疗法对于帮助患者控制暴饮暴食行为是有效的，但在促进减肥方面就没那么有效了（Striegel-Moore et al., 2010；Yager, 2008）。手术也不适合肥胖的暴食障碍患者，这种极端的干预方法并不能帮助他们控制暴饮暴食行为（Yager, 2008）。

因此，研究者试图在治疗项目中加入更多的内容。其中一种观点是使用 SSRI（5- 羟色胺再摄取抑制剂）类抗抑郁药物，如广泛用于缓解精神疾病问题的氟西汀（百忧解）。这类药物能够显著降低暴饮暴食行为的发生率（Leombruni et al., 2008），但并不能帮助减肥。在治疗中加入减肥药物奥利司他能让体重有所下降（Reas & Grilo, 2008）；加入减肥药物西布曲明效果可能会更明显（Yager, 2008）。然而，这些研究结果均强调，要同时解决暴食障碍患者面临的两大问题是十分困难的。

暴食障碍患者对问题的认知也在治疗过程中发挥重要作用。一些患者是因为暴饮暴食行为而寻求治疗；而另一些患者则认为自己的主要问题是超重。那些更关注暴饮暴食行为的患者倾向于选择认知行为疗法；而那些更关注超重问题的患者则会倾向于选择以减肥为目标的治疗方案（Brody, Masheb, & Grilo, 2005）。这种按需定制治疗方案的做法是治疗有成效的一大有利因素，不仅是暴食障碍的治疗，对于其他很多问题的治疗也是如此。

小结

有些人会执行看上去失控了的减肥计划，完全变成了禁食计划。这种名叫神经性厌食症的进食障碍并不常见，但在高成就动机的年轻女性中常有发生。她们通常对自己的身材很不满意，而且相信变瘦能够解决生活中的大多数问题。厌食症患者的治疗很难成功，因为患者始终会觉得自己太胖，因而拒绝改变其饮食习惯。家庭治疗和认知行为疗法比其他疗法相对更有效。

神经性贪食症的特征包括：失控的暴饮暴食行为，通常伴随着罪恶感，紧接着会用催吐等方法清除食物。大体上讲，贪食症患者更有可能出现抑郁或强迫的症状，进而可能出现酗酒、其他药物滥用、偷窃等问题。同时，贪食症患者比其他类型的进食障碍患者更有可能在童年时遭遇过身体虐待或性虐待，对自己的身体更加不满，用暴饮暴食作为一种应对策略。

贪食症的治疗要比厌食症的治疗容易成功，这部分是由于贪食症患者通常有较强烈的动机做出改变。实践证明，成功的进食障碍治疗项目通常包括认知行为疗法和人际关系疗法。前者不仅致力于改变患者的饮食习惯模式，而且改变患者关于体重和饮食的不合理信念；后者则专注于解决患者的人际关系问题。抗抑郁药物在贪食症的治疗中也可能起作用。

暴食障碍未被 DSM-IV 收录，但将出现在 DSM-5 中。暴食障碍患者通常超重甚至肥胖，而且和贪食症患者一样，常常伴随冲动控制问题或其他心理问题。女性更容易患暴食障碍，但是男性患者所占的比例比其他进食障碍要高。这一障碍的治疗面临两大挑战：一是改变适应不良的饮食模式以及身体意象的扭曲认知；二是帮助患者减肥。认知行为疗法能有效解决前一个问题，但是减肥却是暴饮暴食障碍患者的难题，和其他人一样困难。

关键问题答案

1. 消化系统是如何运作的？

消化系统把食物分解为能够被吸收的颗粒，将食物变为身体所需的营养物质。食物的消化过程从口腔开始，在胃里继续，但大多数营养物质是在小肠里被吸收的。一个复杂的信号系统负责控制进食行为及体重，包括由身体和大脑分泌作用于下丘脑和其他大脑结构的一系列激素。胃饥饿素、神经肽 Y、Agouti 信号蛋白、黑色素聚集激素等激素能够增加食欲，刺激身体产生饥饿感；而瘦素、胰岛素、胆囊收缩素、胰高血糖素、酪酪肽等激素则能让人产生饱腹感。

2. 与维持体重有关的因素有哪些？

体重的维持很大程度上取决于两大因素：饮食摄入吸收的能量，以及新陈代谢和身体活动所消耗的能量。饥饿实验研究发现，减肥会导致人易激惹、攻击性强、情感淡漠、缺乏性欲、异常关注食物。减肥的最初阶段，体重下降可能比较容易，但随着新陈代谢速度的下降，要减轻大量体重就很困难了。过量进食实验发现，和减肥一样，增加体重很困难且会让人心情变糟。

3. 什么是肥胖？它对健康有何影响？

肥胖的定义依据有很多，如体脂比、身体质量指数、社会标准等。标准的不同导致对肥胖流行情况的估计也有所不同。过去25年来，肥胖在全世界范围内越来越普遍，但在很多国家，人们偏爱的理想身材却越来越瘦。增重和减肥都很困难这一事实和瘦素、胃饥饿素等体重调节激素的发现，都与体重维持存在一个天生的调定点这一理论不谋而合。肥胖可能是因为这一基因控制的调节机制出现了偏差，然而近年来肥胖人群的快速增加并不能用基因模型来解释。还有一种观点认为，当环境中存在多种美味食物时，这些积极诱因便会导致人们过量进食；这一现象在美国及其他高收入国家普遍存在。

肥胖与更高的死亡概率、心脏病、II型糖尿病、消化道疾病密切相关，极度消瘦和极度肥胖的人的死亡风险同样最高。严重肥胖的人和脂肪更多堆积在腰腹部而非臀部的人是多种致死疾病的高风险人群，尤其是心脏病。

4. 节食是减肥的好方法吗？

西方文化对瘦的推崇导致节食无处不在，但很多节食方案既不安全，也没有长期的效果。改变暴饮暴食的饮食模式，用健康的饮食模式配合适量的运动才是控制体重的明智选择。抽脂手术、使用减肥药、禁食、坚持极低能量食谱不是好的选择。

5. 什么是神经性厌食症？如何治疗？

神经性厌食症是一种以自我禁食为特征的进食障碍。该障碍在年轻、高成就动机、对身体意象存在认知扭曲问题的女性中最为常见，但总体而言发病率较低，不到整个人群的1%。厌食症的治疗很难成功，因为患者坚持认为自己太胖，缺乏改变饮食习惯的动机。认知行为疗法和家庭疗法比其他疗法相对更有效。

6. 什么是神经性贪食症？它与暴食障碍有何不同？

神经性贪食症是一种以失控的暴饮暴食行为、伴随着罪恶感、之后通过催吐等方法清除食物为特征的进食障碍。贪食症比厌食症更为常见，患者在整体人群中的比例为1% ~ 3%。比厌食症患者要好的是，贪食症患者通常有想要改变其饮食模式的动机，比较愿意接受治疗。贪食症的治疗成功率较高，认知行为疗法和人际关系疗法尤其有效。

暴食障碍与贪食症的共同点是都有暴饮暴食行为，但是暴食障碍患者没有设法清除食物的行为。因此，他们通常体重超标或肥胖，而贪食症患者则体重正常。暴食障碍的患病率比贪食症更高，尤其是在男性中的患病率。这两种进食障碍的共同点可能还包括冲动、家庭暴力史和人格障碍。但是暴食障碍的治疗要更加困难，因为需要解决改变暴饮暴食行为和控制体重两大难题。

阅读建议

Hurley, D. (2011, June). The hungry brain. *Discover, 32* (5), 53–59.

本文总结了有关进食和肥胖的生理学和神经化学研究成果。

Polivy, J., & Herman, C. P. (2004). Sociocultural idealization of thin female body shapes: An introduction to the special issues on body image and eating disorders. *Journal of Social and Clinical Psychology, 23*, 1–6.

本文总结了与纤瘦的女性理想体形这一特别议题有关的各种文章，从而为进食和进食障碍提供了一个非常有趣的研究视角。

Popkin, B. (2009). *The world is fat: The fads, trends, policies, and products that are fattening the human race.* New York: Avery/Penguin.

作者 Barry Popkin 审视了全世界范围内的进食和肥胖情况，指出肥胖已经超越饥饿，成为了更加紧迫的问题。

第 15 章

运 动

市章概要

- 体育锻炼的类型
- 运动的理由
- 体育锻炼与心血管健康
- 体育锻炼对健康的其他益处
- 体育锻炼的风险
- 多少运动量才算适量？
- 坚持运动

关 键 问 题

1. 体育锻炼有哪些类型？

2. 体育锻炼有益于心血管系统吗？

3. 体育锻炼的其他健康益处有哪些？

4. 体育锻炼存在风险吗？

5. 多少运动量才算适量？

6. 为了加强运动，有效的干预方法有哪些？

✅ 测一测你的健康风险

关于运动

- ☐ 1. 当我很想要运动时，我会坐下来，直到那和愿望消失。
- ☐ 2. 我有心脏病的家族史，不管我运不运动都迟早会得心脏病。
- ☐ 3. 关于运动，我认同"没有痛苦就没有收获"的说法。
- ☐ 4. 为了有更多的时间为竞技体育比赛做准备，我换了工作。
- ☐ 5. 我用运动加节食的方法控制体重。
- ☐ 6. 有人曾建议我开始运动，但是我似乎从来都没有时间和精力运动。
- ☐ 7. 我运动的原因之一是我相信人怎么瘦都不为过，而运动能帮助我持续减肥。
- ☐ 8. 等我年龄再大些的时候可能会开始运动，但是现在我还年轻，体形还很好。
- ☐ 9. 我年龄太大了，身材已走样，现在才开始运动已经晚了。
- ☐ 10. 如果我开始慢跑或跑步，我很可能会心脏病发作。
- ☐ 11. 我想要运动，但是我不能跑步，只是走路的话运动强度又太低，达不到效果。
- ☐ 12. 就算受伤了，我也尽量不让它干扰我的定期运动计划。

除了第5题，其他题目都意味着你可能处于运动不足或运动过量所带来的健康风险中。请计算你的得分以评估你的风险。当你阅读这一章时，你将会看到其中的一些题目描述的行为比其他题目描述的行为有相对更大的风险。

塔拉·科斯塔的真实生活记录

铁人三项是世界上最艰苦的运动项目之一。参赛者不仅要完成马拉松——这本身已经是一项壮举——而且在跑马拉松之前，还要先自行车骑行180千米、游泳3.8千米。对于很多狂热的运动爱好者来说，能够完成铁人三项是一项莫大的荣耀。

2011年10月8日，塔拉·科斯塔以13小时56分钟的总成绩完成了生平第一次铁人三项运动。为什么这位26岁女性的成绩如此引人注目呢？

三年前，塔拉一点也不爱运动，严重肥胖的她体重高达133千克。为了恢复正常身材，塔拉采取了极端措施：她参加了美国电视真人秀"超级减肥王"第7季的节目录制。"超级减肥王"的参赛者每天会花接近6小时的时间进行高强度的锻炼，而激励他们的有一群咄咄逼人的健身教练，在国家级电视台亮相的压力，以及赢得巨额现金

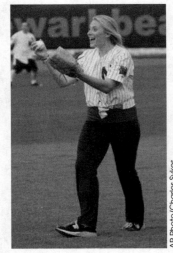

奖励的机会。

这些压力足以让任何人遵守健身规则。而塔拉让观众印象深刻的是，她创下了该节目赢得最多体能挑战项目的记录。如此，塔拉的拼搏精神和意志力鼓舞了上百万的观众。在参加"超级减肥王"的8个月里，通过节食和高强度锻炼，塔拉减掉了近一半的体重。塔拉体重降低的程度和她运动的强度都是很极端的。此后，塔拉继续努力维持健康状态，比如她参加了纽约马拉松和铁人三项赛。

AP Photo/Charles Sykes

通过运动，塔拉很大程度上降低了患多种疾病的风险。然而，她的锻炼计划异常艰苦，体重降低得非常快。尽管像"超级减肥王"这样的真人秀能够迫使参与者快速减肥，但批评家警告说快速减肥可能会带来危险。而且，很多像"超级减肥王"这样的真人秀参与者在节目结束后，相应的压力和支持不复存在，便又重拾之前不健康的生活习惯。

在本章中，我们将讨论体育锻炼对于维持健康生活方式的重要价值，增加体育锻炼的收益及风险，并提供干预措施的例子，以帮助我们这些没有参加"超级减肥王"的人顺利开始并保持运动习惯。

体育锻炼的类型

尽管运动可能包括成百上千种不同类型的体育项目，但从生理学角度讲，只有五种类型的运动：等长肌肉训练、等张肌肉训练、等速肌肉训练、无氧运动、有氧运动。各种运动的目标、动作、提倡者有所不同，它们都能够促进健康的某些方面，但是只有有氧运动能够促进心血管健康。

等长肌肉训练（isometric exercise）要求肌肉收缩以对抗某一固定不动的物体。尽管在等长训练中身体保持不动，但是肌肉会互相对抗或共同对抗某一固定不动的物体，由此肌肉力量得到增强。推墙就是等长肌肉训练的一个例子。这一类型的体育锻炼能够增强肌肉力量，对于老年人保持独立生活能力尤其重要。

等张肌肉训练（isotonic exercise）涉及肌肉的收缩和关节的运动。举重和很多体操项目都属于这一类别。以等张肌肉训练为基础的运动项目如果持续足够的时间，能够增强肌肉的力量和耐力。同样的，老年人能够从等张肌肉训练中受益，但很多举重项目的参与者对改善体型而非增进健康更感兴趣。

等速肌肉训练（isokinetic exercise）与等张肌肉训练很像，区别在于等速训练包括用力移动关节和肌肉以对抗某一变化的阻力。这一类型的运动需要在专业器械的帮助下进行，器械能根据使用者施加力量的大小调节阻力的大小。医生常建议肌肉受过伤的人进行等速训练，以帮助他们重建肌肉的力量和耐力。等速肌肉训练是身体康复锻炼的重要辅助手段，能够帮助伤员重新获得力量和灵活性，而且比其他类型的训练更加安全。

无氧运动（anaerobic exercise）需要肌肉在不增加耗氧量的情况下快速、高强度地爆发力量。这一类型的运动包括短跑、某些体操项目、垒球及其他短时间内需要大量能量的运动。这些运动能提高速度和耐力，但可能会给有冠心病的人带来危险。

有氧运动（aerobic exercise）是指任何持续较长时间、需要较多氧气参与供能的运动。有氧运动包括慢跑、快步走、越野滑雪、跳舞、跳绳、游泳、骑自行车及其他能够提高耗氧量的运动。

有氧运动的两大特性是强度和持续时间。运动必须达到足够的强度，让心率提高到一定水平范围，该水平范围由个人的年龄及最大可能心率决定。该类型运动项目需要较大的耗氧量，既能锻炼负责提供氧气的呼吸系统，又能锻炼负责推动血液循环的心脏。在各种有益健康的方法中，有氧运动比其他形式的运动更有益于提高心肺功能。

目前的建议是提倡每周至少进行3次有氧运动。但是即使不到3次，有运动总比不运动要好。

运动的理由

人们运动的理由有很多，有的是为了保持健康，有的则不然。坚持运动的理由包括：身体健康，控制体重，心血管健康，延长寿命，预防癌症，预防骨质疏松，控制糖尿病，促进认知能力以及抵抗抑郁、焦虑和压力。

身体健康

体育锻炼能够帮助人们变得更健康吗？运动对健康的影响取决于两方面：运动的持续时间和强度，以及健康的定义。大多数运动生理学家认为，健康是一种复杂的涉及肌肉力量、肌肉耐力、柔韧性和心肺（有氧）适能的状态。之前介绍的五种类型的运动对健康的四个不同方面有促进作用，但没有哪一种运动能够满足所有需求。

此外，健康包括机能和动态两个方面。机能健康是指由身体内在特征决定的运动能力。这些机能特征包括遗传天赋、年龄和健康状况的限制。动态健康水平可以通过运动来提高，而机能健康则不能。一个机能健康状态很好的人可能会身材走形，运动表现不佳。而一个机能健康状态相对较差的人哪怕坚持训练，提高动态健康水平，也难以赢得比赛。想要培养成为冠军的运动员，需要根据他们的亲生父母的情况来进行挑选，确保他们遗传了高水平的机能健康。有抱负的运动员需要经过系统的训练来获得拥有最佳运动表现的动态健康水平。迈克尔·菲尔普斯在2008年奥运会上打破了多项游泳世界纪录，他的机能健康和动态健康水平都非常出色——他从父母那里遗传了适合游泳的身体，但他仍然需要努力训练才能打破纪录。本章主要探讨动态健康及其组成部分，因为这一类型的健康能够通过运动来提高，而机能健康则不然。

肌肉力量和耐力

身体健康的两个构成部分是肌肉力量和肌肉耐力。肌肉力量是指肌肉强有力的收缩可以达到什么程度。肌肉力量可以通过等长、等张、等速肌肉训练来提高，无氧运动对肌肉力量的提高程度较少。但所有这些类型的运动都涉及肌肉的收缩，因此都能够提高肌肉力量。

肌肉耐力与肌肉力量有所不同，它需要肌肉持续地发挥作用。肌肉有力量是肌肉有耐力的必要非充分条件：肌肉可能力量很强但缺乏耐力，不能持续工作。提高肌肉力量需要低频率高强度的训练，而提高肌肉耐力的训练则需要高频率低强度的训练（Knuttgen，2007）。能够提高肌肉耐力的运动类型和肌肉力量类似，包括等长、等张、等速肌肉训练。

柔韧性

柔韧性是指关节能够活动的范围。能够提高肌肉力量和耐力的运动通常并不能提高柔韧性。而且，各个关节的柔韧性是互不相关的，因此，提高柔韧性的运动也是多种多样的。柔韧性不仅是健康的重要组成部分，而且能够减少人们在各种体育锻炼中，尤其是有氧运动和无氧运动中受伤的可能性。

缓慢并持续一段时间的伸展运动能够提高肌肉的柔韧性。与此相反，快速、跳跃性的运动会造成肌肉酸痛甚至损伤。柔韧性训练通常不像力量训练和耐力训练那样剧烈。瑜伽和太极都是能够提高柔韧性的运动。

心肺功能

在所有类型的运动中，有氧运动最能锻炼心肺功能。较强的心肺功能能够从多方面促进心肺健康。首先，剧烈活动时的氧气摄入量会增加；其次，心脏每跳动一次，泵入循环系统的血量就会增多。这些身体变化带来的结果是静息心率、静息血压的降低，提高心血管系统的工作效率（Cooper，2001）。有氧运动能够帮助人们预防心脏病及其他疾病，对男性和女性都有保护作用（Murphy，Nevill，Murtagh，& Holder，2007）。

控制体重

肥胖的流行已经成为世界性的难题。很多人长期保持久坐不动的生活方式，花费大量的时间看电视、看视频、玩游戏、浏览互联网、打电话。不良的生活方式更易导致肥胖，而研究表明体育锻炼有利于控制体重。

专家们大都认为肥胖是多余的身体脂肪长期积累的结果（Forbes, 2000; Hansen, Shriver, & Schoeller, 2005）。当人们通过饮食摄入的能量超过其身体活动消耗的能量时，肥胖会随着时间推移而出现。然而，促进心血管健康所需的运动量不一定与控制体重需要的运动量相同。

例如，花费15分钟走路或骑自行车上下班就

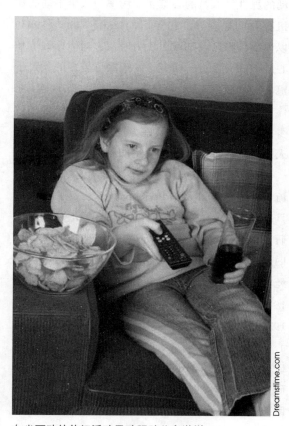

久坐不动的休闲活动导致肥胖儿童激增。

足以降低心血管疾病带来的潜在死亡风险以及全因死亡率（Barengo et al., 2004），而减肥需要的运动量则大得多。根据部分专家（Hill & Wyatt, 2005; Jakicic & Otto, 2005）的推荐，肥胖的人每天至少需要进行60分钟及以上中等强度的运动才能让体重开始下降并保持。因此，为了长期控制体重，需要进行时间更长、强度更大的体育锻炼，远超过促进心血管健康所需的运动量。

运动是一种塑造理想身材的手段，但不幸的是，运动对于局部减肥的作用很有限。肌肉和脂肪是相互独立的，而身体的各个部分都可能同时拥有这两者。如果在减肥时适量运动，就能在减掉脂肪的同时增加肌肉组织，从而塑造更有吸引力的身材。看上去有局部减肥的效果则是由于脂肪堆积最多的地方最容易减下去。然而，脂肪分布很大程度上是由基因决定的，脂肪多堆积在臀部和大腿的人减肥之后仍然会有较大的臀部和较粗的大腿。尽管一些运动倡导者声称某些特定的健身操能够减少特定部位的脂肪，但实际上并不会有效果。

不运动但担心体重问题的人以及刚戒烟不久的人都应当考虑开始运动。Steven Blair 和 Tim Church（2004）指出，对于需要控制体重的人，坚持运动至少和节食一样有效；而且对于改善脂肪和肌肉组织的比例，运动比节食更好。一项较早的研究支持了这一观点。调查研究人员将久坐不动、肥胖的男性随机分为三组：节食组、跑步组和控制组（Wood et al., 1988）。节食组的人不运动，跑步组的人不节食，控制组的人既不运动也不节食。一年后，节食组和跑步组的人减掉了数量差不多的体重，且都比控制组的人减重多。然而，节食组和跑步组还是存在重要差异。虽然两组人减掉的体重差不多，但节食组的人减掉的既有脂肪也有肌肉，而跑步组的人减掉的是脂肪，保留了更多的肌肉组织。

运动能促进减肥主要不是因为运动本身消耗能量，例如，打半个多小时的网球只能消耗两个甜甜圈的能量。然而，坐着吃掉两个甜甜圈会带来双重的肥胖风险——久坐不动和吃东西都会让人长胖。确切地说，运动的减肥效果主要是通过提高新陈代谢水平来实现的，在这一水平上身体可以消耗更多的能量。身体比之前多消耗的能量能够让体重降低，这些能量比运动本身消耗的能量要多很多。

小结

5种基本的运动类型包含了所有形式的体育锻炼：等长肌肉训练，等张肌肉训练，等速肌肉训练，无氧运动，有氧运动。每种运动对于改善身体健康都既有利，也有弊，但只有有氧运动能够促进心肺健康。

人们有各种各样坚持运动的理由，包括促进身体健康、提高有氧适能、控制体重，等等。各种类型的体育锻炼能够提高动态健康水平、提高肌肉力量和耐力、增加柔韧性。有氧运动不仅能够降低心血管疾病导致的死亡风险，也能降低全因死亡率。

坚持体育锻炼的一个常见原因是为了控制体重，塑造身材。体育锻炼可以帮助减肥，但局部减肥的作用十分有限。超重人群可以通过适量运动来减肥，经常运动的瘦人可以适当节制饮食来保持纤瘦的身材，正常体重的人群可以通过运动来提高肌肉比例，同时保持整体体重不变。

体育锻炼与心血管健康

如今，大多数人都知道体育锻炼的益处。然而，这些观点是在最近才得到认可的。在20世纪初期，医生通常会建议心脏病患者避免进行高强度的体育锻炼，因为他们相信太多的运动可能会损害心脏健康，对生活产生不利影响。在20世纪中期，一些心脏病学家对这一建议进行了反思，建议人们进行有氧运动。这不仅是心脏病的辅助治疗，也是重要的预防手段。下面，我们将详述运动对心血管健康的积极影响，但首先，我们来简要回顾一下关于运动和心血管健康的研究史。

早期研究

Jeremy Morris 及其同事（Morris, Heady, Raffle, Roberts, & Parks，1953）因率先发现体育锻炼与心血管疾病间存在相关而创造了历史。该研究是在英格兰完成的，而且与伦敦著名的双层巴士有关。Morris 及其同事发现，工作中有更多身体活动的男性售票员的心脏病发病率与久坐不动的司机存在明显差异。10年后，Harold Kahn（1963）以华盛顿特区的邮政工人为对象，对体育锻炼和心脏病的关系进行研究，发现锻炼较多的人死于冠心病的概率更低。当然，这些研究尚不能说明体育锻炼能降低冠心病风险，因为锻炼较多和较少的工人可能还存在其他方面的差异，如体型、人格或其他与冠心病风险密切相关的因素。

斯坦福大学医学院兼哈佛大学公共卫生学院流行病学教授 Ralph Paffenbarger 发表了一系列具有里程碑意义的关于体育锻炼和冠心病的早期研究成果。最早的研究从1951年开始追踪一组旧金山码头工人，记录他们随时间变化的冠心病死亡数（Paffenbarger, Gima, Laughlin, & Black, 1971；Paffenbarger, Laughlin, Gima, & Black, 1970）。大体上，他们发现运动量小的工人的冠心病死亡率比运动量大的工人要高得多。在这些研究中，运动量不同的两个组的所有工人至少在研究开始的5年前就开始了艰苦的货物装卸工作。因此，所有工人在研究开始时都很可能有着较好的身材。随着研究的进行，体育锻炼水平成为预测之后冠心病死亡率的重要指标。

20世纪70年代，Paffenbarger等人（Paffenbarger, Wing，& Hyde，1978）发表了一项具有里程碑意义的流行病学研究。该研究以哈佛大学校友详细的医学档案、每周的总能量消耗和综合体育锻炼指数为基础，其中综合体育锻炼指数考虑到了工作中及业余时间所有可能的身体活动。Paffenbarger及其同事利用这些数据将哈佛校友分为高运动水平和低运动水平两个组。对于那些能够确定其能量消耗的人，大约有60%的人每周运动消耗能量不足2000千卡，属于低运动水平组；另外40%的人每周运动消耗能量超过了2000千卡，属于高运动水平组。（注：2000千卡

差不多是慢跑32千米或与其等价的运动所消耗的能量。）研究结果表明，每周运动消耗2000千卡及以下的人，心脏病发作概率高于其经常运动的同学。而且，运动也能让吸烟或（且）有高血压病史的男性受益。每周运动消耗超过2000千卡时，运动量的增加对于降低致命或非致命的心脏病发作概率就没有什么效果了（详见图15.1）。

近期研究

近期涌现的大量研究对体育锻炼和心血管疾病的关系进行了检验。对这些研究的系统性综述发现，体育锻炼能够将心血管疾病导致的死亡风险减少35%（Nocon et al.，2008）。该综述还总结

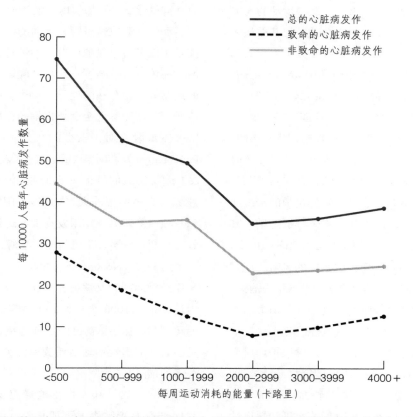

图15.1 控制了年龄因素后，每周运动消耗的能量与首次心脏病发作比例的关系（男性哈佛校友6年或10年追踪研究）

Source: Adapted from "Physical activity as an index of heart attack risk in college alumni," by R. S. Paffenbarger, Jr., A. L. Wing, and R. T. Hyde, 1978, *American Journal of Epidemiology, 108*, p.166. Copyright © 1978 by The Johns Hopkins University School of Hygiene and Public Health. Reprinted by permission of Oxford University Press.

说，体育锻炼能够让全因死亡率下降33%。而且，无论男性还是女性都能从运动中获益，不过女性的风险下降幅度大于男性（Nocon et al., 2008）。

越来越多的证据表明，不同国家、不同种族的人都能通过运动促进心血管健康。例如，不少墨西哥裔美国人都有肥胖、高胆固醇或其他易患心血管疾病的风险因素，这意味着他们极有可能从规律的运动中获益。圣安东尼心脏研究所对墨西哥裔美国人进行的一项研究（Rainwater et al., 2000）发现，5年内运动量的变化往往能反映心血管疾病风险水平的变化。

总之，体育锻炼毫无疑问能够预防心血管疾病（Myers, 2000；Nocon et al., 2008；Schlicht, Kanning, & Bös, 2007）。第一，经常运动的人能通过加大运动量得到更多健康益处，但获益最多的是那些长期久坐不动、开始改变其生活方式和开始运动的人。第二，步行能够预防心血管疾病，对于老年人尤其有效（Murphy et al., 2007）。第三，很少运动的生活方式与糖尿病、高胆固醇、吸烟、高血压一样，都是心血管疾病的风险因素。第四，所有年龄段的健康男性和女性都可以通过业余时间的体育锻炼降低患心血管疾病的风险。第五，多年前的体育锻炼并不能显著降低当前的全因死亡概率。经历过心脏病发作并将体育锻炼纳入其心脏康复计划的人不仅能够降低其全因死亡率，而且能够降低之后心脏病再次发作的风险。但是如果这些人停止锻炼，这些益处会在5年内消失。因此，考虑到运动对健康的益处会逐年消失，心脏病发作但幸存下来的人应当坚持运动。

体育锻炼同样能预防脑卒中。健康护理研究项目的研究者（Hu et al., 2000）发现，经常运动的女性比久坐不动的女性死于缺血性脑卒中的可能性要低34%。此外，体育锻炼水平和缺血性脑卒中预防之间还存在剂量－反应关系。脑卒中患者不仅比其他人运动量更小，而且他们在脑卒中发作前一周也比平时运动少（Krarup et al., 2007）。同样，一项元分析（Wendel-Vos et al., 2004）发现，专业或业余时间大量运动都能降低患缺血性脑卒中和出血性脑卒中的风险。

这些关于心血管疾病的报告均指出，包含了适量运动的生活方式能够帮助人们有效预防脑卒中等心血管疾病。即使是少量的运动也会有帮助，但是在一定范围内，运动量越大，预防效果越好。（我们将在后文中讨论多少运动量才是足够的，但又不至于过多。）

女性和男性的受益程度一样吗？

早期关于运动对心血管健康影响的研究有一大共同缺陷：它们都仅以男性为研究对象。为了对运动的健康收益进行更全面的研究，后来的研究者拓展了研究对象，对女性进行了研究。男女两性在体育锻炼强度、业余时间运动和工作相关的运动等方面存在的差异导致运动对于两性预防心血管疾病和降低全因死亡率的作用可能不同。

体育锻炼对于女性的益处和男性一样吗？Paffenbarger 及其同事(Oguma, Sesso, Paffenbarger, & Lee, 2002)回顾了关于女性全因死亡率及体育锻炼与身体健康间关系的37项前瞻性群组研究和一项回溯研究，结果发现女性进行体育锻炼的收益和男性一样多；更新的一项综述研究同样确认了这一点（Nocon et al., 2008）。不常运动的女性比经常运动的女性更容易在研究期间去世。每周运动消耗1000千卡能量（约等于慢跑10千米的运动量）很可能就已经足够避免过早死亡（参见图15.1对男性运动消耗量和首次心脏病发作的关系的描述）。

总之，男性和女性都能通过低中强度的运动促进心血管健康，更加长寿。经常运动的人的预期寿命比一般人要多两年（Blair, Cheng, & Holder, 2001）。愤世嫉俗者可能会讥笑说，人们在20～80岁之间累计慢跑达到两年，就为了增加两年的寿命。既然需要花差不多的时间锻炼，又何必再活两年？但是，体育锻炼并不只是简单地增加生命长度，而且能通过增进主观幸福感、心理健康水平和认知能力提高生活质量。

体育锻炼与胆固醇水平

运动是如何预防心血管疾病的呢？体育锻炼能够增加高密度脂蛋白（HDL，即"好"胆固醇），减少低密度脂蛋白（LDL，即"坏"胆固醇；Hausenloy & Yellen，2008）。高密度脂蛋白水平的升高和低密度脂蛋白水平的降低可能会让总的胆固醇水平保持不变，但是胆固醇中高密度脂蛋白的比例上升是有益的，能够降低患心脏病的风险。因此，体育锻炼可以通过两种途径促进心脏病患者的身体健康：降低低密度脂蛋白水平和提高高密度脂蛋白水平（Szapary，Bloedon，& Foster，2003）。

在适量运动的前提下，无论是否节制饮食，都能让总胆固醇中高密度脂蛋白的比例提高。多伦多研讨会上的多个研究综述（Leon & Sanchez，2001；Williams，2001）指出，即使是强度不大的运动，如走路和园艺，也能够提高高密度脂蛋白水平、降低低密度脂蛋白和甘油三酯的水平。低脂饮食配合适量运动会更加有效（Varady & Jones，2005）。适量运动可以提高总胆固醇中高密度脂蛋白的比例，但是更长时间的剧烈运动并不能给心脏病带来更好的预防效果；也就是说，关于体育锻炼和死于心脏病的风险间的关系是否存在剂量－反应关系，研究证据并不一致（Leon & Sanchez，2001）。

既然成年人可以通过适量运动改善体脂含量，那么儿童青少年是否也能从规律运动中受益呢？无论在欧洲（Andersen et al.，2008）还是美国（Eisenmann，Welk，Wickel，& Blair，2007），

由于很多久坐不动的儿童青少年同时也超重或肥胖，要确定儿童运动和心血管疾病风险之间的关系是很困难的。改善这些风险因素的项目通常同时包括了减肥和锻炼，目前单独评估体育锻炼对心血管疾病风险影响的研究还不多（Kelley & Kelley，2007）。

概括地讲，经常运动的孩子可以从锻炼中受益，但受益程度很可能没有成年人那么多（Tolfrey，2004）。然而，即使是4岁大的儿童也可以从加强运动的项目中受益（Sääkslahti et al.，2004）。该研究的对象是4～7岁的儿童，研究发现，无论是男孩还是女孩，经常运动的孩子总胆固醇水平更低，总胆固醇中高密度脂蛋白的比例更高。一项针对前青春期和青春期早期儿童的研究发现了与成人研究类似的结果；体育锻炼能够在降低低密度脂蛋白水平的同时提高高密度脂蛋白水平，让胆固醇整体水平保持不变（Tolfrey，Jones，& Campbell，2000）。无论是成年人还是儿童，规律的有氧运动都可以通过增加高密度脂蛋白的水平和高密度脂蛋白占总胆固醇的比例，来预防心脏病。

小结

越来越多的证据表明，体育锻炼能够降低患冠心病的风险。早期研究存在很多缺陷，而且仅以男性为研究对象。近期的更多研究证实，有规律的适量运动与心血管健康之间存在很强的关联，能够降低患心脏病和脑卒中的风险。而且，体育锻炼能提高高密度脂蛋白水平，从而提高总胆固醇中高密度脂蛋白所占比例。因此，规律运动者能够增加两年的预期寿命，减少失去自理能力的可能，尤其是生命晚期失去自理能力的可能。

体育锻炼对健康的其他益处

尽管大多数人坚持锻炼是为了保持身体健康、控制体重、促进心血管健康，但坚持运动还能为人们带来其他益处，包括预防某些种类的癌症、预防骨质疏松、控制糖尿病、提高心理健康水平。

预防癌症

近来，多个研究综述（Miles，2007；Thune & Furberg，2001）对体育锻炼和各种癌症的关系进行了考察。归纳数百个研究的结果发现，研究者最关注结肠癌、直肠癌、乳腺癌、子宫内膜癌、前列腺癌和肺癌。体育锻炼对以上几种癌症都有预防作用，特别是肠癌和乳腺癌。与男性相比，运动对于女性患肠癌的预防作用更为明显（Wolin，Yan，Colditz，& Lee，2009）。相对于绝经前女性，运动对于绝经后女性乳腺癌的预防作用更为显著（Friedenreich & Cust，2008）。此外，相对于白人女性，运动对于非白人女性乳腺癌的预防作用更加显著（Friedenreich & Cust，2008）。一项元分析（Tardon et al.，2005）得到了和这些综述一致的研究结果，分析指出中等强度到高强度的体育锻炼能够降低肺癌的发病率，并且对女性的作用更明显。

体育锻炼是如何降低癌症风险的呢？尽管目前还没有明确的答案，但体育锻炼可能是通过影响肿瘤的产生和生长来预防癌症的（Rogers，Colbert，Greiner，Perkins，& Hursting，2008）。而且，体育锻炼能够影响促炎症细胞因子，该因子在心血管疾病和癌症的发生发展中都有作用（Stewart et al.，2007）。因此，研究者不仅发现体育锻炼具有预防癌症的作用，而且已经开始探究其作用机制。

运动对于癌症患者也有益处。对于正在进行化疗的癌症患者，体育锻炼能够提高身体力量和有氧适能，增加体重（Quist et al.，2006）。一项系统性综述（Speck，Courneya，Masse，Duval，& Schmitz，2010）也指出，运动能够改善常常伴随着癌症治疗的虚弱状态。因此，体育锻炼不仅能够帮助预防多种癌症，而且能够缓解癌症治疗带来的痛苦的副作用。

预防骨质疏松

运动还能帮助预防骨质疏松症，即因钙质流失导致的以骨密度下降为特征的骨骼脆弱。无论对男性还是女性，体育锻炼都能帮助预防骨矿物质密度下降，儿童青少年时期经常运动的人效果更加显著。儿童和青少年早期积累的骨矿物质和这一时期进行的体育锻炼对于骨骼健康尤其重要（Hind & Burrows，2007）。例如，一项以退役运动员和普通人为对象的比较研究发现，与普通人相比，退役运动员的骨矿物质密度较大，60岁时也很少发生骨折。

无论是男性还是女性，都能从跑步、跳跃这样的高冲击运动项目中受益匪浅。但是，这类运动也容易让人（尤其是老年人）受伤。但是，正如"信不信由你"栏目所述，无论是孩子还是老人都能从运动中受益。一项实验研究（Vainionpää，Korpelainen，Leppäluoto，& Jämsä，2005）指出，对于绝经前的女性，实验组（即高冲击运动组）的骨矿物质密度比控制组要高。而走路（Palombaro，2005）和太极（Wayne et al.，2007）的效果则没有高冲击运动这么明显（Zehnacker & Bemis-Dougherty，2007）。

控制糖尿病

因为肥胖是导致Ⅱ型糖尿病的因素之一，而运动是控制体重的有效方法之一，所以体育锻

❓ 信不信由你　任何时候开始运动都不晚，也都不早

坚持体育锻炼是有益健康的好习惯。但是你知道吗？一生中的任何时候开始锻炼都不晚，却也都不早。

经常运动可以从多个方面让老年人受益。首先能促进心血管健康，比如在一定范围内降低血压，改善充血性心力衰竭的症状，减少患心血管疾病的风险（Karani, McLaughlin, & Cassel, 2001）。此外，经常运动的老年人患糖尿病、骨质疏松、关节炎和抑郁症的风险较低。所有这些益处共同作用，使得经常运动的老年人生病和死亡的概率都较低（Everett, Kinser, & Ramsey, 2007）。

尽管运动会带来如此多的好处，但在美国仍有高达56%的75岁以上老年人是久坐不动的（USCB, 2011）。随着年龄的增长，人们往往越来越不爱运动；当人们体验到身体疼痛时，也会减少运动量（Nied & Franklin, 2002）。例如，关节炎会导致膝盖和髋关节疼痛，让老年人更不愿意去运动。同时，曾经经历过脑卒中的人可能会有身体平衡问题或感觉虚弱，这让他们觉得哪怕是正常水平的身体活动也很困难。老年人比年轻人更容易摔倒，进而导致的骨折会永久性地改变其运动能力和独立活动的能力。尽管所有这些问题都有一定的依据，但这些风险都是可控的。体育锻炼对老年人弊大于利，对于85岁以上的老年人和虚弱的老年人更是如此。他们运动时可能需要有人指导，但老年人的确能从体育锻炼中受益颇多。很多运动，比如太极，甚至能够帮助老年人减少甚至消灭跌倒的恐惧和风险（Sattin, Easley, Wolf, Chen, & Kutner, 2005; Zijlstra et al., 2007）。几乎所有的老年人都可以通过运动减少健康风险，提高活动能力。

任何时候开始运动也都不算太早。体育锻炼能够让人终身受益，即使很小的孩子也是这样。年幼的儿童看起来不会面临身体失能的风险，但事实上并不是这样。为了保证儿童的安全和照料者的方便，父母及其他照顾者通常把婴儿的活动空间限制在婴儿车、婴儿座椅、婴儿护栏里，这让儿童的活动范围十分有限（美国运动与体育教育学会，2002）。这些做法不仅会限制儿童在婴儿时期的活动能力发展，而且可能会延迟儿童爬行、走路等动作的发展。幼儿时期体育锻炼的缺乏可能会导致儿童习惯久坐不动。在美国，不经常运动的儿童的运动技能发展也可能会滞后，成为超重或肥胖儿童中的一员（Floriani & Kennedy, 2008）。

美国运动与体育教育学会（NASPE, 2002）制定了从婴儿期开始的体育锻炼准则。对于所有的儿童，均强调应有人在旁指导，保障安全。关于婴儿的建议包括：允许他们在安全且能自由活动的环境中探索，玩各种各样的游戏，比如捉迷藏。NASPE建议婴幼儿每天至少进行30分钟有组织的运动，建议学龄前儿童每天进行60分钟的运动。Scott Roberts（2002）就儿童运动进一步提出了建议。他认为，禁止儿童参加举重及其他力量训练是没有研究依据的。相反的，Roberts认为儿童从这类运动中的获益和成人一样多，其中包括预防心血管疾病、高血压、肥胖等疾病，提高力量和柔韧性，让体态优美。

记住，体育锻炼能够让人终生受益，因此任何时候开始运动都不晚，越早开始运动，越早受益。

炼很可能是控制糖尿病的有力武器。该领域的系统性综述表明，运动能够有效改善胰岛素抵抗（Plasqui & Westerterp, 2007），能够预防和控制Ⅱ型糖尿病（Jeon, Lokken, Hu, & van Dam, 2007）。因此，运动对于预防和治疗Ⅱ型糖尿病是有益处的。

体育锻炼能够预防Ⅰ型糖尿病吗？一项关于行为干预的元分析（Conn et al., 2008）发现，运

动是控制 I 型糖尿病的重要途径。经常运动的 I 型糖尿病患者比那些不常运动的患者患心血管疾病的风险更小（Herbst, Kordonouri, Schwab, Schmidt, & Holl, 2007）。尽管很多研究发现，运动对于 I 型糖尿病有轻度预防作用，但研究者并不认为运动是控制糖尿病的灵丹妙药。不过，他们依然认为体育锻炼对于胰岛素依赖型糖尿病（I 型糖尿病）的治疗有益，而且能帮助预防非胰岛素依赖型糖尿病（II 型糖尿病）。

体育锻炼的心理获益

如前所述，体育锻炼不仅能够增加生命的长度，还能提高生活的质量。规律的体育锻炼能给人带来心理方面的益处，包括预防抑郁、减轻焦虑、减少压力、提高认知能力。坚持锻炼的人被问到运动的好处时，他们提到心理获益和提到生理获益一样频繁。那么，是否有切实的证据支持这些说法呢？

概括来说，体育锻炼和心理功能间的关系尚没有体育锻炼和生理功能的关系那样明确。而且，评估运动对心理障碍的影响时，必须考虑安慰剂效应的问题。因此，要进行质性研究是很困难的，目前尚缺乏足够的针对运动和心理功能间关系的研究（Larun, Nordheim, Ekeland, Hagen, & Heian, 2006）。尽管如此，现有研究证据表明，规律的运动能够减少抑郁、焦虑和压力，并提高认知能力。

减少抑郁

DSM-IV-TR（APA, 2000）将抑郁症定义为"至少持续两周处于抑郁的情绪状态中，对几乎所有活动都失去了兴趣和乐趣"（p. 349）。有多达25%的女性和12%的男性在一生中的某个阶段会罹患抑郁症（APA, 2000）。如果体育锻炼能够缓解抑郁症，那么数以百万计的人能够从这一几乎适用于所有人的治疗方法中受益。

规律运动的人比久坐不动的人更少出现抑郁情绪（Martinsen, 2008）。研究者对经常运动组和久坐不动组的被试的抑郁水平进行了测量，发现经常运动的人的抑郁水平更低。其中一种可能的解释是：并不是运动改善了情绪，而是情绪处于健康状态的人更愿意运动。抑郁的人通常不愿意锻炼。

为了确定因果关系的方向，研究者进行了一系列实验研究。例如，一项随机对照实验（Annesi, 2005）将中度抑郁患者分为两个组，实验组被试连续十周每周进行三次20 ～ 30分钟中等强度的体育锻炼，控制组被试则不锻炼。两组被试出现了明显的差异，锻炼组被试的抑郁水平显著低于控制组被试。此外，另一个类似的研究（Dunn, Trivedi, Kampert, Clark, & Chambliss, 2005）也发现，体育锻炼和抑郁症状的缓解之间存在剂量－反应关系。

坚持运动肯定比不进行任何治疗要好，其效果与认知疗法（Donaghy, 2007）或抗抑郁药物（Daley, 2008）的作用相当。然而，体育锻炼对于缓解抑郁是否有长期效果尚未得到证实。不过，一项对体育锻炼项目的作用显著性进行的评估指出，这些运动项目的效果不仅统计上显著，而且临床效应也显著（Rethorst, Wipfli, & Landers, 2007）。Rod Dishman（2003）在总结体育锻炼对抑郁的影响时，着重强调了体育锻炼的益处。Dishman 解释说："我并非建议用体育锻炼代替心理治疗或药物治疗，但是关于体育锻炼的研究结果说明它值得重视，体育锻炼也许可以作为轻度抑郁标准化治疗的重要补充。"

减少焦虑

许多人报告说运动能让他们放松，减少焦虑。运动在减少焦虑方面真的能发挥作用吗？答案可能取决于所研究的焦虑的类型。特质焦虑是一种一般人格特质，表现为持续性的害怕或不安的感受。状态焦虑则是一种暂时性的由具体情境导致的情绪状态。面临期末考试或工作面试时的担心就是状态焦虑的例子。这类焦虑常常伴随着出汗增多、心率加快等生理变化。

和体育锻炼对抑郁的影响的研究一样，关于体育锻炼对状态焦虑的影响的研究常常存在方法上的局限：只有少数研究有足够的被试量，并且使用了实验组与控制组对照的随机设计（Dunn，Trivedi，& O'Neal，2001）。一项对随机对照实验的元分析（Wipfli，Rethorst，& Landers，2008）指出，运动的效果比没有任何治疗要好，其效果与其他疗法相当，甚至比其他疗法更好。另外，体育锻炼也能够有效减少慢性病患者的焦虑症状（Herring，O'Connor，& Dishman，2010）。

体育锻炼是如何减轻焦虑的呢？其中一个假设是：运动改变了生活的节奏，提供了一个放松、暂时忘掉烦恼的机会。支持这一节奏改变假设的证据是，运动的治疗效果并不比冥想更好（Bahrke & Morgan，1978）。研究发现，其他减少焦虑的技术也很有效，这些技术包括生物反馈、超觉静坐冥想、"暂停"疗法，甚至是在酒吧环境中喝啤酒也有作用（Morgan，1981）。这些干预措施均带来了生活节奏的改变，而且都与状态焦虑的减轻相关联。

另一个假设涉及脑中化学物质的改变。以大鼠为对象的研究（Greenwood et al.，2005）发现，运动能够改善神经递质5-羟色胺的运输，而这与积极情绪密切关联。以人类为对象的研究（Broocks et al.，2003）同样发现，运动后大脑神经递质的新陈代谢过程会发生变化。因此，体育锻炼减轻焦虑，既可能是通过生活节奏的改变来实现的，也可能是通过改变神经递质的活动来实现的，还可能两者兼有。

减少压力

关于运动和压力的关系有两大问题：①运动能够提高心理幸福感吗？②运动能够帮助人们免受压力的负面影响吗？关于第一个问题的研究通常能得到肯定的答案。例如，比起不经常锻炼的老年人，经常锻炼的老年人主观报告的幸福感更高，生活质量更好（Paxton，Motl，Aylward，& Nigg，2010）。另外，一项元分析（Netz，Wu，Becker，& Tenenbaum，2005）发现，体育锻炼与心理幸福感正相关，但是随着体育锻炼持续时间的延长，幸福感并不一定会持续提高。因此，即使是少量运动也能提高幸福感。

要回答第二个问题则比较困难，因为压力和随之而来的身体疾病的直接因果关系尚未得到证实（详见第6章关于压力和疾病的内容）。然而，有不少研究发现体育锻炼能够帮助人们应对压力。运动能够帮助人们缓冲身体和心理上的压力（Ensel & Lin，2004）。身体更强健的人压力体验更少。

运动为什么能减轻压力呢？其中一个途径可能涉及心血管系统对压力的反应。运动能够调节因心理压力而提高的血压水平（Hamer，Taylor，& Steptoe，2006）。另一途径可能涉及免疫反应。压力会影响促炎细胞因子的释放，而经常锻炼的人能够调节这一生理过程（Hamer & Steptoe，2007）。因此，运动能够从心理和生理两个层面降低压力水平。

要产生积极作用，运动持续时间并不需要太长——哪怕只是10分钟的低强度运动也能够改善情绪（Hansen，Stevens，& Coast，2001）。有关运动缓解压力的研究结果并没有说运动有很强的效应，但是体育锻炼的确是很多人使用的有效的压力管理策略。图15.2展示了运动的部分积极效应。

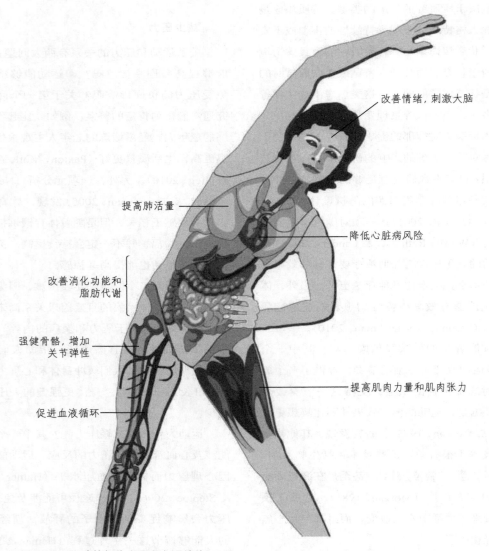

图 15.2　运动的部分生理和心理益处

Source: An invitation to health (7th ed., p.493), by D. Hales, 1997, Pacific Grove, CA: Brooks/Cole. Copyright © 1997 by Brooks/Cole Publishing Company. Reprinted by permission.

改善情绪, 刺激大脑

提高肺活量

降低心脏病风险

改善消化功能和
脂肪代谢

强健骨骼, 增加
关节弹性

提高肌肉力量和肌肉张力

促进血液循环

更好的认知功能

体育锻炼能让你感觉更好, 但是它能让你头脑更好吗? 越来越多的研究者发现了体育锻炼和认知功能的相关关系。认知功能包括多种能力, 如集中注意力的能力、加工新信息的速度以及记忆能力。认知功能也包括执行功能, 即制订计划并成功实现目标的能力。

衰老常常会伴随认知功能的减退。因此, 大多数关于体育锻炼和认知功能的研究都以成年人, 尤其是老年人为被试。事实上, 最近有研究者对29项运动干预研究进行综述 (Smith,

Blumenthal, et al., 2010）后发现，经常运动的成
年人集中注意力的能力、认知加工速度、记忆和
执行功能均好于不参与体育锻炼的成年人。此
外，体育锻炼似乎能够减缓老化过程中某些认知
功能的衰退。例如，跟年轻人相比，进行体育锻
炼对老年人的保护作用更强。有氧运动还能增
加老年人的脑容量，对年轻人则没有这一作用
（Colcombe et al., 2006）。

澳大利亚的一项研究关注的对象是自我报
告有记忆问题的老年人，而记忆问题是患阿尔茨
海默症的风险指标（Lautenschlager et al., 2008）。
被试被随机分为两个组，其中一组需要接受为期
6个月的在家进行体育锻炼的干预，另一组则不
接受干预。18个月后的随访发现，干预组老年人
的认知功能有所提高，没有接受体育锻炼干预的
老年人则没有显示出认知功能的变化。

体育锻炼也能够改善儿童的认知功能吗？最
近研究表明它的确可以。经常参加运动的儿童比
不常运动的儿童的记忆表现更好，海马容量更大，
海马是重要的主管记忆功能的脑结构（Chaddock
et al., 2010）。干预研究也发现了体育锻炼和认知
功能间的联系。例如，一个为期3个月的针对超
重和久坐不动儿童的体育锻炼干预项目发现，这
些儿童显示出了更好的计划能力，在标准化数学
测试中的成绩也有所提高（Davis et al., 2011）。

为什么体育锻炼能够改善认知功能呢？目
前还不清楚确切的原因，研究人员推测，可能是
因为运动能够增加脑血流量，增加脑源性神经
营养因子（BDNF）的表达。BDNF是一种能够
促进大脑神经元生长和分化的蛋白质（Brown,
McMorris, et al., 2010；Smith, Blumenthal, et
al., 2010）。

小结

在过去的50年里，大量研究支持了体育锻
炼改善健康以及心理功能的假设。规律的体育
锻炼能够减少包括心脏病和脑卒中在内的心血
管疾病的发病率。运动能够改善血压和胆固醇
水平，增加高密度脂蛋白。体育锻炼还能降低
患糖尿病和某些癌症的风险，其中包括结肠癌
和乳腺癌。运动能够促进儿童和年轻人的骨质
生长，能够减缓老年人的骨矿物质流失。此外，
体育锻炼还能带来心理方面的收益。事实上，
运动很可能是有效的抑郁情绪干预方法，还能
减轻焦虑、减缓压力、提高认知功能。

本章前面几节描述了人们运动的各种原
因。表15.1列出了其中的一部分原因，并对研
究证据进行了总结，每一个原因至少引用了一
项相关研究。

体育锻炼的风险

虽然体育锻炼能够提高生理机能，减少焦
虑、压力和抑郁，改善认知功能，但它也可能给
人带来生理和心理上的危害。一些运动员可能
会由于训练过度导致疲劳状态，出现负面情绪，
感觉耗竭，甚至会抑郁（Tobar, 2005）。此外，一
些运动过多的人可能会遭遇运动损伤。例如，塔
拉·科斯塔曾在铁人三项赛训练期间胫骨骨折
（Costa, 2010）。另一些人则把运动作为生活中几
乎上瘾的重要部分。在本部分内容中，我们将探
讨与体育锻炼相关的一些潜在风险。

运动成瘾

有些人对运动过于沉迷，以至于他们在受伤
时依然坚持运动，或让自己的运动日程影响生活

表 15.1　运动的原因及其研究证据

运动的原因	研究发现	研究主要来源
控制体重	运动能够减肥,每天 60～90 分钟的运动是必要的。	Hill & Wyatt, 2005; Jakicic & Otto, 2005
	运动跟节食一样有效,但后者无助于塑造完美身材。	Blair & Church, 2004; Wood et al., 1988
心脏病和有氧健身	低到中等强度的运动就能起到足够的保护作用。	Barengo et al., 2004; Paffenbarger et al., 1978
	体育锻炼与有氧健康状态之间存在剂量反应关系。	Blair et al., 2001
	步行对老年人有益处。	Murphy et al., 2007
脑卒中	女性经常运动能够降低脑卒中风险。	Hu et al., 2000
	很少运动的人患脑卒中的可能性更大。	Krarup et al., 2007
	体育锻炼能够降低两种类型的脑卒中的发病率。	Wendel-Vos et al., 2004
全因死亡率	护理健康研究对 37 项前瞻性群组研究进行了回顾后发现,运动能降低全因死亡率。	Oguma et al., 2002
胆固醇水平	运动能够提高高密度脂蛋白水平,降低低密度脂蛋白水平。	Hausenloy & Yellen, 2008; Szapary et al., 2003
	运动能够降低低密度脂蛋白水平和甘油三酯水平。	Leon & Sanchez, 2001
	儿童青少年运动量少与高胆固醇水平正相关。	Andersen et al., 2008; Eisenmann et al., 2007
	对儿童的研究发现,运动与低胆固醇水平正相关。	Sääkslahti et al., 2004; Tolfrey, 2004; Tolfrey et al., 2000
癌症	元分析发现,运动与各种癌症负相关。	Miles, 2007; Thune & Furberg, 2001
	运动能够降低患肺癌的风险,对女性的作用更为显著。	Tardon et al., 2005
	运动能抑制肿瘤的产生和生长。	Rogers et al., 2008
	体育锻炼能帮助癌症病人应对癌症治疗的副作用。	Quist et al., 2006; Speck et al., 2010
骨密度下降(骨质疏松)	运动能够提高儿童青少年的骨密度水平。	Hind & Burrows, 2007
	退役女运动员的骨矿物质密度高于普通女性。	Nordström et al., 2005
	高强度运动能够帮助女性减缓骨矿物质流失。	Vainionpää et al., 2005
	低强度运动的有效性不如高强度运动。	Palombaro, 2005; Wayne et al., 2007; Zehnacker et al., 2007
糖尿病	运动能够改善胰岛素抵抗。	Plasqui & Westerterp, 2007
	运动能降低患 II 型糖尿病的风险。	Jeon et al., 2007
	II 型糖尿病患者能够从运动中受益。	Kavookjian et al., 2007
	运动在 I 型糖尿病的控制中发挥着重要作用。	Conn et al., 2008
	运动能够降低 I 型糖尿病患者患心血管疾病的风险。	Herbst et al., 2007

表 15.1 运动的原因及其研究证据（续表）

运动的原因	研究发现	研究主要来源
减少抑郁	每周 3 次每次 20～30 分钟的适量运动能够减少抑郁情绪。	Annesi，2005
	运动和抑郁之间存在剂量反应关系。	Dunn et al.，2005
	运动的效果与认知疗法和抗抑郁药物的作用不相上下。	Daley，2008；Donaghy，2007
	运动的效应达到了临床显著水平。	Rethorst et al.，2007
降低焦虑	适量运动能够降低状态焦虑。	Dunn et al.，2001；Wipfli et al.，2008
	体育锻炼能够有效降低慢性病患者的焦虑水平。	Herring et al.，2010
减少压力	运动能够改善情绪，让人更有幸福感，提高生活质量。	Ensel & Lin，2004；Hansen et al.，2001；Paxton et al.，2010
	运动能够提高幸福感，但并不是运动越多效果越好。	Netz et al.，2005
	运动能够调节血压水平和免疫系统对压力的反应。	Hamer et al.，2006；Hamer & Steptoe，2007
改善认知功能	运动与成年人更好的注意力、加工速度、记忆能力和执行功能正相关。	Smith et al.，2010
	有氧训练与老年人脑容量的增加正相关。	Colcombe et al.，2006
	为期 6 个月的运动项目能够改善认知功能。	Lautenschlager et al.，2008
	经常运动的儿童记忆力、计划能力和数学成绩都更好。	Chaddock et al.，2010；Davis et al.，2011

的其他部分，如影响工作或家庭。旁人可能会认为这些人运动成瘾，但他们的行为并不符合成瘾行为的描述。第 13 章的内容告诉我们，成瘾会产生耐受性、依赖性和戒断症状。

William Morgan（1979）对过度锻炼和其他成瘾行为的发展过程进行了比较。在最初阶段，人们对跑步的耐受性较低，有很多令人不快的副作用，到达目标的愉悦感渐渐成为有效的强化物。和大多数在社交场合喝酒、偶尔接触酒精、对酒精并不依赖的人一样，大多数运动的人能够将体育锻炼很好地融入自己的生活中，并不会带来生活方式的很大变化。然而，另一些运动的人则不能。这些人持续性地提高自己的运动量，不

得不改变生活节奏以留出大量运动所需的时间，其代价是忽视了其他活动和本应当承担的责任。

对运动高度投入并不等同于成瘾（Terry，Szabo，& Griffiths，2004）。一些人的运动习惯反映的是高度投入，而另一些人则符合依赖症状的描述，表现出对运动的强烈情感依恋（Ackard，Brehm，& Steffen，2002），当不能运动时他们会出现戒断症状，如抑郁和焦虑（Hausenblas & Symons Downs，2002a，2002b）。高度投入的运动者运动的原因通常是比较合理的，如外部奖励；而成瘾的运动者倾向于把运动作为调节负面情绪、应对人生问题的一种手段（Warner & Griffiths，2006）。一些研究者开始认为运

动成瘾也许与其他类型的成瘾类似（Hamer & Karageorghis，2007）。这一观点仍存在争议，该领域的部分权威倾向于用"强迫性运动"或"运动依赖"来代替"运动成瘾"。

强迫性运动者和进食障碍患者（尤其是神经性厌食症患者）有一些共同特点。例如，哪怕他们身体已经受损，也还是会继续有害的甚至是自残的行为。他们也会表现出越来越多的自我专注，即注意力都集中于自己的内在体验。另外，很多神经性厌食症患者都有过进行过量运动的强迫行为（Klein et al.，2004）。这一现象让研究者提出了青少年时期的女性厌食症患者和成瘾的男性跑步者是类似的（Davis & Scott-Robertson，2000）。二者都需要获得对自己身体的掌控感，自我期待都非常高，都能够忍受甚至否认身体不适或疼痛，都专注于忍耐痛苦。其他研究（Ackard et al.，2002）发现，表现出对身体的强迫症状的强迫性运动者更有可能患上进食障碍，或表现出其他心理问题的症状（Cook & Hausenblas，2008）。对于这些人而言，把运动和进食障碍联系到一起的是对运动强烈的情感依恋。他们哪怕受伤也会坚持运动；他们忽视人际关系，减少工作时间以付出更多的时间来运动。也许来自某强迫性跑步者的以下叙述能够很好地表达这种狂热：

我有一次特别棒的跑步经历，发生在去年春季。那段时间我每天大概跑15千米，但在那个特别的日子里，我决定延长我的锻炼时间。跑到大约22千米的时候，我正要通过一座单车道的桥，突然拐弯处来了一辆很大的水泥搅拌车并驶上了桥面。我从未想过停下来让卡车先通过，哪怕只是一秒钟的念头也没有。我只是继续往前跑，对自己说："来吧，你个混蛋，我会从中间把你劈成两半——这样水泥就会撒得路上到处都是了。"司机猛踩刹车，并猛打方向盘转向一边，而我径直从车旁跑过。

这一经历真的让人很后怕，但在当时我却感觉很爽。那之后我有过很多次感觉自己强大到坚不可摧的经历，但再也没有遇到过水泥车了（Morgan，1979，pp. 63，67）。

运动伤害

除了可能迎面撞上水泥车，运动还可能带来哪些损伤呢？很多经常运动的人都把受轻伤和疼痛看作运动项目不可避免的部分。而不经常运动则会带来更多的运动损伤和身体不适，"周末运动者"在运动受伤者中所占的比例与其在所有运动者中所占的比例很不相称。

肌肉和骨骼的损伤十分常见，运动频率越高，强度越大，受伤的可能性越大（Powell，Paluch，& Blair，2011）。美国卫生部（USDHHS，1996）的报告指出，大约有一半的跑步者在过去一年内受过伤。该报告还发现，正如预期的那样，步行锻炼的人受伤率低于慢跑的人，而且曾受过伤是后来再次受伤的危险因素。有83%的肌肉骨骼损伤是体育锻炼导致的，有大约1/4的运动者因为身体受伤而不得不中断运动计划（Hootman et al.，2002）。根据受伤情况减少运动量是明智的做法。"在痛苦中坚持运动"是一个神话，只会带来进一步的身体伤害。

除了肌肉和骨骼损伤，狂热的运动者会面临许多其他健康风险。炎热、寒冷、动物和行驶的车辆都可能是危险来源。运动过程中体温会上升，因此外界气温过高或过低都可能带来问题，有时候情况可能会很危险（Roberts，2007）。在运动前后及运动期间饮水能够防止体温过高，其原理是通过出汗降温。然而，在极度湿热的晴朗天气里，体温会持续升高，汗液无法从皮肤表面蒸发，身体难以正常散热。这样会发生体温过高的情况，这种情况十分危险。应对中暑风险是运动团队管理者面临的挑战之一（Cleary，2007）。

寒冷天气也可能给户外运动带来危险（Roberts，2007）。合适的衣着可以提供很好的保护。穿上多层衣服，戴上手套、帽子甚至是口罩，能够应对-6℃甚至更低的温度带来的严寒（Pollock，Wilmore，& Fox，1978）。-18℃以下的天气，尤其是刮风的天气，即使对于不运动的人也可能是危险的。

运动中猝死

许多有过心脏病发作的患者都会进行心脏康复训练，其中通常包括由专业人员密切监督指导的运动项目。尽管这些冠心病患者在锻炼过程中的发病风险会升高，但他们从锻炼中获得的好处远超过面临的风险（USDHHS，1996）。然而，冠心病患者只有在征得医生的许可的情况下才能开始运动，而且需要接受心脏康复专家的监督指导。

那么对于没有疾病的人呢？一个看起来很好，自我感觉也很好的人有没有可能在运动时突然死亡呢？有这个可能——但这样的一个人也可能在看电视或睡觉时突然死去。然而，运动的确会提高猝死的概率（Thompson et al.，2007）。一项以男医生为对象的12年追踪研究（Albert et al.，2000）发现，在剧烈运动期间和之后发生猝死的概率是其他时间猝死概率的16倍多。然而，人们在任意一次运动中猝死的概率都很小——大约为一百五十万分之一。该研究还发现运动的收益远超过风险：经常运动的男性在运动中猝死的概率低于那些没有运动习惯的男性。之后的随访研究（Albert et al.，2000）发现，尽管这些人在研究开始的时候并没有报告自己患有心血管疾病，但实际情况是，他们要么在研究开始时已经患病但自己并不知道，要么是在研究进行的12年间患上了心血管疾病。事实上，大多数运动中猝死都是由于某种心脏病，但患者自己可能并不知道这一风险。

在大多数情况下，运动有益于心血管系统，但对于那些有心血管疾病的人和多年来一直运动过量的人（Raum，Rothenbacher，Ziegler，& Brenner，2007），体育锻炼是一个风险因素。即使是年轻人也可能在运动过程中突发心脏病死亡（Virmani，Burke，& Farb，2001）。对于儿童、青少年和青年人而言，突发心脏病猝死的原因通常是先天性心脏畸形或心律失常（心跳模式异常）。对于成年人而言，突发心脏病猝死的人中大约有60%是血栓引起的。因此，大多数在运动中猝死的人都有潜在的心血管疾病，无论他们自己是否知道这一点。

减少运动伤害

足够小心能够减少受伤的可能性。对于有心血管疾病或心血管疾病风险的人而言，未雨绸缪地在专业人士指导下进行训练是明智的，尤其是刚开始一项运动的时候。其他人也能从专业人员的指导或训练中受益，比如久坐不动的人。在教练的指导下，人们尝试并不适合自己身体状况的运动的概率会比较小，在开始阶段就持续训练过长时间的概率也较小。另外，专业教练会教人们进行恰当的热身和伸展，这对于预防受伤有重要作用（Cooper，2001）。

无论身体状态如何，使用合适的运动装备能够减少受伤的可能。例如，合适的运动鞋是跑步、慢跑、健走的必需品（Cooper，2001）。衣着款式和厚度合适也很重要，无论是为了降温还是保暖。另外，除了根据气温恰当着装，运动的人还需要辨别中暑的症状，包括头晕、无力、恶心、肌肉痉挛以及头痛。只要出现其中一个症状都是应该停止锻炼的信号。

小结

　　运动给人带来益处的同时也可能带来危害。潜在危险之一是运动成瘾，即强迫性地付出大量时间进行高强度的体育锻炼。另外，运动还可能导致受伤，大多为肌肉、骨骼损伤。运动的人应当避免在极端气温下锻炼，知道如何避开动物、行驶的车辆和黑暗路段带来的潜在危险。

　　在运动中猝死的可能性是存在的。最危险的是有心血管疾病的人，他们通常年纪较大，但先天心脏畸形的年轻人也可能面临这一风险。然而，规律锻炼的人比偶尔锻炼的人在剧烈的体育活动中因心脏病猝死的概率更小。充分的准备能够减少运动伤害的风险，如选择适合自己的运动量，穿戴恰当的运动装备，学会识别危险症状并妥善处理。

多少运动量才算适量？

　　多大的运动量才算足够，而且不会过量呢？表 15.2 列出了目前对各年龄组人群的推荐运动量。近年来，对有益健康的运动量的估计有所减

少。2011 年，美国运动医学会修改了能够促进健康的运动类型和运动量的建议（Garber et al., 2011）。这些建议对之前的建议进行了进一步阐述，并考虑了最新的研究成果。根据这一官方建议，健康的 65 岁以下成年人应当进行每周 5 次每

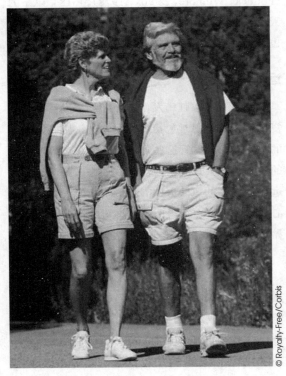

步行是一种对大多数人而言都利大于弊的体育运动。

表 15.2　当前体育锻炼推荐量

年龄组	建议
儿童青少年（6～17 岁）	每天 1 小时有氧运动，大多数运动应当为中等到高强度的项目。 每周至少有 3 天进行增强肌肉力量和骨骼强度的运动。
成年人（18～64 岁）	每周进行 2.5 个小时中等强度的有氧运动或 1.25 小时高强度的有氧运动。 每周至少有 2 天进行增强肌肉力量的运动。
老年人（65 岁及以上）	推荐运动量与成年人一样，或在能力允许范围内尽力而为。 维持或改善平衡能力的运动同样推荐。

Source: Garber, C. E., Blissmer, B., Deschenes, M. R., Franklin, B. A., Lamonte, M. J., Lee, I-M., Nieman, D. C., & Swain, D. P. (2011). Quantity and quality of exercise for developing and maintaining cardiorespiratory, musculoskeletal, and neuromotor fitness in apparently healthy adults: Guidance for prescribing exercise. *Medicine & Science in Sports & Exercise, 43*, 1334–1359; U.S. Department of Health and Human Services (USDHHS). (2008). *Physical activity guidelines for Americans.* Retrieved February 20, 2012, from http://www.health.gov/PAGuidelines/factsheetprof.aspx

次30分钟中等强度的运动，或每周3次每次25分钟高强度的运动。此外，每周至少进行两次力量训练，8～10个动作作为一组，每次做12组。专家认为这一水平的运动量足够预防包括心血管疾病在内的多种慢性病。

专家们更推荐中等强度的运动，是因为强度低的运动难以产生促进健康的效果，而剧烈运动则没有必要。例如，参与快走项目能够降低久坐不动人群患心血管疾病的风险（Murphy et al., 2007）。事实上，就降低心血管疾病风险而言，中等强度的运动比剧烈运动更管用（Johnson, Slentz, et al., 2007）。然而，每周三次中等强度的运动并不能有助于减肥或保持减肥后的体重，要达到这两个目标需要进行时间更长、强度更大的运动（Garber et al., 2011）。因此，多大的运动量才够取决于你的健康目标。

坚持运动

坚持度不高是几乎所有医疗保健项目面临的严重问题（参见第4章），运动也不例外。仅有33%的美国成年人有定期进行中等或高强度运动的习惯，这一比例与欧盟的数据类似（Sjöström, Oja, Hagströmer, Smith, & Bauman, 2006）。那些遵医嘱锻炼的人中途放弃的比例与戒烟戒酒项目参与者复发的比例相当。

所有人都可以使用一些外部激励措施让自己离开沙发去运动。对一部分人而言，成为健身俱乐部的会员，请一位私人教练，或成为电视运动节目的选手都能带来运动的动力。不幸的是，存在如此多久坐不愿意动的人，他们需要的是无须与健身专家面对面沟通的干预方法。因此，旨在促进人们运动的干预常常依赖其他方法或途径，如电脑、互联网、手机、大众传媒以及外在环境的改变。在这部分内容中，我们将回顾其中一些干预措施，对其效果进行描述。正如你将看到的那样，提高体育锻炼的坚持性的挑战之一是随着时间推移不放弃运动。另外，你将看到即使是一些最简单的干预措施也能有惊人的效果。

信息干预

信息干预旨在提高公众对体育锻炼重要性的意识，以及强调参与运动的途径。信息干预可能以多种形式进行，从大众媒体宣传到运动决策点提醒。

大众媒体的宣传渠道十分多样，如电视、电台、报纸、杂志广告、广告牌、公交车身等，只为提醒人们重视体育锻炼。最近一篇综述对18个大众媒体干预项目进行了总结，这些项目分别在不同的国家实施，包括美国、新西兰、澳大利亚、加拿大、哥伦比亚、巴西等，通过测量人们能够回忆的相关信息，发现大众传媒的宣传通常是成功的，能够提高人们的运动意识（Leavy, Bull, Rosenberg, & Bauman, 2011）。

这种意识上的改变会转化为体育锻炼行为的增多吗？关于这一问题的证据是不一致的。虽然某些大众媒体宣传项目的确能带来更高的自我报告的运动水平，但有些干预项目则没有这样的效果。此外，几乎没有证据表明，大众媒体宣传具有长期的促进锻炼的效果（Leavy et al., 2011）。因此大众媒体宣传促进体育锻炼的有效性尚没有结论。

信息干预可能以更简单、花费更少的形式进行，如运动决策点提醒。当你需要去某一建筑的高层时，你会选择乘电梯还是走楼梯？这是很多人每天都需要做出的选择，爬楼梯能够很好地将体育锻炼穿插进一天的日程，否则这又会是久坐不动的一天。然而，大多数人仍然会选择乘电梯。很多研究表明，在楼梯旁边放置一些标志能够有效激励人们做出多运动的选择。事实上，研究综述表明，这些运动决策点提醒让选择爬楼梯的人增加了近50%（Nocon，Müller-Riemenschneider，Nitzschke，& Willich，2010；Soler et al.，2010）。而且，肥胖的人比正常体重的人更有可能因这些标志选择爬楼梯（Webb & Cheng，2010）。

另外，这种运动决策点提醒的性价比很高。英国某研究小组（Olander & Eves，2011）对两个致力于提高大学校园楼梯使用率的干预项目的效果进行了比较。其中一个干预项目叫"工作场所健康日"，研究人员利用中午的时间在校园中心的信息亭发放宣传册，有1000多人拿到了宣传册。另一个干预项目只是简单地将运动决策点提醒放在部分建筑内的电梯和楼梯之间。这两个干预项目的成本是多少呢？"工作场所健康日"项目共花费800美元，然而楼梯的使用率并没有提高。与之相反的是，运动决策点提醒的放置仅仅花费了30美元，并且显著提高了楼梯的使用率。因此，信息干预是有效的，在人们正要决策

的时候呈现信息尤其有效（Wakefield，Loken，& Hornik，2010）。然而，信息干预的目的是提高锻炼意识，产生对体育锻炼更加积极的态度。这只是坚持运动的第一步，行为模式的改变则会比较困难。

行为与社会干预

行为干预旨在教会人们开始和坚持体育锻炼的必需技能。社会干预旨在营造一个有助于开始和坚持体育锻炼的社会环境。这两类干预包括学校体育教学项目、旨在提高社会支持的项目以及量身定制的个性化健康行为改变项目。

学校体育教学项目通常包括一系列结构化的体育锻炼和宣传规律运动益处的课程。强有力的证据表明，学校体育教学项目能够增加学生参与中到高强度运动的时间，运动量的加大能够有效改善心肺功能（Kahn et al.，2002）。然而，这些好处主要产生于这些项目所包含的体育锻炼，

健康笔记

1. 如果你没有运动的习惯，请制订一个详细的计划，开始规律地体育锻炼。选择并专注于一项做起来方便、你也能够胜任（甚至是享受）的体育活动。
2. 如果你体重超标且超过40岁，开始运动前请先咨询医生。
3. 不要急于求成。当你决定开始运动时，请慢慢来。在开始运动的第一天你会感觉自己好像能够一口气跑1500米。不要听从这一冲动。
4. 在开始运动的第一天，运动过于剧烈将导致轻则肌肉酸痛，重则受伤。如果在运动的第二天感觉全身僵硬酸痛，那就是运动过量了，这种情况下你根本就不会想再运动。
5. 如果你锻炼是为了控制体重，明智的做法是不要每天称体重，不要只关注体重和体形。
6. 如果你正在戒烟，可以把运动作为预防体重增加的手段之一。
7. 社会支持会很管用。找一个朋友和你一起运动，或者加入一个运动团体。
8. 如果你决定在一个陌生的地方慢跑或骑自行车，请在开始前仔细检查周围环境。你可能会遇到动物、沟渠以及危险的弯道。
9. 记住，为了最大程度从锻炼项目中获得健康收益，你必须坚持下去。不要期待很快就能取得引人注目的效果。
10. 为了在提高心肺功能的同时增强肌肉力量，请在有氧运动的同时加入其他类型的运动，如负重训练或其他等张肌肉训练。

而不是项目中的课程。例如，在教室中进行的教导学生减少久坐行为（如看电视和玩游戏）的课程并不一定能促进体育锻炼（Kahn et al., 2002）。因此，学校体育教学项目对于提高学生的体育锻炼水平比较有效，但对于教会学生技能，提高他们在业余时间的运动量似乎没有显著的效果。

社会支持干预通过建立和维护能够促进行为改变的人际关系来促进体育锻炼。这类干预包括建立"结伴制"，即与另一个人约定在某一特定时间一起锻炼，或参与一项团体运动项目。对社会支持干预的系统性综述（Kahn et al., 2002）发现它们是有效的。总体上讲，社会支持干预能增加人们用来运动的时间，提高运动频率，改善心肺功能，减少体脂。因此，社会支持促进体育锻炼的作用是显著的，争取朋友、家人或同事的支持能够大大提高坚持运动的概率。

量身定制的个性化健康行为改变项目是体育锻炼行为干预的另一形式。这些项目包括提供信息，设置活动，解决过程中的目标设置、自我监控、行为强化、获得自我效能感、问题解决、预防回到之前的状态等问题。换句话说，这些项目使用了第4章中提到的很多成功的行为改变策略。总体上讲，量身定制的个性化健康行为改变项目也很成功，能够增加体育锻炼时间，提高心肺功能（Kahn et al., 2002）。

然而，如果量身定制的个性化健康行为改变项目是在专业教练面对面指导下进行的，那么花费会十分昂贵。因此，很多量身定制的个性化项目都是通过电话、互联网或电脑实施的。通过这些渠道进行的干预能够在项目进行期间显著提高体育锻炼水平（Goode, Reeves, & Eakin, 2012；Hamel, Robbins, & Wilbur, 2010；Neville, O'Hara, & Milat, 2009），和面对面指导的项目一样有效（Mehta & Sharma, 2012）。

不幸的是，量身定制的个性化健康行为改

变项目与其他干预一样存在问题：参与者在干预结束后很少能继续坚持体育锻炼（Goode et al., 2012；Hamel et al., 2010；Neville et al., 2009）。导致回到之前状态的原因之一是破堤效应（Marlatt & Gordon, 1980）。当人们连续五六天没有锻炼时，他们倾向于这样想："我身材已经走形了。重新开始的话又要花费太多的精力，承受太多的痛苦。"如吸烟者和酗酒者一样，运动者让一次失误放大为全面的失败。关于中途放弃运动的研究（Sears & Stanton, 2001）提示运动项目的参与者，他们可能在一段时间不运动后想要彻底放弃运动，但是此时恢复运动是比继续不动更好的选择。破堤效应是影响运动坚持性的心理因素之一。然而，认为只有心理因素起作用的想法是目光短浅的，外部环境也会影响运动的坚持性。

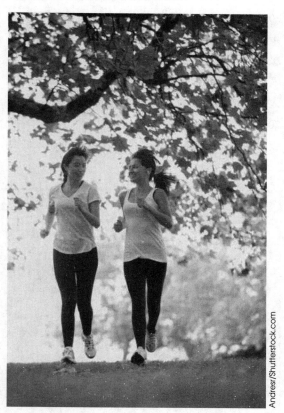

"伙伴制"会让健身活动更易执行，也更有乐趣。

环境干预

如果外在环境令人愉悦，坚持体育锻炼会容易很多，也愉快很多，比如在林间小径上远足，在人行道上慢跑，在公园里散步。因此，人们所在的环境的特点能够预测其体育锻炼的可能性。

一项对居住在 11 个不同国家的超过 11000 名成年人的大规模研究证明，社区环境特点和体育锻炼间存在相关关系（Sallis et al., 2009）。如果社区街道有人行道、很多商店、自行车设施以及免费或收费低的娱乐设施，人们更有可能达到推荐的体育锻炼水平。社区环境对于儿童运动也是至关重要的。生活在有游乐场、公园和娱乐设施的社区中的儿童参与体育锻炼更多，肥胖比例更少（Veugelers, Sithole, Zhang, & Muhajarine, 2008）。背后的原因可能有两个。首先，更容易接触到娱乐设施能够让运动变得更加容易。其次，当人们看到别人也在运动的时候更有可能加入。例如，哪怕只是在社区内或社区周围看见他人运动，也能激励人们去锻炼（Kowal & Fortier, 2007）。

因此，促进体育锻炼的方法之一是让人们更容易接触到体育锻炼的场所。这一类型的干预包括在工作场所或社区中心提供运动器材、修建跑道、升级公园设施等。环境干预的确是有效的，能够促进体育锻炼，提高在附近工作或居住的人的健康水平（Kahn et al., 2002）。然而，这一类型的干预可能花费昂贵，关于其性价比的研究证据还很有限。无论如何，认识到外在环境在促进体育锻炼中的关键作用十分重要。

小结

在美国和其他工业化国家，久坐不动的生活方式远比经常运动的生活方式要普遍，大约 67% 的成年人都不能达到推荐的运动量。促进体育锻炼的干预措施包括：信息干预，行为与社会干预，环境干预。信息干预（如大众媒体宣传）对于行为改变的作用不明显，但是使用了运动决策点提醒的干预项目除外。行为与社会干预对于促进体育锻炼更加有效，但让参与者在干预结束后坚持锻炼的效果不明显。环境干预对于行为改变及长期维持可能有用，但环境干预的性价比尚不明了。

关键问题答案

1. 体育锻炼有哪些类型？

所有的体育锻炼都可以被划分到以下五个基本类别中的一个或多个：等长肌肉训练，等张肌肉训练，等速肌肉训练，无氧运动以及有氧运动。就提高身体健康水平而言，每一种运动类型都有利有弊。大多数人是为了从中获益才选择某种或多种运动，但是没有哪一种运动能够全面改善身体的健康状况。

2. 体育锻炼有益于心血管系统吗？

大多数研究证实规律的体育锻炼与更好的心血管健康水平之间存在正相关，其中包括体重得到控制和胆固醇比例的改善。研究表明，为了改善冠状动脉健康，应当推荐人们定期进行中等强度的体育锻炼。

3. 体育锻炼的其他健康益处有哪些？

除了能增进心血管健康，规律的体育锻炼还能预防某些癌症，尤其是结肠癌和乳腺癌；能够预防骨密度流失，降低患骨质疏松的风险；能够预防和控制Ⅱ型糖尿病，帮助应对Ⅰ型糖尿病；还能让人们更加长寿。

规律的体育锻炼不仅能够增强体质，增进健康，还能带来某些心理方面的益处。具体来说，研究表明运动能够减轻抑郁，减少焦虑，缓冲压力的负面影响，同时能够改善认知功能。

4. 体育锻炼存在风险吗？

规律运动和偶尔运动都可能面临一些风险。部分跑步者可能会运动成瘾，对自己的身体形象出现强迫症状，非常恐惧运动日程不能正常执行。规律锻炼的人也可能经常会受伤，尤其是过度锻炼的人。运动时可能出现的最严重的危险是猝死，这通常发生在有心血管病的人身上。规律锻炼的人在剧烈运动中因心脏病发作猝死的概率远低于偶尔锻炼的人。

5. 多少运动量才算适量？

目前，为了达到锻炼推荐水平，美国运动医学会提供了两种选择。第一种选择是每周5次每次30分钟中等强度的运动，另一种选择是每周3次每次25分钟高强度的运动。而且人们应当进行力量训练。虽然低强度的体育锻炼对于提高健康水平是不够的，但依然有益健康。只要运动就比不运动要好，无论运动量大小，都多少有促进心血管健康的作用。

6. 为了加强运动，有效的干预方法有哪些？

有超过一半的美国人常年久坐不动，这对健康无益。为了鼓励人们运动，使用运动决策点提醒是一种简单又有效的干预方法，该方法强调在人们可能选择运动的时机设置提醒，如用爬楼梯代替乘电梯。社会和行为干预对于促进人们开始锻炼也很有效，干预可以面对面进行，也可以通过电脑、电话、互联网进行。然而，社会和行为干预的效果可能不会在干预结束后持续太久。随着时间推移坚持运动的挑战之一是破堤效应，人们容易在短暂的停滞不前后彻底放弃运动。

阅读建议

Burfoot, A. (2005, August). Does running lower your risk of cancer? *Runner's World, 40*, 60–61.

本文总结了有关运动和癌症的研究，认为已有越来越多的证据表明运动不仅可以预防癌症，还有助于癌症患者康复。

Powell, K. E., Paluch, A. E., & Blair, S. N. (2011). Physical activity for health: What kind? How much? How intense? On top of what? *Annual Review of Public Health, 32*, 349–365.

这篇出色的综述总结了对于理解身体活动与健康之间关系的若干关键概念，包括运动强度、剂量—反应关系，以及即便只有低强度身体活动，也能改善健康等。

Silver, J. K., & Morin, C. (Eds.). (2008). *Understanding fitness: How exercise fuels health and fights disease.* Westport, CT: Praeger Publishers/Greenwood Publishing Group.

本书解释了体育锻炼背后的生物学过程，总结了锻炼能够预防的众多疾病。

第五部分

展望未来

第16章 未来挑战

未来挑战

本章概要

- 改善健康所面临的挑战

- 健康心理学展望

- 让健康心理学更加个性化

关键问题

1. 为了实现《健康人民2020》制定的目标，健康心理学能发挥怎样的作用？

2. 健康心理学的未来前景如何？

3. 我们如何运用健康心理学培养更健康的生活方式？

道恩和罗宾的真实生活记录

　　道恩是一名大三学生，21岁。他很少考虑健康问题，无论是当前还是未来的健康状况都不在其关注范围内。道恩自我感觉良好，相信目前没有任何明显疾病即代表自己健康状态良好，而且能够永远免于疾病和残疾。

　　道恩的很多习惯都可能影响健康。首先是他的饮食，主要由快餐式汉堡构成，为了增加饮食的多样性，偶尔也会吃鱼肉三明治。然而，饮食的多样性并不是道恩看重的，他每周6天、每天3顿饭都在同一家快餐店解决。早餐通常包括一块饼干、炒鸡蛋、香肠和饮料（因为他不喜欢咖啡）。午餐通常是一个汉堡、薯条和另一种饮料。晚餐和午餐是一样的。他还会吃零食，通常是冰激凌和糖果。尽管吃的都是垃圾食品，但道恩并没有超重。

　　道恩的一些态度、信念和行为也可能带来风险。他很少运动，没有系安全带的习惯，没有亲密朋友。他认为自己未来的健康状况是自己无法控制的——他的基因和命运才是决定他是否会患心脏病和癌症、遭遇意外的关键因素。因此，他很少考虑采取措施维持自己的健康状态，减少自己患慢性病和早逝的概率。他没有定期体检。当他感觉不舒服的时候，通常会服用非处方药，来让自己感觉好些。

　　不过，道恩也有一些好习惯。他不吸烟，不喝酒，生活压力较低。他不喝酒并非出于健康考虑，而是因为其宗教信仰，他不吸烟是因为青少年时期的经历，他尝试过吸烟，但感觉恶心。他在社会再适应评定量表上的得分（Holmes & Rahe, 1967；参见第5章）差不多处于最低水平，过去一年内仅有一项生活压力事件——过圣诞节。整体上，道恩认为自己是个健康的人。

　　罗宾也是一名21岁的大三学生，但是她关于健康的态度和行为与道恩大相径庭——她认为她需要对自己的健康负责。秉承这一态度，罗宾采取了她认为有利健康的生活方式。和道恩一样，她不吸烟；她在小学四年级的时候尝试过吸烟，吸一口便咳嗽了很久，这一经历让她从此不再吸烟。她的父亲在她儿童青少年时期吸烟，但她和母亲说服父亲不在家里吸烟。为了进一步避免暴露在二手烟环境中，罗宾时刻远离有人吸烟的封闭场所。和道恩不同的是，罗宾喝酒。但只是适量饮酒，不会酗酒。她的父母也会适量饮酒，罗宾一家属于允许消费酒类但不能滥用的家庭。

　　罗宾的饮食与道恩有很大不同。她很少吃鸡蛋、全脂牛奶制品、牛肉和猪肉，她大量食用水果和蔬菜（但不是素食主义者）。她偶尔也会允许自己享用甜点。由于担心胆固醇超标，罗宾小心谨慎地只选择低脂肪食物。她的祖父死于心脏病，享年63岁，她认为抽烟和高脂肪高胆固醇饮食是祖父提早死亡的原因。罗宾会定期运动，她发现在不耽误学校日程的情况下坚持锻炼会有些吃力。她每周有3天上有氧舞蹈课，在没有舞蹈课的日子里则每天散步30分钟。到目前为止，她一直坚持这样的运动日程。罗宾也认为，自己是个健康的人。

你的健康习惯、态度和道恩、罗宾相比，有何不同？道恩的健康知识水平和健康意识低于大多数大学生，而罗宾则高于大多数大学生。道恩和罗宾都认为自己是健康的人；然而，现在你应该已经意识到罗宾更有可能保持健康状态，而道恩如果不改变其生活习惯的话，健康状况很可能恶化。在本章中，我们将讨论某些大学生特有的健康问题，希望能让你意识到健康心理学对你生活的重要性。但在此之前，让我们来探讨一下医疗卫生问题，看看美国及其他国家的健康心理学家和医疗卫生部门的工作人员所面临的挑战。

改善健康所面临的挑战

美国、加拿大及其他高收入国家的民众身边充斥着各种各样的健康信息，告诉他们吸烟、酗酒、不健康饮食、不定期锻炼等行为的危害。但正如你在第3章和第4章看到的那样，知识并不总是会转化为行动，养成健康的生活习惯十分困难。尽管如此，在过去35年里，美国居民的生活方式出现了一些有益健康的变化，这些变化有助于降低整体人群死于心脏病、脑卒中、癌症、杀人案件和意外伤害的概率（USCB，2011）。然而，不健康行为、风险行为依然是肥胖、糖尿病、下呼吸道疾病发病率持续上升的原因。

美国最新的公共卫生目标是什么呢？《健康人民2020》（USDHHS，2010a）是2010年到2020年美国卫生目标的报告。这些目标包括40个核心领域里近600个具体目标，以及12项主要健康指标，如表16.1所示。需要注意的是，这些指标大多数都属于健康心理学家关注的主要领域。此外，两大总体目标总结了《健康人民2020》报告的核心内容：提高健康生活的质量并延长年限；缩小健康差距。尽管这些目标看起来都雄心勃勃，面临挑战（USDHHS，2007），但在此之

表 16.1 《健康人民 2020》的主要健康指标

营养、运动与肥胖
- 增加达到运动指南标准的成年人数量
- 减少儿童、青少年、成人肥胖率
- 增加儿童、青少年、成人蔬菜摄入量

口腔健康
- 增加定期接受口腔保健服务的儿童和成年人数量

烟草使用
- 减少当前吸烟的成年人数量
- 减少在过去 30 天内吸烟的青少年数量

药物滥用
- 减少饮酒或使用非法药物的青少年数量
- 减少酗酒的成年人数量

生殖与性健康
- 增加接受生殖健康服务的性活跃期女性数量
- 增加知晓自身状况的携带 HIV 的存活者数量

伤害和暴力
- 减少致命伤害
- 减少杀人案件

环境质量
- 提高空气质量
- 减少暴露于二手烟环境中的儿童数量

获得医疗卫生服务
- 增加医疗保险覆盖人数
- 增加基层医疗卫生服务人员数量

预防医学服务
- 增加接受大肠癌筛查的成年人数量
- 增加血压得到控制的高血压成年人数量
- 增加血糖控制良好的糖尿病成人患者数量
- 增加接种推荐疫苗的儿童数量

孕产妇、婴儿与儿童健康
- 降低婴儿死亡率
- 减少早产儿数量

影响健康的社会因素
- 增加高中学历（或同等学力）的人数

前，美国已经达到或接近很多"健康人民"目标（USDHHS，2010a）。

延长健康生活的年限

第一个总体目标——延长健康生活的年限——并不完全等同于增加**预期寿命**（life expectancy）。与努力争取活得更长不同的是，如今很多人更想要努力增加自己的"高质量年份"。**高质量年份**（well-year）是指"长达一年的高质量生活，即一年生活里没有任何身体功能障碍、疾病症状和健康相关问题"（Kaplan & Bush, 1982, p. 64）。与高质量年份密切关联的另一个概念是**预期健康寿命**（health expectancy），其定义是：一个人预期能够免于身体失能的年限（Robine & Ritchie, 1991）。例如，美国男性和女性的预期寿命约为76岁和81岁，而美国男性和女性的预期健康寿命约为68岁和72岁，二者存在着8到9年（处于失能状态）的差距（WHO, 2010）。日本拥有全世界最高的预期寿命（83岁）和预期健康寿命（76岁）；但即使是在日本，人们也面临着大约7年的失能生活（WHO, 2010）。

在美国，人们的寿命在逐渐增加，但没有患慢性病的生命年限却在缩短（USDHHS, 2007）。美国居民健康生活年限在逐渐增加，但依然少于其他很多国家的居民（Mathers et al., 2004）。尽管美国人预期自己有70年左右的健康生活，但就预期健康寿命而言，这一数据在全世界范围内的排名仅为32。由于吸烟相关疾病的高发，暴力、艾滋病相关健康问题的存在，美国的排名落后于绝大多数发达国家。尽管近几十年来烟草使用率的下降提高了美国人的预期健康寿命，但这一效应很可能被美国快速上升的肥胖率抵消（Stewart, Cutler, & Rosen, 2009）。表16.2展示了不同国家的预期健康寿命，包括预期健康寿命由高到低不同水平的很多国家。其他发达国家的预期健康寿命显著高于美国，因此美国依然有很大的改善空间。

如何解释预期寿命和预期健康寿命间的差距呢？经济因素发挥着重要作用。将最富有和最贫穷的国家进行比较，会发现预期寿命和预期健康

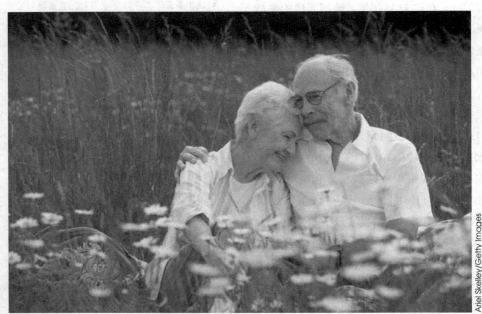

延长健康生活年限是健康心理学家的一大目标。

Ariel Skelley/Getty Images

表16.2 2007年部分国家的预期健康寿命

国家	预期健康寿命
日本	76
圣马力诺	75
瑞士	75
瑞典	74
冰岛	74
澳大利亚	74
意大利	74
加拿大	73
德国	73
英国	72
美国	70
哥斯达黎加	69
墨西哥	67
中国	66
哥伦比亚	66
越南	64
巴西	64
俄罗斯	60
印度	56
伊拉克	54
海地	54
卢旺达	43
阿富汗	36
塞拉利昂	35

Source: Data from *World Health Statistics 2010*, by World Health Organization. Retrieved April 9, 2012, from www.who.int/gho

寿命间的差距差异很大；同一个国家内，最富有人群和最贫穷人群的这一差距差异也很大（Jagger et al.，2009；Mathers et al.，2004；McIntosh，Fines，Wilkins，& Wolfson，2009）。富人不仅更长寿，而且拥有更长的健康生活年限。

疾病性质的改变也导致了预期寿命和预期健康寿命间差距的产生。致死性疾病会影响预期寿命；而影响健康状态的疾病则会影响预期健康寿命。例如，导致活动受限和呼吸障碍的疾病只会减少预期健康寿命，而癌症和意外事故则是减少预期寿命的主要原因。抑郁也更多地影响预期健康寿命，而非预期寿命（Reynolds，Haley，& Kozlenko，2008）。因此，致力于提高预期寿命的干预措施并不一定能提高预期健康寿命以及生活质量。所以，专家建议使用预期健康寿命作为人们整体健康水平的指标（Steifel，Perla，& Zell，2010）。

缩小健康差距

《健康人民2020》将**健康差距**（health disparity）定义为：特定的与社会、经济、环境处境不利密切相关的健康差异（USDHHS，2008b）。健康差距广泛存在于不同种族和民族、受教育水平、收入、性别、性取向、残疾状况、特殊医疗卫生需求以及不同的地理位置之间。理解和缩小这些差距中的任何一个都十分重要。然而，美国文献研究最多的是不同种族和民族间的健康差距。在美国，种族与社会、经济、教育各方面密切相关，寻求和接受医疗卫生服务也不例外（Kawachi，Daniels，& Robinson，2005）。受教育水平低、处于贫穷阶层会增加患多种疾病的概率，且患病的预后更差。这一劣势对于社会经济处境不利的儿童同样成立（Wen，2007）。非裔、拉美裔美国人和印第安人的平均受教育水平和收入均低于欧裔和亚裔美国人（USCB，2011），而且受教育水平与收入正相关。因此，种族和民族间的健康差距与不同收入阶层和受教育水平人群的健康差距常常交织在一起，大大阻碍了我们理解导致不同种族背景群体之间健康差距的潜在原因。

种族及民族间的差距

与欧裔美国人相比，非裔美国人的预期寿命更短，婴儿死亡率更高，更有可能死于他杀，患心血管疾病、癌症、肺结核和糖尿病的概率更大（USCB，2011），预期健康寿命也更短（USDHHS，2007）。得不到充分治疗可能是原因之一：非裔美国人所接受的医疗卫生服务的质量仅为欧裔美国人的一半左右（AHRQ，2011）。即使收入水平相同（De Lew & Weinick，2000），获得医疗卫生服务的机会相等（Schneider, Zaslavsky, & Epstein，2002），非裔美国人的健康状况依然比欧裔美国人要差。导致这一差异的原因可能是健康素养有限。**健康素养**（health literacy）是指阅读、理解健康信息以做出更好的健康决策的能力（Paasche-Orlow, Parker, Gazmararian, Nielsen-Bohlman, & Rudd，2005；Rudd，2007）。健康素养的差异能够解释不同种族的部分健康差异，如疫苗接种（Bennett, Chen, Soroui, & White，2009）、HIV 和糖尿病管理（Osborn, White, Cavanaugh, Rothman, & Wallston，2009；Waldrop-Valverde et al.，2010），以及药物使用（Bailey et al.，2009）。本章"信不信由你"栏目探讨了健康素养的重要性和健康心理学家帮助大众更好地理解健康信息的一些可取的方法。

歧视也可能是导致非裔美国人得不到充分治疗的原因之一（Brown et al.，2008；Smiles，2002）。例如，非裔美国人更少接受针对冠心病症状的积极治疗，与欧裔美国人相比，他们接受心脏病专家问诊的概率更小，接受肾脏透析和 HIV 感染有效治疗的概率也更小（Institute of Medicine，2002）。很多医生认为，种族和民族并没有影响自己所提供的医疗服务（Lillie-Blanton, Maddox, Rushing, & Mensah，2004），但关于非裔美国人的研究结果及报告（Brown et al.，2008）表明，实际情况并非如此。

较低的经济地位、缺乏获得医疗卫生服务的途径、较差的健康素养对印第安人的影响至少和非裔美国人一样严重（AHRQ，2011；USDHHS，

2007）。与欧裔美国人相比，印第安人的预期寿命更短，整体死亡率更高，婴儿死亡率更高，患传染性疾病的概率更大（Hayes-Bautista et al.，2002）。很多印第安人都是从印第安卫生服务机构获得医疗卫生服务，但这一机构一直面临经费问题，而且曾经出现过误诊的情况，导致患者不再信任该机构（Keltner, Kelley, & Smith，2004）。此外，很多印第安人生活在医疗卫生条件十分有限的农村地区。环境因素导致他们获得医疗卫生服务的机会减少，这与健康状况不佳密切相关。然而，居住在城市地区的印第安人的健康状况同样较差，也只能获得有限的医疗卫生服务（Castor et al.，2006）。印第安人群体也存在很多影响健康的风险行为，包括吸烟、酗酒率较高、不良的饮食习惯、导致意外伤害和死亡的暴力行为事件高发。因此，印第安人群体是美国目前医疗系统和健康教育覆盖最糟糕的群体之一。

很多拉美裔美国人同样存在收入低、受教育水平低的问题。然而，拉美裔美国人分为很多不同的亚群体，他们的健康和寿命通常随着收入和教育程度的不同而变化。古巴裔美国人的受教育水平和经济地位通常比墨西哥裔美国人或波多黎各人要高，古巴裔美国人更可能获得常规医疗服务和专家问诊（LaVeist, Bowie, & Cooley-Quille，2000）。古巴裔美国人的健康状况比其他拉美裔美国人要好，而波多黎各人的健康状况则比其他拉美裔美国人更差（Borrell，2005）。

拉美裔美国人比欧裔美国人更容易患糖尿病、肥胖和高血压（USDHHS，2000）。拉美裔年轻男性死于暴力事件的风险急剧升高（Hayes-Bautista et al.，2002），这可能是导致拉美裔美国人整体预期寿命较低的原因。其他年龄组拉美裔美国人某些健康状况和死亡率指标与欧裔美国人水平相当，甚至更好。拉美裔美国人死于心脏病、脑卒中和肺癌的概率低于包括欧裔美国人在内的

？信不信由你　"跳出已有框架思考"能够提高健康素养

有时候，即使是有着最良好意图的健康干预措施也会因为一个简单的原因无法奏效：人们不理解所呈现的信息。这并不只是健康素养较低的人所面临的问题，读到这里的你也可能会遇到。

在20世纪90年代，包括美国、加拿大、墨西哥、英国在内的一些国家通过法律，规定食品生产商必须在食物外包装上标注营养成分。政府立法的目的是帮助消费者做出更健康、更明智的选择。在美国，营养成分标注通常是在产品的背面，包含每份食品的重量、能量、脂肪、胆固醇、钠、维生素、矿物质等信息。

和大多数人一样，你很可能不会注意到（更不要说理解）这些营养成分信息。标注营养信息的做法在1996年到2006年期间有所减少（Todd & Variyam, 2008）。为什么呢？尽管政府努力设计了这么一个简单的营养成分标注框架，但很多人发现要理解所有的数据信息十分困难（Institute of Medicine, 2012）。多少脂肪算是过多？每一份是多大份？一种零食比另一种零食更健康吗？这些问题消费者都想要知道答案，但目前的营养成分标注隐藏了这些信息，它只是附在包装的背面，以一列让人费解的数字形式呈现。

大多数专家认为，导致这一问题的原因并不是人们缺乏健康素养，而是营养成分标注的设计不够合理。例如，健康素养领域的专家都知道，图片比数字能够更好地传递信息（Houts, Doak, Doak, & Loscalzo, 2006）。最近，有一群健康心理学家、公共卫生专家、营销专家和营养学家共同建议：全面修改食物营养标签（IOM, 2012）。专家们认为，当营养信息出现在食品包装的正面，并且是用符号和图片而非数字形式呈现时，消费者能够做出更好的选择。另外，符号应该仅仅标示出最重要的营养信息，如能量、饱和脂肪/反式脂肪酸含量、钠以及添加的糖。下面的图片展示了出现在包装正面的营养标注系统的一个例子，该系统由英国设计。它使用了标准红绿灯的颜色来告知消费者某一产品中特定成分的水平是高、中还是低。你认为哪种营养标示更容易理解呢？目前美国采用的成分标示，还是英国重新设计的标示？

健康心理学家该如何通过反思营销人员和干预措施呈现信息的方式来解决健康素养问题，这就是一个例子。另一个创新解决健康素养问题的例子是利用电视剧向拉美裔人群传递健康信息。这些电视剧通常是长度较短、戏剧性强的"肥皂剧"，在拉美裔文化环境中非常流行，主题通常是浪漫爱情和中产阶级生活。一些健康心理学家创造了"娱乐干预"的方法，即用电视剧的形式向使用西班牙语的观众科普乳腺癌筛查（Wilkin et al., 2007）和HIV检验（Olshefsky, Zive, Scolari, & Zuniga, 2007）的重要性。事实证明，这两项干预都很成功，因为它们运用观众熟悉且容易理解的形式呈现健康信息。

因此，应对健康素养差异问题是公共卫生挑战之一，需要付出大量的努力确保大众理解重要的健康信息。如果能更多地"跳出已有框架思考"，也许能更加成功地应对健康素养差异问题。

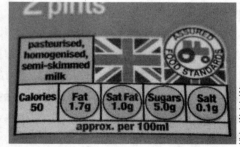

英国红绿灯营养标签系统能够让人们更容易理解重要的健康信息。

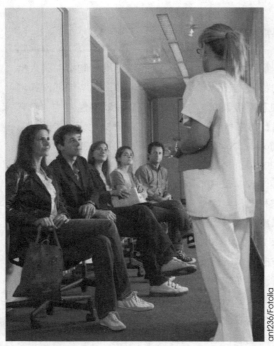

在美国，依然有很多人面临获得医疗卫生服务的障碍。

其他很多种族群体（NCHS，2011）。考虑到拉美裔美国人吸烟、肥胖和患高血压的比例很高，这些疾病的死亡率却如此低，让人费解。拉美裔美国人健康习惯较差但患病率较低的现状，可能反映了这些移民还处在过渡阶段，他们接受了美国的生活方式，但还没有大规模出现美国典型的慢性病（Borrell，2005）。

　　与其他种族群体相比，亚裔美国人的婴儿死亡率更低，预期寿命更长，死于肺癌、乳腺癌、心血管疾病的概率更低（NCHS，2011）。和拉美裔美国人一样，亚裔美国人也分为很多不同的亚群体，包括华裔、韩裔、日裔、越南裔和柬埔寨裔。很多亚洲文化都共有一些有益健康的价值观，如强调紧密的社会关系和家庭联结，但也存在一些不利健康的文化因素。例如，与欧裔文化相比，越南和柬埔寨文化对家庭暴力的态度要宽容很多（Weil & Lee，2004）。总体上讲，亚裔美国人是美国所有种族群体中预期寿命最长、健康状况最好的群体。

不同受教育水平和社会经济地位人群间的差距

　　低收入和低水平的医疗服务之间存在显著的正相关。控制了贫穷这一因素后，很多种族群体的健康劣势就不复存在了（Krieger，Chen，Waterman，Rehkopf，& Subramanian，2005）。与贫穷相关的医疗劣势之一是缺乏医疗保险，这让穷人在美国要获得医疗卫生服务变得更加困难。然而，即使所有人都能充分获得医疗服务，也无法消除不同社会经济地位群体间的健康差距（Lasser，Himmelstein，& Woolhandler，2006；Martikainen，Valkonen，& Martelin，2001）。即使是在那些民众都能普遍获得充分医疗服务的国家，穷人和富人的健康差距依然存在，这表明存在医疗服务可及性以外的其他因素影响着人们的健康状况。

　　受教育水平和社会经济地位是独立于医疗服务可及性的两个可能影响健康状况的因素。对于全世界范围内的不同国家、不同种族群体，受教育水平和收入水平更高的人都比受教育水平和收入水平更低的人更加健康长寿（Crimmins & Saito，2001；Mackenbach et al.，2008）。如第1章"信不信由你"栏目所述，拥有大学学历的人有很多健康优势。与只有高中或更低学历水平的人相比，拥有大学学历的人更加健康长寿，患感染性疾病和慢性病、受意外伤害的概率更低（NCHS，2011）。这些优势并不让人意外，要知道上过大学的人比受教育年限少于12年的人吸烟率要低很多，而吸烟是导致糟糕健康状态和死亡的主要原因之一。

　　此外，与收入和受教育水平更高的人相比，受教育水平和社会经济地位低的人拥有高危健康习惯的可能性更大，如高脂肪饮食和久坐不动的生活方式。尽管提高医疗卫生服务的可及性、减少医疗卫生服务过程中的歧视能够部分消除不同种族群体的健康差距，但是要最终实现消除美国各群体健康差距的目标，改变健康相关行为、改善居住环境也是十分必要的。

小结

美国和其他发达国家民众的健康意识在逐渐提高，无论是政府政策还是个人行为都反映了这一点。《健康人民2020》指出了针对美国民众的两大总体目标：①延长健康生活的年限；②缩小健康差距。第一个目标包括增加"高质量年份"的数量或预期健康寿命，即增加没有任何身体功能障碍、疾病症状和健康问题的年份。目前，距离实现第二个目标"消除医疗卫生服务的差距"还很远，部分原因在于处于上层社会经济地位的人与处于较低社会经济地位的人在健康方面的差距还在扩大。种族依然是影响健康和医疗卫生服务的一大因素，在美国和其他一些国家都是如此。在美国，与亚裔美国人和欧裔美国人相比，非裔美国人和印第安人明显处于劣势。部分拉美裔美国人处于优势地位，另一些拉美裔美国人则处于劣势。种族因素常常与教育和收入因素交织在一起，增加了我们理解健康差异的来源的难度。

健康心理学展望

自30多年前健康心理学建立以来，该学科蓬勃发展，产生了大量关于健康行为及结果的研究和临床应用项目。该学科的发展已经触及医疗卫生服务的多个领域，然而，社会经济因素将会在未来更多地影响这一领域的发展。

健康心理学新进展

20世纪70年代之前，很少有心理学家关注身体健康领域（APA Task Force on Health Research，1976）。然而，在过去的30年，关于健康问题的心理学研究急速增多，改变了心理学所涉足的领域，健康相关问题已成为心理学期刊的常见主题之一。如今的健康心理学家也会经常在医学和医疗卫生保健期刊上发表研究成果。

尽管健康心理学在快速发展，在改善医疗卫生服务中的作用也越来越大，这一学科依然面临一些挑战。主要挑战之一是需要被其他医疗卫生服务的从业者接受。与医生和患者一样，健康心理学家面临着最严重的医疗卫生服务问题——逐渐上涨的医疗费用。在一个资源有限的环境中，心理学家需要证明为自己的服务所增加的医疗费用是合理的（Thielke，Thompson，& Stuart，2011；Tovian，2004）。虽然健康心理学家使用的诊断和治疗技术的有效性已经得到验证，这些服务依然有其经济成本。健康心理学必须证明，考虑到其能够提供各种服务满足个人和社会需要，并且适用于目前困境重重的医疗卫生系统，这些费用是合理的（IOM，2010）。

医疗卫生事业面临的挑战

美国的健康与医疗卫生事业面临巨大挑战。《健康人民2020》的两大目标——延长健康生活的年限和消除不同人群获得医疗卫生服务的差距——实现起来都很难。随着人口老龄化的加剧，慢性疾病与慢性疼痛越来越普遍，增加健康生活年限成为一项艰巨的任务。

1900年，仅有4%的美国人口年龄在65岁以上；2006年，超过13%的美国人口达到或超过65岁（USCB，2011）。与此同时，人均预期寿命从47岁增加到78岁。专家预计到2020年，美国人均预期寿命将会达到80岁（见图16.1），同时有超过1900万人，即6.1%的美国人年龄超过75岁。

随着未来几十年人口老龄化的继续，心理学将会发挥更大的作用，帮助老年人保持健康，实现有创造力的生活方式，应对慢性疾病困扰。正如我们已经看到的那样，健康心理学在预防疾病、促进健康老龄化、帮助人们应对疼痛等方面发挥着重要作用。即使已经步入老年，也可以通过改变生活方式来预防疾病，但是，将健康心理学和老年医学结合使用，更有可能在促进和保持健康、管理疼痛、制定医疗卫生保健政策等方面产生重要作用。

消除不同性别、种族、年龄、收入、受教育水平、是否残疾人群的健康差距也困难重重，多样性的增加会持续挑战医疗卫生服务系统。正

如我们在本章前面所讨论的那样，不同种族群体间的健康差异可以追溯到他们经济收入、受教育程度、健康素养的差异（Lasser et al.，2006；USDHHS，2007）。不同性别人群的健康差距比较让人费解。女性所接受的医疗卫生服务整体上比男性要差，但预期寿命却高于男性。这一生存优势在1900年时还不是太明显，到了20世纪70年代，这一差距已长达7年，随后渐渐缩小为5年（USCB，2011）。试图从生物学角度对这一性别差异做出解释的努力大都失败了，但有研究表明，健康相关行为、社会支持和应对策略都能让女性受益（Whitfield，Weidner，Clark，& Anderson，2002）。关键是，美国医疗卫生费用的增涨会限制医疗卫生政策及相关干预的作用，让减少这些健康差距的效果不够明显。

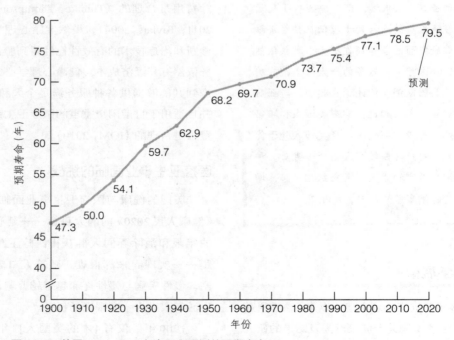

图 16.1　美国 1900–2020 年实际和预测的预期寿命

Sources: Data from *Historical statistics of the United States: Colonial times to 1970* (p.55), by U.S. Department of Commerce, Bureau of the Census, 1975, Washington, DC: U.S. Government Printing Office; *Statistical abstracts of the United States: 2001* (p.73); *Statistical abstracts of the United States, 2012,* by U.S. Bureau of the Census, 2011, Washington, DC: U.S. Government Printing Office.

控制医疗卫生费用

没错，当今世界上最富有的国家正面临付不起医疗账单的问题。在美国，健康和医疗卫生费用的增长速度高于通货膨胀率和其他生活成本（Bodenheimer，2005a；Mongan，Ferris，& Lee，2008），这让一些人付不起医疗费用，而另一些人则担心自己即将付不起医疗费用。

导致医疗费用升高的因素很多，包括昂贵医疗技术的广泛使用，医生群体中专家比例的提高，组织管理低效，不恰当的治疗，医疗系统出现失控的盈利导向等（IOM，2010）。

图16.2展示了医疗卫生费用都去了哪里。其中33%的费用付给了医院，22%的费用付给了医生（USCB，2011）。尽管医生收入少于医院，但仍然是高额医疗卫生费用的重要组成部分（Bodenheimer，2005c）。20世纪80年代末和90年代初，管理式医疗的发展极大地限制了医生的收入，对管理式医疗的抵制让这些限制放松了，20世纪90年代末，医生收入开始提高。专家数量的增多也让医疗卫生费用有所增加，基础医疗服务和家庭医生的缺乏（以及促进基础医疗的动机的缺乏）也有影响（Sepulveda，Bodenheimer，& Grundy，2008）。讽刺的是，医生数量的增加本应带来竞争，但却没有降低医疗花费，反而导致了医疗卫生费用的进一步上升（Weitz，2010）。

管理成本的提高同样是美国医疗费用居高不下的原因之一（Bodenheimer，2005a；Mongan et al.，2008）。保险公司、私人医生、私立和公立医院、政府支持的医疗项目（如联邦医疗保险）构成了复杂的医疗系统，在医疗服务结算时产生了各式各样的程序、方式、支付方案、费用限制、最高额度、自付额度等。因此，支付医疗费用是个复杂的问题，大大增加了人们与医疗系统打交

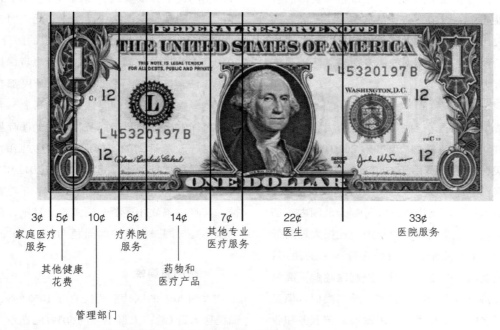

3¢　5¢　10¢　6¢　14¢　7¢　22¢　33¢

家庭医疗服务　　疗养院服务　　其他专业医疗服务　　医生　　医院服务

其他健康花费　　药物和医疗产品

管理部门

图 16.2　2011 年美国医疗卫生费用去向（注：1 美元 = 100¢）

Source: Statistical abstract of the United States, 2011 (130th edition). Washington, DC: U.S. Government Printing Office. Retrieved June 1, 2011 from http://www.census.gov

道时的沮丧感，以及发生错误、欺诈的可能性。

医疗改革成为美国的当务之急，但是众多利益冲突的存在导致很难发生大范围的改变（Bodenheimer，2005c；Mongan et al.，2008）。20世纪80年代，为了控制医疗费用，健康维护组织（HMOs）蓬勃发展（Weitz，2010）。最初，健康维护组织属于非营利组织，致力于疾病的早期预防，但是随着商业公司进入这一市场，营利成为这类组织的一大动机。健康维护组织的发展以及对通过这些组织获得的医疗服务的限制减缓了医疗费用的增长。对这些限制措施的抵制导致了病人权利运动的发生，也让医疗系统重回高花费的老路。

美国能够更有效地提供高质量的医疗服务吗？包括加拿大、日本、澳大利亚、某些西欧和北欧国家在内的其他发达国家也面临和美国类似的状况：人口老龄化，心血管疾病、癌症等慢性疾病高发。这些因素都给医疗系统带来类似的挑战（Bodenheimer，2005b）。与美国相比，部分国家为更大比例的居民提供了更好的医疗服务。他们更高的预期寿命和预期健康寿命是其医疗系统效率的有力证明。

德国、加拿大、日本和英国都面临不断增长的医疗费用的问题，这些国家也在努力将医疗费用控制在可接受范围内（Weitz，2010）。这些国家以及美国的医疗费用历史情况如图16.3所示。这些国家已经通过改变导致美国医疗费用上升的因素成功地将医疗支出控制在可接受范围内。加拿大只有唯一一个医疗支付渠道，这极大地降低了管理成本；英国限制高科技医疗技术的使用；德国在限制医生费用的同时，限制医院购买高科技医疗设备。日本的保险制度与美国类似，但是保险公司之间不存在竞争，由政府制定服务和收费规范。而且，日本的肥胖率低于其他国家，这让日本民众整体上更健康。

当然，所有这些限制医疗费用增长的策略都有其弊端。例如，与加拿大相比，在美国，人们可以更快地接受磁共振检查、乳房X光检查、膝关节置换手术等医疗服务，但这些医疗服务在美国的收费也明显更贵（Bodenheimer，2005b）。不能及时接受某些医疗服务会带来风险，但有些时候，美国患者被过度治疗，事实上，限制获得医疗服务对健康结果的影响较小，很多时候甚至更有利健康（IOM，2010）并提高预期寿命（Emanuel & Fuchs，2008；Research and Policy Committee，2002）。加拿大人均寿命更长的事实表明，不能及时接受某些医疗服务并不会带来重大的健康威胁（Lasser et al.，2006）。

在设计全民医疗系统的过程中，德国、加拿大、英国和日本都极力减少商业竞争性的盈利导向，而这恰恰是美国医疗系统的核心特色之一（Mahar，2006）。这四个国家的医疗支付系统各不相同，也都或多或少面临医疗费用上升的问题，但它们都是全民医保系统。与此同时，在美国，越来越多的人只能获得很有限的医疗服务。2010年，美国总统奥巴马签署了《患者保护与平价医疗法案》，法案要求所有美国公民都在健康保险的覆盖范围内，同时建立市场机制，确保美国公民能够根据需要选择各种不同的医疗保险计划。这一改革计划的实施遇到了多方面的困难，包括被质疑其是否违背宪法。直到2012年底，美国最高法院裁定法令的大部分内容符合宪法精神，其具体条款才逐渐开始实施。目前，医疗改革依然是美国一大紧迫的问题（IOM，2010）。

预防的重要性

大约70%的医疗费用花在了10%的人身上，而健康人群（约占人群总体的50%）的医疗支出仅占总支出的3%左右（Bodenheimer & Fernandez，2005）。这些统计数据体现了保持和促进健康的

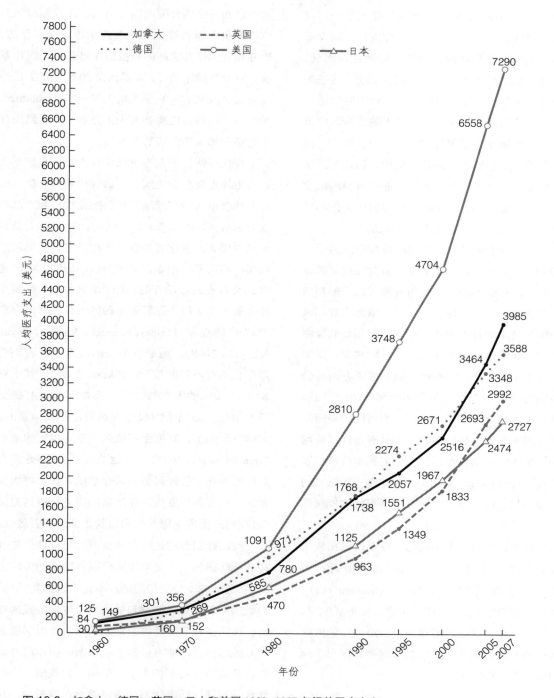

图16.3 加拿大、德国、英国、日本和美国1960–2007年间的医疗支出

Source: Health, United States, 2010, 2011, by National Center for Health Statistics, Hyattsville, MD: U.S. Government Printing Office, Table 121.

重要性，这是控制医疗费用的重要手段之一。健康心理学家之所以能够在减少医疗支出方面发挥作用，是因为不健康的行为能够导致慢性疾病，而慢性疾病支出占了医疗支出的大部分；这些疾病包括心血管、癌症、糖尿病、慢性下呼吸道疾病等。那些有着良好健康习惯的人的终身医疗支出大约只有健康习惯欠佳的人的一半。然而，活得更久的人会累积更多的医疗费用，因此长远来看即使是健康状况良好的人也可能会有很多医疗花费（van Baal et al.，2008）。促进健康习惯形成是短期内减少医疗服务需求的重要方法。

减少医疗服务需求是控制医疗费用的另一个途径（Fries，1998），让人们学会自我保健是很好的策略。医疗技术的广泛使用导致人们普遍相信现代医学能够治愈任何疾病。这一信念会强化人们对医学技术的过度依赖，而非依靠良好的健康习惯和自我管理避免生病及与慢性病共存。正如我们在第 4 章里讨论的那样，建立健康方面的自我效能感（比如本章开头罗宾的那些信念）能够帮助减少医疗服务需求，这一策略可能为美国社会带来潜在健康收益。例如，鼓励有慢性健康问题的人加入自助团体可以减少他们频繁的医疗服务需要（Humphreys & Moos，2007）。该领域的进一步研究表明，这种方法可能是很好的控制医疗费用的策略之一。

控制医疗费用需要美国的医疗系统做出较大改变。保险公司、医院和医生都会受到医疗改革的影响，因此都很抗拒医疗改革（Mongan et al.，2008）。对其他国家的医疗系统进行分析后发现，没有任何一个医疗系统能够在提供最高质的医疗服务的同时保持低花费，但是在这个方面很多国家的确比美国做得更好。

满足不断变化的医疗保健需要

在美国和其他发达国家，慢性疾病已成为导致死亡和残疾的首要原因。然而，医疗系统的定位依然是向患者提供急性医疗护理，而非预防、改善和管理慢性疾病的服务。也就是说，医疗系统没有及时做出改变，难以满足 20 世纪以来已经逐渐发生改变的疾病模式的需要（Bodenheimer，2005c）。控制慢性疾病有两大途径：管理已经存在的疾病和预防疾病的发生。

慢性疾病管理在当下已经有需求，在未来会变得更加重要。在美国，心血管疾病、癌症、慢性下呼吸道疾病和糖尿病导致的死亡占死亡总数的近 70%（USCB，2011）。然而，针对以上及其他慢性疾病的医疗服务存在治疗不足、过度治疗和误诊的问题。例如，私人诊所的所谓哮喘患者有 30% 存在过度治疗的问题，即被诊断为哮喘并开具吸入性皮质类固醇处方药的人很多并没有多少哮喘的症状（Lucas，Smeenk，Smeele，& van Schayck，2008）。遭遇脑卒中的高血压患者则常常存在治疗不足的情况（Elkins，2006），其中有 20% ～ 30% 的人在被诊断为高血压后没有接受任何治疗。而当医疗服务人员做出错误诊断时，误诊就发生了，其发生率达到了令人担忧的水平（HealthGrades，2011）。要建立一个提供更多有效的慢性疾病管理服务的医疗系统，需要将医院和医生的服务转变为医疗团队的服务，包括提供医疗服务、促进健康监控和自我改变的患者教育。

与医疗服务相比，自我保健是更应该优先选择的预防措施，也是减少医疗服务需求的策略之一。一般说来，初级预防的成本比二级预防更低。初级预防包括免疫接种和鼓励改变生活方式的项目。预防接种有可能带来潜在的风险，但仍然是更好的选择，除非有证据表明疫苗的副作用与该疾病造成的危害不相上下。鼓励人们戒烟、合理饮食、运动、适度饮酒的项目通常花费较少，几乎不可能带来危害（Clark，2008）。而且，某些行为（如戒烟和久坐不动）本身就是很多健康问题的风险因素，努力改变这些行为的回报是相关疾病的风险会下降。例如，一项对运动量、身体质量指数、饮食习惯均达到推荐水平并且没有吸烟历史的人的研究发现（Fraser & Shavlike, 2001），健康的生活方式可以增加10年的寿命。因此，初级预防几乎没有风险，而且能带来诸多益处。

大多数预防干预的目标群体为成年早期的人和中年人，这些人出于健康需要有改变自己行为的需求。与青少年相比，这些人更可能在预防项目的影响下行动起来，因为成年人通常更容易生病。成年后才开始养成的健康习惯也能延长健康生活年限（Siegler, Bastian, Steffens, Bosworth, & Costa, 2002），但是从小养成健康习惯能够带来更大的回报。因此，将预防干预的目标人群范围扩大到青少年和成年早期的人能够带来更多益处，但是这些群体目前常常被生活方式干预项目忽略（Williams, Holmbeck, & Greenley, 2002）。大多数针对青少年的健康研究和干预都只以预防受伤和吸烟为主题，但青少年时期是打下终身健康习惯的关键时期。因此，从人们毕生发展角度出发的初级预防干预能够改善健康状态，延长寿命。

二级预防包括筛选出可能患某一疾病的风险人群，目的在于在疾病早期，即更容易治疗的阶段发现潜在健康问题。然而，这些干预可能花费昂贵，因为风险人群数量大大超过真正患病的人群数量。出于经济考虑进行成本效益分析（即衡量花费了多少钱与能够在未来节约多少医疗支出）后发现，二级预防的成本可能大于收益。

然而，如今医院和医生的首要关注点都不是预防服务。医院致力于提供急性医疗服务，而医生的时间太昂贵以至于无法进行健康教育。与医院和医生相比，公立医疗机构、健康教育工作者和健康心理学家能够提供效益－成本更高的健康教育。扩大这些机构和从业者在医疗系统中发挥

的作用能够提供更好的健康服务，也许还能帮助控制医疗成本。

健康心理学会继续发展壮大吗？

美国医疗系统的问题也会影响到临床健康心理学和行为医学工作者，因为这些从业人员必须在这一困难重重的系统内工作，并且需要证明自己提供的服务具有价值（IOM, 2010; Tovian, 2004）。然而，健康心理学家也在努力改变这一系统。他们对生物－心理－社会模型的认可有助于促进在这一模型框架下对健康更全面地理解，纠正把心理健康和身体健康彻底分开的错误的二元论观点（Suls & Rothman, 2004）。临床健康心理学家明确地将自己的专业角色定位为咨询顾问，而健康心理学家可能更多地作为医疗卫生服务提供者发挥作用。北加利福尼亚州Kaiser Permanente 医疗中心早在十多年前就已经指定心理学家担任其健康管理机构的初级医疗卫生服务提供者（Bruns, 1998）。目前，培养健康心理学家成为初级医疗服务提供者的培训也已经到位（McDaniel & le Roux, 2007）。这些心理学家通常会成为行为健康专家或行为医学专家，作为团队成员参与实施综合性的医疗卫生服务。心理学家越来越多地参与到以团队为基础的初级卫生保健服务中（Nash, McKay, Vogel, & Masters, 2012），只要效益－成本分析证明健康心理学家的确能发挥作用，这一趋势很可能会持续（Thielke et al, 2011）。

科技和医学的进步不仅为改善健康创造了新机会，也为健康心理学带来了新问题。过去十多年里最伟大的科学成就之一是人类基因谱的绘制，这为研究者带来了前所未有的机会找出导致人们未来发生各种健康问题的基因。随着各种疾病的基因基础越来越清晰，基因检测也将惠及越来越多的公众。心理学家是改善现有医疗系统

的健康理想人选，能够促进人们对基因风险有关信息的理解，帮助应对人们对测验结果的情绪反应，鼓励高风险个体保持健康的生活方式（Saab et al.，2004）。互联网、智能手机等其他技术进步让新的干预方法成为可能，这些方法已经被用于帮助戒烟（Wetter et al.，2011）、疼痛管理（Rosser & Eccleston，2011）、糖尿病自我管理（Arsand, Tatara, Osten-gen, & Hartvigsen, 2010）等。考虑到心理学家在健康行为、健康素养和风险沟通方面的专业知识，他们将会在基于新技术的健康行为干预的设计和评估中发挥重要作用。

小结

健康心理学已经为医疗卫生领域的研究和实践做出了重大贡献，但必须迎接很多挑战才能继续发展。一部分挑战与美国问题重重的医疗系统有关。美国医疗费用的上涨速度显著高于其他发达国家，其他很多发达国家已经成功做到为绝大部分民众提供医疗服务，并且从预期寿命和预期健康寿命这两个指标上看，也得到了更好的结果。美国需要改革其低效的医疗系统，让更多的人能够获得高质量的医疗卫生服务。

未来的医疗卫生服务需要对慢性病进行更好的管理，更强调预防。人口老龄化会大大增加老年人常见慢性病管理的需求。预防可能是增进健康和控制医疗费用的关键。健康心理学在慢性病的管理和预防两个方面都能发挥作用，这已经体现在初级医疗卫生系统中心理学的发展上。科技和医学的进步（如基因检测和智能手机技术的发展）为心理学家在快速变化的医疗卫生领域发挥作用带来了新机遇。

让健康心理学更加个性化

在本章开头，我们了解了道恩和罗宾这两个有着不同健康态度和健康行为的大学生。你可能已经发现自己的行为习惯与这两人有共同点，也有不同的地方。通过对这两人的行为与典型大学生的行为进行比较，进一步分析他们的行为和态度，你将更加了解自己面临的风险，并制订计划培养健康行为，让自己生活得更加健康长寿。

了解你的风险

和道恩、罗宾一样，超过90%的大学生认为自己健康状态良好，哪怕算不上特别好（American College Health Association，2012）。这一认知与患病率和死亡率的统计数据是一致的（USCB，2011），年轻人的疾病发病率和死亡率都低于老年人。对健康状况感觉良好是有益的，但这种认知可能带来危害，让年轻人（如道恩）相信无论他们的健康习惯怎么样，他们的健康状态都会持续。这一错误观点是很危险的，甚至会提高发生意外伤害（事故）的风险，而意外伤害是这一年龄段的首要死因。事实上，意外伤害和故意伤害是45岁以下人群的主要伤亡原因。

意外伤害与暴力

作为年轻人群的主要死因，意外伤害和暴力导致人们的寿命大幅度缩短。例如，每一例癌症导致的死亡平均会减少19年的寿命，而每一例意外伤害导致的死亡平均会减少33年的预期寿命（USCB，2011）。可悲的是，大多数大学生死亡案例均是意外或故意伤害的结果。

迄今为止，交通事故依然是青少年和年轻人的头号杀手，约占15～24岁年轻人意外伤害死亡人数的2/3（USCB，2011）。其中，约有一半的

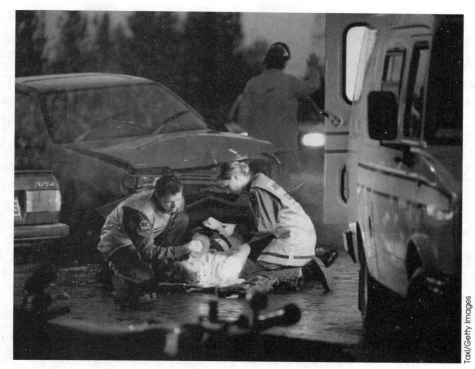

交通事故是青少年和年轻人的头号杀手。

事故是酒驾导致的（Hingson，Heeren，Winter，& Wechsler，2005）。在美国，21～24岁年轻人死于酒驾的统计数据是可怕的，显著高于其他任何年龄群体（USCB，2011）。在全世界范围内，大学生酒驾都很普遍，酒驾发生率更高的国家其交通事故死亡率也更高（Steptoe et al.，2004）。大学环境本身似乎就能导致这一危险行为的发生，跟没有上学的同龄人相比，大学生更有可能酒驾（Hingson et al.，2005）。与同龄人相比，大学生也更有可能在开车的时候使用手机，这是很可能导致交通事故的另一风险因素（Cramer，Mayer，& Ryan，2007）。在美国，因分心驾驶导致的交通事故比例在2005—2009年间几乎翻了一番（USCB，2011）。

不系安全带也是增加交通事故伤害和死亡发生概率的原因之一。不系安全带的司机受伤的概率是系安全带司机的5倍（Bustamante，Zhang，O'Connell，Rodriguez，& Borroto-Ponce，2007）。男女大学生在风险驾驶行为方面存在显著的性别差异。大学男生比大学女生更少使用安全带（Henson，Carey，Carey，& Maisto，2006），而女生比男生更可能在开车的同时使用手机（Cramer et al.，2007）。

大学生也可能成为故意暴力行为的受害者（和施害者），包括攻击、抢劫、强奸、谋杀等，但发生概率比没有上学的同龄人低（Carr，2007）。美国的整体犯罪率已经有所下降，这一趋势也出现在大学校园；仅有约1/4的校园伤害事故是故意伤害造成的。然而，很多校园犯罪并没有被揭发，与其他暴力行为相比，人们通常很少报告自己受到了性虐待和另一半对自己施加的其他暴力行为。

有 2% 的大学女生和 1% 的大学男生在过去一年里遭遇过强奸（ACHA，2012），而遭遇过强奸未遂的学生是以上数量的两倍。这些百分比看似很小，但背后也代表着每年有成千上万的受害者。而且，这些数据会累积，截至大学毕业前，一个大学女生遭遇强奸或强奸未遂的概率超过 20%（Carr，2007）。性骚扰和威胁则更加普遍。女性性暴力受害者将面临各种各样的健康风险，如吸烟、药物滥用、自杀、进食障碍等（Gidycz，Orchowski，King，& Rich，2008）。因此，性暴力可能引发一连串的健康问题。

约会暴力在大学也十分普遍，其中情感虐待（一年内的发生率为 13%）比身体虐待（一年内的发生率为 2%）更常发生（Carr，2007）。大学女生比其他群体的女性更有可能成为性暴力和跟踪狂的受害者。但是，男性和女性都可能成为约会暴力的受害者或施害者。一项大规模跨国研究发现（Straus，2008），女性施加约会暴力行为的可能性与男性不相上下。一方明显处于主导地位的情侣之间出现暴力行为的风险更大。

自杀和试图自杀是大学生可能出现的其他故意伤害行为。约有 7% 的大学女生和 6% 的大学男生在上学期间认真考虑过自杀（ACHA，2012）；其中有 1% 的大学生尝试过自杀。绝望感和抑郁、受到另一半的虐待、女同性恋、男同性恋、双性恋者会增加出现自杀意念和尝试的可能（Carr，2007）。正如 Joetta Carr（2007）所述，"某些校园暴力行为反映了社会在性别、种族、性取向方面的歧视"（p. 311）。酗酒、药物滥用、心理问题都会放大各种校园暴力的危害。然而，大学校园环境比大多数场所都更加安全，学生在校园里也比在其他大多数社区更加安全。

生活方式选择

尽管年轻人面临故意和意外伤害的危险，但在这一时期也是养成很多健康相关行为的关键期，这将会影响他们之后几十年的生活。这些健康相关行为能够决定中年及中年之后主要致死原因的风险水平。道恩和罗宾都表现出了一些风险性和保护性的健康相关行为，其中最重要的是他们都不吸烟。大学生通常都选择不吸烟，他们的吸烟率低于那些没有上大学的人（Wetter et al.，2005）。事实上，受教育水平是目前预测是否吸烟的最佳指标。因此，并不令人意外的是，接受过大学教育的人比其他人更加健康长寿。

道恩完全不喝酒，罗宾只在社交场合饮酒，这些都是大学生常见的饮酒模式。但是很多大学生的选择非常不明智，有酗酒行为。对于年轻人而言，酗酒是最危险的饮酒模式。这一行为可能带来很多健康问题，大约 4% 的大学生报告说饮酒影响了他们的学业成绩（ACHA，2012）。即使偶尔酗酒也是危险的，因为酗酒常常导致伤害事故和暴力行为。18 ~ 25 岁人群里，有超过 40% 的人有酗酒行为（NCHS，2011），大学生比其他群体更可能酗酒。

大学生很少能做到健康饮食。进入大学后，大学生做出饮食选择的生活环境与在家时有了很大不同。一项对希腊大学生的研究（Papadaki，Hondros，Scott，& Kapsokefalou，2007）发现，离开家的学生饮食习惯会发生改变，会选择更少的健康食物，摄入更多糖、酒精和快餐食品。而那些继续住在家里的大学生的饮食习惯不会有太大改变。和道恩一样，美国大学生的蔬菜水果摄入量很少能达到推荐标准（Adams & Colner，2008）。仍有一部分大学生（如罗宾）的确能坚持不少健康行为，如使用安全带、参加运动、保证睡眠、尽量避免吸二手烟和酒驾。

与人群整体相比，大学生超重的概率更低，更有可能参加体育锻炼。然而，依然有很大一部分大学生达不到这些健康标准。一项关于大学生饮食、体重和运动的研究（Burke，Lofgren，Morrell，& Reilly，2007）指出，33% 的大学男生和22% 的大学女生超重；还有11% 的大学男生和7% 的大学女生达到肥胖水平。有33% 的女生和23% 的男生平均每天运动时间不足30分钟。正如预测的那样，这部分学生的胆固醇水平和血压水平都偏高，为心血管疾病埋下了隐患。道恩和罗宾都没有超重，但跟罗宾（她不愿像她祖父那样患上心脏病）相比，道恩的饮食模式及缺乏锻炼会让他更容易具有高胆固醇和高血压。

大学生也会面临压力，罗宾的压力水平更能代表大学生的典型水平，而道恩的压力评分则非常低。大多数大学生面临各种各样不同来源的压力，最常见的是学业压力（ACHA，2012）。因此，压力是大学生面临的一大问题，发展出以问题为中心的压力应对策略十分关键（Largo-Wight，Peterson，& Chen，2005）。总之，大学生应当通过养成健康的生活方式健康地度过大学时光，这些习惯也能为未来的健康长寿奠定基础。

如何养成健康的生活方式？

健康心理学家和其他健康研究者贡献了大量关于健康和健康相关行为的信息。人们几乎被电视、互联网等电子媒体提供的健康信息淹没了。这些信息的来源可能是可靠的，也可能并不可靠。海量的信息经常让人们感到困惑，尤其是这些信息相互矛盾的时候（Kickbusch，2008）。对所有信息进行评估，将它们转化为个性化的描述是一项关键任务，这一过程需要健康素养的参与。当然，这种能力与一般素养相关，但它强调理解和评估与健康相关的科学信息（White，Chen，& Atchison，2008；Zaarcadoolas，Pleasant，& Greer，2005）。

提高你的健康素养

尽管受教育水平较高，但是大学生不一定有很高的健康素养。他们会积极地了解健康信息，但往往倾向于咨询朋友和家人，而非专业人员（Baxter，Egbert，& Ho，2008）。要提高你的健康素养，请从批判性地评估健康观点开始。评估需要考虑到观点的来源（第2章的内容提供了评估互联网上信息的可信度的有用技巧）。专业知识很关键，所以请多听专业人士的意见。与健康有关的研究已经提供了大量科学证据，健康研究者以此为基础提供建议。健康心理学的诸多研究发现对吸烟、饮酒、健康饮食、锻炼、减少意外伤害的风险、压力管理等问题都提供了权威建议。

现在就开始健康行动

对众多健康研究进行总结并做出改变，可以从把著名的阿拉米达研究成果融入个人生活做起。回顾第2章的内容，该研究明确了五种有益健康、降低死亡率的行为（Belloc，1973；Berkman & Breslow，1983）：①不吸烟；②经常运动；③适度饮酒或不饮酒；④保持健康的体重；⑤每晚睡7～8小时。

所有这些习惯中，不吸烟是最重要的有益健康的行为，因为这一行为与寿命的正相关最高（Ford，Bergmann，Boeing，Li，& Capewell，2012；Ford，Zhao，Tsai，& Li，2011）。烟草的危害可能要积累很多年才会变得明显，而且吸烟和吸二手烟都很危险。同样有强有力的证据支持经常运动的生活方式会让人受益。对于任何年龄段的人，运动都能增进健康，预防疾病和残疾。以上两个健康习惯带来的长期收益要多于短期收益，但经常运动的非吸烟者既能获得短期的健康优势，还有更长的预期寿命。

适度饮酒也是一种重要的健康行为。少量饮酒比大量饮酒的人更健康，甚至可能比完全不饮酒的人更健康。然而，这些研究发现更适用于中老年人，而非年轻人。对于大学生而言，少量饮酒经常不可控制地发展成为酗酒，而酗酒会带来严重的风险。因此，对大学生的建议是尽量适度饮酒，预防酒后驾车可能带来的危害。同时，饮酒会增加所有类型的暴力行为的风险，而暴力行为是导致年轻人死亡的首要原因。避免过量饮酒或酗酒是大学生明智的选择。

维持健康的体重十分重要，选择正确的食物也很重要。心血管疾病的隐患早在青少年时期和成年早期就已经埋下，因此食物选择十分重要。高脂肪饮食是风险因素之一。即使你在高脂肪饮食条件下能勉强维持理想体重（道恩也是这样），这一选择依然是糟糕的。强有力的证据表明，包含大量蔬菜水果的饮食能够带来很多健康益处。在平衡工作、学业和个人需要的同时坚持这样的饮食模式并非易事，但这样做不仅能带来短期收益（维持健康的体重），还能带来很多长期收益（减少患心血管疾病、糖尿病和癌症的风险）。这些健康习惯有多重要呢？不吸烟、经常运动、适度饮酒、坚持健康饮食的人要比没有这些习惯的人多活至少14年（Khaw et al.，2008）！

对于大学生而言，来自阿拉米达研究的第五个建议可能最难做到：每晚睡7 ~ 8小时。每晚睡眠时间超过8小时的人和少于6小时的人的死亡率都高于每晚睡7 ~ 8小时的人（Patel et al.，2004）。把睡觉放到优先的位置上可能会很困难，但这样做能立刻得到回报，能够带来更好的精力和注意力，甚至免疫力也会提高（Motivala & Irwin，2007）。

来自阿拉米达研究的另外一个建议强调社会支持的重要性（Camacho & Wiley，1983；Wiley & Camacho，1980）。有社交网络的人比那些与

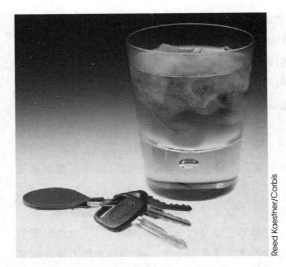

饮酒是导致交通事故的重要因素，而大学生比其他人群更容易酗酒。

他人联系很少的人更健康。大学生有很多机会建立由朋友组成的社交网络，来作为由家人提供的社会支持的补充。但要记住，社会支持只是应对策略中的一种，更明智的做法是培养一系列有效的应对策略，包括以问题为中心的策略和以情绪为中心的策略，并恰当地使用它们。

这些健康行为的结合能够延长你的寿命，增进你的健康状况，在大学期间和未来的岁月都会让你受益。我们（作者 Linda、Jess 和 John）真诚地祝福你拥有一个健康幸福的未来。

小结

改善大学生的健康状况需要了解该群体特有的风险，并想办法降低这些风险，其中包括改变他们与健康相关的行为。故意的暴力事件和意外伤害是年轻人面临的主要健康威胁，大学生也不例外。交通事故是其中最常见的威胁，因攻击行为、强奸、约会暴力、自杀导致的伤亡也时有发生。饮酒是所有这些暴力行为发生的风险因素。

成年早期养成的与健康有关的习惯为将

来的健康或疾病奠定了基础。要做出好的健康选择，人们需要提高自己的健康素养，才能对来自他人和媒体的健康信息进行评估。培养健康生活方式的一个很好的指南来自阿拉米达研究，该研究发现如果能做到以下几点，人们会更加健康长寿：①不吸烟；②规律运动；③适度饮酒或不饮酒；④保持健康的体重；⑤每晚睡7～8小时。另外，建立社会支持网络也能增进健康。

关键问题答案

1. 为了实现《健康人民2020》制定的目标，健康心理学能发挥怎样的作用？

健康心理学能够帮助美国政府实现《健康人民2020》中的诸多目标。这一规划的两大总体目标是：①增加健康生活年限；②消除不同种族群体间的健康差距。健康心理学家强调增加健康生活的年份，而非简单地延长寿命。他们与卫生专家一起，致力于理解不同种族群体间健康差距的原因，并试图减少这些差距。

2. 健康心理学的未来前景如何？

健康心理学在21世纪的今天面临很多挑战。找到控制医疗费用的方法成为所有医疗从业人员的主要目标之一。健康心理学家可以利用其专业知识增进人们对慢性疾病的理解，并帮助治疗。慢性疾病已成为发达国家民众的头号死亡原因。更重要的是，健康心理学主张疾病的预防，从而减少潜在的医疗服务需求。通过改变行为预防疾病能够帮助控制医疗费用增长。作为未来医疗服务的一部分，健康心理学家需要继续丰富这一领域的研究成果和实践经验：创造坚实的研究基础，开发更多有效的行为改变策略。

3. 我们如何运用健康心理学培养更健康的生活方式？

成年早期形成的健康习惯奠定了中年和老年时期健康相关行为的基础，因此，你现在的选择对于你未来的健康十分重要。健康心理学就如何培养与吸烟、饮酒、药物使用、饮食、运动、压力管理有关的健康习惯提供了很多建议。提高你的健康素养，尝试更多地获取来自科学研究的信息，而非来自媒体和朋友圈子的信息，更有利于做出有益健康的选择。

阅读建议

Kickbusch, I. (2008). Health literacy: An essential skill for the twenty-first century. *Health Education, 108*, 101–104.

本文探讨了积累健康研究文献的难处和重要性，因为健康研究的复杂性正在持续增长。

Mongan, J. J., Ferris, T. G., & Lee, T. H. (2008). Options for slowing the growth of health care costs. *New England Journal of Medicine, 358*, 1509–1514.

本文提出了几种既能节省医疗服务总开支，又能避免美国医疗服务系统剧烈震荡的可行方案。

Whitfield, K. E., Weidner, G., Clark, R., & Anderson, N. B. (2002). Sociodemographic diversity in behavioral medicine. *Journal of Consulting and Clinical Psychology, 70*, 463–481.

本文概括了种族、性别和经济因素对健康和预期寿命的影响，并分析了这些人口统计学因素背后的风险性和保护性。

参考文献*

Abbott, R. B., Hui, K.-K., Hays, R. D., Li, M.-D., & Pan, T. (2007). A randomized controlled trial of tai chi for tension headaches. *Evidence Based Complementary and Alternative Medicine, 4*, 107–113.

Abi-Saleh, B., Iskandar, S. B., Elgharib, N., & Cohen, M. V. (2008). C-reactive protein: The harbinger of cardiovascular diseases. *Southern Medical Journal, 101*, 525–533.

Abnet, C. C. (2007). Carcinogenic food contaminants. *Cancer Investigation, 25*, 189–196.

Ackard, D. M., Brehm, B. J., & Steffen, J. J. (2002). Exercise and eating disorders in college-aged women: Profiling excessive exercisers. *Eating Disorders, 10*, 31–47.

Ackroff, L., Bonacchi, K., Magee, M., Yijn, Y.-M., Graves, J. V., & Sclafani, A. (2007). Obesity by choice revisited: Effects of food availability, flavor variety and nutrient composition on energy intake. *Physiology and Behavior, 92*, 468–478.

Adams, B., Aranda, M. P., Kemp, B., & Takagi, K. (2002). Ethnic and gender differences in distress among Anglo American, African American, Japanese American, and Mexican American spousal caregivers of persons with dementia. *Journal of Clinical Geropsychology, 8*, 279–301.

Adams, T. B., & Colner, W. (2008). The association of multiple risk factors with fruit and vegetable intake among a nationwide sample of college students. *Journal of American College Health, 56*, 455–461.

Adamson, J., Ben-Shlomo, Y., Chaturvedi, N., & Donovan, J. (2003). Ethnicity, socio-economic position and gender: Do they affect reported health-care seeking behavior? *Social Science and Medicine, 47*, 895–904.

Ader, R., & Cohen, N. (1975). Behaviorally conditioned immunosuppression. *Psychosomatic Medicine, 37*, 333–340.

Agardh, E., Allebeck, P., Hallqvist, J., Moradi, T., & Sidorchuk, A. (2011). Type 2 diabetes incidence and socio-economic position: A systematic review and meta-analysis. *International Journal of Epidemiology, 40*, 804–818.

Agboola, S., McNeill, A., Coleman, T., & Leonardi Bee, J. (2010). A systematic review of the effectiveness of smoking relapse prevention interventions for abstinent smokers. *Addiction, 105*(8), 1362–1380.

Agency for Healthcare Research and Quality (AHRQ). (2011). *2010 National healthcare disparities report* (AHRQ Publication No. 11-0005). Rockville, MD: U.S. Department of Health and Human Services.

Ai, A. L., Peterson, C., Tice, T. N., Bolling, S. F., & Koenig, H. G. (2004). Faith-based and secular pathways to hope and optimism subconstructs in middle-aged and older cardiac patients. *Journal of Health Psychology, 9*, 435–452.

Aiken, L. S. (2006). Angela Bryan: Award for distinguished scientific early career contributions to psychology. *American Psychologist, 61*, 802–804.

Aiken, L. S., West, S. G., Woodward, C. K., Reno, R. R., & Reynolds, K. D. (1994). Increasing screening mammography in asymptomatic women: Evaluation of a second-generation, theory-based program. *Health Psychology, 13*, 526–538.

Ajzen, I. (1985). From intentions to actions: A theory of planned behavior. In J. Kuhland & J. Beckman (Eds.), *Action-control: From cognitions to behavior* (pp. 11–39). Heidelberg, Germany: Springer.

Ajzen, I. (1991). The theory of planned behavior. *Organizational Behavior and Human Decision Processes, 50*, 179–211.

Alaejos, M. S., González, V., & Afonso, A. M. (2008). Exposure to heterocyclic aromatic amines from the consumption of cooked red meat and its effect on human cancer risk: A review. *Food Additives and Contaminants, 25*, 2–24.

Albert, C. M., Mittleman, M. A., Chae, C. U., Lee, I.-M., Hennekens, C. H., & Manson, J. E. (2000). Triggering of sudden death from cardiac causes by vigorous exertion. *New England Journal of Medicine, 343*, 1355–1361.

Aldana, S. G., Greenlaw, R., Salberg, A., Merrill, R. M., Hager, R., & Jorgensen, R. B. (2007). The effects of an intensive lifestyle modification program on carotid artery intima-media thickness: A randomized trial. *American Journal of Health Promotion, 21*, 510–516.

Aldridge, A. A., & Roesch, S. C. (2007). Coping and adjustment in children and cancer: A meta-analytic study. *Journal of Behavioral Medicine, 30*, 115–129.

Alexander, F. (1950). *Psychosomatic medicine.* New York: Norton.

Allen, K. (2003). Are pets a healthy pleasure? The influence of pets on blood pressure. *Current Directions in Psychological Science, 12*, 236–239.

Allen, K., Blascovich, J., & Mendes, W. B. (2002). Cardiovascular reactivity and the presence of pets, friends, and spouses: The truth about cats and dogs. *Psychosomatic Medicine, 64*, 727–739.

Alper, J. (1993). Ulcers as infectious diseases. *Science, 260*, 159–160.

Alzheimer's Organization. (2004). *Text of President Reagan's letter announcing his own Alzheimer's diagnosis, November 5, 1994.* Retrieved July 1, 2005, from http://www.alz.org/Media/news releases/ronaldreagan/reaganletter.asp

Amanzio, M., Corazzini, L. L., Vase, L., & Benedetti, F. (2009). A systematic review of adverse events in placebo groups of anti-migraine clinical trials. *Pain, 146*, 261–269.

Amato, P. R., & Hohmann-Marriott, B. (2007). A comparison of high- and low-distress marriages that end in divorce. *Journal of Marriage and Family, 69*, 621–638.

American Cancer Society. (2007). *Macrobiotic diet.* Retrieved May 5, 2008, from http://www.cancer.org/docroot/ETO/content/ETO_5_3X_Macrobiotic_Diet.asp

American Cancer Society. (2012). *Cancer facts and figures 2012.* Atlanta, GA: American Cancer Society.

American College Health Association (ACHA). (2012). *American College Health Association National College Health Assessment: Fall 2011 Reference Group Data Report.* Retrieved on April 10, 2012, from http://www.acha-ncha.org/docs/

American Lung Association. (2007). *Trends in asthma morbidity and mortality.* Retrieved August 3, 2008, from http://www.lungusa.org/site/c.dvLUK9O0E/b.33347/

American Psychiatric Association. (2000). *Diagnostic and statistical manual of mental disorders* (4th ed., text revision). Washington, DC: Author.

American Psychiatric Association. (2011). *Proposed revisions: K 05 Binge Eating Disorder.* Retrieved August 12, 2011, from http://www.dsm5.org/ProposedRevisions/Pages/proposedrevision.aspx?rid=372#

American Psychological Association (APA). (2002). Ethical principles of psychologists and code of conduct. *American Psychologist, 57*, 1060–1073.

American Psychological Association (APA) Task Force on Health Research. (1976). Contributions of psychology to health

---

* 为了环保，也为了节省您的购书开支，本书参考文献不在此一一列出。如您需要完整的参考文献，请登录 www.wqedu.com 下载。您在下载时遇到任何问题，可拨打 010-65181109 咨询。

research: Patterns, problems, and potentials. *American Psychologist,* *31,* 263–274.

Amico, R., Harman, J. J., & Johnson, B. T. (2006). Efficacy of antiretroviral therapy adherence interventions: A research synthesis of trials, 1996 to 2004. *Journal of Acquired Immune Deficiency Syndromes, 41,* 285–297.

Anand, S. S., Islam, S., Rosengren, A., Franzosi, M. G., Steyn, K., Yusufali, A. H., et al. (2008). Risk factors for myocardial infarction in women and men: Insights from the INTERHEART study. *European Heart Journal, 29,* 932–940.

Andel, R., Crowe, M., Pedersen, N. L., Mortimer, J., Crimmins, E., Johansson, B., et al. (2005). Complexity of work and risk of Alzheimer's disease: A population-based study of Swedish twins. *Journal of Gerontology Series B: Psychological Sciences and Social Sciences, 60B*(5), 251–258.

Andersen, B. L., Yang, H.-C. Y., Farrar, W. B., Golden-Kreutz, D. M., Emery, C. F., Thornton, L. M., et al. (2008). Psychologic intervention improves survival for breast cancer patients: A randomized clinical trial. *Cancer, 113,* 3450–3458.

Andersen, L. B., Sardinha, L. B., Froberg, K., Riddoch, C. J., Page, A. S., & Anderssen, S. A. (2008). Fitness, fatness and clustering of cardiovascular risk factors in children from Denmark, Estonia and Portugal: The European Youth Heart Study. *International Journal of Pediatric Obesity, 3*(Suppl. 1), 58–66.

Anderson, J. L., Horne, B. D., Jones, H. U., Reyna, S. P., Carlquist, J. F., Bair, T. L., et al. (2004). Which features of the metabolic syndrome predict the prevalence and clinical outcomes of angiographic coronary artery disease? *Cardiology, 101,* 185–193.

Anderson, J. W., Conley, S. B., & Nicholas, A. S. (2007). One hundred pound weight losses with an intensive behavioral program: Changes in risk factors in 118 patients with long-term follow-up. *American Journal of Clinical Nutrition, 86,* 301–307.

Anderson, K. O., Green, C. R., & Payne, R. (2009). Racial and ethnic disparities in pain: Causes and consequences of unequal care. *The Journal of Pain, 10,* 1187–1204.

Anderson, K. O., Syrjala, K. L., & Cleeland, C. S. (2001). How to assess cancer pain. In D. C. Turk & R. Melzack (Eds.), *Handbook of pain assessment* (2nd ed., pp. 579–600). New York: Guilford Press.

Anderson, P. (2006). Global use of alcohol, drugs and tobacco. *Drug and Alcohol Review, 25,* 489–502.

Andersson, K., Melander, A., Svensson, C., Lind, O., & Nilsson, J. L. G. (2005). Repeat prescriptions: Refill adherence in relation to patient and prescriber characteristics, reimbursement level and type of medication. *European Journal of Public Health, 15,* 621–626.

Andrasik, F. (2001). Assessment of patients with headache. In D. C. Turk & R. Melzack (Eds.), *Handbook of pain assessment* (2nd ed., pp. 454–474). New York: Guilford Press.

Andrasik, F. (2003). Behavioral treatment approaches to chronic headache. *Neurological Science, 24,* S80–S85.

Andrews, J. A., Hampson, S. E., Barckley, M., Gerrard, M., & Gibbons, F. X. (2008). The effect of early cognitions on cigarette and alcohol use during adolescence. *Psychology of Addictive Behaviors, 22,* 96–106.

Aneshensel, C. S., Botticello, A. L., & Yamamoto-Mitani, N. (2004). When caregiving ends: The course of depressive symptoms after bereavement. *Journal of Health and Social Behavior, 45,* 422–440.

Anisman, H., Merali, Z., Poulter, M. O., & Hayley, S. (2005). Cytokines as a precipitant of depressive illness: Animal and human studies. *Current Pharmaceutical Design, 11,* 963–972.

Annesi, J. J. (2005). Changes in depressed mood associated with 10 weeks of moderate cardiovascular exercise in formerly sedentary adults. *Psychological Reports, 96,* 855–862.

Antall, G. F., & Kresevic, D. (2004). The use of guided imagery to manage pain in an elderly orthopaedic population. *Orthopaedic Nursing, 23,* 335–340.

Antoni, M. H., Baggett, L., Ironson, G., LaPerriere, A., August, S., Klimas,

N., et al. (1991). Cognitive-behavioral stress management intervention buffers distress responses and immunologic changes following notification of HIV-1 seropositivity. *Journal of Consulting and Clinical Psychology, 59,* 906–915.

Antoni, M. H., Cruess, D. G., Cruess, S., Lutgendorf, S., Kumar, M., Ironson, G., et al. (2000). Cognitive-behavioral stress management intervention effects on anxiety, 24-hr urinary norepinephrine output, and T-cytotoxic/suppressor cells over time among symptomatic HIV-infected gay men. *Journal of Consulting and Clinical Psychology, 68,* 31–45.

Antoni, M. H., Ironson, G., & Scheiderman, N. (2007). *Cognitive-behavioral stress management workbook.* New York: Oxford University Press.

Antoni, M. H., Lechner, S., Diaz, A., Vargas, S., Holley, H., Phillips, K., et al. (2009). Cognitive behavioral stress management effects on psychosocial and physiological adaptation in women undergoing treatment for breast cancer. *Brain, Behavior, and Immunity, 23,* 580–591.

Antoni, M. H., & Lutgendorf, S. (2007). Psychosocial factors in disease progression in cancer. *Current Directions in Psychological Science, 16,* 42–46.

Apkarian, A. V., Bushnell, M. C., Treede, R.-D., & Zubieta, J.-K. (2005). Human brain mechanisms of pain perception and regulation in health and disease. *European Journal of Pain, 9,* 463–484.

Applebaum, A. J., Richardson, M. A., Brady, S. M., Brief, D. J., & Keane, T. M. (2009). Gender and other psychosocial factors as predictors of adherence to highly active antiretroviral therapy (HAART) in adults with comorbid HIV/AIDS, psychatric and substance-related disorder. *AIDS and Behavior, 13,* 60–65.

Arbisi, P. A., & Seime, R. J. (2006). Use of the MMPI-2 in medical settings. In J. N. Butcher (Ed.), *MMPI-2: A practitioner's guide* (pp. 273–299). Washington, DC: American Psychological Association.

Armeli, S., Tennen, H., Todd, M., Carney, A., Mohr, C., Affleck, G., et al. (2003). A daily process examination of the stress-response dampening effects of alcohol consumption. *Psychology of Addictive Behaviors, 17,* 266–276.

Armitage, C. J. (2004). Evidence that implementation intentions reduce dietary fat intake: A randomized trial. *Health Psychology, 23,* 319–323.

Armitage, C. J. (2009). Is there utility in the transtheoretical model? *British Journal of Health Psychology, 14,* 195–210.

Armitage, C. J., & Conner, M. (2000). Social cognition models and health behaviour: A structured review. *Psychology & Health, 15,* 173–189.

Armitage, C. J., Sheeran, P., Conner, M., & Arden, M. A. (2004). Stages of change or changes of stage? Predicting transitions in transtheoretical model stages in relation to healthy food choice. *Journal of Consulting and Clinical Psychology, 72,* 491–499.

Armor, D. J., Polich, J. M., & Stambul, H. B. (1976). *Alcoholism and treatment.* Santa Monica, CA: Rand.

Armour, B. S., Woollery, T., Malarcher, A., Pechacek, T. F., & Husten, C. (2005). Annual smoking-attributable mortality, years of potential life lost, and productivity losses—United States, 1997–2001. *Mortality and Morbidity Weekly Reports, 54*(25), 625–628.

Arnold, R., Ranchor, A. V., Sanderman, R., Kempen, G. I. J. M., Ormel, J., & Suurmeijer, T. P. B. M. (2004). The relative contribution of domains of quality of life to overall quality of life for different chronic diseases. *Quality of Life Research, 13,* 883–896.

Arntz, A., & Claassens, L. (2004). The meaning of pain influences its experienced intensity. *Pain, 109,* 20–25.

Aro, A. R., De Koning, H. J., Schreck, M., Henriksson, M., Anttila, A., & Pukkala, E. (2005). Psychological risk factors of incidence of breast cancer: A prospective cohort study in Finland. *Psychological Medicine, 35,* 1515–1521.

Arora, N. K., Rutten, L. J. F., Gustafson, D. H., Moser, R., & Hawkins, R. P. (2007). Perceived helpfulness and impact of social support provided by family, friends, and health care providers to women newly diagnosed with breast cancer. *Psycho-Oncology, 16,* 474–486.

你对健康知多少?

☒ 1. 不生病就是健康。

☒ 2. 美国人的平均寿命在全球排前十。

☒ 3. 美国人的平均寿命自 20 世纪以来增加了 30 年, 这主要是由于医疗护理技术的提高。

☒ 4. 压力是导致疾病的一个主要原因。

☑ 5. 那些把体重维持在健康范围内的人比那些过胖或者过瘦的人死亡率低。

☒ 6. 大多数有关健康的知识都来自为数不多的几个主要的突破性研究。

☑ 7. 吸烟在美国是主要的致死因素之一。

☑ 8. 比起一个人在生活中所面对的压力大小, 更重要的是这个人应对压力的方法。

☒ 9. 烟民更有可能死于心脏疾病, 而不是癌症。

☒ 10. 如果两个因素密切相关的话, 那么肯定是其中一个导致了另一个。

☒ 11. 随着人们年龄的增长, 高胆固醇水平就会变得越来越危险。

☑ 12. 经常运动的人往往比久坐不动的人更健康。

☒ 13. 乳腺癌是女性所面临的头号癌症杀手。

☑ 14. 腰间的脂肪比臀部或者大腿的脂肪更有害健康。

☑ 15. 处于压力下的人群更容易患上传染病。

☒ 16．大学男生和大学女生在坐车时会系好座椅安全带的可能性是相同的。

☑ 17．无论是故意伤害还是意外伤害，酒精都是一个重要的原因。

☒ 18．想要通过体育锻炼来获得健康，就要知道"没有付出，就没有收获"。

☒ 19．一个人的胆固醇含量越低，所面临的死亡风险也就越低。

☒ 20．高蛋白的饮食结构是健康的选择。

☒ 21．在生活中拒绝酒精是健康的选择。

☒ 22．那些有慢性疼痛的人，其问题的真正原因都在于心理疾病。

☒ 23．只有病毒和细菌才能够激活免疫系统。

☑ 24．比起欧裔美国人，非裔美国人更容易患上心脏疾病，也更容易死于心脏疾病。

☑ 25．积极事件和消极事件都可能造成压力。

☒ 26．心理学家发现，缺乏意志力是人们无法戒烟的主要原因。

☑ 27．小糖丸（安慰剂）能够同时增强心理治疗和药物治疗的效用。

☑ 28．那些身体有小毛病的人和患有重症的人一样会去寻求治疗。

☒ 29．和烟民一起生活的人所面临的癌症和心脏疾病的风险和烟民一样高。

☑ 30．有很多朋友的病人比没朋友的病人活得更久。

致教师的一封信

尊敬的老师：

您好！

感谢您选择"万千心理"的教材！

为了支持您的教学工作，我们将特别为您提供以下周到贴心的服务：

1. 免费样书：如果您选用了"万千心理"的教材进行授课，我们将免费提供教师样书；

2. 免费教辅：丰富的教学辅助资料，包括教师用书、教学演示PPT及习题库等；

3. 好书推荐：我们将定期以电子邮件和宣传手册的形式为您推荐优秀教材、教辅，以及您感兴趣领域的最新书目和"万千心理"畅销书单；

4. 会员折扣：您可享受全年最优购书折扣以及不定期的会员特惠活动；

5. 出版机会：您将有可能成为我们优先选择的签约作者或译者。

北京万千新文化传媒有限公司（简称"万千公司"）是中国轻工业出版社与美国万国图文公司共同投资兴办的合资企业。"万千心理"是万千公司推出的心理学类图书品牌。二十多年来，万千公司与美国心理学会（APA）、美国咨询协会（ACA）等心理机构进行了多项卓有成效的合作，并与世界排名前十位的出版集团，如培生教育有限公司（Pearson Education）、圣智学习出版集团（Cengage Learning）、麦格劳希尔公司（McGraw Hill）、约翰威利父子有限公司（John Wiley & Sons Inc.）等著名出版机构建立了良好的版权贸易与合作关系。时至今日，万千公司成功地策划并引进了数百种心理类图书，包括"心理学专业教材与教辅系列"、"心理学公共课教材系列"、"跨专业心理学教材系列"、"心理咨询与治疗系列"以及"心理自助系列"等心理学读物，共10余个系列、680余种图书。"万千心理"得到了心理学科领域专业人士的一致认同，受到了广大读者的喜爱。

"万千心理教学支持计划"，真诚期待您的加入！

此致

敬礼！

"万千心理"敬上

万千
心理 **欢迎任课教师加入教学支持计划！**

咨询电话：010-65181109，65125990
读者信箱：1012305542@qq.com
新浪微博：万千心理官方微博